D0745527

# ALIMENTOS QUE CONSUMIMOS

## GUÍA DEFINITIVA SOBRE LO BUENO Y LO MALO DE LOS PRODUCTOS ALIMENTARIOS

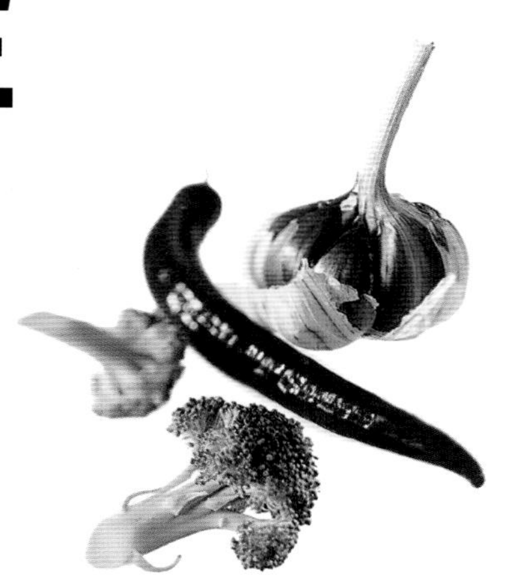

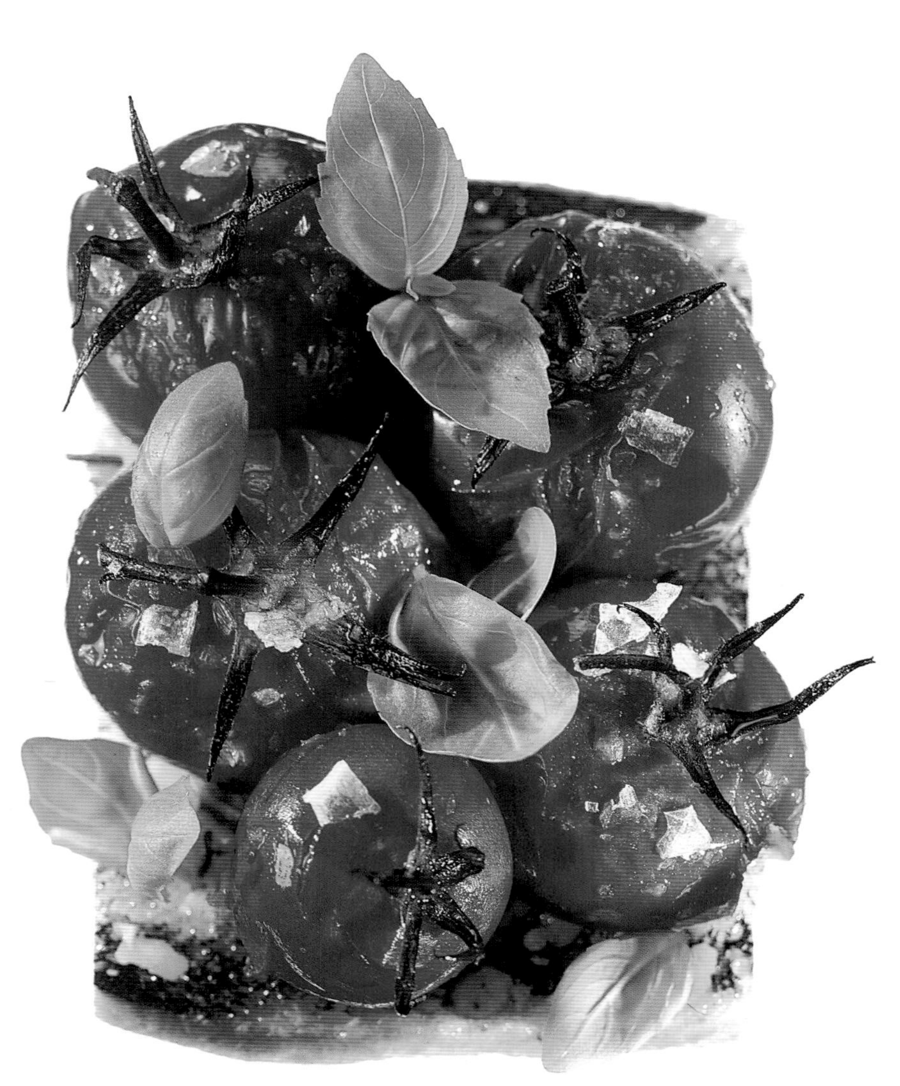

# ALIMENTOS QUE CONSUMIMOS

## GUÍA DEFINITIVA SOBRE LO BUENO Y LO MALO DE LOS PRODUCTOS ALIMENTARIOS

JUDITH WILLS

LEOPOLD
BLUME

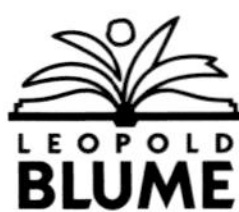


Dedicado a Gail Pollard,
con un enorme agradecimiento
a su valiosa colaboración,
conocimiento y consejo.

*Las recetas que aparecen en este libro son para dos personas, salvo que se indique lo contrario.*

Título original:
*The Food Bible*

**Traducción:**
Remedios Diéguez Diéguez
Ana María Pérez Martínez
(Especialista en temas culinarios)

**Revisión científica de la edición en lengua española:**
Margarita Gutiérrez Manuel
Médico Homeópata

**Coordinación de la edición en lengua española:**
Cristina Rodríguez Fischer

*Primera edición en lengua española 2000*


Av. Mare de Déu de Lorda, 20
08034 Barcelona
Tel. 93 205 40 00 - Fax 93 205 14 41
E-mail: info@blume.net


I.S.B.N.: 84-8076-349-3

Impreso en China



# Contenido

**Introducción**
**6**

## CAPÍTULO UNO

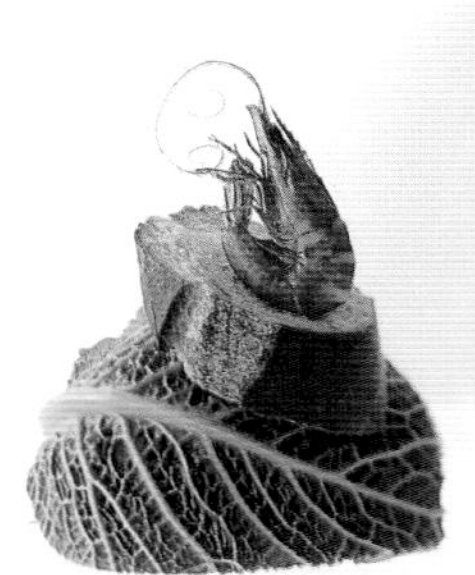

**Alimentos para una dieta equilibrada**
**8**

Fundamentos de una dieta sana
10

Puesta en práctica
38

Elegir una dieta según el estilo de vida
54

De la naturaleza a la mesa 68

## CAPÍTULO DOS

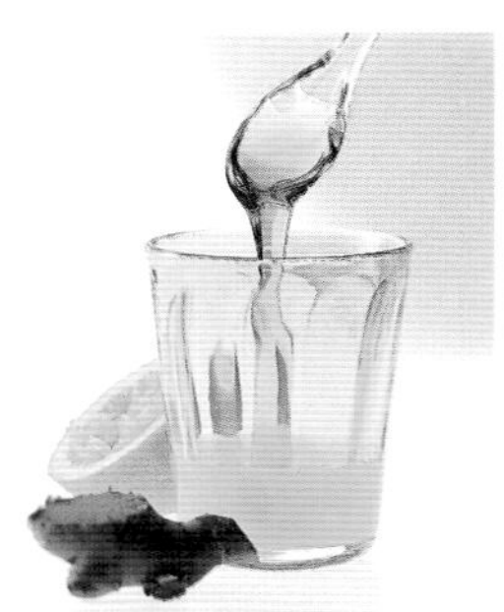

**El alimento como medicina**
**84**

Dolencias y soluciones
86

Dietas para situaciones especiales
138

Suplementos alimentarios
146

Hierbas y salud
154

Desmitificar la depuración 156

CAPÍTULO TRES

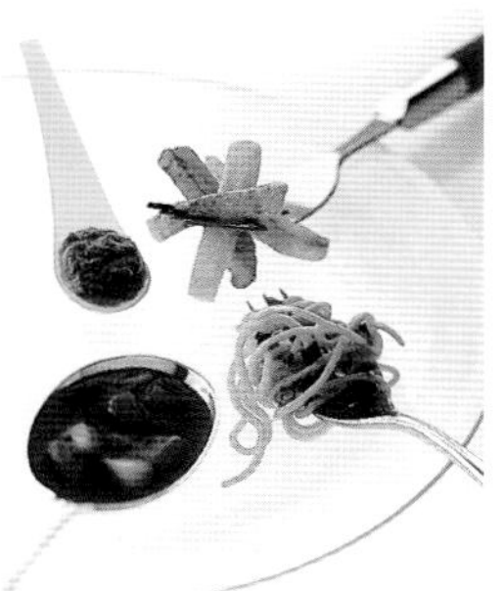

**Alimentación para cada etapa de la vida**
**158**

Infancia y adolescencia
160

Edad adulta
170

Madurez
176

De los sesenta en adelante
182

CAPÍTULO CUATRO

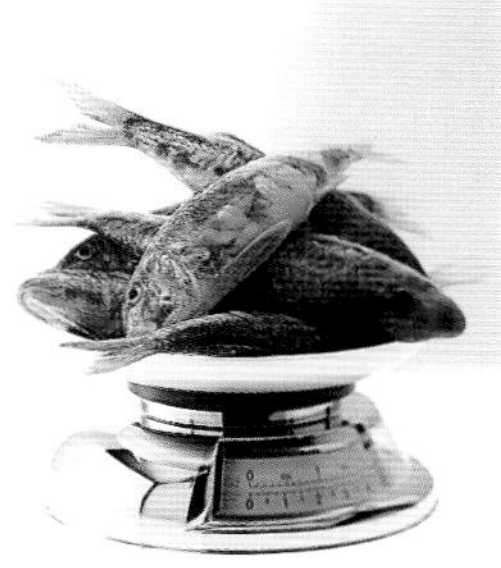

**El control de peso**
**186**

Las veinte preguntas más importantes sobre el control de peso
188

Programa de cuatro semanas para modificar los hábitos alimentarios
192

Evaluación de los métodos de adelgazamiento más populares
202

Ganar peso
204

CAPÍTULO CINCO

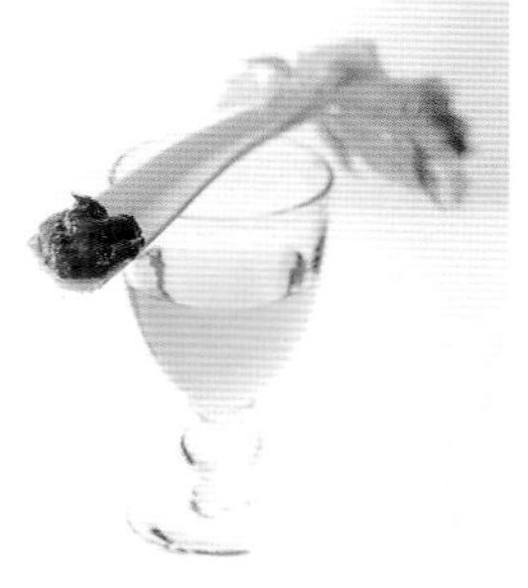

**Salud y placer por medio de la alimentación**
**206**

Entrantes, mojos y pastas 210

Sopas, almuerzos y comidas ligeras
216

Platos principales
223

Guarniciones y salsas
242

Postres y dulces; bebidas
248

CAPÍTULO SEIS

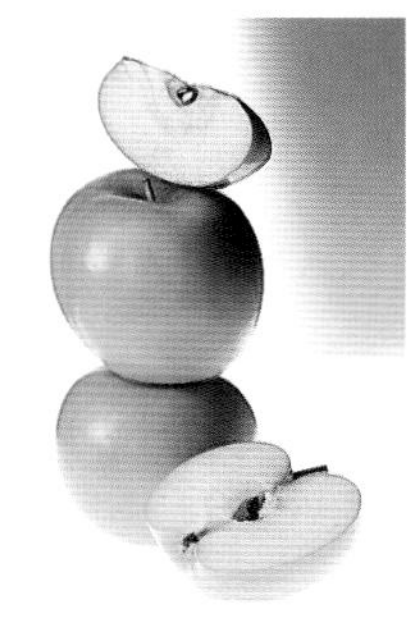

**Los alimentos de un vistazo**
**256**

Lista de alimentos
258

**Índice**
**318**

**Apéndice**
**320**

# Introducción

Lo que comemos y lo que bebemos constituyen partes vitales de lo que somos (y de aquello en lo que nos convertiremos).

Desde antes de nacer y hasta la vejez, el sustento no es sólo una cuestión de supervivencia; se trata de la fortaleza, la estatura, la salud a corto y a largo plazo, y la duración y la calidad de la vida.

Cada vez que elige una comida, un tentempié, un alimento o una bebida, está tomando una decisión que le afecta a usted y a su organismo de un modo positivo o negativo.

Tal vez crea que lo anterior es una exageración acerca del poder de los alimentos. Sin embargo, gracias a los esfuerzos de personas como el profesor Philip James (considerado por muchos en el Reino Unido como el gran experto en alimentación y salud), que desempeña un papel primordial en el establecimiento de los parámetros de la nueva Food Standards Agency, cada vez se reconoce más la importancia de la dieta en la salud y el bienestar.

El profesor James opina que la moderación en la dieta puede ejercer un impacto mayor en la salud pública que los fármacos. En una conferencia dictada a finales de 1997, afirmó que la nutrición será el tema central de los estudios sanitarios en el nuevo milenio. Asegura que «la mitad de las personas de mediana edad de los países desarrollados sufren enfermedades claramente relacionadas con la nutrición».

Hoy sabemos que la cardiopatía coronaria, la hipertensión, la diabetes y muchas otras dolencias tanto menores como importantes (incluido el cáncer) suelen estar relacionadas, al menos en parte, con una mala nutrición.

La sociedad occidental posee una de las tasas de cardiopatía coronaria más elevadas del mundo. Un gran porcentaje de las personas adultas presentan sobrepeso. El 80 % de los adultos con diabetes sufren la del tipo que suele aparecer como consecuencia del aumento de peso (por tanto, está relacionada con la dieta). Asimismo, los expertos calculan que entre un 25 y un 75 % de todas las clases de cáncer (una de las principales causas de mortalidad) tienen que ver con la dieta.

El hecho es que la comida no sólo constituye el «combustible» para la vida, sino también una medicina vital. Ha llegado el momento de que comencemos a prestar tanta atención a la calidad del combustible con que alimentamos nuestro cuerpo como la que prestamos a la gasolina que elegimos para nuestro coche. En este libro encontrará toda la información que necesita para una nutrición positiva: alimentos para estar en forma, fuerte y vigoroso durante toda su vida.

También se examinan con detalle los aspectos negativos de los alimentos, a fin de que pueda decidir qué debe evitar o reducir para mantener su salud.

El libro también proporciona toda la información de que se dispone actualmente sobre la investigación acerca de los alimentos que debe tomar o evitar en situaciones de necesidad o problemas específicos.

Me considero capacitada para escribir este libro porque durante los últimos años he pasado de preocuparme muy poco por los alimentos (sólo de su sabor o de la facilidad para prepararlos) a convertirme en una persona que cree firmemente que todos merecemos unos buenos productos y una buena nutrición. Si yo he podido cambiar, imagino que cualquiera puede hacerlo. Considero que los alimentos buenos y sanos también resultan deliciosos y apetecibles, y mi deseo es conseguir que los lectores se den cuenta de que comer sano no significa renunciar al placer.

Espero que con la ayuda de este libro, decida, en la medida de lo posible, responsabilizarse de su propia dieta. Si opta por alimentos adecuados al hacer la compra, realizará comidas sanas.

Piense en adquirir «combustible de primera calidad», y recuerde que todos merecemos buenos alimentos.

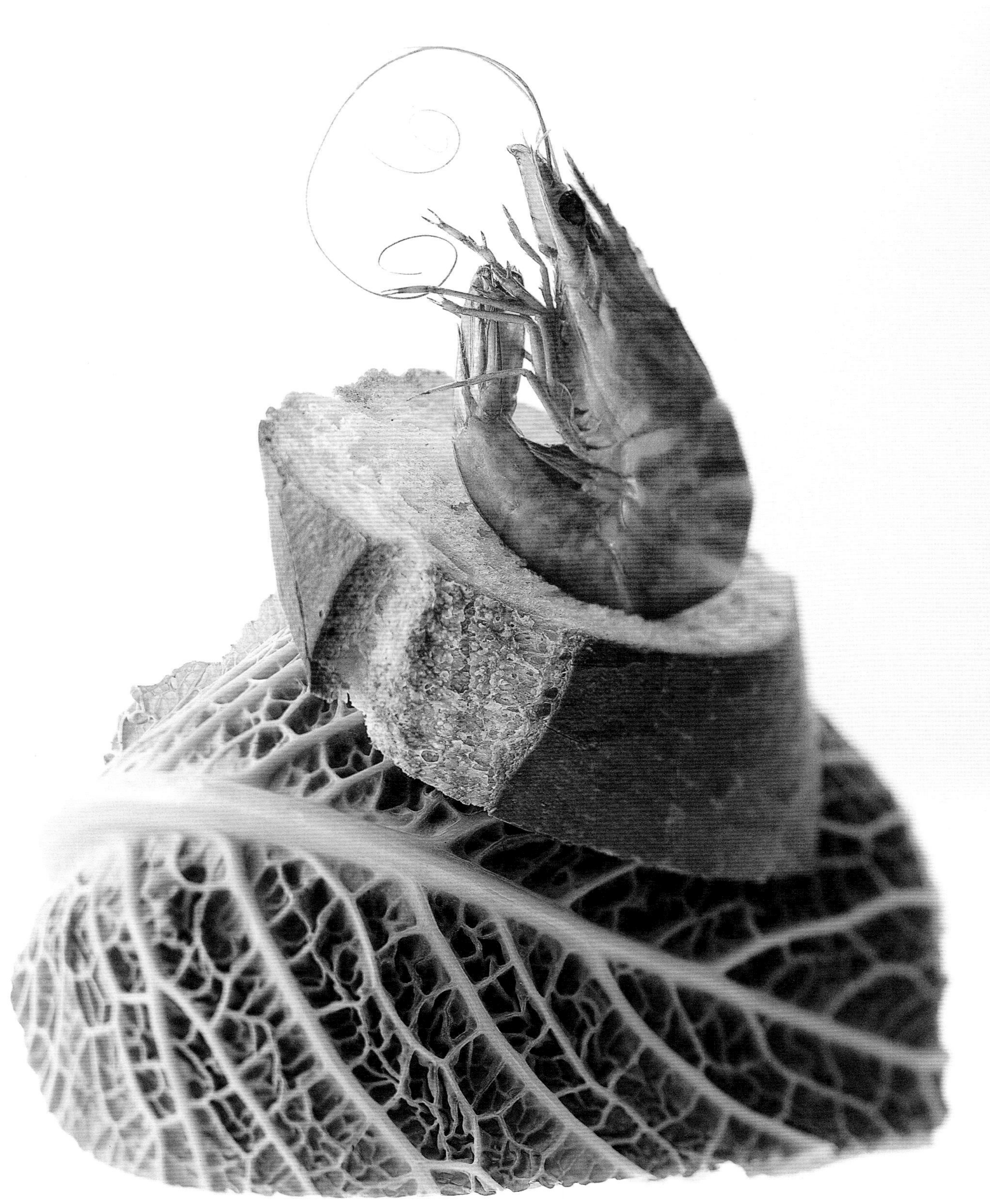

# CAPÍTULO UNO

# Alimentos para una dieta equilibrada

Los expertos siempre nos dicen que debemos seguir una dieta equilibrada. De hecho, hemos oído ese mensaje tantas veces que ya lo sabemos de memoria: tomar menos grasas y más frutas, verduras y fibra. Pero ¿qué significa exactamente? ¿Y cómo saber que estamos consiguiendo el equilibrio correcto? La mayoría de nosotros, por ejemplo, seguimos sin tomar suficientes hidratos de carbono saludables, y muchos de los que intentamos seguir una dieta muy pobre en grasas podríamos estar perjudicando nuestra salud tanto como los que consumen una dieta rica en esa clase de sustancias. Y a todo esto hay que sumar el consejo de tomar cinco raciones diarias de frutas y verduras. ¿Qué es una ración? ¿Qué frutas y verduras pueden incluirse? La mayoría de las personas no lo saben porque nadie se lo ha explicado.

¿Y qué decir de los otros nutrientes de los que apenas ha oído hablar? Por ejemplo, ¿sabe que muchos de nosotros ingerimos más proteínas de las que realmente necesitamos, y que el exceso puede ser perjudicial? ¿Sabe que algunas grasas son vitales para nuestro bienestar y que no resulta fácil encontrarlas en una dieta típica? ¿Sabe que la mayoría de las personas no toman la cantidad suficiente de algunas de las vitaminas y minerales que el cuerpo precisa? Aquí encontrará todo lo que necesita saber sobre aquellas cuestiones que los expertos no suelen explicar, y en un lenguaje que podrá entender.

En las dos páginas siguientes se muestra la alimentación adecuada para una mujer normal a lo largo de un día. Se refieren las sustancias necesarias —hidratos de carbono, grasas, proteínas, vitaminas, minerales, fibra, etc.— y las cantidades apropiadas. Con esta dieta como plan original, avanzaremos hasta mostrarle el modo de conseguir su propia dieta perfecta, que no tiene por qué parecerse a la que aquí se expone, o puede contener más de un par de los mismos alimentos porque sus necesidades, su estilo de vida y sus preferencias sean distintos. En esto radica la belleza de la alimentación: disponemos de tal variedad que podemos seguir una dieta equilibrada sin renunciar a nuestras propias necesidades. Este primer capítulo recoge las bases para confeccionar una dieta propia, y conseguir así salud y bienestar; también muestra cómo aportar al cuerpo el combustible que necesita.

# FUNDAMENTOS DE UNA DIETA SANA

Como punto de partida, las fotografías de estas páginas muestran la alimentación perfecta para una mujer normal a lo largo de un día, según criterios nutricionales, ya que contiene todos las sustancias necesarias —hidratos de carbono, grasas, proteínas, vitaminas, minerales, fibra, etc.— y en las cantidades adecuadas.

En conjunto, el desayuno, el almuerzo, la cena y los tentempiés (más 200 ml de leche semidesnatada y una cantidad ilimitada de agua) suman 1.943 calorías; 66,3 g de grasa total (el 30,7 % del aporte diario de energía); 12,3 g de grasas saturadas (el 5,7 % del aporte diario de energía); 19,4 g de grasas poliinsaturadas (el 9 % del aporte diario de energía); 28,6 g de grasas monoinsaturadas (el 13,25 % del aporte diario de energía); 73,6 g de proteínas (el 15,2 % del aporte diario de energía); 280,4 g de hidratos de carbono (el 54,1 % del aporte diario de energía); 31 g de fibra; 1.285 mg de sodio y el 100 % o más del aporte recomendado de las principales vitaminas y minerales.

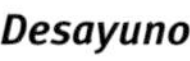

***Desayuno***
150 ml de zumo de naranja, 60 g de *muesli* sin sal ni azúcar añadidos, 100 g de frambuesas frescas, 5 cucharadas de leche semidesnatada, 50 g de pan integral, 5 g de queso para untar desnatado, 10 g de miel.

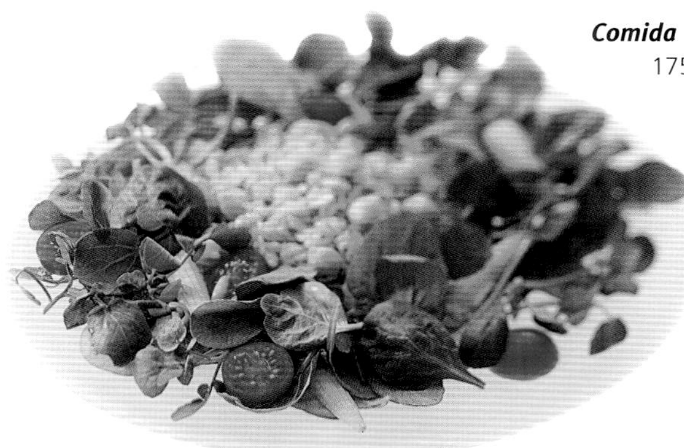

***Comida***

175 g de arroz integral (peso después hervir), combinado en una ensalada con 50 g de garbanzos cocidos, 7 g de piñones, 25 g de mazorquitas de maíz cocidas, 80 g de tomate, 25 g de berros, 25 g de espinacas crudas; se aliña con 1 cucharada de aceite de oliva y vinagre balsámico, o zumo de limón, o vinagre de vino.

***Tentempiés***

1 plátano grande (aproximadamente, 175 g con piel, o 120 g sin piel), 15 g de almendras peladas.
50 g de albaricoques secos,
1 torta de avena de 13 g.

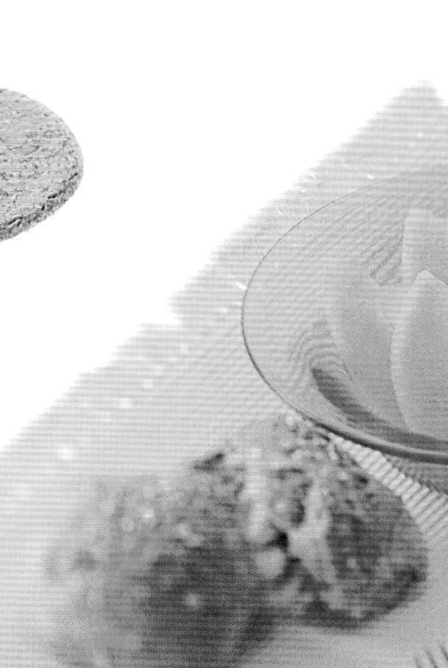

***Cena***

85 g de salmón ligeramente asado, 50 g de pimiento rojo cortado en tiras, 50 g de brécol, 25 g de cebolla tierna, 25 g de chícharos salteados en 1 cucharadita de aceite de sésamo; se aliña con zumo de lima y pimienta negra. Se acompaña con 100 g de fideos integrales (peso después de hervir), 125 g de melón amarillo, 50 g de pan integral, 5 g de queso para untar desnatado.

## *Hidratos de carbono: fuente de energía*

La necesidad más constante y básica del cuerpo (aparte del agua) es la energía. Se requiere energía para respirar, para moverse, para funcionar, para ponerse en marcha, para reparar y para crecer. Como las máquinas, precisamos una fuente externa de energía, pero nuestro combustible debe provenir de lo que comemos y bebemos.

Esa energía se mide en kilocalorías (popularmente denominadas calorías). Cuando gastamos energía, quemamos calorías, y cuando comemos, las ingerimos. La cantidad de energía o calorías que nuestro cuerpo necesita en un día depende de la estatura, la edad, la proporción de musculatura con respecto a las grasas, el nivel de actividad y muchos otros factores.

No obstante, los departamentos de salud han establecido unos valores (las necesidades medias aproximadas [NMA]), que se muestran en el cuadro inferior. Las NMA para los niños, los adolescentes y los ancianos aparecen en el capítulo tres. La energía también se mide, en ocasiones, en kilojulios (1 kilocaloría = 4,18 kilojulios).

Para mantener un peso adecuado y estable, el aporte de energía (alimento) y el gasto energético deben estar equilibrados. La falta de aporte y el exceso de gasto pueden provocar pérdida de peso; el exceso de comida y la ausencia de gasto dan lugar a un aumento de peso (debido al exceso de calorías, que se convierten en grasa corporal) y a una posible obesidad. En el capítulo cuatro («El control de peso») se facilita más información sobre el modo de mantener el correcto equilibrio energético.

Todos los alimentos y las bebidas que contienen calorías aportan energía en forma de hidratos de carbono, grasas, proteínas o alcohol. Apenas existen alimentos que contengan sólo uno de esos elementos (las principales excepciones son los aceites, que únicamente contienen grasa, y el azúcar, que se compone exclusivamente de hidratos de carbono). La mayoría de los alimentos constituyen una mezcla de más de un elemento (además de las combinaciones de vitaminas y minerales).

Por ejemplo, el pan es rico en hidratos de carbono, pero también lleva proteínas y grasas; la leche entera contiene hidratos de carbono, grasas y proteínas en cantidades razonables; la carne es una mezcla de proteínas y grasas, etc.

La lista de alimentos que se encuentra al final de este libro especifica el contenido en proteínas, grasas e hidratos de carbono de casi cuatrocientos productos, además de los otros elementos importantes para la salud. La lectura de las siguientes páginas le ayudará a interpretar esa lista.

Aunque todos los tipos de calorías (ya provengan de hidratos de carbono, grasas, proteínas o alcohol) aportan energía, la mayor parte de la energía aportada debe proceder de los hidratos de carbono. El gráfico de la página siguiente muestra la proporción en que cada uno de los nutrientes que aportan energía debería estar presente en una dieta sana e incluye un 5 % de alcohol (fuente de energía en la mayoría de dietas).

Algunos países recomiendan niveles de hidratos de carbono más elevados que otros (por ejemplo, Estados Unidos, 55 %; Suecia, 60 %), y la Organización Mundial de la Salud (OMS) afirma que entre el 55 y el 75 % de nuestra ingesta total de calorías debería provenir de los hidratos de carbono. Sin duda, niveles de hasta el 60 % de las calorías diarias totales resultan buenos para la salud y son asequibles, siempre y cuando las grasas y las proteínas se reduzcan (se tratarán ambas opciones con más detalle en las págs. 15-21).

Existen dos tipos principales de hidratos de carbono: las féculas y los azúcares. En la actualidad, alrededor del 60 % de los hidratos de carbono que consumimos son féculas, y aproximadamente el 40 % provienen de azúcares. Los alimentos con fécula proceden de las plantas: cereales para el desayuno, pan, patatas, legumbres, pasta y arroz. Las verduras también contienen féculas, aunque en cantidades variables. Las frutas, en cambio, carecen de ese elemento (a excepción de los plátanos). Los hidratos de carbono de estos alimentos se denominan polisacáridos y se conocen como hidratos de carbono complejos.

Los azúcares intrínsecos, como los que se encuentran en las frutas (los hidratos de carbono de casi todas las frutas son azúcares) y las verduras (por lo general, una mezcla de azúcares y féculas), forman parte de la estructura celular del alimento. Los azúcares extrínsecos (en ocasiones, llamados libres), como los del azúcar de mesa, la miel, los zumos de frutas, los pasteles, las galletas, la bollería, etc., no forman parte de la estructura celular del alimento, sino que son refinados, privados de la fibra, o bien se añaden durante el proceso de fabricación. La leche contiene un azúcar extrínseco, la lactosa, que no suele agruparse con los otros azúcares extrínsecos en términos de nutrición.

Los hidratos de carbono complejos y los azúcares intrínsecos deben formar el grueso de una dieta sana. La OMS aconseja que

**NECESIDADES DIARIAS MEDIAS DE ENERGÍA E HIDRATOS DE CARBONO DE UN ADULTO**

| | | Calorías/día | Hidratos de carbono/día* (g) | Máximo azúcar/día (g)** |
|---|---|---|---|---|
| Mujeres | 19-50 | 1,940 | 258 | 52 |
| | 51-59 | 1,900 | 253 | 50 |
| Hombres | 19-59 | 2,550 | 340 | 68 |

*Hidratos de carbono totales, incluidos azúcares extrínsecos (*véase* derecha), calculados según el 50 % de la ingesta total de calorías (1 g de hidratos de carbono = 3,75 calorías).
**Azúcares extrínsecos no lácteos calculados en un 10 % de la ingesta total de calorías (1 g de azúcar = 3,75 calorías); estas cifras deben formar parte de la ingesta diaria total de hidratos de carbono y representan el consumo máximo.

al menos el 50 % de las calorías de la dieta provengan de hidratos de carbono complejos. Se trata de los alimentos vegetales que no sólo aportan al cuerpo una forma de energía fácilmente convertible, sino también toda una gama de otros nutrientes vitales. Además, apenas presentan inconvenientes para la salud y, por tanto, pueden llenar el hueco energético que se produce cuando reducimos el consumo de grasas (*véanse* págs. 15-19). Los hidratos de carbono también evitan que las proteínas se conviertan en energía, lo que puede ser importante si las necesidades proteicas son elevadas o si el consumo es bajo.

Cuanto más puros sean los hidratos de carbono que se consuman, mejor para la salud. Las dietas pobres en hidratos de carbono y ricas en grasas están relacionadas con el aumento del riesgo de diversas enfermedades, incluidas las cardíacas, algunos tipos de cáncer (en especial, el de colon), el estreñimiento y la obesidad.

Los alimentos sin refinar o apenas refinados, como el arroz y el pan integrales, las frutas y las verduras frescas, las legumbres, los frutos secos y las semillas, contienen todos o casi todos los nutrientes originales (fibra, vitaminas, minerales y otros de reciente descubrimiento, unos interesantes compuestos denominados fitoquímicos; *véase* pág. 34). Los hidratos de carbono refinados, como el arroz, la pasta y la harina, contienen esos elementos en menor proporción, aunque su consumo resulta recomendable.

Muchos productos elaborados con féculas, como la pastelería industrial y las galletas, han perdido gran parte de las fibras, las vitaminas, los minerales y los compuestos fitoquímicos naturales. Además, pueden contener elevados niveles de los tipos menos sanos de grasas y azúcares extrínsecos y, por tanto, es recomendable reducir su consumo de forma drástica.

Un informe reciente de la OMS apunta que los azúcares extrínsecos pueden consumirse con moderación como parte de una dieta sana, pero siempre de forma moderada, ya que el consumo elevado de azúcares extrínsecos no lácteos constituye una de las principales causas de caries y pérdida de piezas dentales.

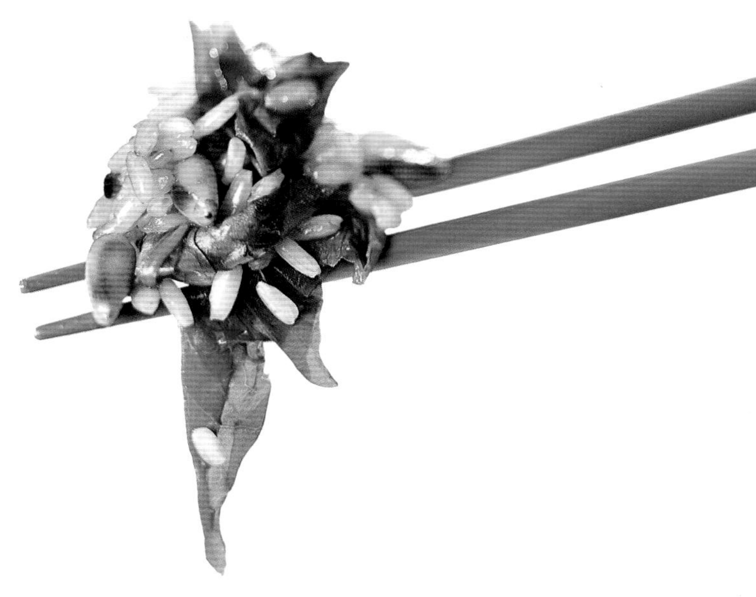

Otro dato importante es que una dieta rica en alimentos grasos y azucarados, como los aperitivos, los dulces y los pasteles, puede carecer de nutrientes esenciales y aporta elevadas cantidades de calorías. Muchos expertos coinciden en que el creciente consumo de esos tipos de alimentos está relacionado con los niveles (también en aumento) de sobrepeso y obesidad (*véase* capítulo cuatro, «El control de peso»).

Resulta muy fácil consumir mucho más azúcar extrínseco del que se imagina. Para alcanzar el límite del 10 % total de energía (52 g de azúcar), basta con que una mujer tome sólo una pequeña rebanada de bizcocho (24 g de azúcar) y una lata de refresco de cola (36 g de azúcar), o por poner otro ejemplo, dos cafés endulzados con dos cucharadas de azúcar cada uno (20 g de azúcar), más dos galletas digestivas cubiertas de chocolate (20 g de azúcar) y un vaso de sidra dulce (12 g de azúcar).

**UN BUEN EQUILIBRIO DE NUTRIENTES PARA UN ADULTO**

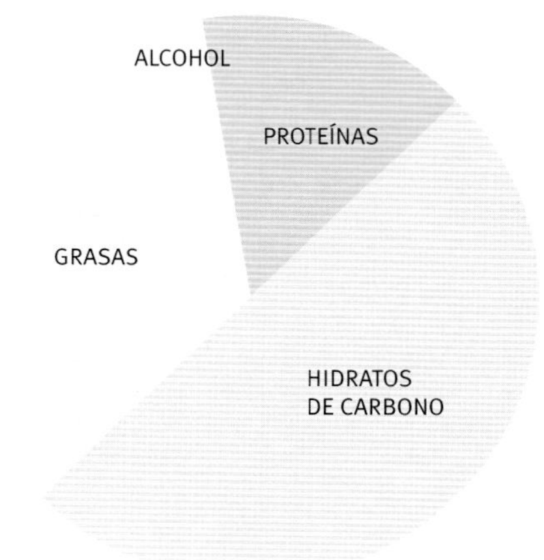


47-50 % de hidratos de carbono (mínimo), hasta 15 % de proteínas, 0-5 % de alcohol, 33-35 % de grasas (máximo)

## Alimentos con fibra

Una de las principales razones de la importancia de los hidratos de carbono sin refinar o poco refinados en la dieta es que constituyen, junto a las verduras y las frutas, las mejores fuentes de fibra dietética.

Propiamente, la fibra se denomina polisacáridos no feculentos (PNF). Éstos, como la celulosa o la pectina, provienen sobre todo de las paredes celulares de las plantas. Atraviesan el intestino delgado sin ser digeridos y llegan al colon, donde las bacterias los fermentan.

Hay dos tipos de polisacáridos: los insolubles y los solubles. La mayoría de los alimentos que proceden de las plantas contienen ambos tipos, aunque en distintas proporciones. La ***fibra insoluble*** es principalmente celulosa y se encuentra en todas las plantas. Son buenas fuentes de este tipo de fibra los cereales, en especial el trigo, el maíz y el arroz, las verduras y las legumbres. La fibra insoluble es importante para evitar el estreñimiento y las hemorroides. Tomada con la cantidad suficiente de líquido, una dieta rica en fibra aumenta el volumen de las deposiciones, acelera el paso de éstas a través del intestino y disminuye las posibilidades de cáncer de colon, diverticulitis y síndrome de colon irritable. Asimismo, es importante para ayudarnos a controlar la sensación de hambre, ya que tomada con líquidos contribuye a crear sensación de saciedad.

Se conocen distintos tipos de ***fibra soluble***, como la ***pectina*** (buenas fuentes son los cítricos y las manzanas), los ***betaglucanos*** (avena, cebada y centeno) y la ***arabinosa*** (legumbres). Varios estudios concluyen que la fibra soluble puede reducir los niveles de colesterol LDL en sangre. También contribuye a controlar los niveles de azúcar en sangre, ya que ralentiza la absorción del azúcar (*véase* capítulo cuatro, «El control de peso»), lo que puede servir de ayuda en caso de diabetes. Igualmente, puede frenar la absorción de una cantidad muy reducida de grasa en el sistema digestivo.

La ***fécula resistente*** (presente, por ejemplo, en los alimentos feculentos cocinados y enfriados, en especial las patatas y los cereales) es similar a la fibra porque pasa sin ser digerida a través del intestino hasta que alcanza el colon, donde interviene en el aumento de volumen de las deposiciones. La lignina es otro compuesto fibroso que se encuentra en las paredes celulares de las plantas, aunque no es un polisacárido no feculento. Es importante para la salud y se encuentra en las semillas de lino, los cereales integrales, las frutas de baya y algunas verduras.

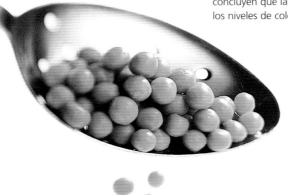

**BUENAS FUENTES DE FIBRA (PNF)**

| Alimento y porción media | PNF totales (g) | Solubles (g) |
|---|---|---|
| Habas (50 g en seco) | 8,5 | 4 |
| Judías (50 g en seco) | 8 | 3,2 |
| Judías rojas (50 g en seco) | 7,8 | 3,5 |
| Soja (50 g en seco) | 7,8 | 3,4 |
| Cebada (50 g en seco) | 7,4 | 2 |
| Salvado (30 g) | 7,3 | 1,2 |
| Pan integral (100 g, 3 rebanadas) | 5,8 | 1,6 |
| Guisantes, congelados (100 g) | 5,1 | 1,6 |
| Mango (1 pieza mediana) | 4,9 | 3 |
| Papaya (1 pieza mediana) | 4,7 | 2,8 |
| Chirivías, (100 g) | 4,6 | 2,6 |
| Sémola de trigo (2) | 4,4 | 0,9 |
| Pasta integral (50 g en seco) | 4,2 | 1 |
| Coles de Bruselas (100 g) | 4,1 | 2,2 |
| Albaricoques secos (50 g) | 3,8 | 2,3 |
| Higos secos (50 g) | 3,8 | 2 |
| Almendras peladas (50 g) | 3,7 | 0,6 |
| Casis (100 g) | 3,6 | 1,6 |
| Pera (1 pieza) | 3,5 | 1,1 |
| Verduras frescas (100 g) | 3,4 | 1,7 |
| Avellanas peladas (50 g) | 3,3 | 1,3 |
| Ciruelas deshuesadas (50 g) | 2,8 | 2 |
| Naranja (1 pieza) | 2,7 | 1,8 |

### Cantidad necesaria de fibra

En los países occidentales, la mayoría de las personas todavía no consumen suficiente fibra en la dieta. Las autoridades sanitarias recomiendan hasta 24 g para hombres y mujeres; 18 g es una buena media, aunque las personas con tendencia al estreñimiento crónico deberían ingerir hasta 32 g al día (acompañados de líquido abundante). No se ha demostrado que una cantidad superior a 32 g tenga beneficios mayores y, en realidad, puede presentar inconvenientes, como una posible mala absorción de minerales.

En cualquier caso, siempre es mejor obtener la fibra de forma natural, a partir de alimentos integrales ricos en esta sustancia, en lugar de recurrir a suplementos de fibra. Los fitatos (*véase* pág. 29) en la fibra cruda pueden impedir la absorción de minerales vitales, incluidos el calcio y el hierro, lo que tiene consecuencias importantes (sobre todo para las mujeres y los ancianos).

La lista de la página anterior ofrece una selección de buenas fuentes de polisacáridos no feculentos y fibra soluble. La lista de alimentos de las páginas 260-317 especifica el contenido de fibra de una amplia gama de productos.

**CANTIDAD DE GRASA QUE SE DEBERÍA CONSUMIR**
**(hasta un total del 33 % de energía)**

| | Grasa total | % Saturada | % Hidrogenada | % Poliinsaturada | % Monoinsaturada |
|---|---|---|---|---|---|
| % de la ingesta total ingesta de energía | 33 # máximo | 10 máximo | 2 máximo | 6* mínimo | 12 mínimo |
| Gramos/día para mujeres | 71 g | 21,5 g | 4,3 g | 13 g** | 26 g |
| Gramos/día para hombres | 93,5 g | 28,5 g | 5,6 g | 17 g** | 34 g |

# incluye 3 % gliceroles *(10 % máximo) **(21,5 g máximo para mujeres y 28,3 g máximo para hombres)

## *Acerca de las grasas*

En términos dietéticos, la grasa ha sido el ogro de la última parte del siglo XX. Cada vez que tomamos algo graso, nos sentimos culpables. Sin embargo, seguimos comiendo demasiada cantidad de los tipos perjudiciales de grasa, y probablemente muy poca de la sana. A continuación se expone lo que es necesario saber sobre las grasas.

La grasa se compone principalmente de ácidos grasos y glicerol, junto con otros compuestos. Los ácidos grasos constituyen el componente más abundante, y el glicerol comprende aproximadamente un 3 % de la energía total ingerida en forma de grasa (el glicerol se encuentra presente de forma natural como parte constituyente de las grasas, por lo que no es necesario preocuparse por su consumo). Los ácidos grasos pueden dividirse en tres grupos principales: saturados, poliinsaturados y monoinsaturados.

Todos los alimentos que contienen grasas incluyen los tres tipos de ácidos grasos, pero en proporciones variables. Por ejemplo, la afirmación de que «la mantequilla es una grasa saturada» no es del todo cierta. Si bien es verdad que la mayor parte de la grasa de la mantequilla es saturada (67 %), también contiene un 25 % de grasa monoinsaturada, e incluso una pequeña cantidad de poliinsaturada. La ternera, otro alimento del que se cree que contiene grasa saturada, tiene tanta grasa monoinsaturada como saturada (43 %).

La lista de alimentos del final del libro ofrece porcentajes en relación con los ácidos grasos de casi cuatrocientos productos. Para facilitar el equilibrio de las grasas en la dieta, el gráfico de la derecha muestra los porcentajes ideales (medios en el caso de los gliceroles) para cada tipo de grasa.

Actualmente, alrededor del 39 % de la ingesta total de calorías diarias es en forma de grasas. El cuerpo utiliza la grasa principalmente como energía (proporciona más del doble de calorías por gramo [9] que los hidratos de carbono o las proteínas). Si se consumen más grasas de las necesarias, sin embargo, se almacenan en el cuerpo en forma de tejido adiposo. Más tarde, éste puede convertirse en energía en caso necesario (por ejemplo, si el consumo de alimentos no cubre el gasto energético, la base de las dietas de adelgazamiento). Una pequeña cantidad de grasa también es necesaria, ya que transporta las vitaminas A, D y E, liposolubles (*véanse* págs. 22-24). Las grasas poliinsaturadas, por su parte, son necesarias como fuente de ácidos grasos esenciales.

Dado que una dieta rica en grasas está estrechamente relacionada con las enfermedades cardíacas y con algunas formas de cáncer, con la obesidad y otras dolencias, las autoridades sanitarias aconsejan reducir el consumo de grasas hasta un 33 % o incluso una reducción todavía mayor (por ejemplo, Estados Unidos y la OMS recomiendan un 30 %). Pero no basta con decir únicamente «reduzca el consumo de grasas», ya que en términos de salud no todas las grasas son iguales.

**DISTRIBUCIÓN IDEAL DE LAS GRASAS EN LA DIETA**

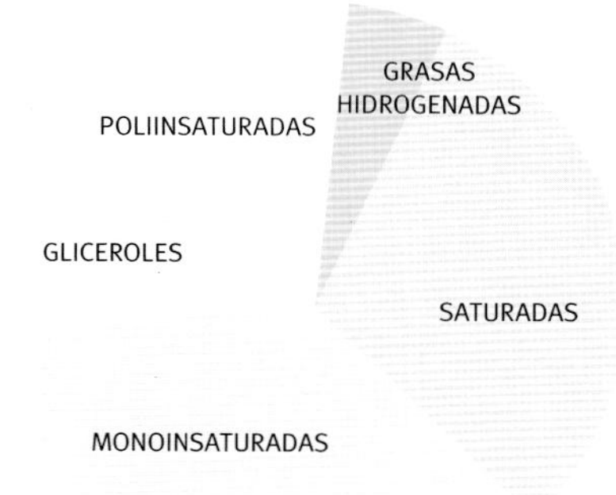


30 % de grasas saturadas (máximo), 6 % de grasas hidrogenadas (máximo), 18 % de grasas poliinsaturadas (mínimo), 36 % de grasas monoinsaturadas (mínimo), 9 % de gliceroles (media)

**SELECCIÓN DE ALIMENTOS RICOS EN ÁCIDOS GRASOS SATURADOS**
(100 g)

| | Ácidos grasos saturados (g) | Grasa total (g) |
|---|---|---|
| Crema de coco | 58,5 | 68 |
| Sebo animal | 56 | 100 |
| Mantequilla | 53,5 | 80 |
| Sebo vegetal | 45 | 88 |
| Manteca de cerdo | 41 | 100 |
| Margarina | 35 | 80 |
| Queso Mascarpone | 30,5 | 46 |
| Queso cremoso | 30 | 48 |
| Crema de leche | 30 | 48 |
| *Crème fraîche*, entera | 26,5 | 40 |
| Queso Stilton | 22,5 | 36 |
| Queso Cheddar | 21,5 | 34 |
| Chocolate | 18,5 | 31 |
| Beicon frito | 16 | 41 |
| Hojaldre | 10 | 28 |
| Empanada de cerdo | 10 | 27 |
| Patatas *chips* | 9 | 37 |
| Ternera picada | 7 | 16 |
| Espalda de cordero asada | 6,5 | 14 |

## Grasas saturadas

Éste es el tipo de grasa que suele presentarse en forma sólida a temperatura ambiente, y por lo general se encuentra en mayor proporción en productos de origen animal (carne, queso, nata, leche, huevos, mantequilla y manteca), así como en el chocolate con leche y en muchos productos manufacturados (pasteles y galletas).

Se ha demostrado que una dieta rica en grasas saturadas puede elevar los niveles de colesterol perjudicial (LDL), uno de los principales culpables del padecimiento de enfermedades cardíacas (la primera causa de mortalidad). Una dieta rica en grasas saturadas también puede estar relacionada con otras dolencias y problemas, incluidos el cáncer y la obesidad. Asimismo, en ocasiones, predispone a un desequilibrio nutritivo: las personas que siguen una dieta rica en grasas saturadas (sobre todo, a base de picar entre comidas productos grasos y azucarados) ven satisfecho su apetito sin necesidad de comer demasiada cantidad de los otros alimentos que proporcionan toda una gama de nutrientes. En la actualidad, el consumo de grasas saturadas es de aproximadamente el 15 % de la ingesta total de calorías (39,5 % de la ingesta de grasa), y las autoridades sanitarias calculan que si se reduce el consumo al 10 %, el riesgo de padecer enfermedades cardíacas (*véase* pág. 118) disminuye de forma sustancial.

## Grasas poliinsaturadas

Las mayores cantidades de grasas poliinsaturadas suelen estar presentes en las grasas que presentan forma líquida a temperatura ambiente o más fresca. Los aceites vegetales, como el de maíz, el de alazor, el de girasol y el de nuez, son ricos en grasas poliinsaturadas, como la mayoría de los frutos secos. Este tipo de grasas ejerce el efecto opuesto al de las saturadas, ya que reduce el colesterol LDL, pero los expertos consideran que los niveles elevados de grasas poliinsaturadas tampoco son recomendables: se oxidan fácilmente en el cuerpo y producen radicales libres, que pueden dañar las células y favorecer el desarrollo de algunos tipos de cáncer y otras enfermedades. (Una dieta rica en antioxidantes contribuye a contrarrestar ese efecto.) Por esta razón, las autoridades sanitarias han establecido los niveles máximos en el 10 % del consumo de calorías, y la media recomendada es del 6 % (un poco más que el consumo actual).

No obstante, se requiere una cierta cantidad de grasas poliinsaturadas en la dieta, ya que contienen ***ácidos grasos esenciales*** (AGE), unas sustancias que el cuerpo necesita para estar sano (***ácido linoleico***, uno del grupo n-6 de AGE, a menudo llamados omega-6, y ***ácido alfalinolénico***, uno del grupo n-3 de AGE, por lo general denominados omega-3). Se califican como esenciales porque son las únicas grasas que el cuerpo realmente necesita de los alimentos, ya que las otras grasas puede fabricarlas el propio organismo (*véase* pág. 19). En el cuadro de la derecha (pág. 17) se especifican algunas fuentes de ácidos grasos esenciales.

Las grasas esenciales se necesitan en cantidades ínfimas, pero son muy importantes desde el punto de vista de la nutrición (un mínimo del 1 % del aporte total de energía para el ácido linoleico [aproximadamente, 2 g] y un 0,2 % para el alfalinolénico [alrededor de 0,5 g]). Sin embargo, cada vez hay más pruebas de que un consumo adecuado de ácidos grasos esenciales puede contribuir a la prevención o el control de todo tipo de enfermedades: cardiopatías, cáncer, deficiencias del sistema inmunológico, artritis, problemas dermatológicos, síndrome premenstrual, síntomas menopáusicos, etc.

Un tipo especial de AGE n-6 es el ***ácido gammalinolénico*** (AGL), que el cuerpo fabrica a partir del ácido linoleico (aunque, en ocasiones, este proceso puede verse dificultado), y que se encuentra en mayores cantidades en el aceite de onagra. Éstos

**ÁCIDOS GRASOS OMEGA-3 DEL PESCADO**

| (g/100 g de pescado) | |
|---|---|
| Caballa | 1,8 |
| Arenque | 1,8 |
| Salmón | 1,8 |
| Atún fresco | 1,4 |
| Trucha | 1 |

pueden resultar de especial ayuda a las mujeres con síndrome premenstrual y con síntomas menopáusicos. Otros dos ácidos grasos importantes son el ***ácido eicosapentaenoico*** n-3 (AEP) y el ***ácido docosahexaenoico*** (ADH), que se hallan principalmente en el pescado Çazul y en los aceites de pescado. Se ha demostrado que estos aceites omega-3 son particularmente beneficiosos para reducir la viscosidad de la sangre y la tendencia a la coagulación y, por tanto, contribuyen a la prevención de las enfermedades cardíacas y los infartos. En el cuadro inferior de la página anterior aparece una lista de buenas fuentes de aceites de pescado omega-3. Se ha demostrado que tomar dos o tres raciones de pescado azul a la semana ejerce un efecto beneficioso. El AEP y el ADH también pueden ser fabricados por el organismo a partir del ácido alfalinolénico. El aceite de linaza contiene altos niveles de este ácido.

Las grasas poliinsaturadas, además, constituyen una de las pocas fuentes naturales de vitamina E, un importante antioxidante.

**SELECCIÓN DE FUENTES DE ÁCIDOS GRASOS POLIINSATURADOS (AGE)**
**(por cada 100 g de peso)**

| | Ácidos grasos poliinsaturados (g) | Grasa total (g) |
|---|---|---|
| Aceite de alazor | 74 | 100 |
| Aceite de nuez | 70 | 100 |
| Aceite de girasol | 63 | 100 |
| Aceite de maíz | 51 | 100 |
| Aceite vegetal mezclado | 48 | 100 |
| Nueces | 47 | 68 |
| Aceite de sésamo | 44 | 100 |
| Mayonesa comercial | 44 | 75,5 |
| Margarina de girasol | 37 | 84 |
| Nueces del Brasil | 23 | 68 |
| Pasta para untar, baja en grasa | 10 | 40 |
| Sardinas en aceite, en lata y escurridas | 5 | 13,5 |
| Atún en aceite, en lata y escurrido | 5 | 9 |

### Grasas hidrogenadas

Hay otro tipo de grasas relacionadas con esos grupos: las grasas hidrogenadas. La mayoría de las grasas hidrogenadas de la dieta son grasas insaturadas que han sido alteradas (hidrogenadas), por lo general durante la fabricación, y que se solidifican a temperatura ambiente (como ocurre con algunas margarinas, que son una mezcla de aceites). Estas grasas hidrogenadas se parecen más a las saturadas en cuanto a su modo de actuar en el cuerpo.

Durante algunos años se sospechó que las grasas hidrogenadas podían no ser mejores que las saturadas, pero hoy existen bastantes pruebas de que las grasas hidrogenadas pueden resultar más dañinas (por ejemplo, en el caso de una enfermedad cardíaca). Tras varios años de investigación en Estados Unidos, actualmente parece evidente que las grasas hidrogenadas no sólo aumentan los niveles de colesterol LDL en sangre (el perjudicial), sino que además provocan el descenso del colesterol HDL (el beneficioso).

Las grasas hidrogenadas conforman el único tipo de grasas que provocan ese efecto (las grasas saturadas naturales, como las de la mantequilla o el queso, pueden aumentar los niveles de LDL, pero también los de HDL). Las autoridades sanitarias recomiendan que no se sobrepase el 2 % del consumo total de energía a base de grasas hidrogenadas, pero en vista de las últimas pruebas resulta aconsejable intentar que ese porcentaje sea todavía menor.

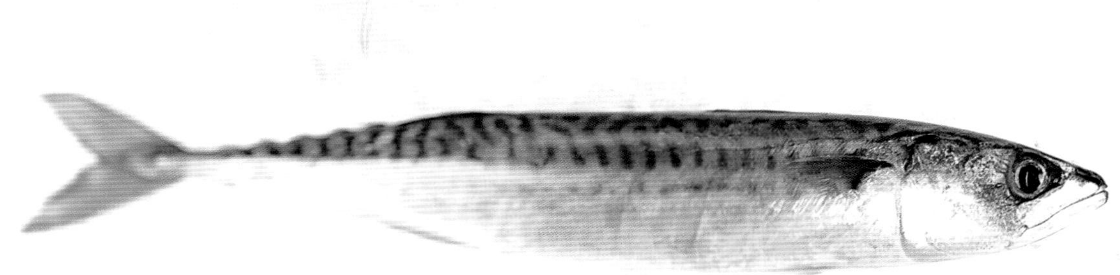

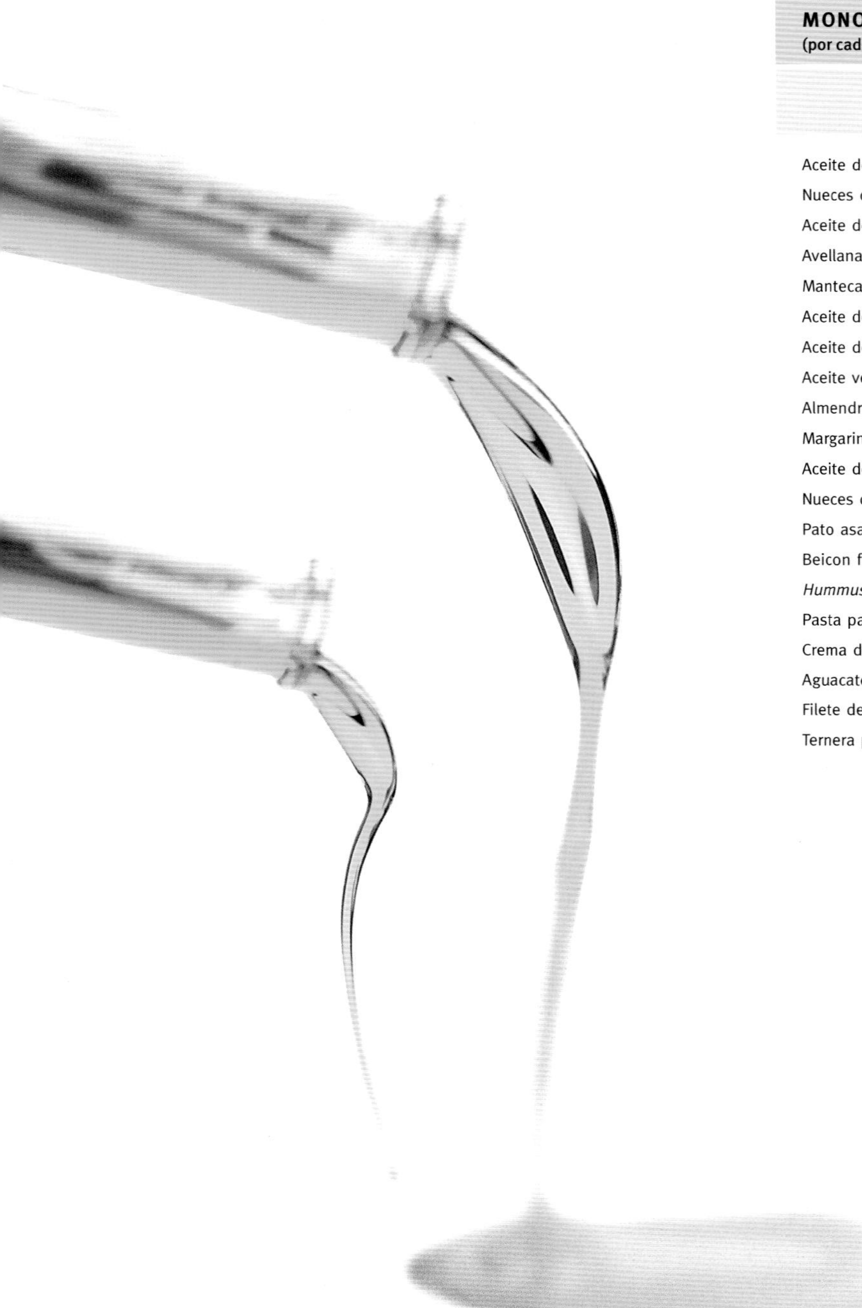

**SELECCIÓN DE FUENTES DE ÁCIDOS GRASOS MONOINSATURADOS (AGM)**
**(por cada 100 g)**

| | Ácidos grasos monoinsaturados (g) | Grasa total (g) |
|---|---|---|
| Aceite de oliva | 73 | 100 |
| Nueces de Macadamia (peladas) | 61 | 78 |
| Aceite de colza | 59 | 100 |
| Avellanas (peladas) | 50,5 | 64 |
| Manteca de cerdo | 44 | 100 |
| Aceite de cacahuete | 44 | 100 |
| Aceite de sésamo | 38 | 100 |
| Aceite vegetal mezclado | 36 | 100 |
| Almendras, peladas | 35 | 56 |
| Margarina de aceite de oliva (60 % de grasa) | 32,5 | 60 |
| Aceite de maíz | 30 | 100 |
| Nueces del Brasil, peladas | 26 | 68 |
| Pato asado, con piel | 19 | 38 |
| Beicon frito | 18,5 | 41 |
| *Hummus* (puré de garbanzos) | 18 | 29 |
| Pasta para untar, baja en grasa | 17,5 | 40 |
| Crema de leche | 14 | 48 |
| Aguacate | 12 | 19,5 |
| Filete de caballa | 8 | 16 |
| Ternera picada | 7 | 16 |

Sólo en ocasiones se especifica en la etiqueta la cantidad de grasas hidrogenadas que contienen los alimentos manufacturados, pero en general la mayoría de las margarinas sólidas y las grasas para cocinar presentan las concentraciones más elevadas. También se encuentran en cantidades considerables en muchos productos de pastelería y bollería, en muchas margarinas blandas y en comidas preparadas y listas para llevar.

En la lista de alimentos del final del libro se incluyen las grasas hidrogenadas en la columna «Grasas totales».

### Grasas monoinsaturadas

Este grupo de grasas también suele presentar forma líquida a temperatura ambiente, pero puede solidificarse cuando se enfría (por ejemplo, en la nevera). Se encuentran en mayores cantidades en el aceite de oliva, el de colza y el de cacahuete, además de en las olivas, en

**LAS MEJORES FUENTES DE ÁCIDO LINOLEICO** (g/100g)

| | |
|---|---|
| Aceite de alazor | 73,9 |
| Aceite de onagra | 68,4 |
| Aceite de pepita de uva | 67,8 |
| Aceite de girasol | 63,2 |
| Aceite de nuez | 58,4 |
| Aceite de soja | 51,5 |
| Aceite de maíz | 50,4 |
| Aceite de sésamo | 43,1 |
| Margarina blanda poliinsaturada | 33,8 |
| Pipas de girasol | 32,8 |
| Aceite de cacahuete | 31 |
| Nueces | 29,5 |
| Semillas de sésamo | 25,3 |
| Piñones | 24,9 |
| Nueces del Brasil | 22,9 |
| Aceite de colza | 19,7 |
| Pipas de calabaza | 19,3 |
| Aceite de linaza | 15 |
| Almendras | 9,8 |
| Anacardos | 8,1 |
| Aceite de oliva | 7,5 |
| Pistachos | 7,1 |
| Linaza | 5,7 |
| Pasta grasa para untar, 40 % no poliinsaturada | 5,1 |
| Galletas de avena | 4,7 |
| Pasta grasa para untar, 20-25 % no poliinsaturada | 4,1 |
| Avellanas | 3,7 |
| Harina de soja, entera | 3,6 |

**LAS MEJORES FUENTES DE ÁCIDO ALFALINOLÉNICO** (g/100g)

| | |
|---|---|
| Aceite de linaza | 53,1 |
| Linaza | 14 |
| Aceite de nuez | 11,5 |
| Aceite de colza | 9,6 |
| Aceite de onagra | 8,2 |
| Aceite de soja | 7,3 |
| Nueces | 5,6 |
| Codornices, crudas, carne y piel | 2,3 |
| Margarina blanda, poliinsaturada | 2,1 |
| Harina de soja, entera | 1,7 |
| Pasta grasa para untar, 40 % no poliinsaturada | 1,3 |
| Mantequilla sin sal | 1,2 |
| Conejo, crudo | 1 |
| Aceite de maíz | 0,9 |
| Mantequilla ligeramente salada | 0,9 |
| Atún en aceite, en lata y escurrido | 0,9 |
| Piñones | 0,8 |
| Aceite de cacahuete | 0,8 |
| Pasta grasa para untar, 20-25 % no poliinsaturada | 0,7 |
| Aceite de oliva | 0,7 |
| Crema de leche | 0,7 |
| Manteca de cerdo | 0,6 |
| Sardinas en aceite, en lata y escurridas | 0,4 |
| Aceite de pepita de uva | 0,4 |
| Mantequilla clarificada, vegetal | 0,3 |
| Arenque ahumado | 0,3 |
| Aceite de sésamo | 0,3 |
| Salmón | 0,2 |

muchos frutos secos y en los aguacates. También están presentes en cantidades bastante considerables en todas las grasas, en la mayoría de los productos lácteos, los huevos, el pescado, la carne y muchos otros tipos de alimentos.

Al principio se creía que las grasas monoinsaturadas no tenían efectos en los niveles de colesterol en sangre, pero hoy se sabe que ejercen una influencia global más positiva que las grasas poliinsaturadas: no sólo disminuyen los niveles de colesterol LDL, sino que mantienen, o incluso elevan ligeramente, los niveles del colesterol HDL.

Asimismo, hay pruebas de que una dieta rica en grasas monoinsaturadas está relacionada con la buena salud en otros aspectos: la dieta mediterránea es rica en estos aceites y guarda relación no sólo con un número menor de casos de enfermedades cardíacas, sino también con una mayor longevidad, niveles menores de obesidad y menos incidencia de cáncer que en el caso de la dieta del norte de Europa. Los aceites ricos en grasas monoinsaturadas también suelen ser fuentes ricas de vitamina E, de efecto antioxidante.

Las autoridades sanitarias recomiendan que el resto de los ácidos grasos de nuestra dieta que no sean saturados, poliinsaturados o hidrogenados deberían ser monoinsaturados (el 12 % del total). Sin embargo, la circulación, el corazón y la salud en general le agradecerán que sustituya más grasas saturadas e hidrogenadas por monoinsaturadas (intente tomar menos del 10 % de la energía total en forma de saturadas y más del 12 % en forma de monoinsaturadas). Para conseguirlo es preciso comer más alimentos de origen vegetal y menos productos de procedencia animal y manufacturados.

## Colesterol

El colesterol se halla en muchos productos de origen animal, como la carne, los productos lácteos, los huevos y los pescados (especialmente, el marisco), y en productos grasos manufacturados. Hay dos tipos de colesterol: las lipoproteínas de baja densidad (LDL) y las lipoproteínas de alta densidad (HDL). Un exceso de LDL en la sangre constituye un factor esencial en la formación de placas ateromatosas en las arterias que conducen a la aterosclerosis, las enfermedades cardíacas y los infartos de miocardio. Por su parte, el colesterol HDL (el beneficioso) contribuye a eliminar el colesterol de los tejidos y lo transporta hasta el hígado para su eliminación.

Aunque los niveles elevados de LDL no son buenos, se precisa una cierta cantidad de colesterol para el funcionamiento de las células. Aproximadamente tres cuartos de lo que necesitamos se fabrica en el cuerpo, mientras que un cuarto proviene de la dieta. Este último apenas influye en los niveles de colesterol en sangre, pero las personas con enfermedades coronarias o con factores de riesgo, o con un nivel elevado de colesterol LDL en sangre, deben evitar los alimentos ricos en colesterol.

La OMS establece el límite máximo para la ingesta diaria de colesterol procedente de los alimentos en 300 mg por día. Aproximadamente, esta cantidad equivale a un huevo mediano y 100 g de filete de ternera, o 100 g de gambas peladas y 250 ml de leche semidesnatada. La lista de alimentos que se incluye al final del libro recoge el contenido en colesterol de más de cuatrocientos alimentos.

*Véase* también «Dieta cardiosaludable» (pág. 142).

## *Proteínas*

Cualquier niño sabe que las proteínas son las sustancias que necesitamos para crecer y mantenernos fuertes. Y es cierto. Las proteínas adecuadas son esenciales. Sin embargo, ¿qué cantidad es suficiente? ¿Podemos tomar muchas proteínas?

En primer lugar, se debe afirmar que las proteínas en cantidades apropiadas resultan vitales: para el crecimiento y el desarrollo de los niños, para el mantenimiento y la reparación de las células (en especial, de los músculos), para la regulación de todas las funciones del cuerpo y para otras tareas que las grasas y los hidratos de carbono no pueden desempeñar. Las proteínas constituyen el nutriente «inteligente». Aunque probablemente muchas personas ingieren un exceso de proteínas, algunas pecan por defecto.

### ¿Qué son las proteínas?

Las proteínas están presentes en muchos alimentos, pero no siempre bajo la misma forma. Su principal componente son los ***aminoácidos***. Las proteínas de los diferentes alimentos contienen aminoácidos distintos. Veintidós de estos aminoácidos son utilizados por el cuerpo en diferentes combinaciones para confeccionar las propias proteínas, como los músculos, y para el resto de actividades ya mencionadas.

Los aminoácidos se dividen en dos grandes grupos: los no esenciales y los esenciales. Los ***aminoácidos no esenciales*** pueden producirse a partir del exceso de otros aminoácidos en la dieta. Los ***aminoácidos esenciales*** deben provenir de la dieta. Hay ocho aminoácidos esenciales para los adultos: la isoleucina, la leucina, la lisina, la metionina, la fenilalanina, la treonina, el triptófano y la valina.

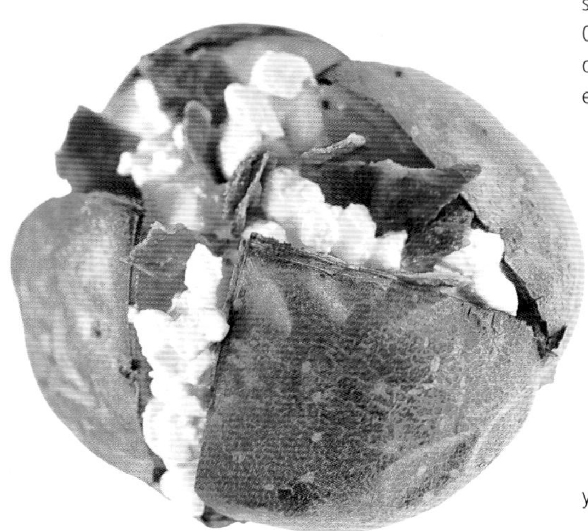

**CANTIDADES DE PROTEÍNAS RECOMENDADAS PARA ADULTOS**
**(kg de peso corporal x 0,75)**

| Peso corporal | g/proteínas por día |
|---|---|
| 51 kg | 38 |
| 57 kg | 43 |
| 63,5 kg | 48 |
| 70 kg | 52 |
| 76,5 kg | 57 |
| 83 kg | 62 |
| 89 kg | 67 |
| 95,5 kg | 72 |
| 102 kg | 77 |

### ¿Qué cantidad de proteínas deberíamos tomar?

Como ya hemos visto en el gráfico de la página 13, las autoridades sanitarias recomiendan que hasta un 15 % de las calorías de nuestra dieta provenga de las proteínas. La OMS sugiere entre un 10 y un 15 %, un intervalo con el que coincide la mayoría de profesionales de la nutrición. Una guía más precisa, según los especialistas, consiste en calcular 0,75 g de proteínas por día y kilogramo de peso, lo que se acerca al nivel del 10 % en la mayoría de los casos. Esta cifra es menor que la cantidad media que se toma en la actualidad (13,5 % aproximadamente); es decir, muchas personas toman más proteínas de las necesarias. Reducir ligeramente el consumo de proteínas permite el aporte de más calorías a partir de hidratos de carbono complejos, muy importantes para la salud.

El cuadro superior muestra la ingesta recomendada de proteínas según el cálculo de 0,75 g por día y kilogramo.

### ¿Qué pasa si tomamos demasiadas proteínas?

Cada gramo de proteínas contiene 4 calorías. Todas las proteínas que consumimos y no son necesarias para las funciones anteriormente mencionadas pueden ser convertidas en glucosa y utilizadas como fuente de energía. Teniendo en cuenta que las fuentes animales tradicionales de proteínas son más caras que las fuentes de energía que proceden de los hidratos de carbono, es posible que su bolsillo también prefiera no gastar el dinero en proteínas que no necesita.

Por supuesto, si la ingesta media actual de proteínas se cifra en un 13,5 %, se deduce que algunas personas consumen una cantidad muy superior. Una dieta rica en proteínas (sobre todo, en proteínas de origen animal) ha sido relacionada con la desmineralización de los huesos: en la orina se excreta más calcio, por lo que las mujeres deben tener especial cuidado en reducir el consumo de proteínas a menos del 15 %. Se tienen claros indicios de que las dietas ricas en proteínas (en especial, las de origen animal) ejercen un efecto perjudicial a largo plazo en la función renal. Asimismo, se cree que el consumo elevado de proteínas puede estar relacionado con la hipertensión.

Por estas razones, las autoridades sanitarias recomiendan que el consumo diario de proteínas no sobrepase 1,5 g por kilogramo de peso corporal. Por ejemplo, para una mujer de 63,5 kg resulta una cifra de 95 g de proteínas por día, o menos del 20 % de las calorías totales diarias (lo que demuestra que, a pesar de lo esencial de las proteínas, sobrepasar muy ligeramente y de forma habitual las cantidades que se aconsejan puede ocasionar problemas).

### ¿Cuáles son las mejores fuentes de proteínas?

Las fuentes animales de proteínas, como las carnes, los productos lácteos, el pescado y los huevos, contienen ocho aminoácidos esenciales; por este motivo se las denomina «proteínas de primera clase». No todas las fuentes vegetales de proteínas (a excepción de la soja) contienen esos aminoácidos, y por ello se llaman «proteínas de segunda

## SELECCIÓN DE FUENTES DE PROTEÍNAS DE ORIGEN ANIMAL

| Alimento | (g/porción mediana) Proteínas | Grasa total |
|---|---|---|
| Pechuga de pollo sin piel | 42 | 2,9 |
| Avestruz (100 g) | 39 | 3,4 |
| Ternera asada, magra (100 g) | 32 | 5 |
| Bacalao (175 g) | 31,5 | 1,2 |
| Carne de venado (100 g) | 22 | 1,6 |
| Hamburguesa de ternera (100 g) | 21 | 19 |
| Filete de salmón (100 g) | 20 | 11* |
| Gambas peladas (75 g) | 17 | 0,6 |
| Cheddar, semigraso (50 g) | 16 | 7,5 |
| Huevos, 2 medianos | 14,2 | 12,2 |
| Requesón (100 g) | 14 | 4 |
| Empanada de cerdo (150 g) | 14 | 38 |
| Cheddar, graso (50 g) | 13 | 17 |
| Stilton (50 g) | 11 | 18 |
| Beicon, magro, 2 lonchas pequeñas (50 g) | 9,5 | 4 |
| Queso fresco natural, 0 % grasa (100 g) | 7,7 | 0,2 |
| Leche, desnatada (200 ml) | 6,6 | 0,2 |
| Yogur natural desnatado (100g) | 5 | 0,8 |

*Bajo en grasas saturadas

## SELECCIÓN DE FUENTES DE PROTEÍNAS DE ORIGEN VEGETAL

| Alimento | (g/porción mediana) Proteínas | Grasa total |
|---|---|---|
| Soja (50 g en seco) | 18 | 9,3* |
| Cacahuetes, frescos (50 g) | 13 | 23* |
| *Quorn* (100 g) | 12 | 3,5 |
| Frijoles (50 g en seco) | 12 | 0,8 |
| Lentejas (50 g en seco) | 12 | 0,9 |
| Judías rojas (50 g en seco) | 11 | 0,7 |
| Anacardos (50 g) | 8,9 | 24* |
| Patata asada (225 g) | 8,7 | 0,5 |
| Hamburguesa vegetal (50 g) | 8,3 | 5,6 |
| Tofú (100 g) | 8 | 4,2 |
| Pasta integral (50 g en seco) | 6,7 | 1,3 |
| Pasta refinada (50 g en seco) | 6 | 1,0 |
| Leche de soja (200 ml) | 6 | 3,8 |
| Guisantes congelados (100 g) | 5,6 | 0,7 |
| Pan integral (60 g; 2 lonchas medianas) | 5,5 | 1,5 |
| Cebada (50 g en seco) | 5,3 | 1 |
| Cuscús (50 g en seco) | 5,3 | 1 |

* Bajo en grasas saturadas

clase». Algunas fuentes vegetales contienen ciertos aminoácidos, pero no todos, por lo que es preciso combinarlas con los aminoácidos que faltan y que están presentes en otras formas de proteínas. Por ejemplo, la proteína de las legumbres forma una proteína completa cuando se combina con cereales o con frutos secos y semillas (como arroz con un *dhal*, *hummus* con pan pita o judías sobre una tostada). Se ofrece más información sobre las proteínas en las dietas de los ovolactovegetarianos y los vegetarianos estrictos en las págs. 60-63).

Como ya hemos visto, resulta aconsejable evitar una dieta demasiado rica en grasas saturadas e hidrogenadas, por lo que también conviene limitar las fuentes de proteínas que contengan un exceso de esos tipos de grasas. Curiosamente, algunas de las fuentes más tradicionales son ricas en grasas saturadas: el queso Cheddar, por ejemplo, contiene un 25 % de proteínas y nada menos que un 75 % de grasa (el 63 %, saturada). Por tanto, si se eligen proteínas de origen animal, resulta importante seleccionar variedades con poca grasa. En general, el pescado constituye la mejor fuente de proteínas animales bajas en grasa, y los productos lácteos estándar son los más grasos.

Se deberían comer más hidratos de carbono complejos para gozar de una buena salud; así pues, consumir más proteínas de origen vegetal también resulta recomendable para la mayoría. No obstante, muchas personas no saben que todos los tipos de alimento de procedencia vegetal contienen proteínas. En particular, todas las legumbres son buenas fuentes de este nutriente. Muchos de los alimentos ricos en féculas, como las patatas, el pan, el arroz y la pasta, constituyen igualmente fuentes apropiadas porque se toman en abundancia. Además, se combinan con otros alimentos proteínicos y, por tanto, suministran proteínas completas. Por ejemplo, una patata asada mediana (225 g) proporciona alrededor de 8,7 g de proteínas, el 11,5 % de las calorías de la patata y aproximadamente una sexta parte de las necesidades diarias de una mujer. Por otro lado, aporta menos de 1,5 % de grasas, y de ese porcentaje sólo una pequeñísima parte corresponde a grasas saturadas.

A diferencia de las proteínas animales, las de origen vegetal no se digieren totalmente en el organismo, y los nutricionistas habitualmente admiten un factor de conversión del 85 % (es decir, 85 g de proteína animal equivalen a 100 g de proteína vegetal). Una persona que consuma preferentemente proteínas vegetales tal vez desee tomar una cantidad mayor que los niveles mínimos mencionados.

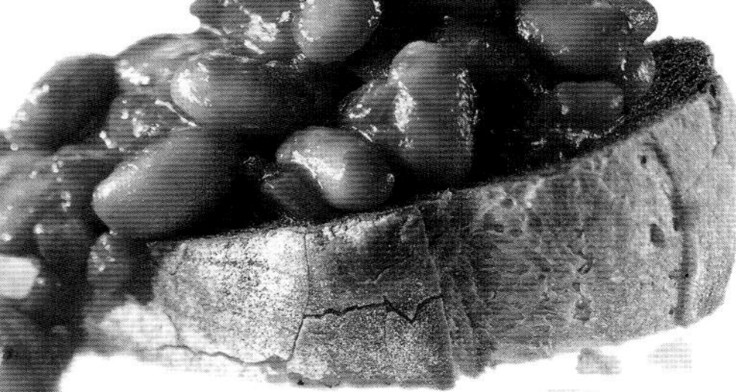

## *Vitaminas imprescindibles*

Las vitaminas son los componentes «ocultos» de una dieta sana, unas partículas diminutas sin las cuales no podríamos sobrevivir. Los descubrimientos que avalan su importancia en la dieta son continuos.

Las vitaminas son sustancias orgánicas indispensables para el funcionamiento diario del cuerpo, para la salud y el correcto desarrollo. Cada una desempeña un papel diferente, y la mayoría proviene de lo que comemos y bebemos. Necesitamos cantidades muy pequeñas de vitaminas: normalmente, sólo algunos miligramos (1.000 mg = 1 g), o incluso microgramos (1.000 μg = 1 mg) al día. Las vitaminas A, D, E y K son vitaminas liposolubles (solubles en grasa) y, por tanto, pueden almacenarse en el cuerpo. La vitamina C y las del grupo B no pueden almacenarse (el exceso se elimina en la orina), por lo que resulta necesario consumirlas de forma habitual. En las siguientes páginas nos detendremos en cada una de las once vitaminas por separado.

* Se ofrece la cantidad diaria recomendada de cada vitamina (CDR) para un adulto. Las cantidades aconsejables para niños, embarazadas y ancianos aparecen en el capítulo tres.
* Se acompaña una breve explicación sobre la función de cada vitamina, seguida por las fuentes generales y los síntomas del déficit y del exceso.
* Los cuadros relacionan las mejores fuentes de cada vitamina por 100 g de producto. Otros artículos pueden proporcionar más cantidad de vitaminas por 100 g, pero se han omitido porque se consumen normalmente en cantidad suficiente (por ejemplo, el perejil contiene 673 μg de vitamina A equivalente del retinol por cada 100 g, pero una porción normal es de 2 g).
* Si desea saber si un alimento determinado que no se encuentra en estos cuadros contiene cierta vitamina, en la lista de alimentos que se incluye al final del libro hallará el contenido vitamínico de casi cuatrocientos productos.
* Muchas personas utilizan suplementos vitamínicos, por lo general porque creen que resultan beneficiosos. Aunque esto puede ser cierto en casos determinados y en relación con ciertas vitaminas y minerales, no siempre resulta aconsejable exceder la cantidad diaria recomendada. En realidad, la mayoría de las vitaminas y los minerales tomados en exceso pueden ser tóxicos. El uso de suplementos se comenta con más detalle en el capítulo dos (pág. 146).

### Vitamina A

RETINOL Y EQUIVALENTES DEL RETINOL

**CDR** en la CE 800 μg

La vitamina A (retinol) resulta esencial para los ojos, la piel y el crecimiento. Los síntomas de deficiencia incluyen falta de visión nocturna, pérdida gradual de la visión y reducción de la resistencia a las infecciones. El exceso de vitamina A se almacena en el hígado y puede resultar tóxico, lo que provoca daños en ese órgano y en los huesos, dolores de cabeza, visión doble y otros efectos secundarios. El consumo excesivo de retinol está relacionado con ciertos defectos del recién nacido. Las embarazadas deben evitar los productos ricos en retinol, como el hígado (*véase* «Embarazo», págs. 172-175). Las autoridades sanitarias recomiendan que la ingestión habitual de retinol no exceda los 7.500 μg en las mujeres y los 9.000 μg en los hombres.

**MEJORES FUENTES DE VITAMINA A**
(μg por cada 100 g)

| | |
|---|---|
| Hígado de cordero | 17.300 |
| Hígado de pollo | 9.700 |
| Paté de hígado | 7.400 |
| Aceite de hígado de bacalao | 1.800 |
| Mantequilla | 887 |
| Crema de leche | 654 |
| Queso Stilton, azul | 386 |
| Queso Cheddar | 363 |
| Brie | 320 |
| Huevos | 190 |

El retinol se encuentra sólo en alimentos de procedencia animal, como el hígado, la leche, la mantequilla, el queso, los huevos y el pescado azul, pero el cuerpo puede convertir los carotenos (particularmente, el betacaroteno, el pigmento que se halla en mayor proporción en las verduras y las frutas de pulpa naranja y de color verde oscuro) en retinol. El betacaroteno también constituye un importante nutriente por sí mismo. La ingesta adecuada de betacaroteno está relacionada con el descenso del riesgo de sufrir ciertos tipos de cáncer, además de tratarse de un antioxidante (*véase* pág. 24). Por esta razón, las fuentes de betacaroteno se citan por separado (6 μg de betacaroteno = 1 μg de retinol, el cual se denomina un equivalente del retinol).

El Instituto Nacional del Cáncer de Estados Unidos recomienda una cantidad diaria de betacaroteno de 6.000 μg, que

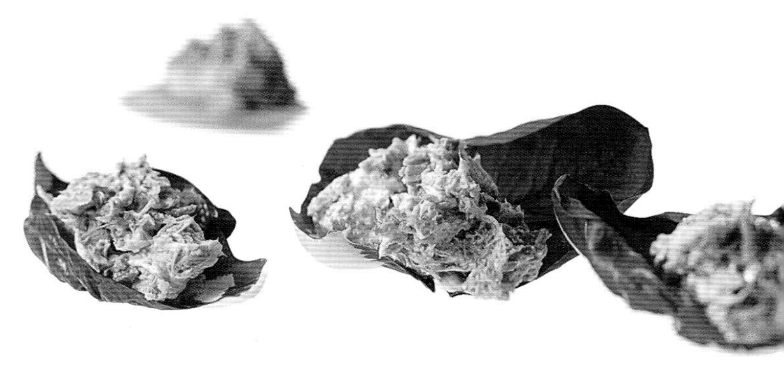

**SELECCIÓN DE LAS MEJORES FUENTES DE BETACAROTENO** (µg por cada 100 g)

| | Equivalente del retinol (betacaroteno) | Retinol |
|---|---|---|
| Zanahorias | 8.118 | 1.353 |
| Boniato asado | 5.130 | 855 |
| Chard suizo | 4.596 | 766 |
| Chiles | 4.110 | 685 |
| Pimientos rojos | 3.840 | 640 |
| Espinacas | 3.840 | 640 |
| Calabaza | 3.270 | 545 |
| Col rizada | 3.144 | 524 |
| Verduras frescas | 2.628 | 438 |
| Verduras congeladas | 2.520 | 420 |
| Melón amarillo | 1.998 | 333 |
| Mango | 1.800 | 300 |
| Puré de tomate | 1.300 | 217 |
| Col de Milán | 990 | 165 |
| Lechuga de hojas oscuras | 910 | 151 |
| Tomates | 640 | 107 |
| Brécol (brócoli) | 575 | 96 |

**SELECCIÓN DE LAS MEJORES FUENTES DE VITAMINA D** (µg por cada 100 g)

| | |
|---|---|
| Aceite de hígado de bacalao | 210 |
| Arenque ahumado | 25 |
| Salmón rojo en salmuera, en lata, escurrido | 23,1 |
| Huevas de bacalao, fritas en aceite | 17 |
| Filete de arenque, a la plancha | 16,1 |
| Sardinas, en salsa de tomate, en lata | 14 |
| Sardinas, a la plancha | 12,3 |
| Trucha, a la plancha | 11 |
| Salmón, a la plancha | 9,6 |
| Filete de caballa ahumada | 8 |
| Margarina | 7,9 |
| Atún fresco | 7,2 |
| Sardinas en aceite, en lata, escurridas | 5 |
| Atún en salmuera, en lata, escurrido | 4 |
| Paté de caballa ahumada | 3,3 |
| Atún en aceite, en lata, escurrido | 3 |
| Cereales manufacturados para el desayuno | 2,1 |
| Huevos | 1,8 |

no resulta difícil de obtener a partir de cinco o más raciones de frutas y verduras al día. La lista de productos con betacaroteno no es exhaustiva; si desea conocer otras fuentes para la obtención de este nutriente, consulte la lista de alimentos que se incluye al final del libro. El betacaroteno no es tóxico, aunque el consumo muy elevado (de más de 30 mg al día) puede provocar la aparición de un color anaranjado en la piel. Las dosis altas de suplemento de betacaroteno (no de alimentos ricos en esta sustancia) pueden aumentar el riesgo de cáncer en los fumadores.

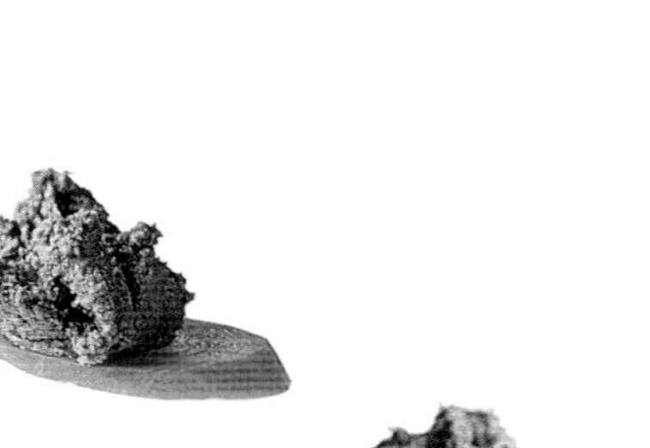

### Vitamina D

COLECALCIFEROL

**CDR** en la CE 5 µg

La ingesta de vitamina D resulta importante para la absorción corporal del calcio y el fósforo, ya que contribuye a la formación de los huesos y a llevar a cabo otros procesos de mineralización. Un estudio ha demostrado que la vitamina D puede detener el proceso de la osteoartritis.

El déficit de vitamina D puede provocar raquitismo en los niños y debilidad y dolor en los adultos. En exceso, la vitamina D puede producir lesiones en el riñón debido al exceso de calcio que se deposita en los órganos. Se sabe que niveles de alrededor de 50 µg al día ejercen este efecto, por lo que parece aconsejable tener en cuenta las cantidades máximas y mínimas recomendadas.

La vitamina D es la única que no necesitamos tomar en la dieta, ya que se produce por la acción de los rayos solares en la piel. Dado que esta vitamina no se halla en cantidades significativas en muchos alimentos, el sol es la fuente más importante. Para aquellos que se vean obligados a permanecer en un lugar cerrado, y para los ancianos, la cantidad diaria recomendada es de 10 µg al día. Otras fuentes dietéticas son las margarinas enriquecidas, los productos lácteos, el pescado azul y los cereales enriquecidos para el desayuno.

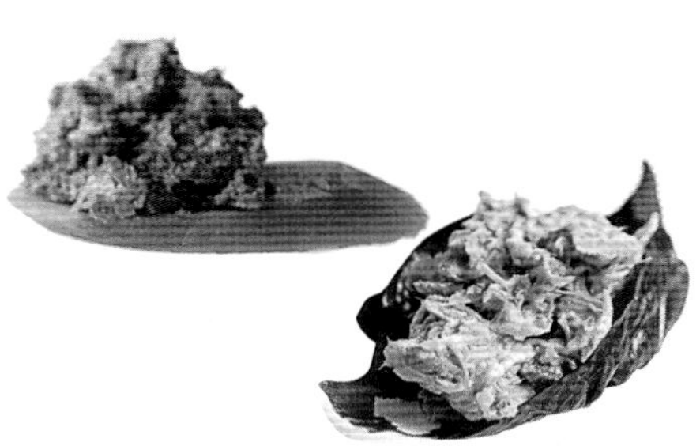

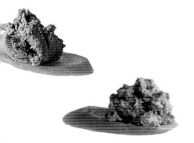

### Vitamina E

TOCOFEROL

**CDR** en la CE 10 mg

El compuesto más activo de la vitamina E es el (d) alfatocoferol, un potente antioxidante que protege las membranas celulares de la oxidación y evita la formación de placas en las arterias, además de «aclarar» la sangre. De este modo, protege contra las enfermedades cardíacas y el envejecimiento. En un extenso estudio realizado en el Reino Unido y publicado en 1997, se demostró que el consumo diario de entre 268 mg y 537 mg de vitamina E reduce el riesgo de infarto mortal de miocardio en un 77 %.

Asimismo, se ha demostrado que la vitamina E incrementa la respuesta inmune del cuerpo y, por tanto, puede proteger contra las enfermedades y el cáncer. Un nuevo estudio ha demostrado que los fumadores que toman suplementos de vitamina E tienen un tercio menos de posibilidades de padecer cáncer de próstata. También puede contribuir a reducir el dolor que provoca la osteoartritis. La vitamina E es importante para mantener la salud de la piel y como ayuda en el proceso de curación de todos los tejidos dañados, incluidas las heridas dérmicas. Un estudio descubrió que los suplementos de 600 mg por día mejoran considerablemente los niveles de actividad espermática en los hombres con baja fertilidad.

Entre los adultos, apenas se dan casos de síntomas clínicos de déficit de vitamina E. Ocasionalmente, puede producirse una mala absorción que conduzca a un déficit. Algunos expertos creen que los niveles óptimos para conseguir el máximo efecto antioxidante son mucho mayores que las cantidades diarias recomendadas. Por tanto, resulta aconsejable incrementar la ingesta de alimentos ricos en vitamina E para asegurarse una buena protección. Un suplemento podría resultar beneficioso. En ciertas pruebas se han utilizado suplementos desde 70 mg hasta 540 mg al día. El exceso de vitamina E rara vez causa problemas, aunque las personas que toman anticoagulantes, como la warfarina, deben evitar el consumo muy elevado de esta vitamina, ya que «aclara» la sangre.

Cuanto más alta sea la ingesta de grasas poliinsaturadas, que son muy vulnerables a la oxidación en el cuerpo, mayor cantidad de vitamina E debería contener la dieta. Por suerte, los alimentos ricos en ese tipo de grasas también tienden a ser ricos en vitamina E. Las autoridades sanitarias calculan que en las personas que consuman el 6 % recomendado de calorías totales en forma de grasas poliinsaturadas, entre 5 y 7 mg de vitamina E al día es suficiente.

Las mejores fuentes de vitamina E son los aceites vegetales, los frutos secos, los aguacates y otras verduras y cereales.

Consulte el cuadro superior y la lista de alimentos que aparece al final del libro.

**SELECCIÓN DE LAS MEJORES FUENTES DE VITAMINA E** (mg por cada 100 g)

| Alimento | mg | Alimento | mg |
|---|---|---|---|
| Aceite de germen de trigo | 136 | Aceite de soja | 16 |
| Aceite de girasol | 49 | Aceite de cacahuete | 15 |
| Aceite de alazor | 41 | Piñones | 13,5 |
| Pasta para untar, poliinsaturada | 38 | Palomitas | 11 |
| Pipas de girasol | 38 | Mazapán casero | 11 |
| Avellanas, peladas | 25 | Cacahuetes | 10 |
| Tomates secados al sol | 24 | Nueces del Brasil, peladas | 7 |
| Almendras | 24 | Pasta para untar, baja en grasa | 6,3 |
| Aceite de colza | 22 | Boniato asado | 6 |
| Aceite de hígado de bacalao | 20 | Patatas chips | 5,8 |
| Mayonesa | 19 | Cacahuetes y pasas | 5,7 |
| Aceite de maíz | 17 | Puré de tomate | 5,4 |

**ANTIOXIDANTES**

Las vitaminas C, E y el betacaroteno, junto con el selenio (un mineral) y muchos de los fitoquímicos (de los que se habla más adelante) son antioxidantes que protegen el cuerpo contra los efectos dañinos de un exceso de sustancias llamadas radicales libres.

Todo el mundo produce radicales libres en el proceso de creación de energía. Sin embargo, varios factores pueden provocar un exceso en la producción: el estrés, el tabaco, la contaminación, la luz solar, las radiaciones, las enfermedades, etc. Este exceso de radicales libres puede causar daños a las células, lo que predispone a sufrir cáncer y otras enfermedades. Por otra parte, se cree que son los responsables del proceso de envejecimiento. Los radicales libres también pueden oxidar las grasas poliinsaturadas en el cuerpo, lo que a su vez provoca más daños. La oxidación del colesterol LDL puede ser un factor en la acumulación de placas en las arterias (una de las causas de las enfermedades cardíacas).

Los antioxidantes presentes en la dieta neutralizan los radicales libres del organismo, que deja de sufrir los efectos dañinos. Por ejemplo, la vitamina E protege las grasas poliinsaturadas contra la oxidación; la vitamina C ayuda a las defensas naturales del cuerpo contra los radicales libres y actúa recíprocamente con la vitamina E. Todavía es preciso investigar mucho para entender exactamente cómo funcionan los antioxidantes y cuáles son sus efectos.

Una dieta rica en frutas, verduras y otros alimentos vegetales frescos es rica, por naturaleza, en vitaminas antioxidantes. Las investigaciones parecen demostrar que lo mejor es obtener los antioxidantes como parte de la dieta natural en lugar de recurrir a suplementos (particularmente, en el caso del betacaroteno). Los minerales y los fitoquímicos antioxidantes se tratan con detalle más adelante.

### Vitamina K

La vitamina K, la última de las liposolubles, resulta esencial para que la sangre se coagule normalmente.

Se halla muy repartida en los alimentos en pequeñas cantidades, aunque las mejores fuentes son las verduras y las hortalizas de hoja verde, y las pieles de las frutas y las verduras.

También puede ser sintetizada en los intestinos, por lo que la deficiencia en los adultos es extremadamente rara (por esta razón no se han establecido cantidades diarias recomendadas). Algunos recién nacidos presentan carencia, por lo que es habitual administrarles esta vitamina.

### Vitamina C

ÁCIDO ASCÓRBICO

**CDR** en la CE 60 mg

Otra importante vitamina antioxidante, la vitamina C, desempeña un papel protector para el cuerpo, ya que ayuda a mantener un sistema inmunológico sano. Es necesaria para el desarrollo saludable del tejido conectivo, los huesos y los dientes, y contribuye a la curación de heridas y fracturas. También facilita la absorción del hierro. En ciertos momentos de la vida tal vez se necesite un aporte de vitamina C; por ejemplo, cuando el cuerpo se encuentra sometido a tensión, ya sea por una enfermedad o por un exceso de trabajo, y en el caso de ciertas personas (fumadores, bebedores, individuos que trabajan en ambientes muy contaminados, etc.). Muchos expertos creen que las cantidades recomendadas son demasiado bajas para el estilo de vida actual, pero se trata de una cuestión sujeta a debate.

Como antioxidante (*véase* izquierda), la vitamina C disminuye el riesgo de padecer enfermedades cardíacas. Los niveles bajos de vitamina C están asociados con la presión sanguínea alta y con el aumento de las probabilidades de sufrir un infarto. Sin embargo, una prueba concluyó que cuando la ingesta de vitamina C es la adecuada, probablemente los suplementos a altas dosis no contribuyen a reducir el riesgo. Otros estudios han demostrado que la vitamina C puede dilatar las arterias y mejorar el flujo de sangre en los pacientes aquejados de enfermedades cardíacas.

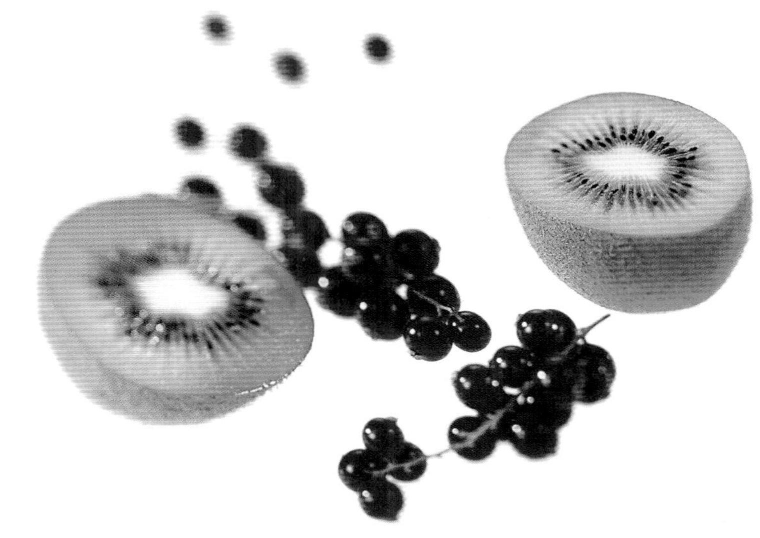

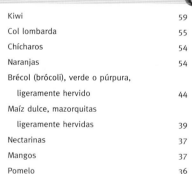

**SELECCIÓN DE LAS MEJORES FUENTES DE VITAMINA C** (mg por cada 100 g)

| Alimento | mg | Alimento | mg |
|---|---|---|---|
| Jarabe de escaramujo | 295 | Kiwi | 59 |
| Guayaba | 230 | Col lombarda | 55 |
| Chiles rojos | 225 | Chícharos | 54 |
| Pimientos rojos | 140 | Naranjas | 54 |
| Grosellas negras (compota) | 130 | Brécol (brócoli), verde o púrpura, ligeramente hervido | 44 |
| Pimientos amarillos | 130 | Maíz dulce, mazorquitas ligeramente hervidas | 39 |
| Pimientos verdes | 120 | Nectarinas | 37 |
| Verduras frescas, ligeramente hervidas | 77 | Mangos | 37 |
| Fresas | 77 | Pomelo | 36 |
| Col rizada, ligeramente hervida | 71 | Ensalada verde | 36 |
| Papaya | 60 | | |
| Coles de Bruselas, ligeramente hervidas | 60 | | |

La vitamina C también reduce la duración y la severidad de los resfriados si se toma en dosis de 2.000 mg (2 g). Nuevos estudios indican que es posible que reduzca el riesgo de osteoartrosis.

Una deficiencia de vitamina C provoca una mala cicatrización de las heridas, encías sangrantes, menor resistencia a las infecciones y hemorragias nasales, y a largo plazo puede causar escorbuto (aunque esta enfermedad es muy rara actualmente).

Por su parte, un exceso de vitamina C ejerce un efecto laxante, lo que incluye diarrea y trastornos gástricos. Con frecuencia se ha dicho que el consumo elevado también incrementa la producción de ácido oxálico, y éste, a su vez, origina piedras en el riñón en los individuos susceptibles; pero no se tienen pruebas que justifiquen esta afirmación.

La vitamina C se encuentra, en las frutas y las verduras, y se pierde fácilmente durante el almacenamiento, el procesado, la preparación y la cocción. Por ejemplo, los guisantes frescos contienen 24 mg de vitamina C por cada 100 g; los guisantes en lata sólo 1 mg.

Las únicas plantas que no tienen vitamina C son los cereales todavía no germinados y las legumbres secas.

## Vitaminas del grupo B

Las vitaminas B constituyen un grupo de seis vitaminas hidrosolubles, que funcionan juntas en el cuerpo y son esenciales para el crecimiento y el correcto desarrollo de un sistema nervioso sano, para el mantenimiento del cuerpo, la digestión y el metabolismo. Cada una, sin embargo, desempeña su propio papel.

Dado que no se almacenan en el organismo, resulta importante tomar las cantidades adecuadas de vitamina B de forma regular. Algunas personas necesitan más cantidad que otras; por ejemplo, el tabaco, el alcohol, las enfermedades y el estrés provocan la disminución de los niveles de estas vitaminas en el cuerpo.

Las vitaminas del grupo B, al igual que la vitamina C, se degradan mediante el almacenamiento, el procesado, la preparación y la cocción de los alimentos (*véanse* págs. 208-209, que incluyen información sobre el mejor modo de conservar las vitaminas hidrosolubles de los alimentos).

En general, no resulta recomendable tomar dosis elevadas de una sola vitamina B, a menos que se siga el consejo del médico, ya que el grupo funciona de manera sinérgica.

## Vitamina B1

TIAMINA

**CDR** en la CE 1,4 mg

La vitamina B1 es necesaria para liberar la energía de los alimentos con hidratos de carbono, y contribuye a garantizar que el cerebro y los nervios cuenten con la glucosa adecuada para sus necesidades. Una carencia de B1 puede provocar beriberi. Los grandes bebedores tienen muchas probabilidades de sufrir carencia de esta vitamina. El exceso no resulta dañino, ya que se excreta. La vitamina B1 se encuentra en numerosos alimentos, especialmente en el cerdo, el beicon y los frutos secos.

## Vitamina B2

RIBOFLAVINA

**CDR** en la CE 1,6 mg

Esta vitamina también interviene en la liberación de energía, sobre todo de las

### SELECCIÓN DE LAS MEJORES FUENTES DE VITAMINAS DEL GRUPO B

Vitamina B1 (mg por cada 100 g)

| | | | |
|---|---|---|---|
| *Quorn* | 36,6 | Beicon a la plancha | 1,2 |
| Extracto de levadura | 4,1 | Cacahuetes | 1,1 |
| Hamburguesa vegetal, a la plancha | 2,4 | Cerdo, filete magro | 1 |
| Paté vegetal | 2,1 | Copos de salvado | 1 |
| Pipas de girasol | 1,6 | Espaguetis integrales, en seco | 1 |
| *Special K* | 1,3 | | |

Vitamina B2 (mg por 100 g)

| | | | |
|---|---|---|---|
| Extracto de levadura | 11,9 | Paté de hígado | 1,2 |
| Hígado de cordero | 4,6 | Venado asado | 0,7 |
| *Special K* | 1,8 | Queso de cabra | 0,6 |
| *Weetabix* | 1,5 | Queso Cheddar | 0,5 |
| Alga nori, seca | 1,3 | Huevos | 0,5 |
| Copos de salvado | 1,3 | Salsa de tomate para pasta | 0,5 |
| Paté vegetal | 1,3 | | |

Vitamina B3 (mg por cada 100 g)

| | | | |
|---|---|---|---|
| Extracto de levadura | 73 | Cerdo, filete magro | 18 |
| Cereales | 24 | Copos de maíz | 17 |
| *Special K* | 23 | Ovaltina en polvo | 17 |
| Pechuga de pollo, sin piel | 22 | Atún fresco | 17 |
| Hígado de cordero | 21 | Setas *shiitake*, secas | 15 |
| Atún en aceite, en lata, escurrido | 21 | Pez espada a la plancha | 14 |
| Pavo asado | 20 | Caballa a la plancha | 13 |
| Cacahuetes | 19 | | |

Vitamina B6 (mg por cada 100 g)

| | | | |
|---|---|---|---|
| Germen de trigo | 3,3 | Calamares | 0,7 |
| Rodaballo a la plancha | 2,5 | Nueces, peladas | 0,7 |
| Cereales con fibra | 1,8 | Ternera magra | 0,7 |
| Salvado | 1,3 | Pechuga de pollo sin piel, a la plancha | 0,6 |
| Lentejas secas | 0,9 | Avellanas, peladas | 0,6 |
| Salmón a la plancha | 0,8 | Pez espada a la plancha | 0,6 |
| Pavo | 0,8 | Patata asada | 0,5 |

Vitamina B12 (mg por cada 100 g)

| | | | |
|---|---|---|---|
| Hígado de cordero | 54 | Vieiras al vapor | 9 |
| Alga nori, seca | 27,5 | Gambas cocidas | 9 |
| Mejillones al vapor (peso sin concha) | 22 | Raya a la plancha | 8 |
| Ostras (peso sin concha) | 17 | Salmón al vapor | 6 |
| Sardinas en aceite, en lata, escurridas | 15 | Atún en aceite, en lata, escurrido | 5 |
| Arenque a la plancha | 15 | Huevos | 2,5 |
| Anchoas en lata, escurrida | 11 | Ternera magra | 2 |
| Conejo | 10 | Queso Cheddar | 1,1 |

grasas y las proteínas. Se necesita una cantidad adecuada de vitamina B2 para mantener la piel y las mucosas sanas (el interior de la boca y la nariz). En caso de déficit, uno de los síntomas son las aftas bucales. El exceso de B2 se excreta en la orina, por lo que no es necesario establecer un límite máximo. Esta vitamina se encuentra en muchos alimentos, en especial en los menudillos, los productos lácteos y los cereales enriquecidos.

### Vitamina B3
NIACINA
**CDR** en la CE 18 mg
La vitamina B3 también participa en la liberación de energía de los alimentos y el organismo puede fabricarla a partir del aminoácido triptófano. No obstante, las autoridades sanitarias establecen una cantidad recomendada para garantizar el nivel adecuado de niacina. La carencia provoca pelagra, que inicialmente afecta a la piel y puede llegar a ser grave si no se trata. El exceso de B3 (más de 3 g al día) puede provocar daños en el hígado o en el riñón, y la dilatación de los vasos sanguíneos. La niacina se encuentra en la carne, el pescado y los cereales enriquecidos, además de en muchos otros alimentos.

### Vitamina B6
PIRIDOXINA
**CDR** en la CE 2 mg
La B6 es importante para la metabolización de las proteínas; también está implicada en la producción de la B3 a partir de triptófano y es necesaria para la salud de la sangre. En los últimos años, los especialistas en nutrición han comenzado a utilizar la vitamina B6 (a menudo en conjunción con aceite de onagra) para aliviar el síndrome premenstrual. Sin embargo, en 1997 se prohibieron en algunos países las ventas directas de suplementos con más de 10 mg de B6 (se permiten hasta 50 mg por prescripción médica), ya que los niveles elevados provocan daños en los nervios. Los síntomas obvios de carencia son raros, pero las últimas investigaciones sobre las causas de las enfermedades cardíacas indican que una deficiencia de B6, sumada a la deficiencia de ácido fólico y B12, elevan los niveles del aminoácido homocisteína en el cuerpo (hoy se cree que ese aminoácido constituye una causa importante de las enfermedades cardíacas). Las fuentes más ricas de B6 son las carnes, el pescado, los huevos, los cereales integrales, los cereales enriquecidos y algunas verduras.

### Vitamina B12
**CDR** en la CE 1 µg
La vitamina B12 es necesaria para la formación de las células sanguíneas y de los nervios. Su deficiencia provoca la forma de anemia denominada anemia perniciosa, y también puede causar daños en los nervios. Asimismo, hoy se sabe que la carencia de B12, junto con la de B6 y ácido fólico, genera un aumento de los niveles de homocisteína, relacionada con las enfermedades cardíacas (*véase* vitamina B6).

Las personas vegetarianas estrictas toman suplementos de B12, ya que sólo se encuentra de forma natural en productos animales y en algas. Las bacterias pueden sintetizar en el cuerpo una pequeña parte de esta vitamina. Al parecer, el exceso no provoca efectos tóxicos. Excelentes fuentes de B12 en la dieta son los menudillos y la carne; los productos lácteos también contienen cierta cantidad.

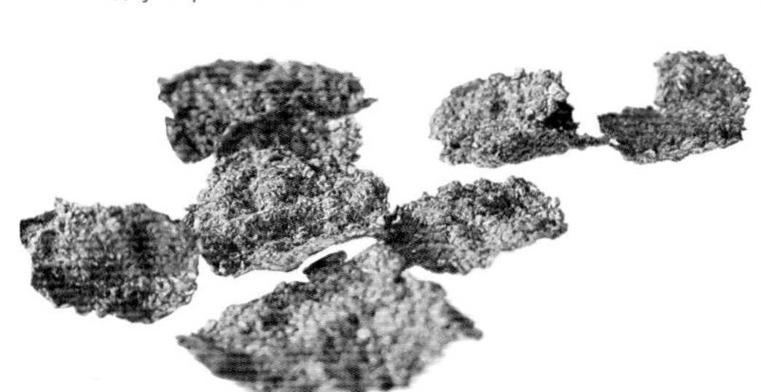

### Folato

ÁCIDO FÓLICO

**CDR** en la CE 200 mcg

El ácido fólico es necesario para la formación de las células sanguíneas y para el correcto desarrollo de los niños. Se administra a las mujeres embarazadas en forma de suplemento (400 mg al día) para ayudar a prevenir defectos como la espina bífida. La deficiencia puede provocar anemia megaloblástica, y junto a las carencias de B6 y B12, la aparición de niveles elevados de homocisteína, que se relaciona con las enfermedades cardíacas (*véase* vitamina B6). En España, el 15 % de los hombres y el 47 % de las mujeres sufren carencia de esta sustancia. Algunas marcas de harina ya enriquecen su producto con ácido fólico.

No se conocen efectos tóxicos por exceso de folato, aunque algunas fuentes apuntan que puede dificultar la absorción de cinc. No obstante, esta circunstancia no supone un problema en adultos con una nutrición normal. El ácido fólico se encuentra en los menudillos, las verduras de hoja verde, los cereales integrales, los frutos secos, las legumbres y los cereales enriquecidos entre otros alimentos.

**SELECCIÓN DE LAS MEJORES FUENTES DE FOLATO** (µg por cada 100 g)

| | |
|---|---|
| Extracto de levadura | 1.150 |
| Hígado de pollo | 995 |
| Frijoles (peso en seco) | 630 |
| Soja (peso en seco) | 370 |
| Harina de soja | 345 |
| Germen de trigo | 331 |
| *Special K* | 330 |
| Copos de maíz (y la mayoría de los cereales para el desayuno) | 250 |
| Hígado de cordero | 205 |
| Garbanzos (peso en seco) | 180 |
| Espárragos, ligeramente hervidos | 155 |
| Maíz dulce, mazorquitas ligeramente hervidas | 152 |
| Brécol púrpura, ligeramente hervido | 140 |
| *Muesli* | 140 |
| Judías rojas (peso en seco) | 130 |
| Coles de Bruselas, ligeramente hervidas | 110 |

## *Minerales*

Los minerales son sustancias inorgánicas. Diversos procesos vitales así como un correcto desarrollo dependen del consumo adecuado de minerales. En total se han clasificado 15 minerales esenciales en la dieta. Los principales minerales, los que se necesitan en mayores cantidades, son el calcio, el magnesio, el potasio, el sodio y el fósforo. El hierro y el cinc, aunque precisos en cantidades de miligramos más que de gramos, también suelen clasificarse como minerales fundamentales. Los oligoelementos, necesarios en cantidades mucho menores, aunque igualmente resultan sustancias importantes, son el selenio, el cobre, el flúor, el yodo, el manganeso, el cromo y el cobalto.

En general, los minerales desempeñan tres funciones principales: como constituyentes de los huesos y los dientes (sobre todo, el calcio, el magnesio y el fósforo); como sales que regulan los fluidos corporales (el sodio, el potasio y el cloro), y como componentes de las enzimas y las hormonas, que regulan todas las funciones del cuerpo (incluidos el sistema nervioso, el suministro de sangre y la liberación de energía).

Un déficit de ciertos minerales puede provocar todo tipo de problemas de salud: anemia (el hierro), osteoporosis (el calcio) y debilidad del sistema inmunológico (el cinc), entre otros. Las investigaciones realizadas a lo largo de los últimos años encuentran pruebas de que la ingesta óptima de ciertos minerales evita enfermedades cardíacas (por ejemplo, el calcio, el magnesio y el selenio, este último un mineral antioxidante).

Los minerales se hallan presentes en la mayoría de los alimentos y las bebidas, aunque en cantidades variables. Una dieta sana y variada, con las calorías adecuadas, debería garantizar la ingesta mínima recomendada por las autoridades sanitarias, pero no siempre es así. Una razón es que los niveles de minerales, incluso en una dieta aparentemente sana, pueden variar. Por ejemplo, algunos minerales presentes tanto en productos vegetales como animales dependen del suelo en el que se cultiven las plantas o del que se alimenten los animales, y el contenido en minerales del suelo cambia según la zona. Otra razón es que el cuerpo no siempre absorbe fácilmente los minerales (el calcio, por ejemplo, necesita vitamina D, y la absorción de varios minerales puede verse dificultada por ciertos ácidos presentes en algunos alimentos). Una tercera razón de la carencia de minerales es que para ciertas personas puede ser necesario sobrepasar los niveles mínimos recomendados en alguna etapa de su vida; por ejemplo, las mujeres con la menstruación muy abundante tal vez necesiten un aporte adicional de hierro. En las páginas siguientes examinaremos los principales minerales, que tal vez falten en nuestra dieta.

En el capítulo tres se incluye más información sobre los minerales y las necesidades corporales a lo largo de cada etapa de la vida. Consulte la introducción a las vitaminas (*véase* pág. 22), en la que hallará notas sobre las cantidades diarias recomendadas y los peligros de los suplementos. La lista de alimentos que aparece al final del libro ofrece el contenido en minerales de aproximadamente cuatrocientos productos.

### Calcio

**CDR** en la CE 800 mg

El calcio, por ser el principal constituyente de los huesos y los dientes, es el mineral que se necesita en mayores cantidades. El cuerpo humano contiene como media aproximada 1 kilogramo de calcio, y se precisa alrededor de un gramo diario para mantener ese nivel.

El aporte adecuado de calcio resulta fundamental a lo largo de toda la vida. En los niños y durante toda la etapa adulta, es esencial para garantizar el máximo de masa ósea. En las mujeres es especialmente importante porque previene la osteoporosis durante la vejez. El calcio también es importante para el buen funcionamiento de los músculos, lo que incluye el corazón; para la coagulación de la sangre, para la función nerviosa y para otras actividades. Algunas pruebas indican que los niveles bajos de calcio pueden estar relacionados con las enfermedades cardíacas, del mismo modo que la dureza del agua del grifo se relaciona con la menor incidencia de esas patologías. Los síntomas de carencia incluyen calambres musculares y debilidad. El raquitismo es una enfermedad provocada por el déficit de calcio o de su absorción.

Sólo se absorbe, aproximadamente, el 40 % del calcio que se consume. Para este proceso se necesita la cantidad adecuada de vitamina D (*véase* pág. 23); la absorción también puede verse afectada por ciertos alimentos. Los ácidos grasos esenciales contribuyen a la absorción, y el ejercicio ayuda a mantener la masa ósea. Los alimentos ricos en fibra insoluble, como el salvado de trigo y los cereales integrales, dificultan en algunos casos la absorción (si se toman al mismo tiempo) debido a los fitatos que contienen (aunque este efecto puede ser temporal). También actúan del mismo modo los oxalatos, que se encuentran en las espinacas, el ruibarbo, el chocolate y la remolacha, así como el tanino del té y el café. Si toma alguna de estas bebidas, deje transcurrir un tiempo entre la comida y la infusión. Una dieta rica en proteínas (120 g o más al día) puede provocar la desmineralización de los huesos y la excreción del calcio en la orina.

Por todas estas razones, muchos especialistas en nutrición creen que las cantidades diarias recomendadas son demasiado bajas. El calcio actúa en el cuerpo en estrecha relación con el magnesio, y una ingesta elevada de calcio podría requerir magnesio adicional. Las necesidades de calcio de determinados grupos de población (embarazadas, niños y ancianos) se examinan en el capítulo tres. La información sobre el calcio en la dieta vegetariana aparece en la página 63.

Las fuentes que contienen calcio en abundancia son el queso, el yogur y la leche; las verduras de hoja verde, y el pan y la harina refinados (enriquecidos). El pescado en conserva, como las sardinas y el salmón, es una fuente rica en calcio, pero sólo si se comen las espinas.

**SELECCIÓN DE LAS MEJORES FUENTES DE CALCIO** (mg por cada 100 g)

|  |  |
|---|---|
| Semillas de amapola | 1.580 |
| Parmesano | 1.200 |
| Gruyére | 950 |
| Alga kombu, seca | 900 |
| Morralla frita con harina | 860 |
| Cheddar semigraso | 840 |
| Edam | 770 |
| Cheddar con toda su grasa | 740 |
| Semillas de sésamo | 670 |
| Mozzarella con toda su grasa | 590 |
| Sardinas en salmuera, en lata, escurridas, incluidas las espinas | 540 |
| Brie | 540 |
| Tofú al vapor | 510 |
| Azul danés | 500 |
| Sardinas en aceite, en lata, escurridas, incluidas las espinas | 500 |
| Alga nori, seca | 430 |
| Queso Feta | 360 |
| Chocolate blanco | 270 |
| Almendras, peladas | 240 |
| Soja (peso en seco) | 240 |
| Higos | 230 |
| Chocolate con leche | 220 |
| *Muesli* | 200 |
| Yogur natural desnatado | 190 |
| Queso fresco de cabra | 190 |
| Habas (peso en seco) | 180 |
| Espinacas | 170 |
| Nueces del Brasil, peladas | 170 |
| Garbanzos (peso en seco) | 160 |
| Pan *naan* | 160 |
| Col, ligeramente hervida | 150 |
| Yogur de cabra | 150 |
| Pan blanco | 130 |
| Helado de vainilla | 130 |
| Leche semidesnatada | 120 |
| Leche desnatada | 120 |
| Tilapia (pescado) | 120 |
| Pan blanco | 120 |
| Leche entera | 115 |
| Gambas, cocidas y peladas | 110 |
| Brécol púrpura, ligeramente hervido | 110 |
| Verduras frescas, ligeramente hervidas | 75 |
| Col blanca | 49 |
| Brécol (brócoli), ligeramente hervido | 40 |

**SELECCIÓN DE LAS MEJORES FUENTES DE HIERRO** (mg por cada 100 g)

|  |  |
|---|---|
| Curry molido | 58,3 |
| Jengibre molido | 46,3 |
| Alga nori, seca | 19,6 |
| *Special K* | 13,3 |
| Morcilla | 12,3 |
| Salvado | 12 |
| Lentejas, verdes o pardas (peso en seco) | 11,1 |
| Cacao en polvo | 10,5 |
| Semillas de sésamo | 10,4 |
| Pipas (semillas) de calabaza | 10 |
| Soja (peso en seco) | 9,7 |
| Hígado de pollo | 9,2 |
| Carne picada de soja | 9 |
| Lentejas rojas (peso en seco) | 7,6 |
| Hígado de cordero | 7,5 |
| Paté de hígado | 7,4 |
| *Weetabix* | 7,4 |
| Orejones de melocotón | 6,8 |
| Habas (peso en seco) | 6,7 |
| Copos de maíz (y la mayoría de cereales comerciales) | 6,7 |
| Judías rojas (peso en seco) | 6,4 |
| Anacardos | 6,2 |
| Cebada (peso en seco) | 6 |
| Cuscús (peso en seco) | 5 |
| Trigo Bulgar (peso en seco) | 4,9 |
| Albaricoques secos | 3,4 |
| Ternera magra | 2,1 |
| Col, ligeramente hervida | 2 |
| Huevos | 1,9 |
| Cordero magro | 1,6 |
| Beicon, a la plancha | 1,6 |
| Arroz integral (peso en seco) | 1,4 |
| Judías guisadas en salsa de tomate | 1,4 |
| Verduras frescas, ligeramente hervidas | 1,4 |
| Brécol (brócoli), ligeramente hervido | 1 |

## Hierro

**CDR** en la CE 14 mg

La principal función del hierro consiste en transportar oxígeno desde los pulmones hasta todas las células del cuerpo. La mitad de las reservas de hierro del cuerpo se utilizan para fabricar hemoglobina, que actúa como agente transportador. El hierro puede incrementar la resistencia a las infecciones y ayudar en los procesos curativos. La falta de hierro (o de su absorción) provoca anemia, con síntomas que incluyen cansancio, palidez, debilidad y falta de energía. Las mujeres, en particular, deben asegurarse de que su dieta contiene la cantidad suficiente de hierro, ya que éste se pierde durante la menstruación. Es probable que muchas mujeres sufran carencia de hierro.

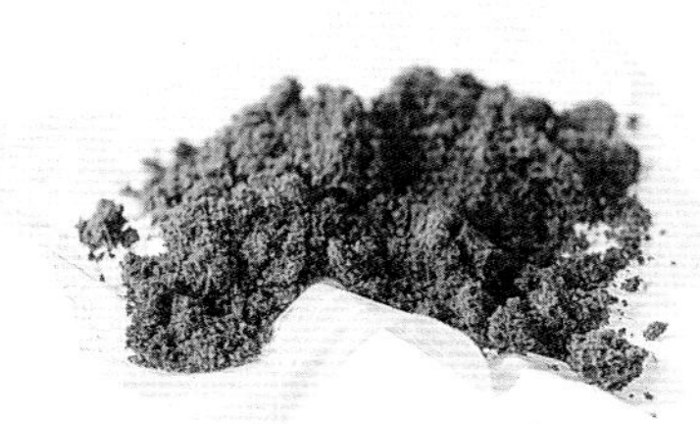

El hierro de la dieta proviene de alimentos tanto de origen animal como vegetal. El hierro de la carne se absorbe mejor que el de las fuentes vegetales, pero si las reservas de hierro del cuerpo se vacían, o cuando las necesidades son mayores, aumenta la absorción de productos vegetales.

La absorción se ve afectada por otros factores, como el consumo de fitatos, oxalatos y taninos (*véase* pág. 29), y también por el propio calcio, que puede unirse al hierro de las fuentes vegetales (aunque los especialistas opinan que en esas circunstancias el cuerpo se adapta para absorber la cantidad que necesite).

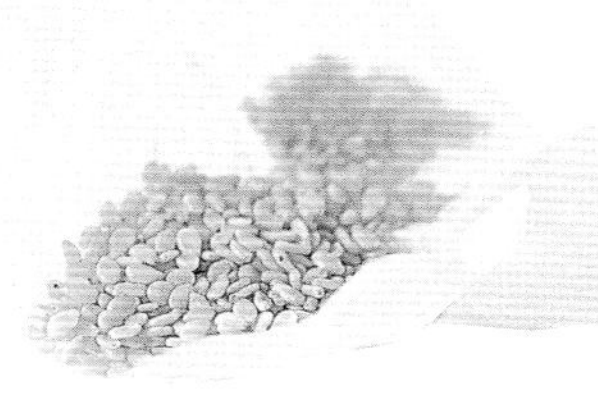

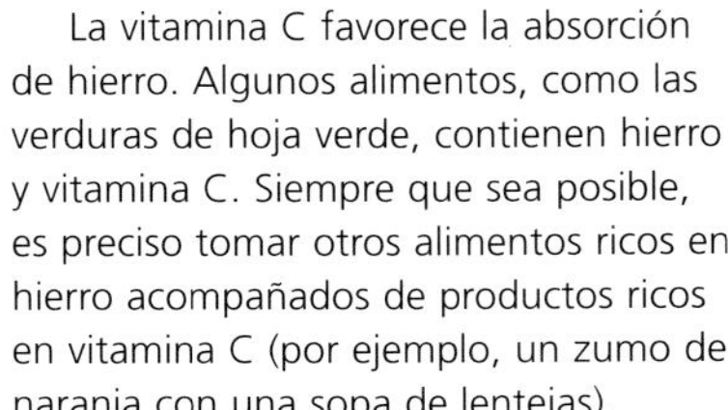

La vitamina C favorece la absorción de hierro. Algunos alimentos, como las verduras de hoja verde, contienen hierro y vitamina C. Siempre que sea posible, es preciso tomar otros alimentos ricos en hierro acompañados de productos ricos en vitamina C (por ejemplo, un zumo de naranja con una sopa de lentejas).

El exceso de hierro provoca molestias estomacales, estreñimiento y daños en el riñón. Las buenas fuentes de hierro son los menudillos, las carnes rojas, las verduras de color verde, las legumbres, los cereales integrales, los frutos secos, las semillas y los cereales enriquecidos. Muchas plantas aromáticas secas constituyen excelentes fuentes de hierro, pero no suelen consumirse en cantidad suficiente como para que contribuyan significativamente en la dieta. Las especias molidas, sin embargo, sí pueden resultar útiles (una cucharadita de jengibre molido aporta casi 1 mg de hierro, y el curry molido un poco más).

## Cinc

**CDR** en la CE 15 mg

El cinc se encuentra presente en todos los tejidos corporales y contribuye a la actividad de una amplia gama de enzimas. Resulta esencial para el crecimiento y el desarrollo normales, para gozar de un sistema reproductor sano y de una buena fertilidad, y para el correcto desarrollo del feto. Ayuda a mantener la piel sana y a cicatrizar las heridas, regula el sentido del gusto y es importante para la fuerza del sistema inmunológico. Asimismo, destruye el exceso de radicales libres en el cuerpo (*véase* pág. 24).

El déficit de cinc durante el embarazo y la infancia puede provocar la falta de crecimiento y desarrollo sexual. La carencia en la edad adulta causa un aumento del riesgo de infecciones y de problemas cutáneos y del cabello, la curación más lenta de las heridas, el desequilibrio entre los sentidos del gusto y el olfato, una baja cantidad de espermatozoides, ceguera nocturna y otros problemas. Existen pruebas que demuestran que la falta de cinc sumada a los niveles elevados de cobre está relacionada con un comportamiento violento. Los niveles de cinc se ven afectados por el tabaco y el alcohol.

**SELECCIÓN DE LAS MEJORES FUENTES DE CINC** (mg por cada 100 g)

| | |
|---|---|
| Germen de trigo | 17 |
| Hígado de ternera | 14,2 |
| Semillas de amapola | 8,5 |
| Ostras crudas, incluidas las conchas | 8,3 |
| *Quorn* | 7,5 |
| Cacao en polvo | 6,9 |
| Salvado | 6,7 |
| Pipas de calabaza | 6,6 |
| Piñones | 6,5 |
| Alga nori, seca | 6,4 |
| Filete de ternera | 6 |
| Anacardo | 5,9 |
| Cangrejos, en salmuera, en lata, escurridos | 5,7 |
| Ternera salada | 5,5 |
| Cangrejos frescos, sólo la carne | 5,5 |
| Semillas de sésamo | 5,3 |
| Parmesano | 5,3 |
| Nueces pecanas, peladas | 5,3 |
| Pierna de cordero, asada, magra | 5,2 |
| Pipas de girasol | 5,1 |

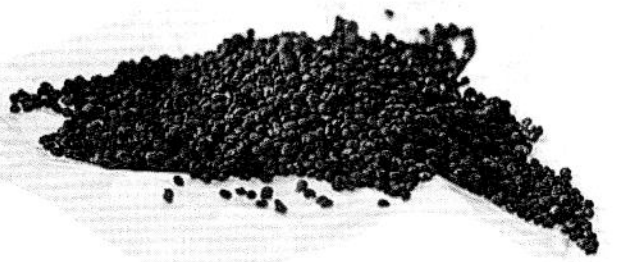

Este mineral se encuentra en mayores cantidades en la carne y los productos lácteos. También se localiza en abundancia en los cereales integrales y las legumbres, pero (como ocurre con el calcio y el hierro) su absorción puede verse dificultada por los alimentos ricos en fitatos, oxalatos y taninos. Tanto el calcio como el hierro pueden interferir en la absorción de este último.

Las personas con riesgo de sufrir un déficit de cinc son los fumadores y los que beben en exceso, algunos vegetarianos, los aquejados de enfermedades largas y cualquiera que siga una dieta pobre o escasa. El exceso de cinc (más de 50 mg al día) puede dificultar la absorción de cobre y, posiblemente, también la de hierro.

## Selenio

**CDR** en la CE ninguna

El selenio es un importante oligoelemento: es antioxidante y, como tal, protege de las enfermedades cardíacas, de algunos tipos de cancer y del envejecimiento prematuro. En un importante estudio norteamericano se descubrió que un suplemento de selenio de 200 µg al día está asociado con un descenso del 50 % de muertes por cáncer de pulmón, próstata y colon. El déficit de selenio incrementa el riesgo de sufrir esas enfermedades.

Junto con la vitamina E, el selenio ayuda a controlar la producción de unas sustancias similares a hormonas, llamadas prostaglandinas, además de ser importante para el crecimiento normal, la fertilidad, la acción de la tiroides, la salud de la piel y el cabello. Un estudio demostró que entre las mujeres que tomaban poco selenio aumentaba el riesgo de aborto. Oros análisis concluyen que los niveles de selenio suelen ser bajos en las personas con artritis reumatoide y que los suplementos de este mineral pueden reducir el dolor y la inflamación. Además, un estudio reciente ha relacionado la falta de selenio en los enfermos de VIH con un aumento del riesgo (veinte veces más) de morir por causas relacionadas con la enfermedad.

Dado que el selenio se encuentra en alimentos de origen vegetal o de animales herbívoros, la cantidad del mineral en los alimentos que tomamos depende de la

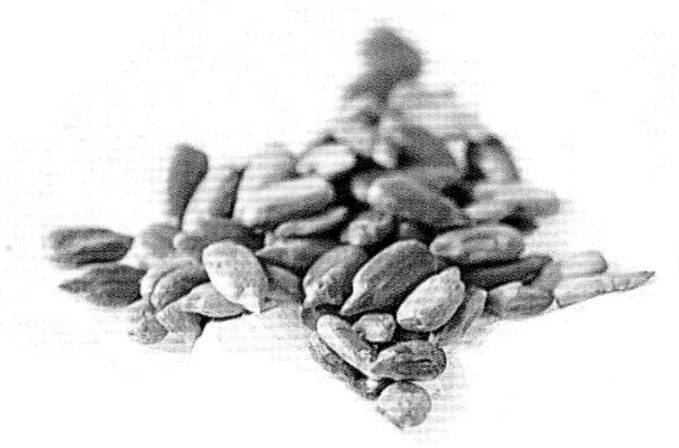

cantidad que se encuentre presente en el suelo donde crecen. Un estudio reciente descubrió que la ingesta en España es de una media de 55-70 µg al día. Las cantidades en los alimentos que comemos no están garantizadas (puesto que dependen del lugar de donde provengan), pero las nueces del Brasil son una fuente muy rica; el pescado, las semillas y los menudillos también son buenas fuentes de selenio.

Un exceso de selenio, sin embargo, resulta tóxico: provoca trastornos nerviosos y pérdida de cabello y de uñas. La opinión general es que hasta 1.000 µg al día, la cantidad es inocua, pero las autoridades sanitarias han establecido un límite máximo para los hombres de 450 µg diarios como medida de precaución.

**SELECCIÓN DE LAS MEJORES FUENTES DE SELENIO** (µg por cada 100 g)

| | |
|---|---|
| Nueces del Brasil, peladas | 1.530 |
| Frutos secos y pasas | 170 |
| Riñón de cordero | 160 |
| Champiñones secos | 110 |
| Lentejas, verdes o pardas (peso en seco) | 105 |
| Atún en aceite, en lata, escurrido | 90 |
| Atún en salmuera, en lata, escurrido | 78 |
| Calamares | 66 |
| Platija | 60 |
| Atún fresco | 57 |
| Salmonetes, a la plancha | 54 |
| Harina de trigo, integral | 53 |
| Sardinas en aceite, en lata, escurridas | 49 |
| Pipas de girasol | 49 |
| Pez espada | 45 |
| Mejillones | 43 |
| Hígado de cordero | 42 |
| Sardinas a la plancha | 38 |
| Pan integral | 35 |
| Bacalao | 33 |
| Salmón | 31 |
| Anacardos | 29 |
| Gambas | 23 |
| Cerdo magro, asado | 21 |
| Nueces, peladas | 19 |

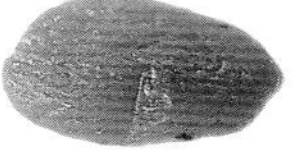

## Magnesio

**CDR** en la CE 300 mg

El magnesio se encuentra presente en todo el organismo. Funciona junto con el calcio para mantener los huesos sanos, ayuda a liberar energía y a absorber los nutrientes, y regula la temperatura y la función de los nervios y los músculos. Los niveles adecuados de magnesio resultan importantes para mantener el corazón sano. En las zonas con agua dura (rica en calcio y magnesio), se observa una menor incidencia de las enfermedades cardíacas. Se tienen pruebas de que el magnesio puede ayudar a aliviar el síndrome premenstrual y es probable que esté implicado en la prevención de la osteoporosis.

Si hay una carencia de magnesio, los síntomas incluyen debilidad muscular y arritmia cardíaca, cansancio, pérdida de apetito, espasmos y calambres. La absorción puede verse dificultada por el consumo excesivo de alcohol.

Los alimentos ricos en magnesio son los cereales integrales, los frutos secos y las semillas, así como las hortalizas verdes. El agua del grifo también puede ser una buena fuente de este mineral si el agua de la zona es dura.

## Potasio

**CDR** en la CE ninguna

El potasio actúa junto al sodio en la regulación de los fluidos corporales, y resulta esencial para el correcto funcionamiento de las células. Controla los nervios, el ritmo cardíaco y la presión sanguínea. Si la dieta es rica en sodio, se necesita más potasio para evitar la retención de líquidos. Según los resultados de algunos estudios, los hombres jóvenes que toman poco potasio (390 mg al día) tienen más dificultades para excretar el exceso de sodio (y su presión sanguínea es más elevada) que cuando consumen la cantidad recomendada. La hipertensión puede reducirse con una dieta baja en sodio y rica en potasio.

El potasio se encuentra en una amplia gama de alimentos, y el déficit clínico no es habitual; pero las dietas pobres en frutas y verduras frescas (buenas fuentes de este mineral) y ricas en alimentos salados y grasos pueden provocar un desequilibrio entre el potasio y el sodio. Asimismo, las personas que toman diuréticos o laxantes, o algún tipo de fármaco (por ejemplo, esteroides), pueden excretar un exceso de potasio. La carencia severa de potasio provoca en algunos casos problemas graves, incluso infartos. El exceso es poco probable en una dieta normal, aunque los niveles muy elevados debido a los suplementos resultan tóxicos. Entre los alimentos bajos en sodio y ricos en potasio se incluyen las frutas secas, las legumbres, los frutos secos, las patatas, los plátanos, el ajo, la cebolla y muchas otras frutas y verduras.

**SELECCIÓN DE LAS MEJORES FUENTES DE MAGNESIO** (mg por cada 100 g)

| Alimento | mg |
|---|---|
| Cacao en polvo | 520 |
| Nueces del Brasil, peladas | 410 |
| Pipas de girasol | 390 |
| Semillas de sésamo | 370 |
| Café soluble (peso en seco) | 330 |
| Piñones | 270 |
| Anacardos | 270 |
| Sémola de soja | 270 |
| Soja (peso en seco) | 250 |
| Regaliz | 170 |
| Avellanas y nueces, peladas | 160 |
| Cereales a base de trigo | 130 |

## Fósforo

**CDR** en la CE 800 mg

Aproximadamente 1 kilogramo del peso corporal corresponde al fósforo, y en su mayor parte se encuentra en el esqueleto. Se trata de una parte esencial de todas las células corporales; participa en la liberación de energía y regula la actividad de las proteínas. Dado que es un importante elemento de las células vegetales y animales, y que se añade a muchos productos comerciales, el déficit en la dieta es poco probable.

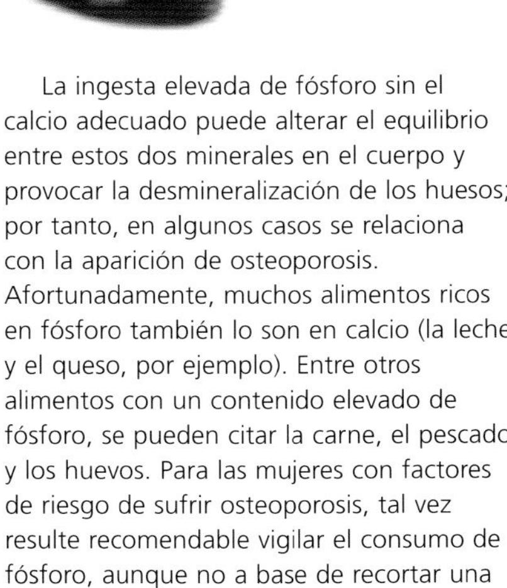

La ingesta elevada de fósforo sin el calcio adecuado puede alterar el equilibrio entre estos dos minerales en el cuerpo y provocar la desmineralización de los huesos; por tanto, en algunos casos se relaciona con la aparición de osteoporosis. Afortunadamente, muchos alimentos ricos en fósforo también lo son en calcio (la leche y el queso, por ejemplo). Entre otros alimentos con un contenido elevado de fósforo, se pueden citar la carne, el pescado y los huevos. Para las mujeres con factores de riesgo de sufrir osteoporosis, tal vez resulte recomendable vigilar el consumo de fósforo, aunque no a base de recortar una dieta nutritiva.

## Sodio

**CDR** No existen datos

El sodio se distingue del resto de los minerales necesarios para el cuerpo humano en que es el único que reconocemos por un sabor particular en la dieta (como parte de la sal, el cloruro de sodio), ya que lo añadimos a los alimentos en casa y adquirimos grandes cantidades de productos procesados con aditamento de sal. El sodio también está presente de forma natural (por lo general, en cantidades mucho más reducidas) en alimentos como la carne, el pescado, las verduras e incluso la fruta.

El sodio, junto con el potasio y el cloruro, contribuye a regular el equilibrio hídrico en el cuerpo y se encuentra

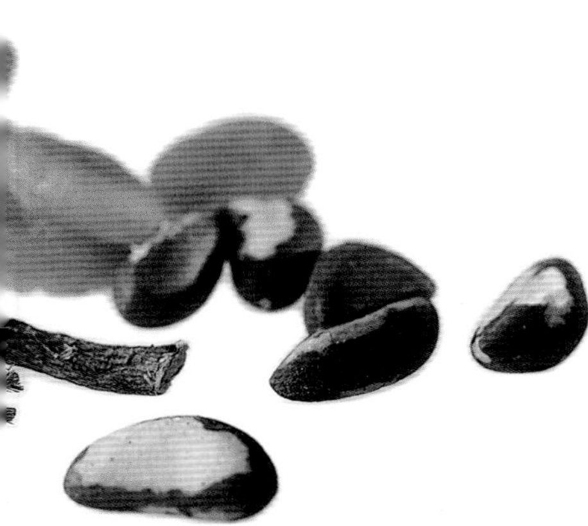

presente en todos los fluidos corporales, sobre todo por el exterior de las células, como en la sangre. El sodio también es necesario para la actividad nerviosa y muscular, pero la mayoría de las personas toman más del que necesitan (según datos de 1996, se ingiere una media de 3,64 g al día). Dado que la sal, o cloruro de sodio, es un 40 % de sodio y un 50 % de cloruro, esto representa más de 9 g de sal al día. Las autoridades sanitarias afirman que una cantidad de 69 mg diarios puede ser suficiente, pero han establecido el nivel recomendado entre 575 (1,5 g de sal) y 1.600 mg al día (4 g, o menos de una cucharadita rasa).

El problema de la ingesta elevada de sodio es que se relaciona con la hipertensión y con las enfermedades cardíacas. Aunque tomar mucho sodio no tiene por qué afectar a todo el mundo, se calcula que entre el 10 % y el 25 % de la población sufre hipertensión, y un estudio reciente demuestra que en el Reino Unido se podrían haber salvado al menos 34.000 vidas en un año de haberse reducido a la mitad el consumo de sal en la dieta. Otro estudio ha probado que la reducción de la ingesta de sodio de 3,9 g (9,75 g de sal) a la cantidad diaria recomendada reduce de manera significativa la presión alta.

El exceso de sodio en la dieta también está relacionado con la retención de líquidos (edema) y con las piedras en el riñón. Una dieta rica en este mineral y baja en potasio puede agravar problemas potenciales. Las dietas ricas en sodio incrementan la necesidad de potasio.

El déficit de sodio no es habitual, pero puede aparecer durante la práctica intensa y/o prolongada de ejercicio, así como con las altas temperaturas, debido a que se pierde por medio del sudor. Las señales de déficit son calambres, debilidad, fatiga, náuseas y sed.

Las principales fuentes de sodio en la dieta son la sal que se utiliza para cocinar y la que se sirve en la mesa (aproximadamente el 20 % del sodio que tomamos), los cubitos de caldo, las sopas y las salsas preparadas, los alimentos curados y ahumados, los encurtidos, los tentempiés salados (como las patatas fritas), las gambas, los quesos duros y procesados, las pastas para untar y los cereales para el desayuno (que contienen otro 25 % de la sal que ingerimos diariamente). Muchos otros alimentos procesados contienen cantidades de sal bastante elevadas: las judías guisadas, los espaguetis preparados, las galletas dulces; incluso el pan contiene más sal de lo que cabría esperar (175 mg una loncha mediana).

Para alcanzar la ingesta máxima recomendada (1.600 mg de sodio o 4 g de sal), es necesario comer, por ejemplo, una ración media de beicon, un bocadillo mediano de queso Cheddar y una ración pequeña de encurtidos, más una ración de copos de maíz; otro ejemplo: medio cubito de caldo y 15 ml de salsa de soja en un sofrito. Las personas que desean reducir el consumo de sal deben limitar la cantidad de alimentos procesados y elegir variedades con poca sal siempre que sea posible. Asimismo, durante la preparación de los alimentos debería emplearse menos sal y utilizar sustitutos.

## Otros minerales

El déficit de *flúor* favorece la caries dental, pero actualmente los síntomas de carencia son raros, ya que la mayor parte del flúor que se consume proviene del agua del grifo y del dentífrico, además del té.

El *yodo* es necesario para el funcionamiento de la glándula tiroides. El déficit puede causar bocio, pero el consumo diario sobrepasa las cantidades recomendadas. Las mayores cantidades de yodo se encuentran en la leche y el marisco.

El *cromo* es importante para controlar los niveles de glucosa en sangre, incluida la función de la insulina, y puede ayudar a regular el colesterol. No se ha establecido una cantidad recomendada, pero los niveles seguros sobrepasan los 25 µg al día. La carne, los menudillos, los huevos, los mariscos, el queso y los cereales integrales son buenas fuentes de este mineral.

La carencia de los oligoelementos *cobre, azufre y manganeso* no es habitual, aunque una dieta muy rica en cinc puede inhibir la absorción de cobre.

**SELECCIÓN DE ALIMENTOS POR SU CONTENIDO EN SODIO** (mg por cada 100 g)

| Alimento | mg | Alimento | mg |
|---|---|---|---|
| Sal | 39.300 | Galletas saladas | 1.720 |
| Cubitos de caldo de pollo | 16.300 | *Ketchup* | 1.630 |
| Bacalao seco | 7.530 | Encurtidos sin sal | 1.610 |
| Salsa de soja | 7.120 | Gambas cocidas | 1.590 |
| Sopa minestrone, deshidratada | 6.400 | Queso procesado en lonchas | 1.320 |
| Gránulos de soja, en seco | 4.420 | Queso azul danés | 1.260 |
| Chiles en vinagre | 4.050 | Bacalao ahumado | 1.200 |
| Salsa de tomate, deshidratada | 3.100 | Copos de maíz | 1.100 |
| Lonchas de beicon, a la plancha | 2.700 | Queso Edam | 1.020 |
| Salsa de judías negras | 2.150 | Salsas preparadas | 940 |
| Jamón de Parma | 2.000 | Pinchos de tortilla | 860 |
| Beicon a la plancha | 1.990 | Patatas fritas (en bolsa) | 840 |
| Salmón ahumado | 1.880 | Sopa de tomate preparada | 830 |
| Salami | 1.800 | Margarina | 800 |
| | | Mantequilla | 750 |

## *Fitoquímicos: la farmacia nutricional del siglo XXI*

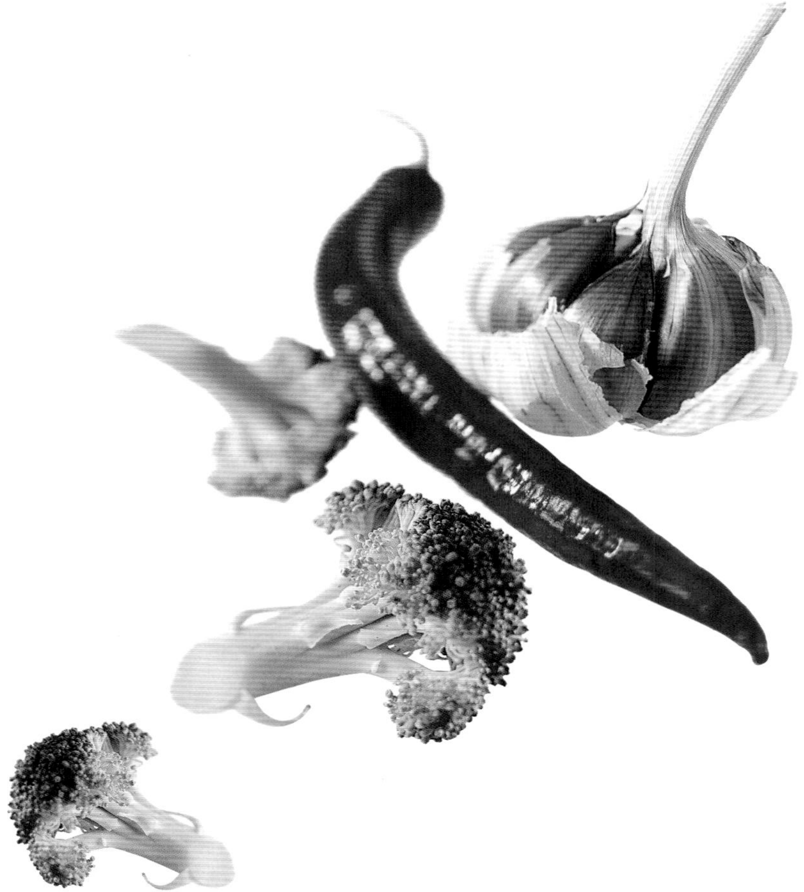

Los científicos descubren que, por el bien de la salud, puede llegar a ser más importante seguir una dieta rica en frutas, verduras y otros alimentos de origen vegetal que reducir el consumo de grasas saturadas, comida basura o calorías. A continuación se examina el nuevo mundo de los fitoquímicos y cómo pueden proteger la salud.

Del mismo modo que las vitaminas fueron descubiertas durante la primera mitad del siglo XX, los científicos revelan hoy numerosos compuestos que protegen la salud y que se encuentran en los alimentos de origen vegetal. Estos compuestos no son nutrientes como tales, sino que se han descrito como «no nutrientes biológicamente activos». Los científicos los llaman fitoquímicos (*fito* significa «planta»).

Existen miles de fitoquímicos, y pueden estar presentes en las plantas en cantidades bastante altas. Entre ellos se incluyen las sustancias responsables del color, el sabor y el olor de la planta (sus características distintivas).

En los últimos años, se ha investigado exhaustivamente a fin de descubrir las propiedades saludables de estos compuestos, y hoy parece que tienen mucho que ofrecer en la lucha contra bastantes tipos de cáncer, enfermedades cardíacas y otros problemas de salud.

Muchos de estos compuestos son antioxidantes, y otros ayudan a bloquear o suprimir las reacciones celulares dañinas, por ejemplo. La mayor parte actúa en el cuerpo de más de un modo (y cada vez se descubre más información sobre los fitoquímicos). Una cosa es cierta: si desea proteger su salud, debe comer frutas y verduras, como bien dicen todas las madres.

### Carotenoides

Probablemente, el primer fitoquímico que se relacionó con la salud fue el betacaroteno, el pigmento naranja de las zanahorias, los boniatos y otras plantas. El betacaroteno puede convertirse en vitamina A y fue reconocido como uno de los primeros antioxidantes, junto con las vitaminas C y E. Se calcula que el grupo de carotenoides de los alimentos está formado por unos seiscientos compuestos, y muchos también son potentes antioxidantes. A continuación citamos sólo algunos de ellos.

La licopina es el pigmento rojo que se encuentra principalmente en los tomates, el pomelo rojo y la sandía. Los tomates cocinados, incluidos los del *ketchup* y las salsas preparadas, constituyen una fuente de licopina especialmente activa. Se ha descubierto que el consumo adecuado de licopina puede reducir la incidencia de los infartos en un 50 %, debido a su actividad antioxidante y, posiblemente, a que provoca el descenso de los niveles de colesterol LDL. Al parecer, también previene contra el cáncer de cuello uterino, de próstata y de otros tipos.

Otros carotenoides con propiedades anticancerígenas son la luteína, que se encuentra en las hortalizas de hoja verde, en las grosellas negras y en las patatas; la betacriptoxantina, en los mangos; la capsantina, en los pimientos rojos; el fitoeno, en las calabazas, y la cantaxantina, en las setas.

### Bioflavonoides

Se trata de un grupo de más de seis mil compuestos polifenólicos, clasificados años atrás como vitamina P y después más o menos olvidados. Hoy se conocen mejor.

Los flavonoides más potentes suelen encontrarse en las frutas o en las verduras dulces, probablemente porque los azúcares contribuyen a la absorción de estas sustancias. Asociados con los colores naranja y amarillo de los cítricos, los bioflavonoides actúan como antioxidantes que contribuyen a la absorción de la vitamina C. El principal descubrimiento hasta la fecha es que, al parecer, previenen la aparición de distintas formas de cáncer, aunque los diferentes flavonoides desempeñan papeles distintos.

La taxifolina y la rutina son dos importantes flavonoides; se encuentran en los cítricos, en especial en las naranjas y los pomelos. El ácido elágico, que aparece en mayor proporción en las fresas, las grosellas negras, las cerezas y las uvas, bloquea la acción de las células inductoras de cáncer.

Existe un subgrupo de flavonoides, denominado flavonoles. Entre éstos, el más investigado (y, probablemente, el más abundante en los alimentos) es la quercetina, un antioxidante presente en el té negro y el vino tinto, en las cebollas, los tomates, las manzanas, las patatas, las uvas y las habas. Algunos estudios relacionan el consumo elevado de quercetina con el descenso del riesgo de enfermedades cardíacas. Asimismo, la quercetina puede ayudar a evitar las cataratas y la rinitis alérgica, ya que posee propiedades antihistamínicas.

El té verde (la forma sin fermentar del té negro) contiene catequinas. Entre los efectos antioxidantes de esta sustancia se encuentran el retraso del proceso de envejecimiento y la protección del sistema circulatorio.

### Glucosinolatos

Estos fitoquímicos, en el pasado considerados tóxicos para los humanos y pesticidas naturales, se encuentran principalmente en las crucíferas y las hortalizas verdes. Entre las mejores fuentes de glucosinolatos figuran el brécol, las coles de Bruselas, la col y la coliflor.

El brécol (brócoli) es una fuente de glucosinolatos especialmente rica. Estos compuestos se transforman en una sustancia llamada sulforafano que, al parecer, ejerce un potente efecto anticancerígeno al estimular las defensas naturales. Tanto es así, que los científicos intentan inyectar genéticamente esta sustancia en otras hortalizas para que su beneficio se extienda.

Otro glucosinolato es la sinigrina, presente en mayores cantidades en las coles de Bruselas. Su efecto anticancerígeno consiste en detener el crecimiento de las células precancerígenas.

Los berros son ricos en isotiocianato, que puede descomponer y hacer que resulte inofensivo uno de los principales agentes causantes de cáncer entre los fumadores.

### Organosulfatos

El ajo, la cebolla y los otros miembros del género *Allium* (puerros y chirivías) constituyen los principales proveedores de los sulfatos que parecen estimular el sistema inmunológico, son antioxidantes y combaten varios tipos de cáncer (sobre todo, el de estómago), las úlceras y las enfermedades cardíacas.

El ajo es rico en alicina, una sustancia antibiótica y antivírica. Su contenido en dialil disulfato favorece la reducción del tamaño de los tumores cancerosos, y otros fitoquímicos que contiene pueden prevenir la formación de células precancerígenas, además de reducir el colesterol LDL y aumentar el HDL. Asimismo, contribuye a la prevención de la formación de coágulos.

### Fitoestrógenos

Los fitoestrógenos conforman un grupo de fitoquímicos con una estructura de efecto similar a los estrógenos, las hormonas femeninas que protegen contra las enfermedades del corazón y la osteoporosis. Según parece, también están relacionados con la reducción del riesgo de sufrir tipos de cáncer hormonodependientes, como el de mama y el de útero.

Existen dos tipos principales de fitoestrógenos: las isoflavonas y los lignanos. Las primeras se encuentran en las legumbres (en especial, en la soja). Varias pruebas han concluido que hay una relación entre la baja incidencia de cáncer de mama y la ingesta elevada de soja. La isoflavona ecuol es, al parecer, la más beneficiosa.

Los lignanos se encuentran en varios alimentos de origen vegetal, especialmente en las semillas de lino, los cerales integrales y las bayas. El lignano enterolactona es el más eficaz en la prevención del cáncer de mama. Los fitoestrógenos también pueden ser antioxidantes.

Otros fitoquímicos que ayudan a luchar contra el cáncer de tipo hormonal son la limonina (presente en los aceites de los cítricos) y ciertos miembros de la familia de los glucosinolatos, que se encuentran en las coles de Bruselas y el brécol (brócoli); estos últimos se llaman indoles.

### Otros fitoquímicos interesantes

La bromelina, que se halla en la piña, favorece la digestión, pero también puede despejar las arterias bloqueadas y aclarar la sangre. De forma similar, la papaína, presente en las papayas, favorece la digestión y alivia el dolor.

La capsicina, contenida en los chiles, es antioxidante, analgésica, antiinflamatoria y puede reducir el colesterol LDL.

El resveratrol se halla en el vino tinto y en el zumo de uva, y ofrece protección contra las enfermedades cardíacas. Las cumarinas, presentes en diversas frutas y verduras, así como en el regaliz, ayudan a aclarar la sangre y, por tanto, pueden prevenir los infartos y las enfermedades cardíacas.

## Alcohol

Aproximadamente el 90 % de los hombres y el 80 % de las mujeres en España beben alcohol. La cantidad que consumimos casi se ha duplicado desde la década de 1960. Pero no todo son malas noticias, siempre que se sigan las pautas sobre consumo de alcohol.

Según algunas estadísticas, el consumo medio de alcohol abarca al menos el 6,9 % de nuestra ingesta total de energía (hombres) y el 2,8 % para las mujeres, lo cual alcanza un 5 % de la energía total para la población y representa algo más de una unidad de alcohol al día. Otros informes destacan que estas cifras son superiores.

Por supuesto, algunas personas apenas beben, sólo en ocasiones, y otras lo hacen con mucha frecuencia (aproximadamente, entre un cuarto y un tercio de hombres y una octava parte de mujeres beben por encima de los límites de seguridad).

Pero ¿qué es el alcohol? Se trata de una droga y un tóxico que puede llegar a matar: tres cuartos de una botella de whisky (24 unidades de alcohol), bebidos rápidamente, provocarían un estado de coma y la muerte a muchas personas. El alcohol, además, es una fuente de energía que contiene 7 calorías por gramo, más que las proteínas y los hidratos de carbono, pero menos que las grasas.

Algunas bebidas alcohólicas contienen nutrientes: la cerveza cuenta con algunas vitaminas B y el vino tinto contiene hierro, pero los licores carecen por completo de nutrientes. Sin embargo, a diferencia de las grasas, las proteínas y los hidratos de carbono, el alcohol no constituye una parte esencial de nuestra dieta.

Los niveles de consumo muy elevados presentan muchos inconvenientes, tanto mayores como menores, e incluyen los efectos a corto plazo de la intoxicación, el peligro de accidentes, el aumento del riesgo de sufrir algunos tipos de cáncer, daños al hígado, el aumento de peso y/o las carencias nutricionales, problemas cardíacos, etc. (*véase* «Alcoholismo», pág. 87).

En cambio, los niveles bajos de consumo no parecen representar una amenaza para la salud. Las autoridades sanitarias afirman que, en relación con los derrames cerebrales, las enfermedades cardíacas y los cálculos biliares, ciertos niveles de alcohol resultan recomendables. Hay consenso en el hecho de que los bebedores moderados viven más y sufren una menor incidencia de enfermedades cardíacas que las personas que no beben nada.

En varios estudios internacionales se afirma que hay relación entre el descenso del riesgo de sufrir enfermedades cardíacas y el consumo de alcohol. Estos beneficios están vinculados, al parecer, a los compuestos polifenólicos presentes en el alcohol (*véase* pág. 35): los flavonoides como la quercetina y el resveratrol del vino tinto, por ejemplo.

De hecho, la mayoría de los expertos coinciden en que el vino tinto probablemente sea la bebida alcohólica «más sana» (es más eficaz que el resto debido a la concentración y el tipo de polifenoles que se encuentran en la piel de las uvas), pero que todos los tipos de bebidas alcohólicas, tomadas con moderación, ejercen un efecto protector contra las enfermedades cardíacas al reducir los niveles de colesterol LDL y aumentar los de HDL.

Sin embargo, ¿qué pasa si no quiere beber? Es muy probable que el mosto de las uvas negras tenga un efecto similar al del vino tinto.

### *¿Cuáles son los límites seguros?*

Hasta 1995, los límites de seguridad aceptados para el alcohol eran de 14 unidades por semana para las mujeres y de 21 para los hombres. A finales de ese año, sin embargo, las autoridades sanitarias publicaron un informe cuyos principales consejos, resumidos, son los que siguen:

* 1 o 2 unidades de alcohol al día suponen un considerable beneficio para la salud al reducir el riesgo de enfermedades cardíacas entre los hombres de más de cuarenta años y las mujeres posmenopáusicas.
* Es mejor beber las unidades con regularidad que acumularlas y emborracharse.
* Los hombres que toman 3 o 4 unidades al día y las mujeres que beben 2 o 3 unidades diarias no se enfrentan a riesgos de salud significativos. La razón de que se recomiende una cantidad menor para las mujeres es que, por lo general, su hígado es más pequeño (el órgano que procesa el alcohol y lo convierte en energía) y, por tanto, metaboliza el alcohol con más dificultades que el hígado masculino.
* Tomar 4 o más unidades al día (para los hombres) y 3 o más (para las mujeres) no resulta recomendable, ya que aumentan los riesgos de salud asociados con los niveles elevados de alcohol. Las reacciones individuales ante el alcohol varían, por lo que estas cifras sólo son un punto de referencia.
* Las mujeres embarazadas no deberían beber más de 1 o 2 unidades, una o dos veces por semana, y no emborracharse.

En efecto, estos consejos sobrepasan el nivel seguro de 21 unidades por semana para las mujeres y de 28 para los hombres. La clave para beber y preservar la salud parece ser «poco y a menudo». Un importante estudio llevado a cabo en Australia, en 1997, descubrió la reducción

### CÓMO CALCULAR LAS UNIDADES

| | |
|---|---|
| 1 unidad | * 1 x 125 ml de vino con 8 % de alcohol por volumen. 300 ml de cerveza (3-4 % de alcohol por volumen)<br>* 300 ml de sidra<br>* 1 medida (25 ml) de cualquier licor<br>* 1 medida (25 ml) de oporto o jerez (20 % de alcohol por volumen) |
| 1,5 unidades | * 1 x 125 ml de vino con 12 % de alcohol por volumen<br>* 1 x 125 ml de cava |
| 2 unidades | * 300 ml de cerveza especial (7 % de alcohol por volumen)<br>* 600 ml de cerveza normal (3-4 % de alcohol por volumen)<br>* licores servidos en casa (50 ml) |

del riesgo de sufrir importantes enfermedades coronarias entre los hombres que habían consumido con regularidad entre 1 y 4 unidades, cinco o seis días a la semana, pero que sólo habían tomado las unidades máximas en una o dos ocasiones cada semana.

Aparte del sexo, otros factores pueden afectar el nivel de tolerancia del alcohol. Las personas bajas y las que presentan sobrepeso lo toleran peor. Beber alcohol con el estómago vacío embriaga mucho antes y se absorbe en la sangre también con mayor rapidez. A largo plazo, puede provocar alteraciones gástricas, como gastritis o úlceras. El alcohol con burbujas también pasa antes a la sangre, ya sea cava o ginebra con limonada. Si se siente cansado, débil, enfermo o padece estrés, su tolerancia con respecto al alcohol también puede verse considerablemente afectada.

***Unidades de alcohol: una guía***

Una unidad de alcohol contiene 8 g de alcohol puro. Una unidad es una medida de licor o 300 ml de cerveza normal, o un vaso de vino. En el caso del vino (y en menor medida de la cerveza), sin embargo, pueden existir problemas para calcular exactamente cuántas unidades se toman.

Muchas personas piensan que beben una unidad cuando toman «un vaso de vino», o calculan que media botella contiene 3 unidades, pero casi siempre están equivocadas: un vaso de vino puede sobrepasar fácilmente 1,5 unidades, y media botella de vino puede componerse de 5 unidades o más.

¿Por qué? ¿Qué es un *vaso* de vino? Un vaso estándar es de 125 ml, la medida habitual en los bares. Es bastante pequeño, así que son necesarios seis vasos para completar los 75 cl de la botella de vino. En los restaurantes y en las casas es habitual emplear vasos mucho más grandes, por lo que un vaso puede equivaler fácilmente a 2 o más unidades.

El mayor problema, sin embargo, es que la unidad estándar de vino se basa en un vaso de 125 ml, con sólo 8 % de alcohol por volumen. Se trata de un nivel de alcohol muy bajo para un vino. El alcohol medio por volumen casi alcanza un 11 o 12 %, con la excepción de algunos vinos, que pueden contener un 8 o 9 % y los vinos bajos en alcohol (entre 3 y 5 %). Algunos vinos alcanzan 14 o 15 % de alcohol por volumen.

Un vaso de 125 ml de un vino de 12 % de alcohol por volumen representa, por tanto, 1,5 unidades, no 1 (12 =1,5 x 8). Una botella de vino de 12 % de alcohol por volumen no contiene 6 unidades, sino 9. Si bebe un vino fuerte en un vaso más grande de lo normal, podrá comprobar lo fácil que resulta tomar el doble de las unidades que cree que está bebiendo.

Las cervezas también varían mucho en cuanto al alcohol por volumen, pero no en el tamaño del vaso: la unidad de cerveza se basa en un 3 o 4 % de alcohol por volumen. Algunas cervezas fuertes llegan hasta el 10 %; 300 ml de una de estas cervezas fuertes no son 1 unidad, sino más de 2.

Por tanto, si desea mantener su consumo de alcohol dentro de los límites aconsejables para la salud, compruebe las etiquetas (y limítese a los vasos pequeños para el vino).

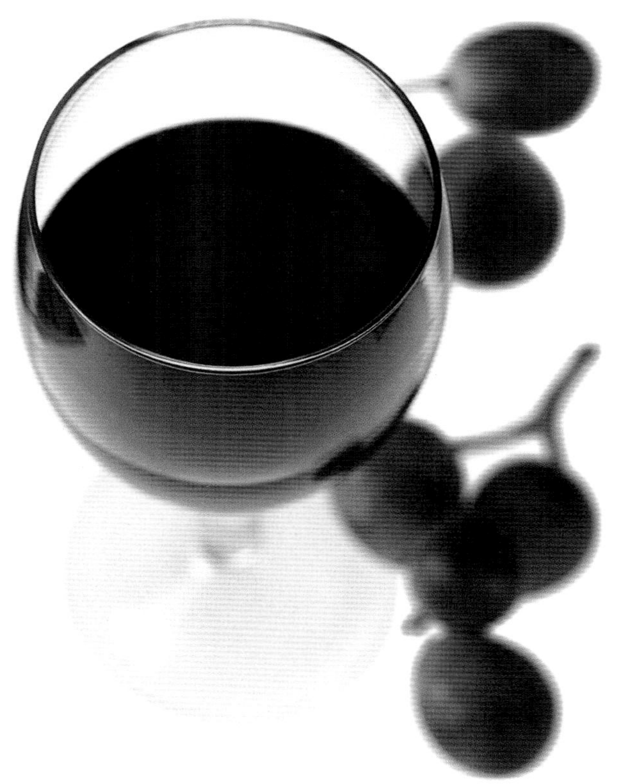

# PUESTA EN PRÁCTICA

Por sorprendente que parezca, poner en práctica en un plan dietético propio toda la información teórica no resulta difícil. En las siguientes páginas se examinan diferentes comidas, atendiendo a las preferencias que uno pueda tener, y cómo encajarlas en un estilo de vida sano. No tiene que preocuparse sobre el contenido nutritivo exacto de cada bocado que coma: contar los gramos de grasa, de proteínas o de hidratos de carbono de cada comida, por ejemplo, no sólo resulta una pérdida de tiempo, sino que además es casi imposible. La cuestión es que casi todos los tipos de comidas pueden adaptarse para formar parte de una dieta sana si se siguen algunas normas sencillas.

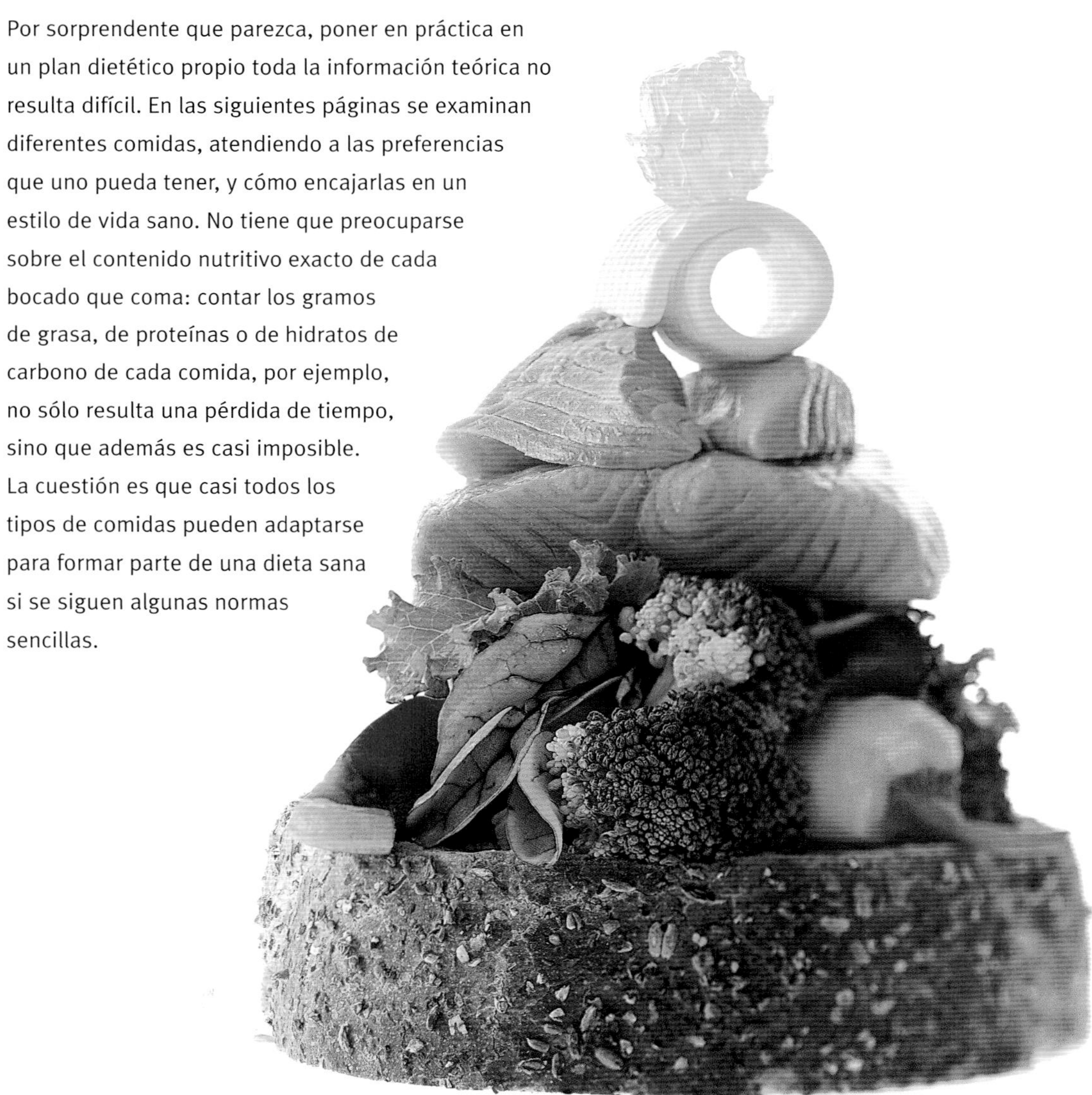

¡Utilice la vista! En la fotografía de la página anterior puede ver las proporciones de los diferentes tipos de alimentos que garantizan comidas sanas.

### Hidratos de carbono

Para obtener el 50 % de hidratos de carbono, aproximadamente, debe asegurarse de que consume en cada comida una buena porción de alimentos feculentos (preferiblemente sin refinar): arroz, pasta, patatas o pan (el nivel inferior de la fotografía de la página anterior).

Asimismo, en la mayor parte de las comidas también se necesitan dos raciones generosas de frutas y/o verduras (siguiente nivel).

### Proteínas

La mayoría de la comidas deben incluir proteínas con pocas grasas (tercer nivel de la imagen de la página anterior). Esto significa pescado, caza, aves, legumbres y carnes muy magras. Las raciones pueden ser bastante pequeñas.

Recuerde que si elige legumbres, éstas contienen mucha fécula. Las proteínas ricas en grasas, como el queso, los productos lácteos y las carnes grasas, deben tomarse en proporciones todavía más pequeñas, y con menos frecuencia.

### Grasas

Como ya hemos visto, las grasas están presentes en muchos alimentos, y dado que toda la grasa contiene muchas calorías, resulta fácil consumir involuntariamente en exceso. Optar por muchos hidratos de carbono complejos, verduras y frutas, además de proteínas bajas en grasas, le permitirá mantener al mínimo el contenido en grasa de sus comidas. Esto significa que se pueden añadir pequeñas cantidades de las grasas que usted elija. Lo ideal sería que fuesen, en su mayoría, de origen vegetal (aceite de oliva o de maíz, pasta para untar vegetal), y un poco de mantequilla de vez en cuando para realzar el sabor de algún plato. No olvide que algunos alimentos del grupo de los hidratos de carbono, como los de ciertos tipos de pan, contienen más grasas de las que se imagina.

### ALGUNOS CONSEJOS ÚTILES

* Algunos tipos de comida se prestan especialmente bien a la dieta rica en hidratos de carbono, con una cantidad media de proteínas y pocas grasas. Logrará este equilibrio más fácilmente con las comidas a base de pasta italiana y con la dieta mediterránea (basada en el trigo, y otros cereales y legumbres). La dieta india y del Extremo Oriente, basada en el arroz y los fideos, también es muy recomendable.
* Cuando planifique las comidas y los tentempiés, tenga siempre como prioridad los hidratos de carbono. A continuación, considere qué alimentos proteínicos debe añadir. El modo tradicional de planificar las comidas en la opulenta sociedad occidental consiste en pensar primero en las proteínas y dejar para después los hidratos de carbono, con las verduras como último recurso. El primer método de planificación garantiza un equilibrio mucho más recomendable.
* Reparta sus comidas de forma regular a lo largo del día en relación con el contenido calórico y los momentos en los que las toma. Así gozará de un nivel de azúcar en sangre más sano, evitará el hambre y su sistema digestivo se lo agradecerá.
* Si tiene hambre, coma, pero opte por un alimento de buena calidad, sin mucha grasa ni azúcar.
* Recuerde que las necesidades calóricas varían de una persona a otra y dependen de muchos factores (*véase* capítulo cuarto, «El control de peso»). Por tanto, utilice las referencias sobre los tamaños de las raciones y los nutrientes sólo como eso: referencias.

### Bebidas y tentempiés

Utilice las bebidas como otro medio para obtener nutrientes; por ejemplo, la vitamina C de los zumos, el calcio de la leche desnatada o de la leche de soja enriquecida, e incluso los fitoquímicos del té. Sin embargo, no olvide que una de las mejores bebidas que se conocen es el agua, ya sea del grifo o embotellada. Considere los tentempiés como una buena excusa para obtener nutrientes adicionales, y no para sentirse culpable después de haberlos tomado.

### Azúcares y alcohol

Llegados a este punto, ya habrá tomado la mayor parte de las calorías necesarias en un día, así que le quedará un porcentaje muy pequeño para los azúcares y el alcohol. Consúmalos con moderación si no puede evitarlos. Como pauta general, tome un máximo del 10 % de la comida total de un día en forma de productos azucarados, grasos o alcohólicos, puesto que añaden muy pocos nutrientes importantes a la dieta.

### La importancia de la variedad

Equilibrar la mayoría de las comidas de este modo constituye la base de una dieta sana para toda la vida. No obstante, otro consejo muy importante es que también garantiza que la mayoría de las personas tomen las cantidades adecuadas de todas las vitaminas, minerales y fitoquímicos necesarios. La clave es la variedad. Coma alimentos tan variados como le sea posible (diferentes fuentes de hidratos de carbono, distintos tipos de proteínas, muchas verduras y hortalizas, ensaladas y frutas). De este modo no sólo evitará caer en el aburrimiento, sino que obtendrá todos los micronutrientes que necesita.

La razón de que importe tanto la variedad es que no todos los alimentos del mismo grupo son buenas fuentes de los mismos nutrientes. Por ejemplo, el bacalao es rico en proteínas, en algunas vitaminas B y en selenio, pero contiene poco calcio; en cambio, el queso semigraso es rico en calcio. Menos no es más.

El último secreto de una buena nutrición es éste: no crea que por reducir el consumo de alimentos le hace un favor a su cuerpo. La variedad y el equilibrio son los elementos más importantes, y dentro de este marco puede existir espacio para todo tipo de alimentos. Las restricciones no siempre son aconsejables. Una buena nutrición no sólo consiste en prescindir de los alimentos que se consideran «malos». No deje de tomar alimentos nutritivos y no restrinja su dieta innecesariamente, a menos que tenga un problema de salud específico que necesite de una dieta estricta.

## *«Cinco al día»: cómo interpretar las directrices sobre frutas y verduras*

Las autoridades sanitarias occidentales aconsejan la ingesta de cinco porciones al día de frutas y verduras para gozar de una buena salud. Esta recomendación está basada en todas las investigaciones realizadas hasta la fecha, y es un consejo del que nadie debería prescindir. De hecho, el objetivo debería ser el consumo de cinco, como mínimo.

Sin embargo, muchas personas no saben exactamente qué significa cinco raciones. Por ejemplo, ¿se incluyen las patatas? ¿Cuál debe ser el tamaño de una ración? ¿Es preciso que las cinco raciones sean diferentes? ¿Todo tiene que ser fresco? He aquí las respuestas.

**1** El peso total de las cinco raciones debería ser de, al menos, 400 g de fruta o verdura lista para comer.

**2** Varíe sus elecciones tanto como le sea posible. Las distintas frutas y verduras poseen diferentes cualidades nutritivas. Por ejemplo, los aguacates son ricos en grasa y vitamina E, mientras que las zanahorias presentan abundante betacaroteno y apenas tienen grasa. Intente tomar cinco frutas y verduras distintas cada día.

**3** Los productos pueden cocinarse, pero es mejor hacerlo sin demasiada grasa o azúcar añadidos (aunque las verduras se pueden cocinar con un poco de aceite). Intente comer una ensalada cruda al día.

**4** Las patatas, los boniatos y las batatas están excluidas, ya que son hidratos de carbono feculentos y deben incluirse en el grupo de los hidratos de carbono complejos. No obstante, pueden consumirse otros tubérculos, como los colinabos, los nabos, las chirivías y las zanahorias.

**5** Las legumbres como las judías, las lentejas y la soja también son adecuadas, pero dado que cuentan como fuentes de proteínas y contienen una considerable cantidad de hidratos de carbono feculentos, es mejor conseguir las cinco raciones al día de otros alimentos y considerar las legumbres como proteínas bajas en grasas y féculas. A diferencia de la mayoría de verduras, las legumbres, en general, no contienen vitamina C (sólo las que presentan brotes).

**6** Pueden incluirse los zumos de frutas y hortalizas, aunque es mejor limitarse a una ración al día porque la fibra se pierde y el azúcar de los zumos puede provocar caries si se toman en grandes cantidades. Resulta aconsejable beber zumos recién exprimidos en lugar de comprarlos. Se excluyen los refrescos a base de extractos de zumos de frutas.

**7** Las frutas secas están permitidas, aunque el resto de las cinco raciones diarias debe provenir de otras frutas y verduras. Aunque la fruta seca suele ser rica en fibra y puede contener minerales y vitaminas, carece de vitamina C y es rica en energía y en azúcar.

**8** Las frutas y las verduras congeladas o en conserva también están permitidas. Los productos congelados poseen un valor nutritivo similar a los frescos (si se recogen y se congelan inmediatamente; *véase* «De la naturaleza a la mesa», pág. 80). Por lo general, los productos enlatados no son tan recomendables como los frescos. Si se opta por ellos, no deben contener azúcar ni sal, y es preferible recurrir a ellos como sustitutos ocasionales de los productos frescos o congelados.

**9** Los frutos secos y las semillas están excluidos.

**10** Los productos preparados pueden incluirse, siempre y cuando se compongan de suficientes frutas o verduras como para formar una ración (*véase* recuadro inferior). Es válida una tarta de manzana casera, por ejemplo, al igual que las verduras de un guiso o de una empanada. (Las frutas o verduras mezcladas que alcancen el peso de una ración cuentan como tal.) Muchos alimentos procesados no alcanzan el tamaño de una ración. Los productos como las salsas y las sopas preparadas no están incluidos. Las ensaladas preparadas pueden incluirse si alcanzan el tamaño de una ración, pero debe saber que su contenido en grasas puede ser elevado.

**11** Todas las frutas y verduras no mencionadas pueden incluirse (siempre que se sigan las pautas sobre raciones que aparecen en la página siguiente).

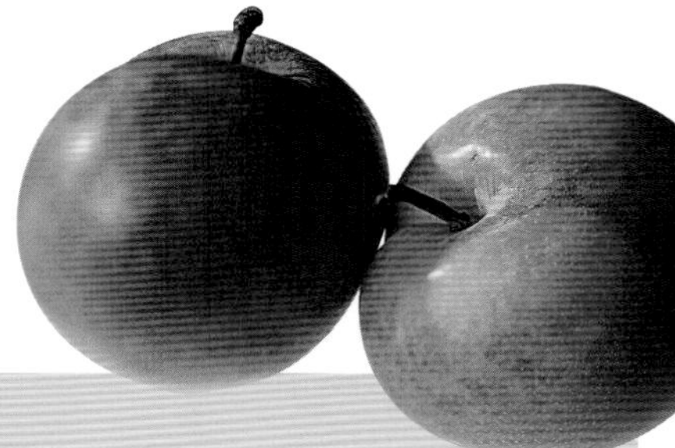

### MÉTODOS SENCILLOS PARA CONSEGUIR SUS «CINCO AL DÍA»

Éstos son algunos ejemplos de lo fácil que es incorporar cinco raciones al día en sus menús:

*Ejemplo 1:*

* Ración de zumo de fruta en el desayuno
* Un puñado de frutas secas a media mañana
* Una ensalada con pan y queso en la comida
* Una ración de tubérculos y una de hortalizas verdes con pollo asado en la cena

*Ejemplo 2:*

* Una ración de bayas (fresas, frambuesas, moras) con yogur en el desayuno
* Un vaso de zumo de frutas con judías guisadas sobre una tostada en la comida
* Ración doble de verduras mediterráneas salteadas (200 g) con pescado al horno en la cena

*Ejemplo 3:*

* Un vaso de zumo de fruta al levantarse
* Una manzana y un plátano a trozos con *muesli* en el desayuno
* Sopa de zanahoria en la comida
* Una ensalada grande y un filete de venado en la cena

### Tamaño de una ración

El tamaño de las cinco raciones diarias es importante. Un par de hojas de lechuga o dos o tres rodajas de tomate en un bocadillo no cuentan como una ración. La mayoría de los productos que se toman crudos en ensaladas pesan muy poco, debido a su alto contenido en agua. Por tanto, se necesita un buen plato de ensalada. Todas las raciones son mínimas (tal vez sean preferibles más grandes; depende de la constitución, la edad, el apetito, etc.).

El cuadro inferior muestra las equivalencias de las raciones. A lo largo de este libro, a menos que se señale lo contrario, las raciones harán referencia a los pesos que aquí se ofrecen.

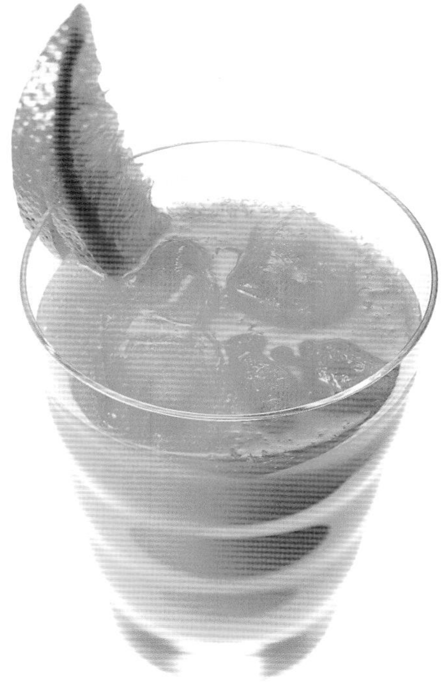

| *Alimento* | *Ración* | *Ejemplo* |
|---|---|---|
| * Frutas muy grandes | Una rodaja de 100 g | Melón |
| * Frutas grandes | Una fruta (al menos 100 g comestibles) | Naranja pelada, manzana sin corazón, plátano pelado |
| * Frutas medianas | Dos frutas (aproximadamente 100 g comestibles cada una) | Dos kiwis o dos ciruelas |
| * Bayas frescas o cerezas | Aproximadamente 100 g o 1 taza | Una taza de frambuesas o frutas pequeñas |
| * Frutas preparadas | Aproximadamente 90 g | Compota de manzana o de ciruela |
| * Frutas secas | Un puñado, aproximadamente 40 g | Albaricoques, melocotones |

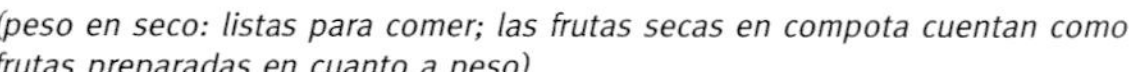
*(peso en seco: listas para comer; las frutas secas en compota cuentan como frutas preparadas en cuanto a peso)*

| | | |
|---|---|---|
| * Zumo de frutas o verduras | 100 ml | Naranja, tomate |
| * Hortalizas verdes | Mínimo 90 g, ya preparadas | Col, brécol |
| * Tubérculos | Mínimo 80 g, ya preparados | Zanahoria, colinabo |
| * Verduras pequeñas | Mínimo 70 g, ya preparadas | Guisantes, maíz dulce, verduras mixtas congeladas |
| * Otras verduras | 100 g en crudo u 80 g preparadas | Cebollas, pimientos, calabacín, calabaza, berenjena, tomate |
| * Menestras de verduras | Mínimo 80 g, ya preparadas | Pisto, salteado de verduras |
| * Legumbres | Mínimo 80 g, ya preparadas | Judías estofadas, judías |
| * Ensaladas | Plato grande | Lechuga, tomate, pepino, berros |

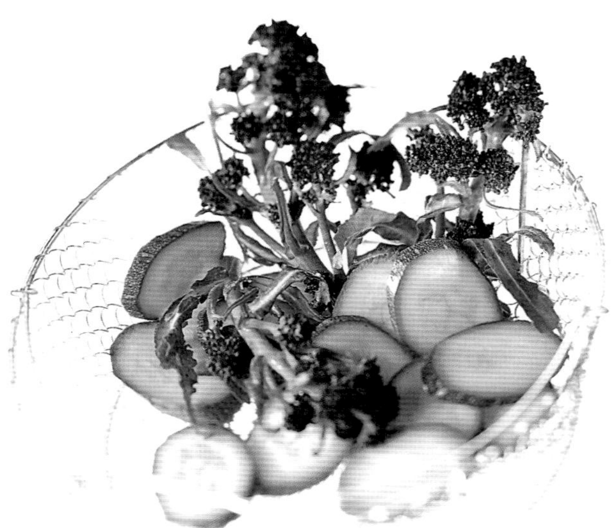

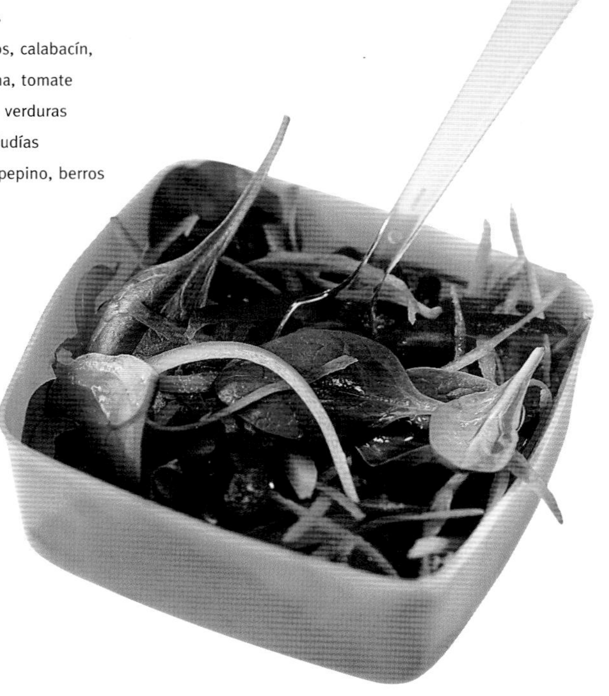

## *Desayunos nutritivos*

Algunos estudios afirman que una cuarta parte de las personas no desayunan nada. Sin embargo, se trata de una comida muy importante. Aquí descubrirá cómo desayunar bien.

Desayuno, la propia palabra expresa su significado: una comida que interrumpe el ayuno que nuestro cuerpo ha soportado durante al menos 12 horas (en la mayor parte de los casos), desde la cena del día anterior. Considerándolo así, resulta sorprendente que muchas personas no se preocupen en absoluto del desayuno, sino que prefieran acumular todo el consumo de alimentos en unas pocas horas cada día, desde la comida hasta el atracón de la cena.

### ¿Por qué necesitamos desayunar?

Hay, al menos, tres buenas razones por las que tomar un desayuno sano y equilibrado resulta imprescindible para el bienestar del organismo.

**Una**: tras un prolongado período sin comer, los niveles de azúcar en sangre están peligrosamente bajos. Si se pasa la mañana sin comer, es probable que se sufran síntomas como dolores de cabeza, temblores, debilidad, falta de concentración e incluso falta de energía en el cerebro, según sugieren algunos estudios. La práctica de cualquier tipo de actividad física extenuante también puede resultar muy dificultosa en estas circunstancias.

### DESAYUNO RÁPIDO

**_Un desayuno rápido típico, pero no ideal_**

30 g de copos de maíz, 125 ml de leche semidesnatada, 30 g de pan blanco tostado con 5 g de margarina y 2 cucharaditas de mermelada.
*299 calorías; 6,8 g de grasa total; 2,7 g de grasas saturadas; 9 g de proteínas; 53,75 g de hidratos de carbono.*

Este desayuno a base de cereales y tostadas es el que millones de personas toman cada día y, en general, se considera sano. En efecto, contiene pocas grasas y la cantidad adecuada de proteínas, una buena cantidad de calcio (y otras vitaminas y minerales, ya que los cereales están enriquecidos) y muchos hidratos de carbono, pero presenta varios inconvenientes.

Carece de la cantidad apropiada de hidratos de carbono complejos y fibra (sólo 0,75 g, lo que equivale al 40 % de la ingesta media diaria adecuada). Con este desayuno, se siente hambre de nuevo mucho antes que con las propuestas sanas. No incluye fruta fresca ni zumos, fuentes de vitamina C, y la cantidad de energía que proporciona resulta insuficiente para la mayoría de las personas.

**_Todavía más rápido, y una opción mejor para la mayoría_** 

75 g de *muesli* sin añadir sal ni azúcar, 125 ml de leche desnatada, 110 g de frambuesas frescas, 125 ml de zumo de naranja.
*388 calorías; 6,2 g de grasa total; 1,4 g de grasas saturadas; 14,25 g de proteínas; 73,25 g de hidratos de carbono.*

Este desayuno es mejor que el primero por varios motivos: también es bajo en grasas totales y todavía más bajo en saturadas, pero contiene más ácidos grasos esenciales, que están presentes en el *muesli*; es muy rico en hidratos de carbono (el 71 % del desayuno), la mayoría complejos, y en fibra (6,5 g, casi la mitad de las necesidades medias diarias). Por todo ello, no se siente hambre hasta muy avanzada la mañana y el nivel de azúcar en sangre permanece estable. El contenido en proteínas es más elevado que el del desayuno de la izquierda (casi un 15 %, una cantidad ideal si se desayuna temprano). El desayuno aporta dos de las cinco raciones de fruta y verdura del día, y sobrepasa las necesidades diarias de vitamina C (84 mg). Además, proporciona calcio, hierro y vitamina E, y más energía, algo positivo. Los hombres, los adolescentes y, en general, las personas que deban mantenerse activas pueden añadir pan o algo más de *muesli*.

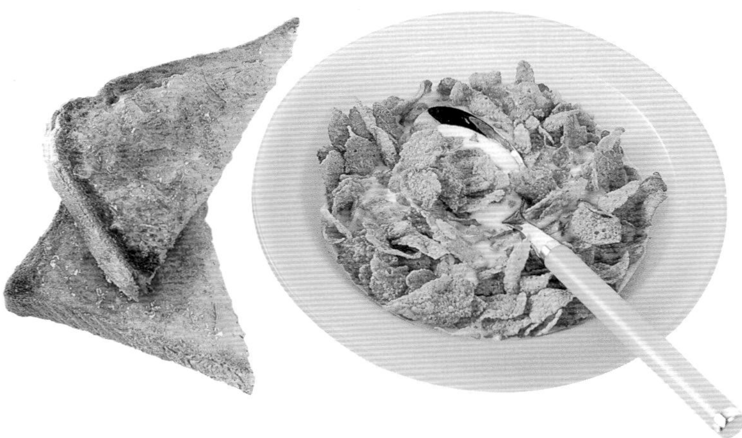

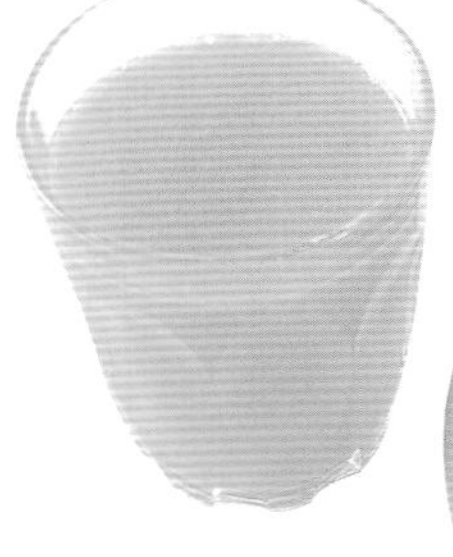

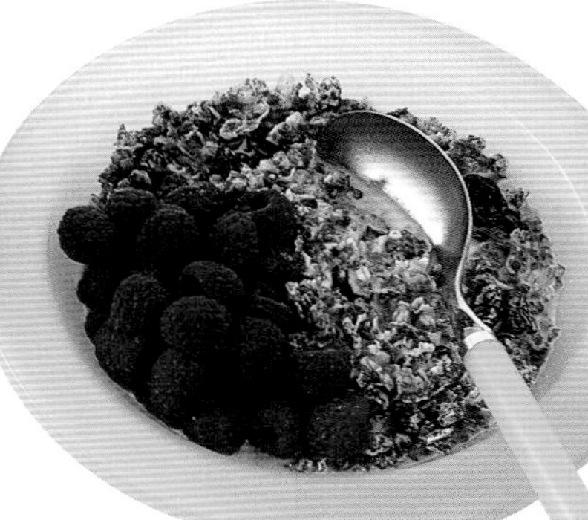

**Dos**: el desayuno constituye una oportunidad ideal para obtener ciertos nutrientes que tal vez no puedan obtenerse a lo largo del día: las frutas frescas o secas, por ejemplo, ayudan a conseguir las «cinco al día» e incrementan los niveles de vitamina C.

El yogur o la leche suponen una importante fuente de calcio, especialmente para las mujeres. Muchas personas sólo toman estos alimentos en el desayuno. Los productos como el *muesli* o las gachas de avena ofrecen una buena oportunidad para tomar fibra y el mencionado cereal, que sirven de ayuda para bajar el colesterol LDL.

El desayuno también aporta calorías, que son importantes para los niños y los adolescentes, los adultos físicamente activos y todo aquel que tenga problemas para mantener la grasa corporal; es decir, las personas muy delgadas. Incluso para las personas con sobrepeso, aunque intenten perder grasa, el desayuno sigue siendo vital (*véase* el siguiente punto y el capítulo cuatro).

**Tres**: si se salta el desayuno, es muy probable que sienta hambre de repente a media mañana y la ansiedad de tomar algo dulce, como una rosquilla. En efecto, cuando esto sucede es porque su cuerpo le dice que no le ha dado el desayuno y necesita glucosa ¡inmediatamente! Los alimentos dulces muy refinados proporcionan ese nutriente en cuestión de minutos, así que se toma uno de esos tentempiés ricos en azúcar, que, además, también suelen contener mucha grasa y pocos nutrientes. En otras palabras, está sustituyendo una comida equilibrada y nutritiva por un tentempié menos equilibrado y nutritivo.

## DESAYUNO CON PRODUCTOS COCINADOS

### *Desayuno tradicional*

1 huevo mediano frito en dos cucharaditas de aceite; 100 g de lomo sin grasa, ligeramente a la plancha; 40 g de champiñones fritos en 1 cucharada de aceite vegetal; 1 salchicha pequeña; 30 g de pan blanco con 5 g de mantequilla; 2 cucharaditas de *ketchup*.

*682 calorías; 53,7 g de grasa total; 14 g de grasas saturadas; 29,7 g de proteínas; 21 g de hidratos de carbono.*

El 71 % de las calorías de este desayuno proviene de las grasas, y el 18,5 % de grasas saturadas (aproximadamente, el doble de la cantidad que se recomienda para ambas sustancias). Estas dos cifras aumentarían si el lomo tuviese grasa y se friese con manteca de cerdo, en lugar de hacerlo a la plancha. Sin embargo, los porcentajes siguen siendo muy elevados para una comida normal. Aunque el contenido en proteínas es aceptable y aporta mucho hierro y vitaminas B, el menú resulta desequilibrado. Los hidratos de carbono representan sólo un 11,5 % de las calorías de este desayuno, cuando el objetivo debería ser al menos un 50 %. Hay menos de 1 g de fibra (sólo el 5 %, aproximadamente, de las necesidades diarias). Este desayuno es rico en sal y carece de vitamina C. El elevado contenido en grasas se refleja en las calorías, también excesivas. La grasa es dos veces más calórica que los hidratos de carbono o las proteínas.

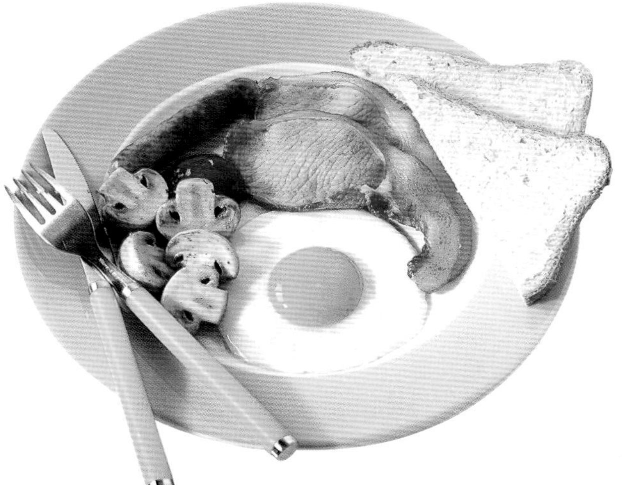

### *La versión más sana*

1 huevo mediano frito en 1 cucharadita de aceite; 100 g de lomo (peso en crudo) extramagro, a la plancha; 80 g de judías estofadas bajas en sal y azúcar; 1 tomate de 50 g, asado; 100 g de pan integral rústico, con 3 g de aceite de oliva; 2 cucharaditas de *ketchup*.

*550 calorías; 22 g de grasa total; 5,8 g de grasas saturadas; 34,7 g de proteínas; 57,2 g de hidratos de carbono.*

El contenido en grasa se ha reducido, sobre todo porque se ha utilizado lomo más magro y se ha cocinado más; la salchicha se ha sustituido por una fuente de proteínas sin grasa (las judías). Se han eliminado los champiñones fritos, que absorben mucha grasa, y para freír el huevo sólo se ha cubierto ligeramente el fondo de la sartén con aceite. Este plato contiene más alimentos (en peso) que el anterior. El contenido de fibra es de 9,3 g y la grasa se halla presente sólo en un 35 % (menos del 10 % es saturada). Se trata de un equilibrio mucho más acertado, aunque a este desayuno todavía le faltan hidratos de carbono, que se deben completar con las comidas restantes. Es rico en proteínas y en vitaminas y minerales. El contenido en vitamina C es bajo, pero es posible añadir un vaso de zumo de cítricos.

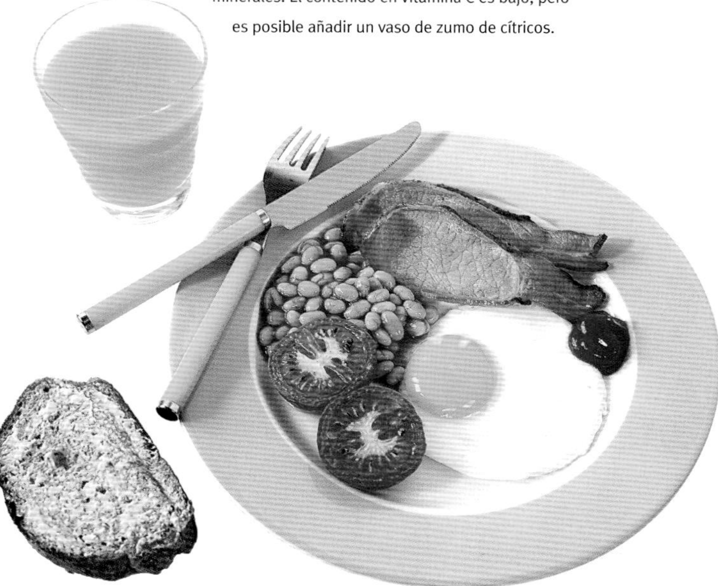

### ¿Cómo es un desayuno sano?

Un buen desayuno debe contribuir a la dieta diaria con suficientes calorías y algunas proteínas, un poco de grasa y una variedad de vitaminas y minerales. Dentro de este amplio margen, caben muchas posibilidades, como lo demuestran los diez desayunos sanos que se incluyen en esta página.

La mayoría de las personas no consumen suficientes calorías en los desayunos. Una cuarta parte del consumo diario de calorías aconsejado (aproximadamente, 500 para las mujeres y 650 para los hombres) es una cantidad adecuada para el desayuno. La proporción exacta de hidratos de carbono, proteínas y grasas que forman esas calorías constituye un tema de debate entre los investigadores. Algunos han demostrado que un desayuno rico en hidratos de carbono y bajo en grasas nos hace estar más despiertos y lúcidos, y que uno rico en grasas dificulta la actividad cerebral. Otros opinan que los desayunos ricos en proteínas aportan energía al cerebro y que el exceso de hidratos de carbono ejerce el efecto opuesto.

La clave, al parecer, radica en el equilibrio razonable de los tres nutrientes principales. Un desayuno que incluya, al menos, un tercio de las necesidades diarias de proteínas constituye, sin duda, un acierto; tanto si las proteínas ayudan a afrontar con mayor energía el trabajo de la mañana como si no, sí contribuyen a disminuir la sensación de hambre, ya que necesitan más tiempo que los hidratos de carbono para ser digeridas. Por supuesto, si se toman pocas proteínas en el desayuno, será necesario compensar esa falta en otras comidas del día. Intente tomar al menos un alimento proteínico rico en calcio, como leche o un yogur, la mayor parte de los días.

Asimismo, el desayuno debe incluir una pequeña cantidad de grasas: como las proteínas, ayudan a mantener el hambre a raya, y regulan los niveles de azúcar en sangre. Ésta es una buena oportunidad para incrementar la ingesta de ácidos grasos esenciales, tal vez añadiendo frutos secos y semillas a los cereales. Cualquier aceite vegetal virgen sobre una rebanada de pan aporta algo más de grasa al desayuno. Con la leche y los yogures desnatados se puede mantener al mínimo el consumo de grasas saturadas.

El desayuno también debe proporcionar una buena mezcla de féculas y azúcares. La mejor forma de incluir el azúcar es a través de la fruta o del zumo, que muy pronto (en 20 minutos, aproximadamente) se convierte en glucosa y eleva los niveles de azúcar en sangre, además de constituir la primera fuente de vitamina C del día. Las féculas deben provenir del pan y/o de los cereales, y para soportar toda la mañana sin comer es preciso que sean sin refinar (por ejemplo, cereales y pan integral). No hay ningún inconveniente en que tome una loncha de pan blanco con un poco de mermelada, pero sentirá hambre de nuevo muy pronto porque la harina sin refinar y la mermelada se digieren rápidamente. Además, un desayuno rico en hidratos de carbono refinados no aporta fibra.

Un desayuno equilibrado proporciona una buena gama de vitaminas y minerales, y supone una importante contribución al consumo diario recomendado.

### ¿Hay que despedirse del desayuno-almuerzo de los domingos?

Llegados a este punto, es posible que los amantes del lomo y los huevos fritos se sientan un poco deprimidos, pero no hay razón para ello. Aunque este tipo de desayuno, el de la cocina tradicional, sea extremadamente rico en grasas (*véase* página anterior), no es necesario prescindir de él por completo. Un desayuno con productos cocinados puede encajar fácilmente en la dieta una vez a la semana, pero incluso mejorado, no es el más conveniente: contiene muy pocos hidratos de carbono y demasiadas proteínas. No obstante, resulta muy sencillo equilibrar esta descompensación durante el resto del día, por ejemplo, mediante una comida baja en proteínas y una cena muy rica en hidratos de carbono.

Un desayuno cocinado, más rico en calorías de lo normal, resulta muy adecuado si se tiene por delante un día de actividad física (por ejemplo, un paseo dominical enérgico). En cambio, un desayuno de este tipo pocas horas antes de una comida tradicional de domingo no resulta una buena idea. Recuerde: la nutrición correcta tiene que ver principalmente con el sentido común y el equilibrio.

### Diez desayunos rápidos y sanos

**1** 150 ml de yogur bio semidesnatado, con 1 plátano pequeño a trocitos; medio pomelo o 1 vaso de zumo de pomelo; 1 rebanada grande de pan integral, con un poco de aceite de oliva y miel.
**2** 150 ml de yogur bio semidesnatado, con 50 g de *muesli*, sin añadir azúcar, y una ración de frambuesas; 1 rebanada pequeña de pan, con aceite de oliva y extracto de levadura.
**3** Dos *Weetabix*, con 1 cucharadita de nueces picadas, cubiertos con leche desnatada; un puñado de albaricoques secos; 1 rebanada de pan, con aceite de oliva y miel; 1 vaso de zumo de naranja.
**4** Dos *Shredded Wheat,* con 1 cucharadita de pipas de girasol o de calabaza, cubiertos de leche desnatada; 1 pera; 1 rebanada pequeña de pan integral, con aceite de oliva y mermelada.
**5** Una tarrina de queso fresco desnatado, con 1 cucharadita rasa de azúcar moreno y una rebanada de melón amarillo a trocitos, y con 1 cucharadita de almendras tostadas picadas; 1 rebanada de pan, con aceite de oliva y extracto de levadura.
**6** Un cuenco grande de gachas, preparadas con copos de avena y leche semidesnatada; 2 cucharaditas de miel; 1 cucharadita de pasas sultanas; 1 vaso de zumo de naranja.
**7** 175 g de judías estofadas sobre una tostada integral grande, con un poco de aceite de oliva; 1 naranja o 1 vaso de zumo de naranja; 1 rebanada de pan, con pasta para untar y mermelada.
**8** Copos de salvado con 1 manzana rallada y leche desnatada; medio pomelo; 1 rebanada de pan con aceite de oliva y miel.
**9** Un plátano grande, machacado, con 1 kiwi y 1 cucharadita de zumo de limón sobre una rebanada grande de pan integral, con aceite de oliva; 1 vaso de leche semidesnatada.
**10** Batido de leche: 200 ml de leche semidesnatada, con 1 plátano pequeño, 3 cucharadas de zumo de naranja, 2 cucharaditas de miel clara y 1 cucharadita de germen de trigo (se toma muy frío); 1 rebanada grande de pan integral, con extracto de levadura.

## *Postres*

Los postres son una buena oportunidad para tomar vitamina C, calcio y fibra.

### Vitamina C

* Fruta fresca, en especial frambuesas, kiwi, cítricos y mango
* Ensalada de frutas
* Tartas de frutas
* Compotas de fruta fresca, en especial grosellas y bayas
* Cualquiera de los postres citados en este libro

### Calcio

(Recuerde que los helados pueden ser ricos en grasas)

* Yogur
* Helado
* Natillas (con leche semidesnatada o desnatada)
* Arroz con leche (con leche semidesnatada o desnatada)

### Fibra

* Cualquiera de los postres con frutas frescas mencionados
* Frutos secos
* Compota de frutos secos
* Postre de fruta cubierto con una masa de avena, frutos secos y harina integral
* Manzanas asadas con frutos secos

Algunas personas se reservan los postres menos convenientes para las ocasiones en que salen fuera o por algún acontecimiento especial (*véase* pág. 64). Los pasteles y las tartas de todo tipo, así como casi los postres a base de chocolate, son ricos en calorías y grasas. No obstante, a continuación se exponen algunas ideas sobre postres atractivos y rápidos que no afectan en exceso el equilibrio global de la dieta y que entran en el margen del 10 % de calorías totales.

* Tarrinas de gelatina
* Postres a base de crema de maicena, coronados con nata (de la que se comercializa en aerosol)
* Flan
* Tarta de bizcocho, crema y frutas o *mousse*

## Bebidas

Debemos tomar alrededor de 2,25 litros de líquido al día. Si se incrementa la ingesta de fibra, si se es una persona físicamente activa o si se toman alimentos muy salados, también se debe aumentar la cantidad de líquido.

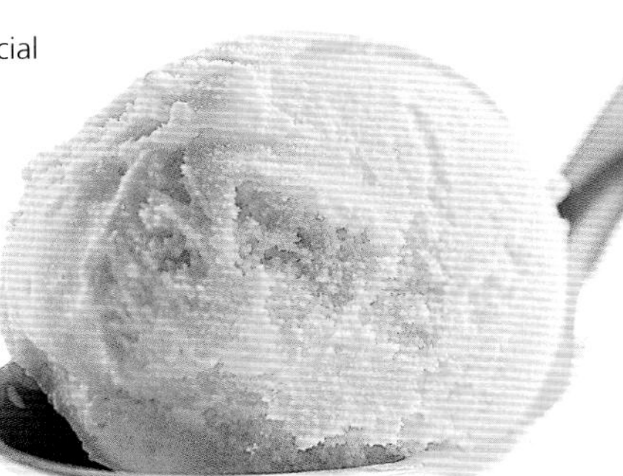

Para la mayoría de las personas, la mejor bebida es el agua, a pesar de que se adquieren muchas bebidas comerciales para consumir en casa. A continuación se examinan las ventajas y los inconvenientes de las bebidas más populares. Si desea información más detallada sobre bebidas específicas, consulte la lista de alimentos (págs. 260-317).

### Leche

Se trata de una de las principales fuentes de calcio; además, aporta proteínas. La leche entera es rica en grasas saturadas; la semidesnatada y la desnatada constituyen mejores alternativas para la mayoría de las personas. Un vaso de leche caliente antes de dormir puede ayudar a conciliar el sueño. Para las personas con intolerancia a la lactosa o para los vegetarianos estrictos, la leche de soja, enriquecida con calcio, representa una buena alternativa.

### Zumos de frutas

Por lo general, son buenas fuentes de vitamina C, aunque también pueden contribuir a la aparición de caries. Son más ricos en calorías de lo que normalmente se cree (aproximadamente 80 calorías por un vaso de 200 ml). Resulta aconsejable diluirlos con un poco de agua.

### Té y café

En cantidades moderadas, se trata de dos buenos antioxidantes, y además son estimulantes. En exceso, pueden perder su acción estimulante y provocar cansancio. No tienen calorías, aunque no se deben tomar con las comidas porque dificultan la absorción de algunos nutrientes. También pueden actuar como diuréticos, particularmente el café. Las infusiones de hierbas constituyen una buena alternativa (*véase* pág. 255).

### Bebidas espumosas y carbonatadas

Por lo general, llevan muchos aditivos y son muy dulces. Contienen pocos nutrientes, a no ser que el fabricante los añada. Las versiones bajas en calorías son similares, pero con edulcorante artificial. Resulta preferible un vaso de agua mineral con gas y un chorrito de zumo de fruta.

### Bebidas alcohólicas

No recurra a ellas para calmar la sed, y no beba alcohol durante el día. Resérvese para la cena, momento en que puede favorecer la digestión y se absorbe más lentamente en la sangre.

## *Revisión del almuerzo*

Para la mayoría, el almuerzo debe ser una comida rápida y sencilla; incluso cuando no se trabaja, se dispone de poco tiempo. Sin embargo, el almuerzo no ha de consistir en un bocadillo de queso cada día.

Aunque haya desayunado bien, es importante no saltarse la comida principal. Si lo hace, hacia las 16.00 o 17.00 horas tendrá tanta hambre que se comerá unas galletas o cualquier otro alimento similar, rico en grasa y azúcar.

Sin embargo, el hambre no es el único factor que se debe tener en cuenta. La hora del almuerzo es ideal para obtener algunos buenos nutrientes que mejoren su salud (por ejemplo, por medio del pescado o las legumbres), para tomar ensalada y fruta, o un buen plato de sopa de verduras.

Al igual que el desayuno, el almuerzo debe consistir en un equilibrio de hidratos de carbono y proteínas, más un poco de grasa. Dado que la cena va a ser más rica en hidratos de carbono y más baja en proteínas (*véase* pág. 48), la comida principal puede contener una gran proporción de la ingesta diaria recomendada de proteínas y ser ligeramente más baja en hidratos de carbono. Las investigaciones demuestran que un almuerzo rico en hidratos de carbono provoca falta de rendimiento por la tarde.

Antes de decidir qué va a comer, resulta aconsejable planificar también la cena, con el fin de no repetir ciertos alimentos y olvidar otros. Por ejemplo, si va a tomar carne en la cena, no la incluya también en la comida y elija una proteína vegetal (legumbres) o pescado. Si va a cenar pasta, no coma ensalada de pasta al mediodía.

Cuando elija una comida por la rapidez de su preparación, sea consciente de las posibles carencias nutritivas. Muchas sopas preparadas son ricas en sal y pueden ser

### ALGUNAS SUGERENCIAS DE ALMUERZOS RÁPIDOS Y SANOS

* Ración doble de judías y pasta para untar, a la albahaca; 100 g de pan chapata; una ensalada grande; 1 naranja.
* 100 g de filete de arenque encurtido; una ración de patatas nuevas; ensalada mixta con aceite, vinagre y mostaza; batido de manzana y albaricoque.
* Ración de ensalada de atún, aguacate y tomate, con pasta integral; 1 manzana.
* 1 ración de *hummus* (puré de garbanzos), con 2 tortas de avena; 1 plátano; postre de sandía.
* 1 ración de sopa de lentejas y cilantro; pan de centeno; 1 naranja.
* 1 ración de sopa de guisantes; pan integral; higos secos; 1 plátano.
* 1 pan ácimo indio (*chapati*) caliente; 1 ración de pasta para untar, de Feta y pimiento; selección de crudités; 1 manzana; un puñado de albaricoques secos.

### CAMBIO RADICAL

***Antes***

Bocadillo de queso Cheddar y encurtidos (50 g de queso, 85 g de pan blanco, untado con 7 g de margarina, 2 cucharaditas de encurtidos dulces); 1 rollito de chocolate; 1 bolsa (30 g) de patatas fritas *light*; 1 manzana; 200 ml de refresco de cola *light*. *772 calorías; 36 g de grasa total; 18,7 g de grasas saturadas; 28,5 g de proteínas; 86,5 g de hidratos de carbono; 4,8 g de fibra.*

Este almuerzo típico de fiambrera (a pesar del refresco de cola, las patatas *light* y la manzana) no guarda un buen equilibrio. Es rico en grasas saturadas, hidrogenadas y sal, y bajo en hidratos de carbono y fibra. Tampoco es una fuente especialmente buena de vitaminas. El Cheddar contiene calcio, pero un queso curado con menos grasa sería más adecuado. Las patatas *light* acostumbran a presentar, prácticamente, tantas calorías como las normales.

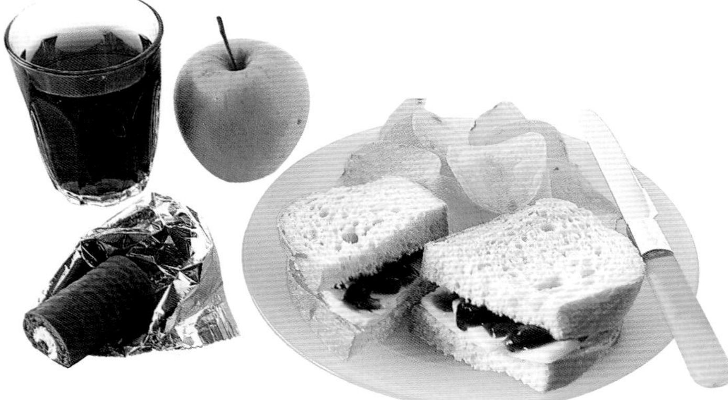

***Después*** 

50 g de pollo cocido (sin piel) en 100 g de pan francés, con 2 cucharaditas de mayonesa de tofú al curry (con una pizca de curry molido y 1 cucharadita de *chutney* de mango); 140 g de ensalada mixta (tomate, pepino, pimiento, cebolla roja, maíz dulce, apio); 25 g de pan de malta; 1 manzana; 20 g de frutos secos (peso sin cáscara); 30 g de albaricoques secos; 200 ml de zumo de naranja. *731 calorías; 15 g de grasa total; 3 g de grasas saturadas; 32 g de proteínas; 122 g de hidratos de carbono; 8,5 g de fibra.*

Tan apetitoso como el anterior, este almuerzo ofrece aproximadamente las mismas calorías, pero contiene menos grasas saturadas y aditivos artificiales, y es rico en vitamina C, hierro, fibra, ácidos grasos esenciales y una buena gama de otras vitaminas y minerales.

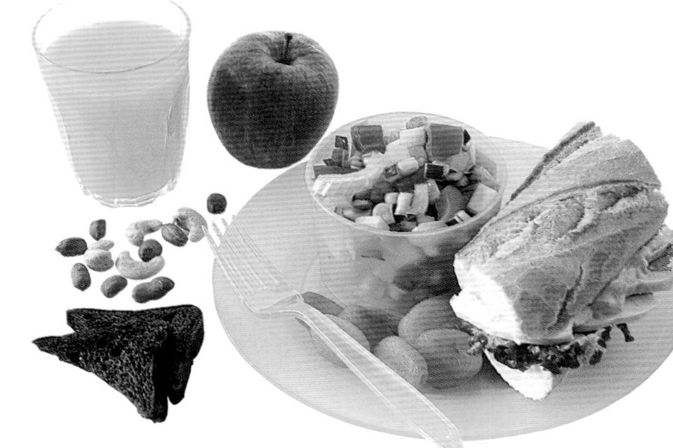

bajas en ingredientes reales (si elige sopas preparadas, es mejor que sean frescas que en lata o en paquete de cartón). De hecho, casi todo lo que viene en lata puede tenerse como recurso ocasional. Sin embargo, no hay inconveniente en tomar unas judías guisadas (en lata) sobre una tostada; es una comida rica en fibra, baja en grasa y nutritiva (siempre que las cantidades de sal y azúcar sean poco elevadas).

Todos los productos envueltos en masa son muy ricos en grasas, grasas saturadas y calorías. Por tanto, limite el consumo de productos como las empanadas y los hojaldres a ocasiones muy contadas.

Muchos bocadillos son ricos en grasas, pero los que llevan abundante ensalada fresca y contienen pocas calorías se pueden consumir con cierta tranquilidad, aunque no bastan para la comida de una persona. Cuando prepare bocadillos, incluya mucha ensalada; si elige queso Cheddar (muy graso), rállelo.

Varíe los tipos de pan que utiliza. No hay inconveniente en tomar bocadillos de pan blanco de vez en cuando, aunque el pan integral aumenta la ingesta diaria de fibra. Según los ingredientes del bocadillo, no es preciso untar mantequilla ni otros tipos de pastas en el pan, pero si lo hace opte por una pasta insaturada, sin grasas hidrogenadas o con muy pocas.

Las ensaladas preparadas suelen ser muy ricas en grasas (las de repollo, de patata, de pasta y de arroz son las menos recomendables). Otro problema de las comidas a base de estas ensaladas es que, por lo general, la parte fresca de las mismas se limita a un par de hojas de lechuga, algunas rodajas de tomate y unas hojas de berros. En peso, estas hortalizas frescas resultan insignificantes y las ensaladas apenas contienen nutrientes. Para que realmente se convierta en una parte importante de una comida sana, la ensalada debe ser copiosa.

Utilice gran variedad de productos cuando prepare las ensaladas. Añada frutos secos, semillas, hortalizas hervidas frías (judías), zanahorias o pimiento y frutas secas o frescas.

Las comidas que sirven en los bares suelen ser ricas en grasas. Consulte los consejos para comer fuera de casa (pág. 64).

Los almuerzos preparados en casa pueden representar alternativas más sanas que los que se toman en cafeterías o en establecimientos de comida para llevar, porque en este caso resulta muy fácil obtener una comida muy rica en sal, grasa y azúcar, con poca fibra y vitaminas. Asimismo, en ocasiones llegan a resultar aburridas, por lo que si tiene que comer con frecuencia fuera de casa (pero con comida que usted prepara y se lleva), invierta en recipientes de plástico y en tarros al vacío para transportar ensaladas, postres y sopas. Las salsas y los utensilios puede dejarlos en el trabajo.

## ALMUERZO EN CASA

*Antes*

295 g de sopa vegetal baja en calorías (en lata); panecillo blanco de 45 g untado con 5 g de margarina; 50 g de jamón extramagro; 25 g de mortadela; 2 cucharadas de repollo, zanahoria y cebolla con mayonesa; ensalada verde pequeña (lechuga, berros y pepino); 2 cucharaditas de mayonesa *light*. *483 calorías; 28,5 g de grasa total; 6,6 g de grasas saturadas; 19,8 g de proteínas; 38,4 g de hidratos de carbono; 2,7 g de fibra.*

Se sobrepasa la cantidad diaria recomendada de sal (casi 6 g). La mitad de las calorías provienen de la grasa (el 48 %; la mortadela y la ensalada de repollo, zanahoria y cebolla, con mayonesa, son las principales responsables). El contenido de hidratos de carbono es bajo (menos del 30 %). Hay pocos hidratos de carbono complejos, y la fibra es sólo el 15 % de la ingesta diaria recomendada.

*Después* 

1 pita integral, con 50 g de jamón extramagro; 50 g de garbanzos, 1 tomate, 50 g de lechuga; 25 g de berros y 1 cucharada de vinagreta (con aceite de oliva, vinagre y mostaza); 1 yogur de frutas desnatado; 1 kiwi. *462 calorías, 13 g de grasa total; 1,7 g de grasas saturadas; 27,5 g de proteínas; 60 g de hidratos de carbono; 9,6 g de fibra.*

Sólo el 26 % de las calorías proviene de las grasas. La mortadela y la ensaladilla se han sustituido por garbanzos y más ensalada y fruta fresca. Sólo queda un 3,3 % de grasas saturadas, más la útil cantidad de ácidos grasos esenciales presentes en el aceite de oliva y los garbanzos. Hay un 50 % de hidratos de carbono, y un 24 % de proteínas: un buen equilibrio. La sal se ha reducido a casi 3 g. Los garbanzos y la pita tienen fibra (el 53 % de las necesidades diarias).

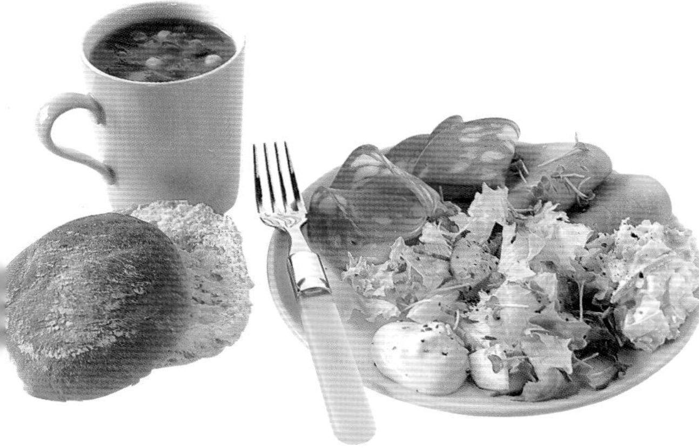

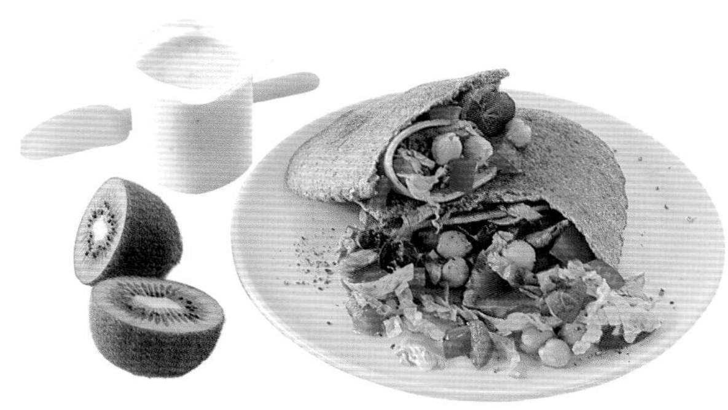

## *Cenas*

Aunque la afirmación de que debemos desayunar como reyes y cenar como mendigos tiene una parte de verdad, la mayoría espera con ansiedad la cena y la trata como la comida principal del día.

A pesar de ello, resulta aconsejable no consumir todas las calorías diarias recomendadas en la cena. Por lo general, el sistema digestivo responde mejor al «poco y a menudo» (tres comidas de proporciones similares y dos pequeños tentempiés son el número de tomas ideal). No obstante, muchas personas prefieren que la comida más abundante sea la cena porque se tiene más tiempo, y se está más relajado. Es cierto que no hay ningún inconveniente en reservar entre el 35 % y el 40 % de las calorías para la cena, siempre que esta comida se efectúe al menos dos horas antes de irse a la cama.

Como el desayuno y el almuerzo, la cena debe proporcionar distintos nutrientes. Sin embargo, éste es el mejor momento del día para entregarse de lleno a los hidratos de carbono, ya que ejercen un efecto calmante y pueden ayudarle a «relajar» el cerebro y a dormir bien.

Una cena rica en hidratos de carbono complejos, como cereales integrales, pasta, patatas o legumbres, contribuye a saciar el hambre para toda la noche. Sin embargo, con mucha frecuencia preparamos una cena basada principalmente en alimentos proteínicos. Muchas personas todavía se decantan por cenar un filete, y no arroz, y sólo consideran las guarniciones como último recurso.

Para tomar una cena sana, la regla más importante que debe recordar es que el elemento proteínico de su cena (especialmente, las proteínas de origen animal o de los productos lácteos) ha de ser una pequeña parte, el acompañamiento, y considerar las féculas y las verduras como las protagonistas de la cena. Al reducir las proteínas animales, no sólo se deja más

### CÓMO MEJORAR UNA CENA TRADICIONAL

**Antes**

200 g de pollo asado, incluida la piel tostada; 3 patatas asadas (150 g); 70 g de guisantes y zanahorias; 4 cucharadas de salsa (con el aceite de asar el pollo) sin desgrasar; 50 g de relleno de perejil preparado. *798 calorías; 41,5 g de grasa total; 11,2 g de grasas saturadas; 53,6 g de proteínas; 55,5 g de hidratos de carbono.*

Este plato, no muy abundante, contiene aproximadamente la proporción adecuada de las calorías diarias para una comida (41 % para las mujeres; 31 % para los hombres), pero incluye 41,5 g de grasa (el 47 % de la comida y el 64 % de la ingesta máxima diaria recomendada para mujeres, y casi el 50 % para hombres). El contenido de grasas saturadas y proteínas es muy elevado si se compara con el bajo contenido de hidratos de carbono (sólo el 26 % de las calorías). Asimismo, carece de suficientes verduras y sólo incluye 5 g de fibra. Si una mujer toma esta cena más el desayuno rápido típico de la página 42 y el almuerzo *antes* de la página 47, y nada más, habrá sobrepasado en un 14 % la cantidad máxima diaria recomendada en un total de 74 g, mientras que su consumo de hidratos de carbono sólo habrá cubierto el 57 % de sus necesidades. Por otro lado, la ingesta de fibra sólo es de 8,5 g, menos de la mitad de la cantidad diaria adecuada.

**Después** 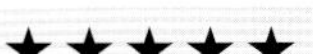

125 g de pollo asado (sin piel); 225 g de patatas nuevas asadas, con piel, y 100 g de calabaza, rociadas con 2 cucharaditas de aceite de oliva; 60 g de guisantes; 100 g de verduras de hoja verde; 50 g de revuelto de arroz, albaricoque y frutos secos; 5 cucharaditas de salsa elaborada con el aceite de preparar los alimentos, un poco de vino y harina de maíz. *631,5 calorías; 21 g de grasa total; 4 g de grasas saturadas; 45,7 g de proteínas; 68,5 g de hidratos de carbono.*

Un modo de comer más con menos calorías y grasas: quitando la piel al pollo, rociando las verduras con aceite y utilizando la salsa de asar el pollo se reduce la grasa, aunque el contenido en ácidos grasos esenciales es mayor. La menor cantidad de pollo se compensa con más verduras, que proporcionan hidratos de carbono, vitamina C, betacaroteno y hierro. Tomando este plato en la cena, sumado al desayuno y al almuerzo adecuados, una mujer habrá consumido 1.480 calorías o el 76 % de sus necesidades diarias de energía; sólo habrá alcanzado el 62 % de la ingesta máxima recomendada de grasa (40,25 g) y el 33 % de las saturadas (7,1 g). Habrá consumido el 78 % de sus necesidades mínimas de hidratos de carbono (201,5 g) y habrá ingerido 28 g de fibra.

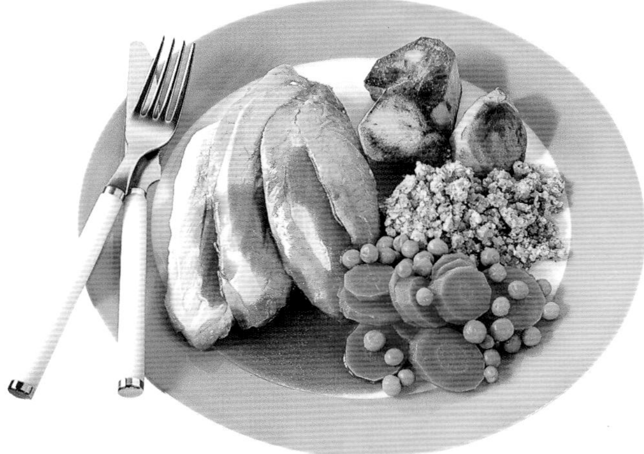

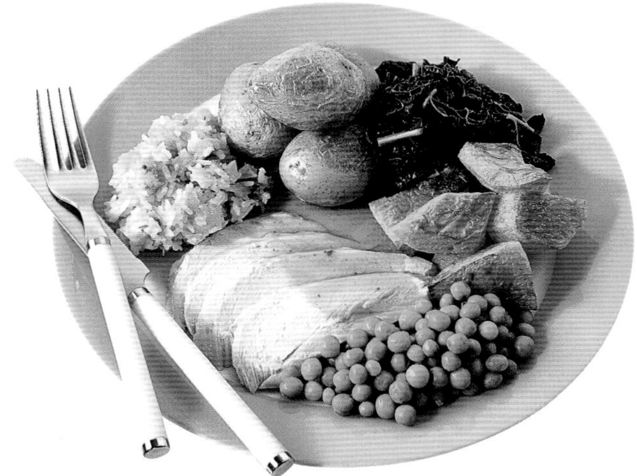

## CONSEJOS PARA UNA CENA SANA

* Limite el consumo de carne a un máximo de una o dos veces por semana.
* Tome pescado al menos dos veces a la semana.
* Realice una cena vegetariana al menos dos veces a la semana (prescinda del queso).
* Consuma carne de ave o de caza una o dos veces por semana.
* Recuerde que los quesos grasos, azules y cremosos son ricos en grasas saturadas y en calorías, por lo que es aconsejable consumirlos sólo de vez en cuando.
* Los productos envueltos en masa son muy ricos en grasa, grasas saturadas y calorías: limítese a un consumo ocasional.
La pasta filo es mejor que otras masas, ya que es uno mismo quien añade la grasa y puede utilizar menos cantidad y emplear aceite de oliva.
* Al cocinar, use la cantidad de grasa estrictamente necesaria.
Si sigue una receta, puede reducir la grasa sin que por ello el plato se vea perjudicado.
* Cuente cuántas raciones de fruta y verdura ha tomado durante el día y sírvase de la cena para llegar a un mínimo de cinco raciones.
* Si le gusta el vino, tome un vaso o dos en algunas cenas.
* Si su comida principal es abundante, en lugar de tomar postre tómese un tentempié durante el día o un vaso de leche antes de acostarse. Así no acumulará demasiadas calorías en un solo plato.

margen para los hidratos de carbono y las verduras; además, también se reducen de forma natural las grasas.

Se pueden incluir en este marco ideal las comidas tradicionales, como los asados, por ejemplo; sólo hay que alterar el equilibrio en el plato: menos carne, más verduras.

A fin de subrayar el mensaje de que no necesita preocuparse por tomar suficientes proteínas en la cena si sigue estos consejos, examinemos de nuevo los desayunos y los almuerzos que hemos analizado en las páginas anteriores. En el *después* (con *muesli* para el desayuno y ensalada en el almuerzo) había un total de 41,75 g de proteínas. Una mujer de complexión media necesita un mínimo diario de aproximadamente 50 g de proteínas y un máximo de 73 g, por lo que sólo tendrá que tomar entre 8 g y 31 g más de proteínas después de ese desayuno y ese almuerzo para completar una cantidad adecuada. Un hombre de complexión media necesita aproximadamente entre 64 y 95 g al día; sólo tendrá que añadir entre 22 y 53 g.

Dado que 100 g de carne magra contienen 35 g de proteína pura, y que ésta se halla presente en los otros alimentos del plato, tal vez crea que un filete (50 g de proteína pura) no es tan buena idea después de todo. Incluso tras haber equilibrado mejor la cena de la página anterior, todavía contiene 45,7 g de proteínas (en conjunto, una cantidad diaria más que suficiente para una mujer y suficiente para un hombre).

De la página anterior, la cena de la derecha proporciona menos del 30 % de calorías, y el contenido de grasa y de hidratos de carbono ha aumentado hasta algo más del 40 %. Esta última cifra todavía es baja, ya que el objetivo es un mínimo del 50 % (sin embargo, con el postre adecuado y otros tentempiés puede aumentar la presencia de hidratos de carbono).

En este caso, una mujer de constitución media podría redondear la ingesta diaria recomendada de calorías con un postre rico en hidratos de carbono y un tentempié o algún «capricho». Sus necesidades proteínicas ya están bien cubiertas, y no necesita más grasa (ya que las cantidades de grasa son máximas, no mínimas).

NOTA: los hombres deben incrementar el tamaño de las raciones citadas en el desayuno, la comida y la cena aproximadamente un tercio para obtener suficientes calorías y nutrientes.

*Cambie esto*... 175 g de cordero, patatas nuevas, ensalada pequeña
*Por esto*... Ración grande de fideos integrales rehogados con 90 g de cordero picado, 200 g de verduras mixtas, aceite de sésamo y salsa de soja ligera.

*Cambie esto*... Pescado rebozado y patatas fritas
*Por esto*... Ración grande de arroz integral, con brochetas de salmón y pimientos rojos, y salsa de tomate.

*Cambie esto*... Pastel de carne y guisantes
*Por esto*... Patata asada grande, con una ración pequeña de chile con carne, y una ensalada grande.

*Cambie esto*... Tortilla de queso (de 3 huevos)
*Por esto*... Plato de *kedgeree* (arroz con merlango y huevo duro); guisantes.

## RESUMEN DEL MENÚ PARA UN DÍA

***Antes*** Desayuno a base de cereales y tostadas; almuerzo con carne; cena con pollo asado 1.580 calorías; 74 g de grasa total; 20,5 g de grasas saturadas; 82,5 g de proteínas; 148 g de hidratos de carbono; 8,5 g de fibra.

***Después*** Desayuno con *muesli*; almuerzo con pita y yogur; cena con pollo asado 1.480 calorías; 40,25 g de grasa total; 7,1 g de grasas saturadas; 87,5 g de proteínas; 201,5 g de hidratos de carbono; 28 g de fibra.

## *Tentempiés y caprichos*

Si las comidas están bien equilibradas desde el punto de vista nutritivo, como las de las páginas anteriores, resulta bastante sencillo permitirse un postre o un tentempié adicional al día sin elevar en exceso los niveles de grasas, calorías y azúcar.

A continuación se examinan los modos de incluir los «caprichos» en la dieta diaria y se ofrecen sugerencias para alternativas más sanas a las «tentaciones» ricas en grasa y azúcar.

Muchas personas consumen una proporción elevada de las calorías diarias en forma de tentempiés, postres y bebidas. Por tanto, incluso si sus comidas guardan un equilibrio bastante acertado, resulta sencillo desequilibrar la dieta con elecciones erróneas en cuanto a los extras. Muchos tentempiés ricos en calorías y grasas pueden contribuir al aumento de peso, además de incrementar la ingesta de grasas saturadas e hidrogenadas, y posiblemente de azúcar. El exceso de estos tentempiés quita el hambre y reduce la motivación para tomar alimentos frescos y nutritivos.

Por otro lado, las comidas cuidadosamente seleccionadas dejan margen para permitirse uno o dos caprichos: un pedazo de pastel, algunas galletas, chocolate o una bebida alcohólica.

Resulta aconsejable no sobrepasar el 10 % de las calorías diarias totales con este tipo de productos (es decir, 194 calorías para las mujeres y 255 para los hombres). Como alternativa, si las comidas del día no han sido las ideales, uno o dos tentempiés sanos pueden mejorar el perfil nutritivo de ese día. Veamos algunos ejemplos de elecciones acertadas y erróneas de esos pequeños extras.

Los recuadros de la página siguiente proporcionan el contenido calórico y de grasas de algunos caprichos típicos para que pueda incluirlos en la dieta de vez en cuando.

Para que pueda comparar, se han incluido algunas sugerencias para tentempiés más sanos.

### EJEMPLO 1

Se trata de una mujer que ha tomado el desayuno, la comida y la cena del grupo *antes* de las páginas anteriores. Ha consumido 1.580 calorías, de modo que le quedan 360 para sus caprichos (1.940 calorías diarias es la cantidad para que una mujer de complexión media se mantenga en su peso). Sin embargo, ha sobrepasado en un 14 % el consumo de grasas (74 g) y casi ha llegado al límite de grasas saturadas; en cambio, le faltan hidratos de carbono (especialmente complejos) y fibra. Decide optar por estos extras:
200 ml de leche desnatada para el té y el café (66 calorías, apenas sin grasa).
Una ración de 100 g de helado de vainilla (194 calorías; 9,8 g de grasa; 6,3 g de grasas saturadas).
1 bollo normal (174 calorías; 7 g de grasa; 2,4 g de grasa saturada).
1 whisky doble (96 calorías, sin grasa).
El perfil alimenticio del día tiene este resultado:
2.110 calorías (el 9 % más de lo que necesita, por lo que podría ganar peso con esta dieta).
91 g de grasa total (excesiva en un 29 %)
29 g de grasas saturadas (excesiva en un 24 %)
208 g de hidratos de carbono (deficiente en un 20 %, y muy baja en hidratos de carbono complejos)
10,5 g de fibra (aproximadamente, la mitad de sus necesidades).

Un tentempié a base de fruta fresca y uno de fruta seca hubiese sido más acertado que el helado y el bollo (conservando la leche —por el calcio— y el whisky). De este modo, las calorías y las grasas se habrían mantenido en unos niveles razonables y se habrían incrementado los hidratos de carbono complejos y la fibra. Además, habría aumentado el consumo total de frutas y verduras hasta cuatro raciones.

### EJEMPLO 2 

Esta mujer toma el desayuno, la comida y la cena del grupo *después*, con lo que ha consumido: 1.480 calorías; 40,25 g de grasa total; 7,1 g de grasas saturadas; 201,5 g de hidratos de carbono y 28 g de fibra.
Dispone de 460 calorías para lo que quiera y de un amplio margen para el consumo de grasas; además, ha tomado mucha fibra y siete raciones de frutas y verduras. Decide añadir:
200 ml de leche desnatada (66 calorías, sin grasa).
1 galleta de avena (189 calorías; 8,7 g de grasa; 1,8 g de grasas saturadas).
1 ración de *Citrus Granita* (142 calorías, sin grasa)
150 ml de oporto (79 calorías, sin grasa)
Su consumo total del día es de:
1.956 calorías (casi la cantidad exacta para mantenerse en su peso).
49 g de grasa total (sólo el 75 % de lo que podría haber consumido según las pautas de salud, lo que representa el 23 % de su ingesta total de calorías, pero suficiente para obtener los ácidos grasos esenciales necesarios).
9 g de grasas saturadas (menos de la mitad de lo que podría haber comido según las pautas de salud, lo que representa un 4,1 % de su ingesta total de calorías diarias).
Si la mujer de este ejemplo hubiese querido darse un capricho (chocolate o similar) en lugar del *Citrus Granita*, mucho más sano, podría haberlo hecho y todavía se hubiera encontrado dentro de los márgenes diarios de grasa recomendadas y muy ligeramente por encima del total de calorías.

## COMPARACIONES ENTRE TENTEMPIÉS

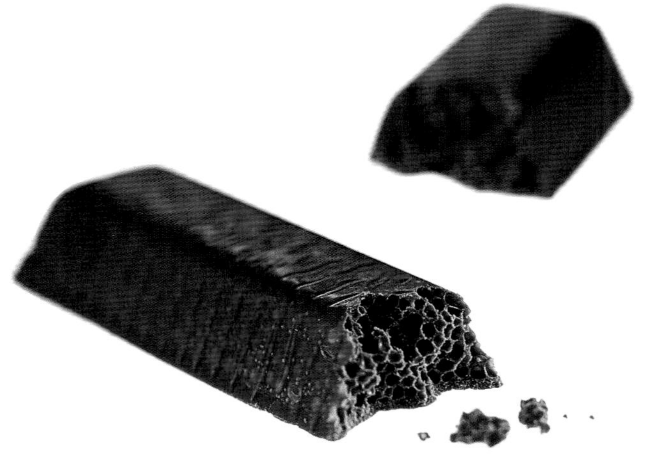

| *caprichos habituales* | Calorías | Grasa (g) |
|---|---|---|
| Barrita de chocolate con leche | 255 | 14,8 |
| Natillas | 175 | 5,9 |
| Pastelillo de frutos secos | 250 | 9 |
| Donut de crema | 180 | 11,5 |
| Tronco de crema | 260 | 18 |
| 100 g de pastel de chocolate | 400 | 20 |
| Cacahuetes salados (50 g) | 295 | 24 |

| *mejor...* | Calorías | Grasa (g) |
|---|---|---|
| 1 panecillo tostado con pasta para untar sin grasa y 1 cucharadita de mermelada baja en azúcar | 110 | 2,5 |
| 1 vaso de chocolate instantáneo bajo en calorías con 1 galleta pequeña de chocolate | 98 | 3,6 |
| 1 mousse de chocolate *light* y 1 plátano pequeño | 60 | 3,5 |

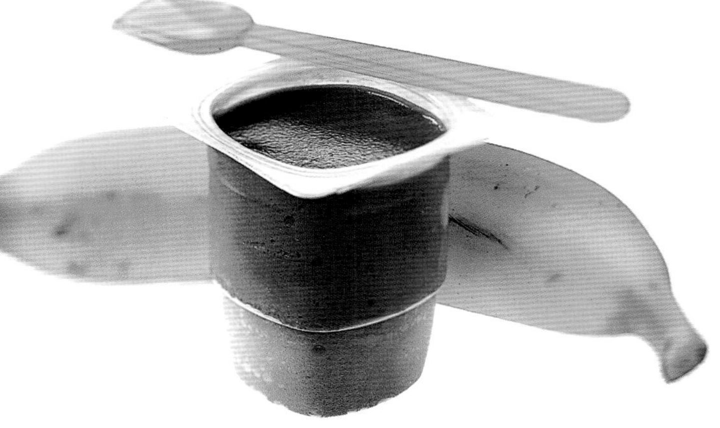

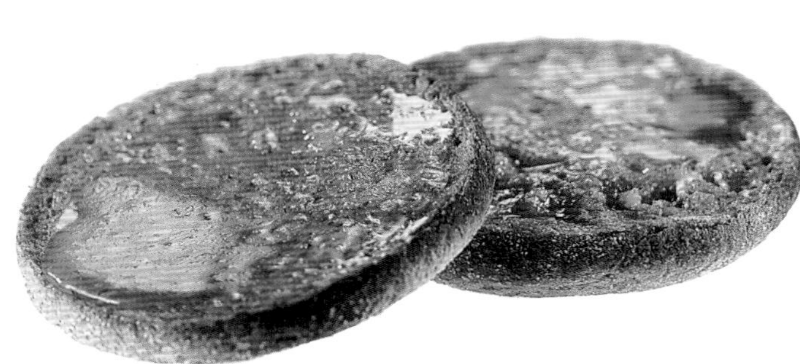

| *la mejor opción...* ★★★★★ | Calorías | Grasa (g) |
|---|---|---|
| 1 yogur bio desnatado y 1 pieza mediana de fruta fresca | 140 | 2 |
| 1 panecillo integral con un poco de pasta para untar y miel | 180 | 4 |
| 50 g de albaricoques secos, 1 plátano | 190 | 0,6 |
| 2 galletas de centeno con 25 g de guacamole casero (aguacate machacado con especias) | 82 | 3,6 |
| 1 rebanada de 30 g de pan de centeno untado con 1 ración de pasta de judías y albahaca | 152 | 3,5 |

## *Cómo conseguir una dieta sana*

La dieta de siete días que a manera de ejemplo se incluye en la página siguiente muestra el modo en que un adulto sano puede poner en práctica toda la información precedente comiendo platos deliciosos y sanos.

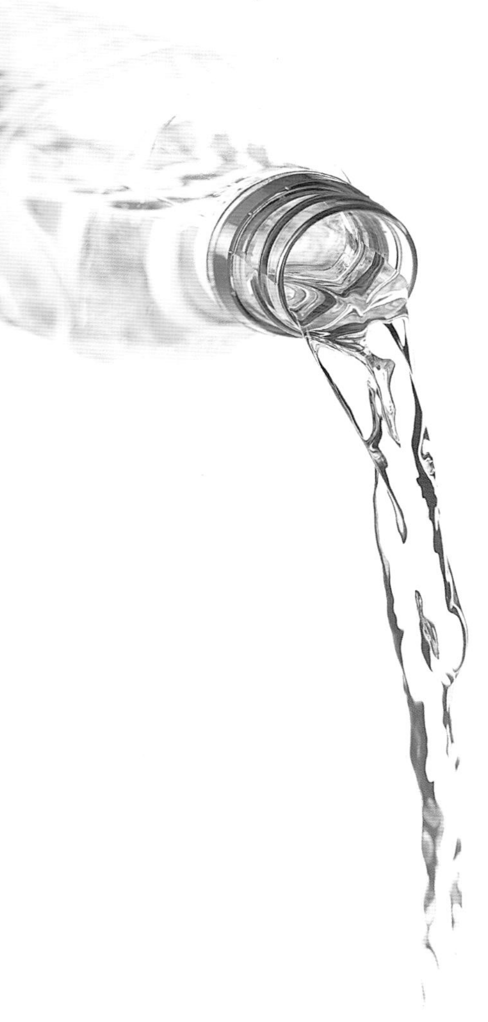

Con la ayuda del capítulo dedicado a las recetas, más los consejos para comer de forma sana que ya ha leído, no le resultará difícil alimentarse bien siempre.

A continuación resumiremos las principales pautas.

**1** Tome más hidratos de carbono complejos (pan, patatas, pasta, cereales y legumbres).
**2** Consuma al menos cinco raciones de frutas y verduras al día. Incluya abundantes verduras de hoja, así como frutas y verduras rojas y de color naranja. Cómalas crudas o ligeramente cocinadas y no las sobrecargue de mantequilla o salsas comerciales.
**3** Ingiera menos grasas, sobre todo saturadas y hidrogenadas. Cocine con menos grasa y no compre demasiados alimentos ricos en grasas (empanadas, pasteles, tartas, nata, queso graso y cortes grasos de carne).
**4** Tome las grasas en forma de aceites naturales (vegetales, de semillas y de cereales), de frutos secos, cereales y semillas. Utilice aceite para las ensaladas y para cocinar.
**5** Consuma menos productos azucarados y salados. Si desea alimentos dulces, tome fruta fresca o seca. Utilice plantas aromáticas, especias y aditivos similares para dar sabor. Emplee menos sal para cocinar y en la mesa.
**6** Tome más comidas a base de vegetales y pescados, y menos carne.
**7** Incluya la máxima variedad posible de alimentos en su dieta.
**8** Compre productos de máxima calidad: frescos, integrales, sin adulterar. Son mejores para el organismo.
**9** Coma con regularidad a lo largo del día: desayuno, comida, cena y tentempiés.
**10** Tome abundantes líquidos, y no olvide que el agua es una de las mejores bebidas que existen.

*Y lo que es más importante: relájese y disfrute de sus comidas. Tómese el tiempo para planificarlas con antelación y goce de los placeres de la cocina.*

El siguiente capítulo contiene pautas especiales para seguir una dieta en consonancia con los diferentes estilos de vida.

### La dieta sana básica

Esta dieta sólo es una guía para ayudarle a planificar sus propias comidas. No se especifica el volumen preciso de las raciones porque no se trata de una dieta de adelgazamiento; es una dieta de comidas sanas. Si se toman raciones medianas, más la leche y los extras detallados a continuación, la cantidad que resulta es la adecuada aproximada para una dieta de mantenimiento.

Coma en función de su sexo, su complexión, su nivel de actividad y su apetito. En términos generales, si es mujer, sedentaria y/o de estatura baja, tendrá que tomar raciones más pequeñas; si es hombre, alto y/o activo, necesitará comer más. Intente ser consciente de su apetito y sea razonable con el tamaño de las raciones. Comer más de lo que se necesita provoca un aumento de peso.

*Sin límite*

No hay límites para el agua, todas las hortalizas de hoja verde y los ingredientes para ensaladas, las plantas aromáticas y las especias, las infusiones de hierbas y los zumos de frutas sin azúcar añadido y el zumo de limón. El té y el café soluble o filtrado pueden tomarse en cantidades razonables (con leche, si lo desea). Las bebidas carbonatadas bajas en calorías y los refrescos a base de extractos deben limitarse a un uso ocasional.

*Leche*

Además de la leche que se menciona en los menús de la página siguiente, debe tomar cada día alrededor de 200 ml de leche desnatada o de leche de soja, enriquecida con calcio. Si prefiere no tomar leche, opte por un yogur natural desnatado.

*Extras*

Permítase 200 calorías extras al día para un pequeño capricho. Pueden ser 1 o 2 unidades de alcohol, algún producto con chocolate, pan, una patata o un vaso de leche antes de acostarse. Usted decide.

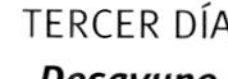

## LA DIETA SANA BÁSICA

PRIMER DÍA
***Desayuno***
2 *Weetabix* con leche desnatada, acompañados de frutos secos picados y semillas de sésamo
1 rebanada de pan integral, con aceite de girasol y miel
1 vaso de zumo de naranja, 1 manzana
***Almuerzo***
Lentejas con especias y ensalada verde mixta
200 g (peso ya cocinado) de cuscús
1 mandarina
***Cena***
Pasta con salsa milanesa
1 ensalada mixta grande, con un chorrito de aceite de oliva y limón
1 ración de yogur griego con miel clara
***Tentempié***
1 galleta de avena

SEGUNDO DÍA
***Desayuno***
Preparado de mango y melocotón
Bollo multicereales, con aceite de girasol y mermelada baja en azúcar 1 puñado de albaricoques secos
***Almuerzo***
*Anchoïade* (para untar)
Pita integral con *crudités*
Salsa de tomate y judías
1 ración de helado de vainilla
***Cena***
Trucha al horno
Judías verdes, pan francés, 1 plátano
***Tentempié***
Un puñado de frutas y frutos secos

TERCER DÍA
***Desayuno***
1 ración de *muesli* sin azúcar
Leche desnatada, 1 naranja
1 rebanada de pan integral, con aceite de girasol y miel
***Almuerzo***
Sopa de calabaza, patata y frijoles blancos
1 bollo grande, 1 plátano
Yogur griego
***Cena***
Pollo con especias y verduras
1 ración de arroz integral
Ensalada de frutas salteadas
***Tentempié***
1 galleta de avena

CUARTO DÍA
***Desayuno***
Yogur bio natural desnatado
1 ración de grosellas negras
1 bollo integral, con aceite de girasol y miel, y zumo de melocotón
***Almuerzo***
1 pedazo grande de pan rústico francés o italiano, con pasta para untar de Feta y pimiento
1 ensalada mixta y uvas negras
***Cena***
Calabaza con lentejas y jengibre
1 ración de puré de patatas con un chorrito de aceite de oliva
1 ración de col y 1 de judías verdes
Higos frescos
***Tentempié***
Queso fresco con miel

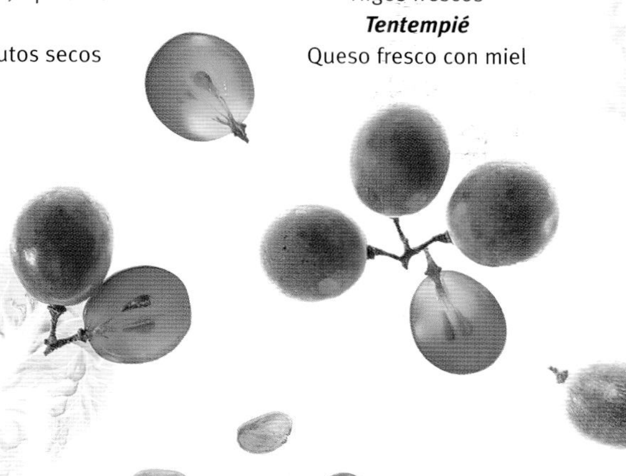

QUINTO DÍA
***Desayuno***
1 huevo duro
1 rebanada grande de pan integral con aceite de girasol, 1 mandarina
Batido de manzana y melocotón
***Almuerzo***
Ensalada *panzanella*, 1 plátano
1 ración de yogur bio desnatado
***Cena***
Guiso turco de cordero
1 ración grande de pan de trigo, brécol (brócoli)
Tarta de mango
***Tentempié***
Frutas secas y frutos secos

SEXTO DÍA
***Desayuno***
1 panecillo inglés integral, con aceite de girasol y mermelada baja en azúcar
Yogur griego, con 1 manzana picada y pistachos
***Almuerzo***
Sopa de zanahoria y naranja
Pasta para untar de judías y albahaca
*Baguette* francesa y 2 tomates
***Cena***
Pasta con olivas y sardinas
Ensalada mixta grande
***Tentempié***
Albaricoques y ciruelas secos

SÉPTIMO DÍA
***Desayuno***
Preparado de plátano y frambuesa
1 rebanada grande de pan integral con aceite de girasol y miel
***Almuerzo***
Ensalada tailandesa de salmón, 1 kiwi
***Cena***
Garbanzos y verduras salteadas
Patata asada, verduras frescas
***Tentempié***
1 galleta de avena

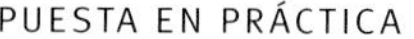

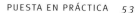

# *ELEGIR UNA DIETA SEGÚN EL ESTILO DE VIDA*

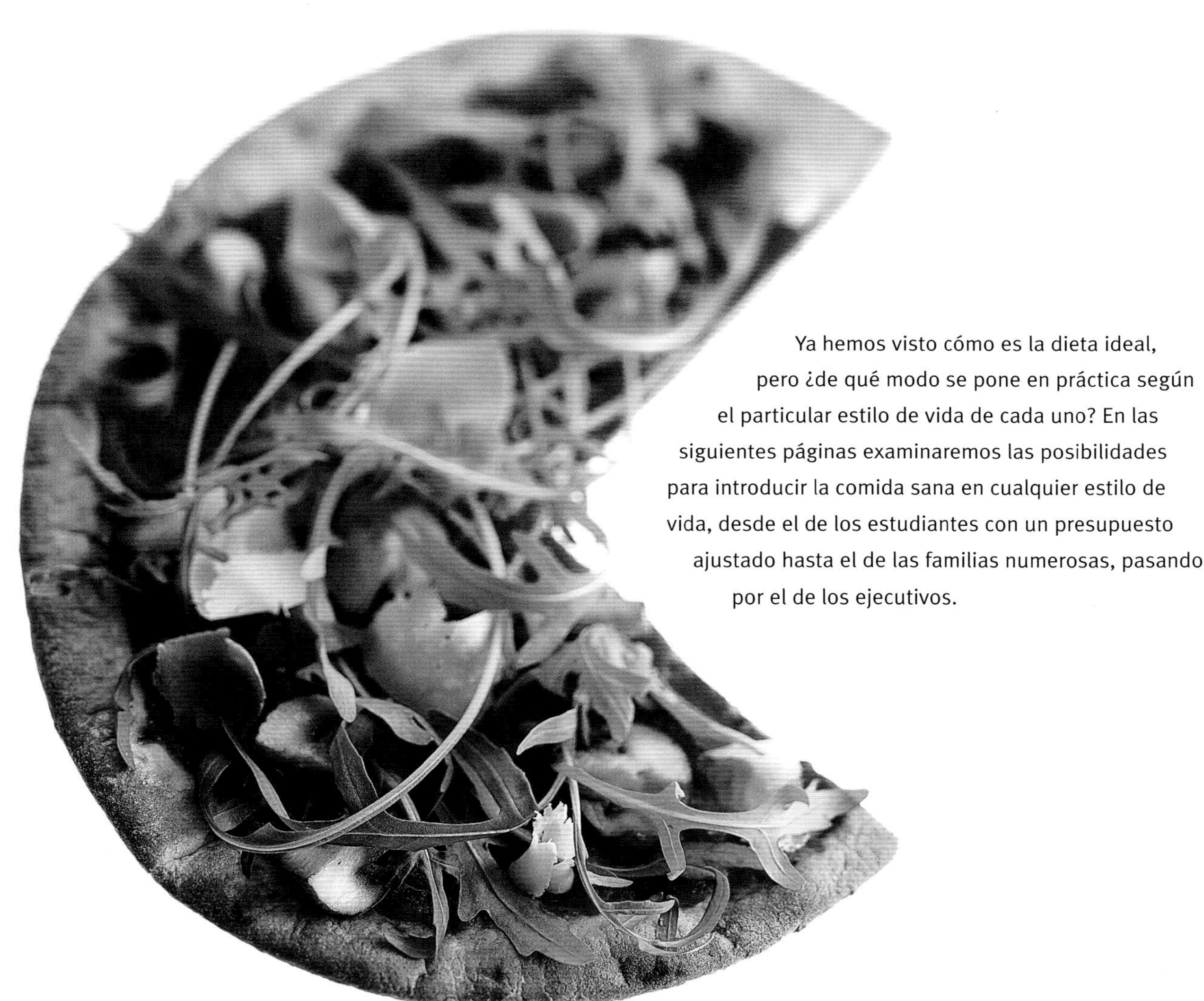

Ya hemos visto cómo es la dieta ideal, pero ¿de qué modo se pone en práctica según el particular estilo de vida de cada uno? En las siguientes páginas examinaremos las posibilidades para introducir la comida sana en cualquier estilo de vida, desde el de los estudiantes con un presupuesto ajustado hasta el de las familias numerosas, pasando por el de los ejecutivos.

## Comida rápida para personas ocupadas

Cuando nuestra vida es tan ajetreada que apenas encontramos tiempo para dormir, es habitual que la alimentación adecuada se resienta. La comida se hace sobre la marcha, las barritas de chocolate son la principal fuente de energía instantánea y las comidas principales siempre van envueltas en cartón. A continuación veremos qué podemos hacer para equilibrar la alimentación si son tales circunstancias.

Si es usted una persona ocupada, probablemente gana bastante dinero. Si es así, merece la pena que dedique un pequeño presupuesto para comprar alimentos en el supermercado que ahorran tiempo; por ejemplo: verduras ya peladas y picadas; frutas preparadas (como piñas y naranjas); caldos, sopas y salsas preparadas, etc. Todos estos productos pueden proporcionarle comida sana aunque supongan un poco más de dinero.

Puede ganar mucho tiempo si congela comidas, salsas, sopas, etc., que usted haya preparado en uno de esos extraordinarios días menos ajetreados (prácticamente, se invierte el mismo tiempo preparando más cantidad).

Si incluso la cocina más rápida y sencilla le resulta imposible, no importa. El truco consiste en cambiar los alimentos grasos o poco nutritivos por otros sanos y ricos en nutrientes. Por suerte, existen muchos productos que puede tomar sin apenas preparación: frutas, ensaladas, yogures, queso fresco, quesos, leche, zumos, pan, cereales... Convierta estos alimentos en parte importante de la dieta. Un plato de pan integral, queso de cabra y tomates es un banquete rápido.

### Por la mañana

El desayuno es la comida que menos atiende la gente ocupada; sin embargo, como ya hemos visto en la página 42, el desayuno es muy importante. Un buen desayuno incrementa la energía, la concentración, la memoria y la capacidad de atención. Por tanto, para todo aquél a quien el tiempo le apremie y cuyo estilo de vida pase por muchas responsabilidades y decisiones que tomar a lo largo del día, el desayuno resulta primordial. Sin embargo, no necesariamente tiene que ser cocinado, o copioso, o costoso de preparar. Sólo necesita una cantidad de hidratos de carbono y proteínas, con un poco de grasa y una buena gama de vitaminas y minerales. Pruebe estas estrategias:

* Adelántese. Organice su desayuno la noche anterior. Coloque los cereales en la taza y tápelos; vierta el zumo en un vaso y guárdelo en el frigorífico. Descongele un bollo de pan. Haga todo lo posible para que la prisa de la mañana no le impida desayunar.
* Llévese el desayuno al trabajo. Elija algo que pueda tomar en el camino o en cuanto llegue. Un desayuno con el pan como base o un yogur bio y un plátano es mejor que no tomar nada. Si se lleva la comida al trabajo, añada algo extra y coma antes.
* Opte por un batido. En el capítulo de recetas se ofrecen varios tipos de batidos basados en leche o yogur. Cualquiera de ellos se convertirá en un desayuno rápido, que puede preparar la noche anterior.

**DESAYUNOS RÁPIDOS Y SANOS**

* *Muesli* con leche y frutas de baya
* Pan con aceite de oliva, leche y 1 nectarina o 1 melocotón
* Yogur bio, frutos secos, zumo de naranja y 1 plátano
* Galletas de avena, zumo de naranja y 1 plátano

### Límite de horario para comer

La opción obvia para las personas ocupadas consiste en convencer a alguien de que le prepare una comida sana para llevar (si esto no le da resultado, prepárela usted mismo). Así ahorrará tiempo porque no tendrá que desplazarse al bar. La ventaja de una comida preparada en casa es que usted sabe de qué se compone y cuándo ha sido preparada, y puede adaptarla a sus propias necesidades. También puede comérsela en su propio escritorio, aunque es mejor no hacerlo mientras trabaja porque este tipo de hábitos son una fuente segura de problemas digestivos. Debe tomarse un breve descanso para relajarse y disfrutar de la comida, incluso si sólo dispone de 15 minutos.

### Pautas sobre el contenido de una comida para llevar sana

* Algo rico en hidratos de carbono complejos. La opción más rápida puede ser el pan de un bocadillo. Otras alternativas son arroz frío, bulgar, cuscús o pasta (más rápidas si se deja una parte de la cena del día anterior, por ejemplo). Las patatas nuevas cocidas constituyen un sabrosa opción.
* Algo con proteínas y poca grasa. Rellene un trozo de pan, una *baguette* o una pita con queso bajo en grasa o jamón, paté vegetal o atún, o añada estos ingredientes al arroz o a otros productos.
* Agregue un aliño si lo desea. Puede llenar un tarro con vinagreta y tenerlo siempre a mano. Un poco de mayonesa casera también sirve para untar en el pan en sustitución de la mantequilla.
* Añada verduras frescas. Si no tiene tiempo para picarlas, consuma productos enteros: tomates, cebolletas, zanahorias peladas. Con tiempo frío, sirve un tarro hermético de sopa vegetal.
* Frutos secos, fruta y frutas secas.
* Yogur o queso fresco.

Esto es suficiente para la mayoría de las personas, pero los hombres y, en general, las personas muy activas también pueden añadir:

* Pan de malta, galletas de avena, bollos u otros productos semidulces de panadería.

### Si le resulta imposible preparar una comida para llevar, aquí tiene algunas ideas para otras opciones:

***Establecimientos de bocadillos:*** haga su pedido siguiendo las pautas anteriores. El inconveniente es que muchos de los rellenos de los bocadillos llevan abundante mayonesa. Opte por aliños a base de aceite de oliva, y algunos días pida bocadillos y ensaladas sin ningún tipo de aliño.

***Establecimientos de comida rápida:*** la mayoría de las hamburgueserías disponen de uno o dos productos bajos en grasa (una hamburguesa de pescado o pollo, con un bollo integral). Muchos establecimientos de comida rápida apenas ofrecen ensaladas, verduras o frutas, de modo que llévese una pieza de fruta en el bolsillo.

### Trabajo en casa

Cada vez son más las personas que trabajan en casa, pero lo cierto es que se enfrentan a las mismas dificultades para encontrar tiempo y preparar una comida sana.

En verano, piense en «todo lo básico»: pan, queso, yogur, fruta, tomates, etc. En invierno, opte por sopas, pan y una pieza de fruta. Por muy ocupado que esté, resulta vital hacer una pausa y comer algo nutritivo. Trabajará mejor.

## SOPA RÁPIDA

Esta sopa casi se prepara sola mientras usted hace otra cosa, y puede variar sus ingredientes según lo que tenga en la despensa.

Para cuatro raciones, prepare 750 ml de caldo vegetal o de pollo. Abra un paquete de unos 450 g de verduras preparadas y picadas (zanahoria, cebolla, nabo); incluso le servirán las sobras que tenga en la nevera. Añada las verduras al caldo en una olla con una lata de 400 g de tomates picados. Deje hervir a fuego lento durante 30 minutos. Escurra una lata de legumbres mixtas y añádalas a la sopa. Si tiene tiempo, pase la mitad de la sopa por la batidora y viértala de nuevo en la olla. Si no, no importa. Añada 1 cucharada de salsa pesto preparada, sal marina y pimienta al gusto antes de servir. Unas patatas también quedan muy bien en esta sopa.

### Ideas prácticas para la cena

No recurra siempre a la comida por encargo o a la pizza para la cena. El principal secreto para preparar una cena deliciosa y sana en media hora (y sin demasiado esfuerzo por su parte) consiste en disponer de una despensa bien provista. Si es usted una persona ocupada, es mejor que planifique la despensa una vez al mes; de este modo, se ahorra mucho tiempo. Los productos de que debe disponer son:

* Pasta de distintas formas, con algunas variedades integrales.
* Fideos integrales de cocción rápida.
* Cuscús y arroz de cocción rápida.
* Lentejas pardas y verdes.
* Frutas secas, frutos secos pelados y semillas.
* Conservas de pescado, como atún, caballa y sardinas.
* Botes de olivas negras, pimientos, corazones de alcachofas. Los productos deben estar conservados al natural, si es posible, o bien han de ser escurridos si se utilizan variedades en aceite.
* Tarros de legumbres: judías de todo tipo y garbanzos, incluso las judías guisadas con tomate son una buena opción.
* Abundantes productos a base de tomate: *passata*, puré de tomate, tomates secos, tomates picados y tomates enteros en lata.
* Paquetes de setas secas.
* Plantas aromáticas y especias, y algunas botellas de aliños y salsas (salsa ligera de soja, salsa inglesa, salsa de chile, salsa de ciruela, salsa de ostras, etc.). Aunque pueden contener mucha sal, se utilizan en pequeñas cantidades.
* Cubitos de caldo vegetal bajo en sodio, útiles como sustitutos cuando no se dispone de caldo fresco.

Si su congelador también contiene una selección de los productos que se mencionan seguidamente, tendrá la base de una cena sana y rápida para casi todas las noches de la semana, en especial si dispone de microondas para descongelar deprisa:

* Verduras congeladas; una buena selección, que incluya guisantes, brécol (brócoli) y maíz dulce.
* Salsa de tomate.
* Pollo, pavo o cordero cortados.
* Bases de pizza.
* Mozzarella rallada semigrasa y parmesano rallado.

Los siguientes productos se mantendrán en la nevera durante semanas y los podrá añadir a su dieta:

* Chiles, jengibre y ajos frescos. Consérvelos en el cajón de las verduras.
* Yogur, queso fresco, huevos, quesos.

Los tomates y los pimientos dulces se mantienen bien en la nevera durante una semana o más, al igual que las zanahorias frescas, los calabacines y la col. Lo mismo puede decirse de las naranjas, las mandarinas, los kiwis y otras frutas; depende de las condiciones en que se encuentren cuando las compre. Si añade estos productos a las comidas que haga con rapidez, obtendrá más vitamina C.

Una bolsa grande de patatas dura mucho tiempo en un lugar oscuro y fresco. Si tiene microondas, puede añadir las patatas asadas a su lista de platos rápidos.

Con estos ingredientes es posible preparar numerosos platos distintos. A continuación encontrará sólo algunas ideas (también se incluyen muchas recetas rápidas en el capítulo correspondiente):

* Pasta con salsa de tomate, olivas negras y parmesano.
* Pasta con una salsa de queso fresco, champiñones secos reconstituidos y un poco de Mozzarella rallada.
* Pasta al pesto (salsa congelada o preparada).
* Fideos con un salteado de dados de pollo, verduras congeladas, jengibre, ajo y salsa de soja.
* Pizza de salsa de tomate, queso rallado, olivas fileteadas y champiñones reconstituidos.
* Arroz o patata asada con chile rápido (salsa de tomate mezclada con judías en lata y chiles frescos picados; puede añadir carne magra picada descongelada si lo desea).
* Cuscús reconstituido y cubierto con pimientos en aceite, garbanzos y una cucharada del aceite de los pimientos.

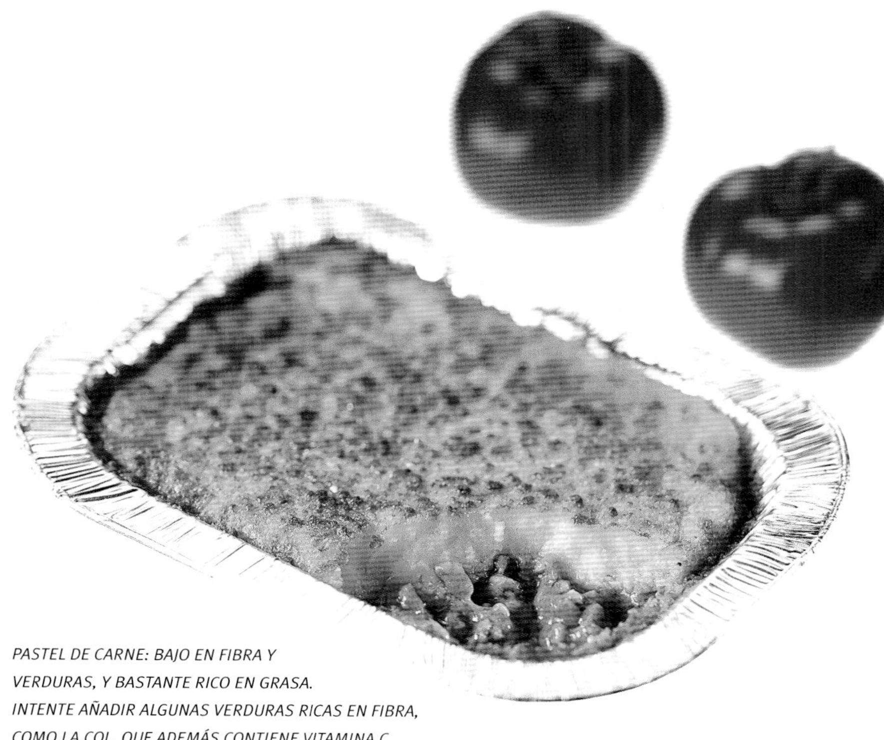

*PASTEL DE CARNE: BAJO EN FIBRA Y VERDURAS, Y BASTANTE RICO EN GRASA. INTENTE AÑADIR ALGUNAS VERDURAS RICAS EN FIBRA, COMO LA COL, QUE ADEMÁS CONTIENE VITAMINA C.*

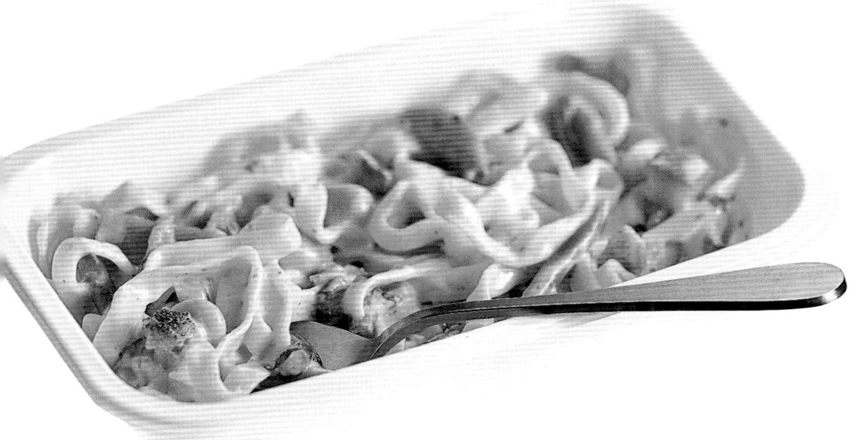

*PASTA PRIMAVERA: MÁS RICA EN FIBRA, HIDRATOS DE CARBONO Y VERDURAS, Y MÁS BAJA EN GRASA. UNA ENSALADA MIXTA COMO ACOMPAÑAMIENTO PROCURARÍA UNA COMIDA AUN MÁS SALUDABLE.*

## COMIDAS RÁPIDAS

Muchas personas recurren a alimentos ya preparados, fríos o congelados para sus cenas. Sin embargo, ¿son buenos para la salud?

Por supuesto, la respuesta es que esos alimentos varían considerablemente en cuanto a su valor nutritivo. Para una persona de complexión media (que no pretenda perder peso), muchos de esos alimentos son demasiado bajos en calorías para que el apetito quede satisfecho. El principal problema, sin embargo, es que muchos de ellos no mantienen un equilibrio razonable entre los hidratos de carbono, con respecto a las proteínas y las grasas, aunque algunos fabricantes hacen esfuerzos en este campo.

Sin necesita recurrir a esta clase de cenas con cierta frecuencia, siga estos consejos:

✱ Lea la etiqueta. Debe informarle del contenido en grasa y de qué proporción de ésta es saturada.

A modo de guía, debe saber que menos de 10 g de grasa en toda la cena es una cantidad baja; entre 10 y 20 g es media, y más de 20 g es bastante alta. Más de 25 g para las mujeres o 30 g para los hombres por ración resulta una cantidad excesiva. No obstante, estas cifras dependen de lo que se haya comido a lo largo del día. Busque en el paquete o el envoltorio expresiones como «comida sana» o «bajo en grasa», aunque estas pistas no son infalibles.

✱ Procure incluir verduras en la cena.

✱ Intente que la cena contenga una buena fuente de hidratos de carbono como arroz, pasta o fideos. (Si compra una comida preparada a base de carne o de pollo en salsa, por ejemplo, tendrá que añadir hidratos de carbono, aunque sólo sea pan, y alguna fruta o verdura fresca; un par de tomates servirán). Si sus elecciones son acertadas, puede incluir comidas preparadas en su dieta, pero intente llenar el congelador de sopa y guisos caseros para no tener que recurrir a aquéllas con frecuencia.

## Comidas para llevar

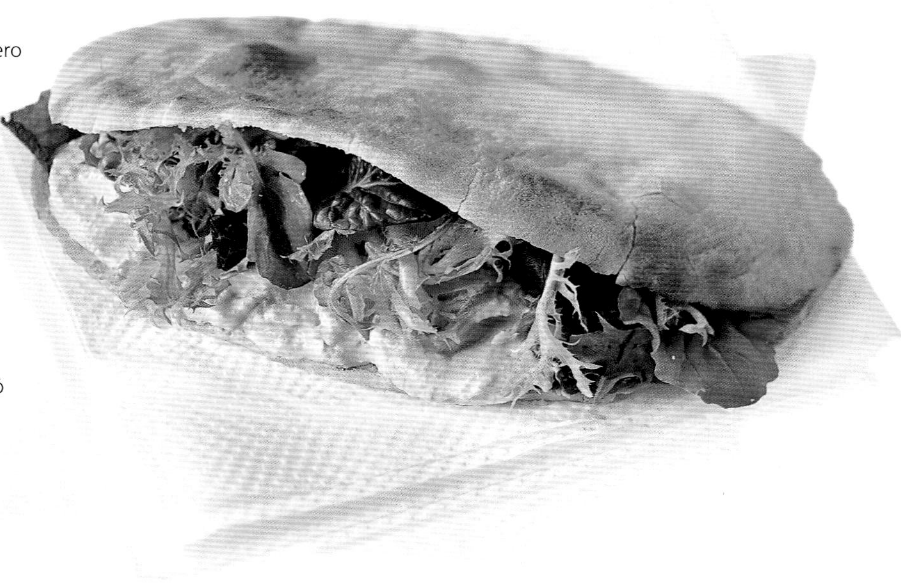

En nuestro país cada vez se gasta más dinero en tres tipos de comidas para llevar: hamburguesas, pizzas y pollo frito. Este hábito importado de los países anglosajones se implanta de forma alarmante en nuestra sociedad, por lo que la calidad en términos de nutrición de estas comidas se ha convertido en una cuestión importante.

No es posible generalizar sobre la comida para llevar, ya que existen numerosas variedades, pero un estudio llevado a cabo en el Reino Unido descubrió que hasta el 60 % de las calorías totales de las comidas para llevar proviene de la grasa (el 75 % de las comidas analizadas sobrepasaban los límites recomendados). Las grasas saturadas también son elevadas en este tipo de comidas, y más de la mitad contienen excesiva sal. En conclusión, gran parte de las comidas para llevar aportan muchas calorías y carecen de una amplia variedad de nutrientes, en especial de fibra, vitamina C y vitaminas de los grupos B y E.

A continuación analizaremos con más detalle algunos de los tipos más populares de comidas para llevar. Examinaremos su contenido nutritivo y apuntaremos algunas sugerencias a fin de que puedan escogerse las opciones más equilibradas dentro de cada tipo.

***Hamburguesa con patatas fritas*** Las hamburguesas dentro de un panecillo tienden a ser ricas en grasas totales, saturadas y calorías, y son bajas en fibra, vitamina C y otras vitaminas. En cambio, constituyen buenas fuentes de proteínas, hierro, calcio y cinc. Una ración mediana de patatas fritas también es rica en grasa, con algo de fibra y vitamina C. La comida completa aporta, como media, casi toda la cantidad de sal recomendada para un día.

Una hamburguesa típica de 250 g dentro de un panecillo y acompañada por patatas fritas supone alrededor de 800 calorías y 50 g de grasa total (unos 25 g corresponden a grasas saturadas; depende de la grasa que se haya utilizado).

Si se añade queso a la hamburguesa, se aumentan las calorías y el contenido de sal y de grasa. Los otros tipos de hamburguesas disponibles (de pollo, de pescado y vegetales) contienen casi tanta grasa como las de carne. Si se añaden un batido y una ración de tarta de manzana, el contenido de grasa podría alcanzar un total de casi 75 g (la ingesta máxima para todo el día).

La mejor opción en una hamburguesería consiste en tomar una hamburguesa normal (aproximadamente 250 calorías, 10 g de grasa), un zumo de naranja y una ensalada aliñada con una vinagreta ligera (aunque muchas hamburgueserías no disponen de ensaladas y de aliños bajos en calorías). Una hamburguesa de soja también representa una buena opción.

**CUIDADO CON LAS COMIDAS PARA LLEVAR SI...**

* Es vegetariano. Muchas comidas para llevar aparentemente vegetarianas contienen grasa de origen animal (por ejemplo, patatas fritas en manteca de cerdo).
* Sufre reacciones alérgicas. Algunas comidas para llevar contienen colorantes, potenciadores del sabor, como glutamato monosódico (las comidas chinas) y productos de soja (rebozados, hamburguesas, masas) así como otros aditivos.
* Sigue una dieta baja en grasas.
* Está adelgazando. Sólo unas pocas comidas para llevar son adecuadas para una dieta de adelgazamiento si se toman con regularidad.
* Recurre a ellas con cierta frecuencia. Una dieta a base de comida para llevar poco seleccionada será rica en calorías y grasa, y pobre en fibra, frutas, verduras frescas y ciertas vitaminas, como C y E. Una fruta fresca o una ensalada como acompañamiento de cualquier comida de este tipo incrementa el perfil nutritivo.

***Pizza*** Las pizzas pueden ser una opción relativamente buena para realizar una comida sana, pero depende de los ingredientes y del tamaño de la ración. Una pizza mediana aporta, en muchos casos, hasta 1.000 calorías, por lo que resulta difícil incluirla en una dieta de adelgazamiento, pero es adecuada para un hombre hambriento. La mayoría de las pizzas son ricas en sal, sobre todo las que llevan bastante queso.

Las pizzas contienen muchos hidratos de carbono en la base; el queso proporciona proteínas, y la base y el queso aportan calcio. La salsa de tomate es una buena fuente de carotenoides, en especial de licopina. Una ración individual mediana de pizza margarita contiene alrededor de 750 calorías y entre 20 y 25 g de grasa. Cualquier pizza con una ración generosa de verduras por encima (pimientos, por ejemplo) representa una opción aceptable, al igual que las pizzas de marisco. Una de estas pizzas, más una ensalada sin grasa añadida, proporciona una comida razonablemente equilibrada.

***Pescado frito con patatas fritas*** Si encuentra un establecimiento que sirva raciones generosas de pescado blanco con un rebozado casero, frito en aceite vegetal fresco y acompañado por patatas fritas de buena calidad, una comida a base de pescado frito y patatas puede resultar bastante nutritiva, aunque alta en calorías y grasas (no saturadas, sin embargo). Esta clase de comida contiene proteínas, hidratos de carbono, fibra y una buena gama de vitaminas y minerales (las patatas aportan vitamina C). Puede mejorar el equilibrio de la comida añadiendo guisantes o judías en salsa de tomate.

Sin embargo, la mayoría de las raciones de pescado frito y patatas para llevar no se preparan con tanto cuidado. Es frecuente freír el pescado y/o las patatas dos veces, incrementando así el contenido en grasa y favoreciendo la desaparición de vitamina C. La proporción de pescado con respecto al rebozado puede ser baja, lo que también incrementa el contenido en grasa. Es posible que la grasa utilizada para freír sea manteca de cerdo, rica en grasas saturadas, o que sea un aceite vegetal que se ha oxidado debido al uso y se ha convertido en grasa hidrogenada.

Una porción media de pescado frito y patatas (450 g) puede contener alrededor de 1.000 calorías y 50 g de grasa.

***Comida china*** Muchos de los platos de comida china para llevar son ricos en grasa, calorías y sal. Entre los preparados con más grasa se incluyen el cerdo agridulce rebozado, el pato y el arroz frito especial. Los platos más bajos en grasa y calorías son los de verduras salteadas, el *chop suey*, ternera o pollo con pimientos rojos, arroz hervido y fideos.

Para tomar una comida equilibrada, opte por arroz o fideos hervidos sin nada más, acompañados por un plato de verdura que contenga una parte de proteínas bajas en grasa, como gambas, pollo o tofú.

■ Algunos valores medios por ración:
Chow mein *de ternera*: 600 calorías, 25 g de grasa.
Chop suey *de pollo:* 500 calorías, 15 g de grasa.
*Costillas en salsa:* 800 calorías, 50 g de grasa.
*Gambas en salsa de jengibre y chile:* 250 calorías, 10 g de grasa.
*Rollito de primavera grande*: 450 calorías, 25 g de grasa.

***Comida india/tailandesa*** Todavía hay muchos establecimientos especializados en recetas al curry que envían los platos literalmente cubiertos de aceite. La carne, las cebollas, las otras verduras y las especias se fríen en aceite que más tarde asoma a la superficie. Algunos intentan utilizar menos aceite en sus platos; si encuentra uno que lo haga y que desgrase los platos, algunas comidas tendrán un valor nutritivo bastante aceptable.

Los platos basados en verduras y legumbres resultan una buena elección, ya que son ricos en fibra (para el cliente habitual de los establecimientos de comida para llevar, éste es un dato importante, ya que la mayoría de los platos carecen de fibra). Los platos de gambas o pollo (sin hueso y sin piel) también pueden ser una buena opción (pero en el caso del pollo, elija un *tandoori* o uno con una salsa de caldo y tomate en lugar del graso *tikka masala* o de cualquier plato con crema de coco). Los platos de carne tienden a ser ricos en grasa, al igual que la mayoría de las comidas indias para llevar de tipo tentempié (como *bhajis* y *samosas*). El pan *naan* es rico en grasa y calorías; resulta más recomendable el *chapati*, que se prepara sin grasa.

El arroz *pilau* se fríe, por lo que contiene aproximadamente un tercio más de calorías que el arroz hervido. Un buen plato para acompañar es un *dhal* de lentejas, que aporta fibra, proteínas y hierro (de hecho, una comida india ideal para llevar sería un *dhal* con arroz blanco o *chapati* y un plato pequeño de verduras al curry).

■ Algunos valores medios por ración:
*Pollo* tandoori: 350 calorías, 15 g de grasa.
*Pollo* tikka masala: 700 calorías, 30 g de grasa.
*Curry de verduras*: 400 calorías, 20 g de grasa.
Chapati: 150 calorías, 1 g de grasa.
Naan: 300 calorías, 16 g de grasa.
Dhal *de lentejas:* 200 calorías, 8 g de grasa.

***Patatas asadas*** Las patatas asadas son ricas en fibra e hidratos de carbono, y bajas en grasa; presentan una cantidad moderada de calorías. Los acompañamientos más bajos en calorías son el atún, el requesón, las judías con tomate o el queso fresco con cebollino. Todos estos productos contienen proteínas, lo que contribuye a un mayor equilibrio. Una patata de 250 g con una salsa rica en grasa alcanza las 350 calorías; con una salsa baja en grasa, se queda en unas 250 calorías.

***Doner kebab*** Unos tacos de cordero magro en un pan de pita con una ración generosa de ensalada puede constituir una comida bastante equilibrada: contiene hidratos de carbono, proteínas y grasas en proporciones razonables, además de hierro, fibra, calcio y otras vitaminas y minerales. Sin embargo, este plato puede ser rico en sal, y si el cordero es graso y se le añade una salsa igualmente grasa, el contenido en grasas puede llegar a sobrepasar los 40 g.

Para aquellos que deseen evitar el consumo de carne, una pita llena de ensalada y *hummus* puede resultar apetecible (el *hummus* contiene mucha grasa, pero en su mayoría es insaturada).

***Pollo frito*** Primero se empana y después se fríe, lo que convierte una fuente de proteínas baja en grasa en otra rica en grasa. Una pieza pequeña (90 g con hueso) contiene entre 200 y 250 calorías, y aproximadamente entre 10 y 15 g de grasa.

Entre los alimentos para acompañar se incluyen la ensalada de repollo, zanahoria y cebolla con mayonesa, rica en grasa (11 g) y en calorías (120 por una ración pequeña), o las judías con tomate o con salsa barbacoa, estas últimas más recomendables (100 calorías y 1 o 2 g de grasa por ración; contienen fibra y hierro).

## *Alimentación vegetariana*

Generalmente se cree que una dieta vegetariana es muy sana, y puede ser cierto. Sin embargo, si usted (o algún miembro de su familia) piensa convertirse en un vegetariano debe conocer los posibles inconvenientes además de disfrutar de los beneficios que aporta el hecho de prescindir de la carne.

En la actualidad, el 25 % de los hogares cuentan con un miembro vegetariano. El mercado de alimentos «sin carne» crece con una velocidad del 90 % al año, y al menos el 25 % de las mujeres de entre 16 y 24 años son vegetarianas. Desde el punto de vista estadístico, si decide convertirse en vegetariano (sin comer carne ni pescado de ningún tipo), elegirá una opción que debería aumentar su perspectiva de una vida larga y sana. Varios estudios llevados a cabo durante la última década coinciden en que, comparados con los no vegetarianos, los vegetarianos padecen un 30 % menos de enfermedades cardíacas, hasta un 40 % menos de cáncer, el 20 % menos de muerte prematura, menos obesidad, menos hipertensión y menos enfermedades en general.

Sin embargo, las estadísticas no siempre son tan transparentes como puede parecer. Estos resultados también esconden el hecho de que la mayoría de vegetarianos practican un estilo de vida cuyos factores inciden directamente en su salud. Por ejemplo, muchos no fuman, y el nivel de alcoholismo entre los vegetarianos es bajo. Además, como están más preocupados por llevar una vida saludable, realizan más ejercicio.

Las beneficios de una dieta vegetariana quizá no se deban exclusivamente a que no contiene carne. Pueden derivar, por ejemplo, del consumo más elevado de alimentos de origen vegetal (frutas y verduras frescas, cereales y legumbres), con lo que la dieta se acerca más al modelo mencionado en las páginas anteriores de este capítulo: más hidratos de carbono, más fibra, más vitamina C, más fitoquímicos. En general, los vegetarianos pesan menos que los no vegetarianos, y la ingesta más reducida de calorías también se ha relacionado con una esperanza de vida mayor. La dieta vegetariana es, asimismo, más rica en grasas insaturadas (aunque no siempre) y en ácidos grasos esenciales que la dieta de una persona que consume carne.

En realidad, otras estadísticas apoyan la teoría de que no sólo es el hecho de prescindir de la carne el que procura los beneficios para la salud que obtienen los vegetarianos. Por ejemplo, se han encontrado beneficios similares a los de la dieta vegetariana en personas no vegetarianas que consumen grandes cantidades de frutas y verduras, y pocos productos lácteos. La población de la isla griega de Creta cuenta con una tasa de enfermedades cardíacas, cáncer, obesidad y muerte prematura extremadamente baja: allí consumen carne con moderación y una cantidad de pescado superior a la media.

Este dato resulta significativo, ya que muchos vegetarianos, a pesar de no tomar grasa saturada procedente de la carne, consumen tanta grasa de este tipo como los consumidores de carne puesto que sustituyen la proteína de ésta con un aumento en la ingesta de productos lácteos (queso, leche) y de huevos. Todavía hay numerosos vegetarianos que toman muy pocas frutas y verduras frescas, y que subsisten a base de una versión vegetariana de la «comida basura». Los adolescentes vegetarianos parecen especialmente dados a seguir una dieta desequilibrada y/o con poca variedad (*véase* pág. 166).

La conclusión que parece desprenderse es que una dieta sana (ya sea vegetariana o no) es aquella rica en alimentos vegetales naturales (frutas y verduras frescas, cereales, frutos secos, semillas, legumbres), fuentes de proteínas bajas en grasa y de grasa no animal, y aceites naturales. Toda dieta vegetariana que encaje en este perfil será una dieta sana. Si va a empezar una dieta vegetariana, debe tener en cuenta los siguientes puntos:

* No deje de comer carne sin sustituirla por otras fuentes de nutrientes importantes que la carne contiene, en especial proteínas, selenio, hierro y vitaminas del grupo B.
* No utilice los productos lácteos como sustitutos de la carne. Si lo hace, es probable que consuma demasiadas grasas saturadas. No obstante, los productos lácteos desnatados son aconsejables: proporcionan calcio y proteínas.

**FUENTES VEGETARIANAS DE:**

*Hierro*: curry, utensilios de cocina de hierro colado, jengibre rallado, cereales para el desayuno enriquecidos, lentejas, cacao en polvo, semillas de sésamo, semillas de calabaza, soja, sémola de soja, melocotones secos, alubias, judías pintas, anacardos, cebada, cuscús, trigo, albaricoques secos, vegetales de hoja verde, huevos, arroz integral, judías cocidas en salsa de tomate, brécol (brócoli).

*Selenio*: nueces del Brasil, lentejas, semillas de girasol, pan integral, anacardos, nueces.

*Calcio*: semillas de amapola, queso parmesano, queso Gruyére, queso Cheddar, queso Edam, semillas de sésamo, queso Mozzarella, Brie, tofú, queso azul danés, queso Feta, chocolate blanco, almendras, soja, higos, chocolate con leche, yogur, alubias, espinacas, nueces del Brasil, garbanzos, pan blanco, leche, gambas, brécol (brócoli) , verduras frescas, col blanca, col rizada.

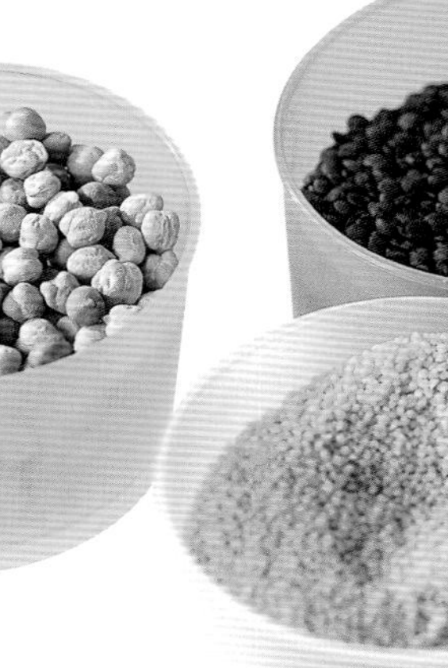

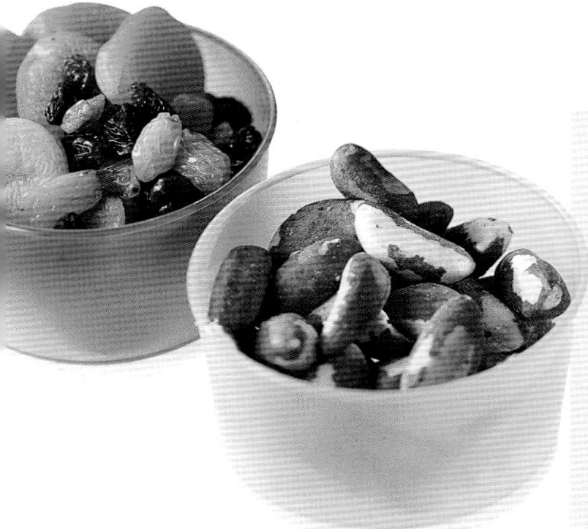

## LA DESPENSA VEGETARIANA

Aquí tiene una lista de los productos indispensables para la despensa si es usted vegetariano o desea comenzar a serlo. Recuerde que los productos de despensa también se estropean con el paso del tiempo; por tanto, no compre grandes cantidades para una sola persona, ya que es posible que esos productos no se consuman dentro de la fecha de caducidad. Cuando haga la compra para la despensa, al igual que ocurre con los productos frescos, intente adquirir alimentos de calidad.

* Legumbres secas, incluidos varios tipos de lentejas y un surtido de judías de diferentes texturas y colores, además de garbanzos.
* Judías, lentejas y garbanzos en tarros (especialmente adecuados si es usted una persona ocupada). Los garbanzos constituyen un recurso ideal para un tentempié rápido; en un puré con aceite de oliva y ajo, dan como resultado un rápido y sabroso *hummus*.
* Cereales que no requieran mucho tiempo de preparación, como arroz de cocción rápida, cuscús, *bulgar*.
* Otros cereales, como cebada y mijo, que resultan útiles para los guisos (también puede comprar paquetes de cereales mixtos).
* Una selección de pastas, algunas integrales, y polenta de cocción rápida.
* Harinas de varios tipos (por ejemplo, de trigo sarraceno y de trigo integral), útiles para preparar *crêpes* que se pueden congelar.
* Frutas secas: melocotones, albaricoques, ciruelas, higos, dátiles, pasas sultanas.
* Latas o tarros de tomate y otras verduras, como pimientos y corazones de alcachofa.
* Puré de garbanzos (*hummus)* ya preparado, salsas para pasta y pizza.
* Especias y hierbas aromáticas secas, salsa de chile, salsa de soja.
* Tarros o tubos de concentrado de tomate, *passata*, de olivas negras y verdes, de pesto.
* Cubitos de caldo vegetal y salsa inglesa.
* Una buena selección de aceites y vinagres.
* Miel y azúcar integral de buena calidad.

Los huevos constituyen una buena fuente de hierro y vitaminas, y también aportan proteínas. No obstante, como contienen grasas saturadas y colesterol, no conviene abusar de ellos, sobre todo en el caso de las personas a quienes el médico les haya aconsejado una dieta baja en colesterol y en grasa.

* Tome abundantes fuentes vegetales de proteínas, como legumbres variadas y productos a base de soja (por ejemplo, el tofú). Si le gustan, también puede consumir proteínas vegetales texturadas (PVT). El *quorn* es un alimento proteínico elaborado con una microproteína sintética, similar a la proteína de los champiñones.
* Asegúrese de que su dieta incluya muchas fuentes vegetarianas de hierro, selenio y calcio (*véase* recuadro, página anterior). La carne roja es rica en hierro de fácil absorción (hierro *haem*); el hierro de origen vegetal (no *haem*) no se absorbe tan bien, pero una dieta vegetariana cuidada puede proporcionar una cantidad suficiente. En un estudio reciente, se ha descubierto que los niveles de selenio son bajos en los ovolactovegetarianos y los vegetarianos estrictos, aunque este dato varía según la zona. Los vegetarianos que reducen el consumo de productos lácteos pueden tener problemas para mantener la ingesta de calcio necesaria, por lo que deben tomar abundantes semillas, tofú, legumbres, frutos secos y hortalizas de hoja.
* No coma muchos alimentos dulces, como tartas, galletas, pasteles y chocolate. Por lo general, suelen ser ricos en grasa, grasas hidrogenadas y calorías, y es casi seguro que si los toma en exceso le quitarán el hambre y le privarán de comer otros alimentos más nutritivos.
* Consuma abundantes productos ricos en ácidos grasos esenciales, como frutos secos, semillas y aceites vegetales. Si no toma pescado, carecerá de los ácidos grasos omega-3 EPA y DHA, aunque el organismo puede fabricarlos a partir del ácido alfalinoleico (dos fuentes especialmente buenas de este ácido son las semillas y el aceite de linaza).

Las dietas vegetarianas más sanas son las que:

* Siguen los principios generales de la alimentación sana que se han mencionado en este capítulo.
* Contienen una amplia variedad de alimentos frescos, naturales e integrales.
* No contienen demasiados productos lácteos grasos a modo de sustitutos de la carne y el pescado.
* No incluyen un exceso de alimentos dulces y bajos en nutrientes.

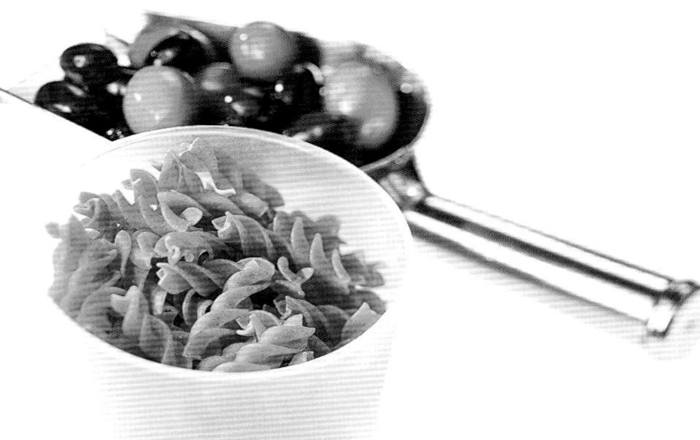

***Proteína vegetal*** **versus** ***proteína animal***
Hasta hace poco se creía que los vegetarianos debían combinar diferentes fuentes de proteínas en cada comida para obtener los ocho aminoácidos que proporcionan proteínas completas. La razón es que la mayoría de las proteínas de origen vegetal (que no contienen los ocho aminoácidos esenciales) son incompletas. Los consejos más recientes, sin embargo, afirman que una dieta variada, que contenga una amplia gama de alimentos proteínicos vegetarianos, es suficiente, y es innecesario tener que preocuparse demasiado por consumir proteínas completas en cada comida.

No obstante, la Sociedad Vegetariana hace una excepción con los niños pequeños, a cuyos padres se les aconseja que utilicen el método de la combinación en cada comida para garantizar la ingesta adecuada de proteínas. Este método consiste en mezclar legumbres con cereales (por ejemplo, judías sobre una tostada, pita y puré de garbanzos, arroz y ensalada de judías), cereales con un producto lácteo (queso sobre una tostada, cereales y leche) o legumbres con féculas (patatas y lentejas guisadas).

Los estudios con vegetarianos adultos demuestran que éstos tienden a consumir menos proteínas que los no vegetarianos. Sin embargo, como ya hemos visto en el primer capítulo, muchos de nosotros comemos más proteínas (en ocasiones, muchas más) de las que necesitamos.

Para más información sobre las proteínas, consulte la página 20. Hallará más datos sobre los niños y adolescentes y la dieta vegetariana en la página 168.

**DIFERENTES TIPOS DE VEGETARIANOS**

*Semivegetariano*: por lo general, come de todo, excepto carne roja.
En ocasiones también se excluye la carne de ave, aunque se acepta el pescado, que se consume en contadas ocasiones.
*Ovolactovegetariano*: toma todo tipo de productos lácteos y huevo, pero nada de carne ni pescado.
*Lactovegetariano*: toma todo tipo de productos lácteos, pero rechaza los huevos, la carne y el pescado.
*Vegetariano estricto*: sólo consume alimentos de origen vegetal; rechaza los productos lácteos, los huevos, la carne y el pescado. (*Véase* «La dieta vegetariana estricta», pág. 63).
*Sólo fruta*: sólo come fruta (al menos el 75 % de la dieta), verduras crudas (en su mayoría de hoja), frutos secos crudos, semillas y brotes.
*Sólo brotes*: toma, sobre todo, brotes de semillas, cereales, legumbres y arroz.
*Macrobiótico*: excluye todo tipo de carne, aves, productos lácteos y huevos, pero en las etapas iniciales puede consumir pescado. La dieta se restringe progresivamente y, al final, sólo se consume arroz integral.

NOTA: especialistas en nutrición cualificados recomiendan no practicar las últimas tres opciones, ya que carecen de numerosos nutrientes. Cuanto más restringida sea una dieta, más posibilidades hay de no obtener todos los nutrientes necesarios.

***El único vegetariano de la familia***
Cocinar para un único vegetariano en la familia puede parecer desalentador y acarrear más trabajo. A continuación encontrará algunas ideas para facilitar esa tarea:

* Introduzca gradualmente mayor cantidad de comidas sin carne en los menús de toda la familia (muchas de las recetas del libro pueden servirle de inspiración). Los amantes de la carne apreciarán los intensos sabores y las texturas de las lentejas y otras legumbres (en especial, de los distintos tipos de judías).
* Utilice pasta en abundancia: puede prepararla con una salsa vegetariana a base de tomates o pesto, por ejemplo, y después congelar lo que le sobre, al tiempo que sirve una salsa con carne para el resto de la familia. Los platos vegetarianos de pasta constituyen una excelente opción para los incondicionales de la carne.
* Algunos platos vegetarianos son fáciles de preparar con antelación y pueden ser congelados. Los guisos con judías, las patatas al curry, las berenjenas, la calabaza (debe congelarse poco cocida), las hamburguesas de frutos secos y judías, y las barras de pan se congelan bien.
* Prepare ensaladas como primer plato para toda la familia y sustituya los productos no vegetarianos; por ejemplo, si prepara una ensalada de atún, cambie éste por tofú para el vegetariano.
* Para las comidas o las cenas, prepare sopas sustanciosas, que sean básicamente vegetarianas y a las que los incondicionales de la carne puedan añadir tropezones de pollo, jamón, gambas, etc.
* Las pizzas gustan a todo el mundo, y también puede añadir marisco o carne.
* Las legumbres constituyen una importante fuente de nutrición para los vegetarianos. Las judías en tarro son una buena elección, pero si compra las legumbres secas y las prepara usted mismo podrá congelar las sobras en recipientes individuales.
* La comida vegetariana preparada resulta aceptable, sobre todo cuando se sirve con verduras frescas. No obstante, procure no recurrir a ella con mucha frecuencia.

Es importante saber lo que un vegetariano va a comer o no antes de prepararle la comida.

Consulte el recuadro de la izquierda, con información sobre los diferentes tipos de vegetarianismo. En el recuadro de la derecha hallará una lista de los productos que probablemente no comerá un vegetariano estricto.

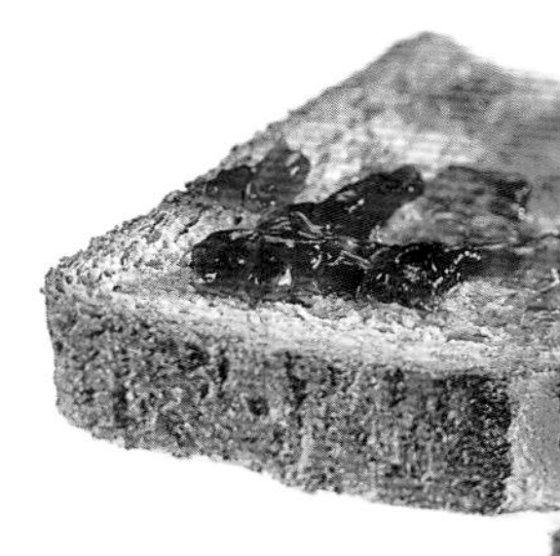

## EJEMPLO DE DIETA

PRIMER DÍA

***Desayuno***

*Muesli* con leche desnatada
Pan integral con aceite de oliva y mermelada
1 naranja

***Almuerzo***

Sopa de verduras y lentejas
Pan pita
Una rebanada de pastel vegetariano
Plátano y yogur

***Cena***

Pasta con albahaca y Ricotta
Ensalada mixta grande
Gratinado de frambuesas

SEGUNDO DÍA

***Desayuno***

Gachas con leche desnatada
Pan integral, con margarina de aceite de oliva y Marmite
Zumo de fruta

***Almuerzo***

Ensalada de garbanzos, con pimientos y tomates
Pan pita

***Cena***

Calabaza con lentejas y jengibre
Col rizada
1 naranja

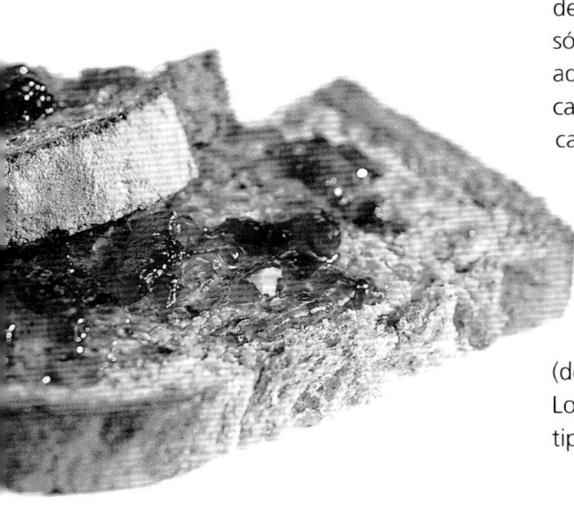

## TENGA EN CUENTA, ADEMÁS...

*Cuajo*: esta enzima, procedente del estómago de los animales, se utiliza en la producción de muchos quesos duros y, por tanto, esos quesos no son adecuados para la mayoría de vegetarianos. Si un queso duro no está etiquetado como «vegetariano», es muy probable que contenga cuajo. Actualmente se producen muchos quesos sin cuajo y con agentes vegetales.
*Gelatina*: deriva de los huesos de animales (por lo general, vacas) y, por tanto, resulta inaceptable para la mayoría de vegetarianos. Puede estar presente en postres comerciales o en productos que requieran un agente estabilizador (*mousses*, moldes, gelatinas, incluso yogur de frutas). La alternativa vegetariana es el agar-agar, que deriva de algas y resulta bastante fácil de obtener.
*Salsa inglesa*: suele contener anchoas, aunque esto no ocurre en todas las marcas. Lea la etiqueta.
*Cubitos de caldo*: los cubitos de caldo vegetal no contienen, por lo general, ingredientes de origen animal, pero resulta recomendable leer la etiqueta.
*Margarina*: puede contener aceites de pescado. Lea la etiqueta.
*Miel*: algunos vegetarianos y la mayoría de los vegetarianos estrictos no comen miel.
Cuando cocine para un vegetariano, sea del tipo que sea, es mejor que antes averigüe exactamente lo que puede comer y lo que no. Algunos vegetarianos se decantan por el uso de productos orgánicos y/o alimentos integrales.

***La dieta vegetariana estricta***

Los vegetarianos estrictos no comen productos lácteos de ningún tipo, huevos o cualquier producto de origen animal, incluida la miel. Cada vez son más los que siguen una dieta vegetariana estricta, y una elevada proporción de personas que han sido ovolactovegetarianas durante un tiempo acaban convirtiéndose en vegetarianas estrictas. Con frecuencia, los seguidores de esta práctica no utilizan prendas de piel o de lana, y muchos también prefieren productos orgánicos y alimentos integrales.

Desde el punto de vista de la nutrición, una dieta vegetariana estricta es bastante restringida, aunque las investigaciones demuestran que ese tipo de dieta carece sólo de unos pocos nutrientes (para adultos; en el caso de los niños, consulte el capítulo tres). No obstante, el consumo de calorías es significativamente más bajo en los vegetarianos estrictos que en los no vegetarianos y los ovolactovegetarianos, ya que la dieta contiene más alimentos ricos en fibra y bajos en calorías (frutas y verduras) y la ingesta de proteínas es de aproximadamente el 75 % de media (dentro de unos límites aceptables). Los nutrientes que pueden faltar en este tipo de dietas son el calcio, el selenio, el yodo, la vitaminas B12 y la vitamina D (y, posiblemente, riboflavina). Sorprende que la ingesta de calcio no sea más baja que la de la media.

En cambio, la dieta vegetariana estricta proporciona más vitamina C, magnesio, cobre, folato, betacaroteno y ácidos grasos esenciales que la media. La ingesta total de grasa es un 25 % más baja, y la de grasa saturada, un 50 %, mientras que la media de hidratos de carbono es de casi el 55 % (un nivel óptimo). El consumo de fibra es más alto que en las dietas omnívoras.

✱ Fuentes vegetarianas estrictas de:
*Calcio*: leche de soja enriquecida, pan blanco, judías con tomate, higos secos, verduras de hoja, tofú, frutos secos, *muesli*, legumbres.
*Selenio*: nueces del Brasil, lentejas, pipas de girasol, pan integral, anacardos.
*Yodo*: algas, suplementos de kelp.
*Vitamina B12*: cereales enriquecidos, leche de soja enriquecida, pan enriquecido.
*Vitamina D*: margarinas vegetarianas enriquecidas, cereales enriquecidos para el desayuno, leche de soja enriquecida, sol.
*Riboflavina*: cereales enriquecidos, leche de soja, leche de soja enriquecida, Marmite.

## *Comer fuera y con amigos en casa*

Dado que comer fuera o invitar a los amigos a cenar en casa resultan dos actividades agradables, es una lástima que las comidas celebradas en ocasiones especiales creen sentimientos de culpabilidad y provoquen aumento de peso. A continuación descubrirá cómo optar por las mejores opciones del menú o del libro de recetas y seguir disfrutando de su comida.

El grado en que comer fuera o con amigos afecta a su estado nutricional (y a su peso) depende de dos factores. El primero es la frecuencia. Si sólo come fuera algunas veces al año, no importa demasiado lo que elija o la cantidad que coma (aunque debe saber que si toma una comida copiosa después de un largo período de comida sana, es muy probable que su sistema digestivo se queje).

Por el contrario, muchas personas descubren que si suman las comidas y cenas de trabajo, las invitaciones privadas y las comidas en restaurantes, comen fuera casi con tanta frecuencia como en casa. En este caso, resulta muy importante elegir platos que convengan a la salud y que agraden al paladar. Éste es el segundo factor: realizar elecciones acertadas.

Se aconseja a todos los que asistan a comidas especiales con asiduidad que lean las siguientes páginas.

### Almuerzos

Actualmente, los almuerzos que se realizan fuera de casa son más una cuestión de «deber» que una comida placentera y relajada. En este último caso, lea las notas sobre las comidas en restaurantes.

El almuerzo de negocios típico, por suerte para nuestras siluetas, ya no tiene por qué ser algo excesivo y muy prolongado. En la mayoría de las ocasiones, resulta perfectamente aceptable restringir la comida a un plato ligero (o dos), y es habitual eliminar el postre. El alcohol cada vez está menos presente; si celebra una comida en casa con amigos, ofrezca alcohol, pero no se sienta obligado a excederse (el agua muy fría es mejor).

Si debe elegir un local para ir a comer y tiene la suerte de contar con una amplia oferta cerca de donde se encuentra, encontrará menús ligeros en los restaurantes de pescado, los japoneses y los franceses modernos. La mayoría de los cocineros más importantes, cuyas ideas suelen ser internacionales, son muy conscientes de la demanda de comidas ligeras y sanas.

Cuando llegue el momento de elegir el menú, intente recordar las pautas para comer de manera sana (*véase* pág. 46), y que una comida feculenta, rica en hidratos de carbono, como un gran plato de pasta, provoca una disminución de la atención para el resto de la tarde. Una ensalada o un plato ligero de pescado son ideales, con un entrante a base de fruta y un poco de pan.

Asimismo, tenga en cuenta lo que va a comer el resto del día, si lo sabe, y elija una comida con objeto de equilibrar el conjunto.

Encontrará más consejos sobre elecciones sanas y menos sanas en la siguiente columna.

### Cena

Se calcula que una persona de complexión media que sale a cenar a un restaurante o a casa de algún amigo consume en esa comida, al menos, todas las calorías de un día. Asimismo, las estadísticas demuestran que la comida que se toma fuera de casa contiene más grasa y grasas saturadas que la que se come dentro (una media del 50 % de calorías consumidas fuera de casa proviene de las materias grasas). Por tanto, todo el que coma fuera con frecuencia ganará peso y seguirá una dieta poco sana, rica en grasa y grasas saturadas.

El factor principal que debe tenerse en cuenta, por tanto, es la reducción de las calorías y las grasas en las comidas que se toman en un restaurante. Por lo general las necesidades de proteínas se satisfacen de manera adecuada cuando se come en un establecimiento, pero como ocurre con las comidas para llevar, es preciso detenerse a pensar un poco para elegir productos que contengan la cantidad adecuada de fibra y frutas y/o verduras frescas.

Aquí tiene algunos consejos generales que le ayudarán a conseguirlo:

* Puede tomar pan, pero evite la mantequilla.
* Prométase a sí mismo que sólo elegirá un plato fuerte por comida; los otros deben ser ligeros.
* A menos que sea inevitable, tome sólo dos platos.
* Intente elegir, por lo menos, un plato a base de fruta y/o ensalada (por ejemplo, ensalada como entrante, un postre de fruta).
* Elija abundantes verduras que acompañen el plato principal. Evite los restaurantes en los que las porciones de verduras sean reducidas.
* Sea precavido con la mantequilla, las grasas, la nata y el queso. Los fritos, los sofritos y los platos con salsa pueden ser muy ricos en grasas.
* Si acude a una comida privada informal, puede ahorrarse muchas calorías y grasas sin dejar de disfrutar compartiendo un plato. Por ejemplo: acuden seis personas a un restaurante. Ninguna tiene hambre después del primer plato, pero usted desea probar el postre. Entre todos eligen dos o tres postres diferentes y se los pasan. La mayoría de restaurantes aceptan esta solución sin problemas.
* Si la comida consiste en un bufete libre, sírvase porciones pequeñas de los platos más grasos.

A continuación examinaremos algunos de los tipos de restaurantes más populares y mencionaremos las mejores y las peores opciones para la salud.

***Cocina francesa*** La cocina tradicional francesa siempre ha sido muy rica en calorías y grasa; todo se cocina con mantequilla, nata y salsas con mantequilla. Los cocineros franceses más modernos cambian esta tendencia y producen versiones más sanas y ligeras de platos tradicionales. En general, sin embargo, muchos restaurantes franceses todavía parecen reacios a servir raciones generosas

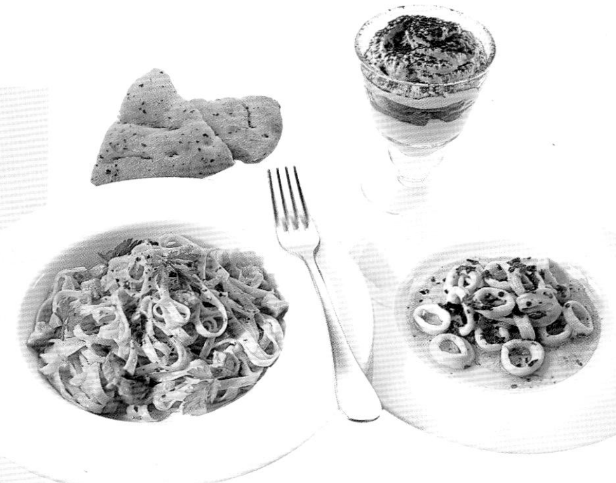

**COMIDA TÍPICA DE UN RESTAURANTE ITALIANO**

(2.050 calorías y 100 g de grasa, aproximadamente).
Si elige esta comida (el 45 % es grasa), tomará todas las calorías que se aconsejan para un día (en especial, las mujeres) y más de la cantidad de grasa recomendada. Esta comida, además, no incluye frutas y verduras frescas y fibra.
Pan de ajo, 75 g (aproximadamente, 350 calorías y 12 g de grasa)
*Entrante*: ración de calamares fritos (aproximadamente 300 calorías y 15 g de grasa).
*Plato principal:* ración de pasta carbonara (aproximadamente 900 calorías, 45 g de grasa). Este plato de pasta con una salsa a base de huevos, nata y beicon es muy rico en grasa y grasas saturadas.
*Postre*: ración de tiramisú (aproximadamente, 500 calorías y 30 g de grasa). Se elabora a base de huevos y queso Mascarpone; éste es un postre italiano típico.

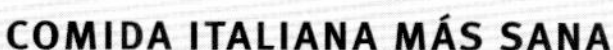

**COMIDA ITALIANA MÁS SANA** ★★★★★

(1.150 calorías y 41 g de grasa, aproximadamente)
Con casi la mitad de calorías y menos de la mitad de grasa, y con abundante fruta y verdura fresca.
Pan, 75 g (aproximadamente, 240 calorías y 5 g de grasa).
*Entrante*: melón y jamón de Parma (aproximadamente 150 calorías y 5 g de grasa). El melón proporciona vitamina C y fibra, y una ración media de jamón de Parma sólo pesa 50 g, por lo que el contenido en grasa es relativamente bajo.
*Plato principal*: espaguetis a la napolitana (aproximadamente 450 calorías y 10 g de grasa). Ensalada mixta con aceite de oliva (120 calorías y 10 g de grasa). Las salsas a base de tomate constituyen un alimento italiano ideal, y se les puede añadir marisco o un poco de queso rallado como fuentes de proteínas. La ensalada aporta vitamina C y fibra.
*Postre*: ración de *zabaglione* (200 calorías, 11 g de grasa).

de verduras y confían demasiado en el siguiente mensaje: «Primero la proteína; olvide los hidratos de carbono». Cuanto más meridional es la influencia, más sana es la comida francesa, ya que se aproxima al estilo mediterráneo.

* Pida: cocina provenzal, platos ricos en tomates, pimiento o cebollas, por ejemplo. Éstos pueden incluir mucho aceite de oliva y, por tanto, calorías, por lo que conviene elegir un entrante o un postre muy ligero para equilibrar la ingesta calórica. El pescado a la plancha y los mejillones a la marinera también son buenas elecciones.

* Piénselo dos veces en el caso de un plato a la *meunière*, con salsa rica en mantequilla; salsas a base de nata, *mousses*, guisos con tocino o cerdo, profiteroles, pasteles.

***Cocina italiana*** La comida del norte de Italia también puede ser muy rica en grasas y calorías. La más sana es la del sur, aunque también es rica en calorías debido al aceite de oliva. Muchos restaurantes italianos mezclan la cocina del norte y del sur, pero la buena noticia es que la mayoría de ellos dispone de una buena selección de alternativas sanas.

* Pida: entrantes a base de verduras y frutas, como verduras a la plancha o ensalada de alcachofas, higos y jamón de Parma o una sana sopa de judías; platos de pasta sin salsa a base de nata, con salsa de tomate, de marisco, pesto; ensalada de pollo *cacciatore*, atún y alubias; hígado de ternera a la parrilla y brécol, calamares (guisados, no fritos).

* Piénselo dos veces en el caso de platos de pasta con abundante nata y queso, como canelones o carbonara; platos de pasta con carne, como boloñesa; calamares fritos; *antipasto* con mucha carne grasa. La mayor parte de los platos de arroz llevan mucha mantequilla y/o aceite en abundancia, y tal vez también queso.

Las pizzas son muy variadas. Las de carne y queso son ricas en grasa y calorías, pero las de tomate, marisco y verduras resultan aceptables. Muchos postres italianos son extremadamente ricos en calorías y grasa, por lo que conviene limitarse a las *granitas*, las frutas frescas y los melocotones asados.

***Extremo Oriente*** La cocina china y tailandesa, y la mayoría de las cocinas del Extremo Oriente, proporcionan una cantidad razonable de opciones sanas, aunque se deben tomar precauciones. Tal vez considere las raciones demasiado grandes y el contenido en grasa puede ser elevado, sobre todo en la cocina tailandesa (que utiliza mucha crema de coco). No obstante, muchos platos son ricos en verduras, fibra y vitamina C, aunque también en sal.

* Pida: pollo y maíz dulce o sopa ácida; salteados de verduras y gambas, cerdo, tofú o pollo, arroz o fideos; guisos de pollo, tofú o gambas y verduras; costillas, arroz hervido, gambas o cangrejos con chile; *sushi*, lichis.
* Piénselo dos veces en el caso de rollitos de primavera, masa hervida y frita, cerdo frito; rebozados; costillas en salsa; coco al curry; plátanos al caramelo.

***Cocina india*** La cocina india tradicional es equilibrada desde el punto de vista de la nutrición, con abundantes hidratos de carbono complejos y verduras. Gran parte de las proteínas provienen de fuentes vegetales. Sin embargo, muchos restaurantes indios occidentalizados ofrecen más platos ricos en proteínas animales, grasa y nata. Intente encontrar restaurantes que basen su cocina en la tradición. Aun así, si le preocupa su peso, debe saber que muchos platos indios pueden contener bastante aceite. Las especias favorecen la digestión, y son estimulantes y activadoras del metabolismo.

* Pida: platos de verduras con curry, *dhal* de lentejas, arroz, pan (incluido el *chapatí*); *tandooris*, ensaladas de fruta fresca, mangos.
* Piénselo dos veces en el caso de *masalas* y *korma* que contenga nata; platos de coco con curry, *samosas* fritas, *bhajis*.

***Restaurantes especializados en carne / asadores***
Si come con frecuencia en asadores, seguirá una dieta desequilibrada, rica en proteínas y grasas, baja en hidratos de carbono, frutas y verduras. Una comida típica de asador, con cóctel de gambas, bisté y patatas fritas, pastel o queso, probablemente contenga al menos el aporte máximo recomendado para un día con respecto a las grasas, las grasas saturadas y las proteínas.

* Pida: melón; pollo, pavo, salmón y trucha a la plancha o asados; patatas asadas; ensalada; sorbete; fresas, helado.
* Piénselo dos veces en el caso de paté, cóctel de gambas; bistés grandes, patatas fritas; tarta de manzana y crema.

**IDEAS DE MENÚS PARA INVITAR A LOS AMIGOS:**

Setas *shiitake* marinadas con hierbas aromáticas.
Atún con limoncillo.
Helado de mora.

Tomates *baby* con albahaca al horno.
Guiso turco de cordero.
Ensalada de frutas salteadas.

Sopa de pepino y menta.
Paquetes de *tilapia*, tomates y olivas.
Tartaletas *filo* de mango.

Brochetas de setas y pimiento rojo.
Conejillo de Indias tailandés, con anacardos y piña.
*Citrus Granita*

## Comida sana en casa

Si le gusta invitar a sus amigos, tiene el control total sobre lo que sirve y, por tanto, puede elegir un menú delicioso y sano a la vez. Ya nadie se siente engañado porque no le sirvan platos ricos en mantequilla, nata y salsas espesas. Los sabores, los colores y la presentación son importantes, y una comida de estilo étnico, bien planificada, siempre resulta agradable.

Muchas de las recetas de este libro son ideales para invitar a los amigos, y en el cuadro superior se sugieren algunos menús de tres platos. A continuación, hallará más consejos para planificar una comida especial, pero equilibrada y nutritiva.

* Para picar antes de la cena, sirva *crudités* y palitos de pan con sésamo, con una de las salsas que aparecen en la sección de recetas (por ejemplo, de anchoas, *skordalia*, *rouille* o *baba ganoush*). Se trata de salsas con mucha menos sal que la mayoría de aperitivos y frutos secos salados.
* Decida primero el plato principal y después planifique un entrante y un postre que lo equilibren. Por ejemplo, un plato de carne exige un entrante vegetariano o un plato ligero de pescado o marisco. Si sirve un plato principal rico en hidratos de carbono, como los de pasta; el entrante puede ser una pequeña ración de un alimento rico en proteínas, como cangrejos o gambas. Intente incluir ensalada, verduras o fruta con cada plato (por ejemplo, un entrante a base de ensalada de cangrejo; un asado con verduras y cereales, como primer plato, y un postre de fruta).
* Entrantes rápidos, sanos y sencillos: pimientos asados a la vinagreta sobre una ensalada de hierbas aromáticas; espárragos con vinagre balsámico; corazones de alcachofas en aceite, escurridos y servidos con huevos de codorniz.
* Si no dispone de mucho tiempo, no se moleste en preparar un postre: una selección de frutas frescas con queso de cabra y galletas de avena resulta ideal. Unos postres rápidos que apenas necesitan preparación son las compotas de frutas frescas (por ejemplo, las frutas de verano ligeramente cocidas en vino) o la piña y el plátano flameados.

## Si bebe, no conduzca

Si cena fuera, es muy probable que tome varias bebidas alcohólicas. Sin embargo, si tiene que conducir debe ser precavido con las unidades que ingiere, por muy sobrio que se sienta. Como ya vimos en la página 36, una unidad de alcohol contiene 8 g de alcohol puro. Los límites seguros para la salud son de hasta 3 unidades / día para las mujeres y de 4 unidades / día para los hombres. Para la mayoría de las personas, sin embargo, esto apenas significa nada en términos de la cantidad que pueden beber antes de que la concentración de alcohol en sangre alcance un nivel que haga peligrosa la conducción.

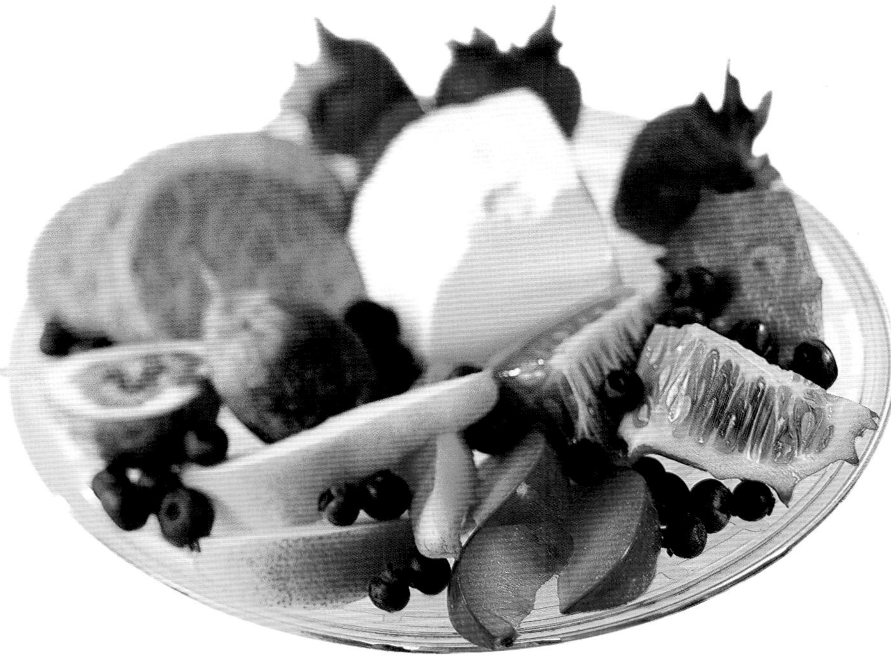

En España se sobrepasa el límite si la concentración de alcohol en sangre supera los 0,5 mg de alcohol por cada 100 ml de sangre. Así pues, un hombre puede beber hasta 7 unidades de alcohol durante una cena (cuatro horas) y una mujer hasta 5 unidades antes de sobrepasar el límite. Sin embargo, no todas las personas tienen la misma concentración de alcohol en sangre después de beber idéntica cantidad. En general, las personas más altas y con más peso pueden beber más que las bajas y delgadas antes de alcanzar los 0,5 mg/100 ml. Asimismo, los jóvenes y las personas que no están acostumbradas a beber acusan más los efectos del alcohol, y las mujeres se ven afectadas antes que los hombres porque tienen un porcentaje mayor de grasa corporal y menor de líquido, lo que influye en la disolución del alcohol.

Además, si se bebe rápidamente, la concentración de alcohol en sangre también aumenta más deprisa. Si en sólo una hora un hombre toma 5 unidades y una mujer entre 3 y 4, sobrepasarán el límite legal para conducir. Tendrán que esperar entre una y tres horas para que los niveles bajen de nuevo a menos de 0,5 mg/100 ml.

El cuadro inferior ofrece una guía de lo que supone estar «al límite» (pero recuerde que se trata de una generalización y que una persona puede alcanzar su límite con menos alcohol). Incluso después de sólo 1 o 2 unidades, la capacidad de razonar se ve alterada. Aunque crea que puede estar por debajo de los límites legales para conducir, resulta más seguro no hacerlo después de haber tomado alcohol, sea la cantidad que sea. Los siguientes consejos pretenden ayudarle a reducir la ingesta de alcohol (y/o los niveles de concentración en sangre) cuando coma con amigos:

* Recuerde que los alimentos ralentizan la absorción del alcohol. Intente no beber antes de empezar a comer; con el estómago vacío, el alcohol provoca un rápido aumento de los niveles en sangre.
* No empiece la velada saciando la sed con alcohol. Beba agua; descubrirá que después bebe menos.
* Beba lentamente. Alterne el alcohol con agua tanto como le sea posible.
* Disponga de abundantes bebidas bajas en alcohol o sin alcohol para sus invitados (en invierno, un ponche con poco alcohol; en verano, una sangría también con poco alcohol), además de zumos, agua mineral, cervezas sin alcohol y vino.
* No piense que un café cargado le hará recuperar la sobriedad o reducirá sus niveles de alcohol en sangre. Tampoco lo conseguirá dando una vuelta a la manzana, bebiendo agua o tomando vitamina C. Una vez que el alcohol está en el cuerpo, sólo el tiempo puede hacerlo desaparecer. Un hígado sano neutraliza el alcohol aproximadamente en 1 unidad por hora, aunque esta cifra varía según cada individuo.

De lo dicho se desprende que si ha bebido mucho durante la cena (por ejemplo, dos ginebras, una botella de vino de 12 % de alcohol por volumen y un brandy; 15 unidades en total), a la mañana siguiente todavía estará por encima del límite legal para conducir.

## ÉSTE ES EL LÍMITE

Es muy probable que alcance el límite de concentración de alcohol en sangre si bebe:

| | | | |
|---|---|---|---|
| Hombres | | | |
| 64 kg | 3 unidades en 1 hora | 5 unidades en 3 horas | 6 unidades en 4 horas |
| 76,5 kg | 4 unidades en 1 hora | 6 unidades en 3 horas | 7 unidades en 4 horas |
| Mujeres | | | |
| 60 kg | 2 unidades en 1 hora | 3 unidades en 3 horas | 4 unidades en 4 horas |
| 64 kg | 2 unidades en 1 hora | 4 unidades en 3 horas | 5 unidades en 4 horas |

# *DE LA NATURALEZA A LA MESA*

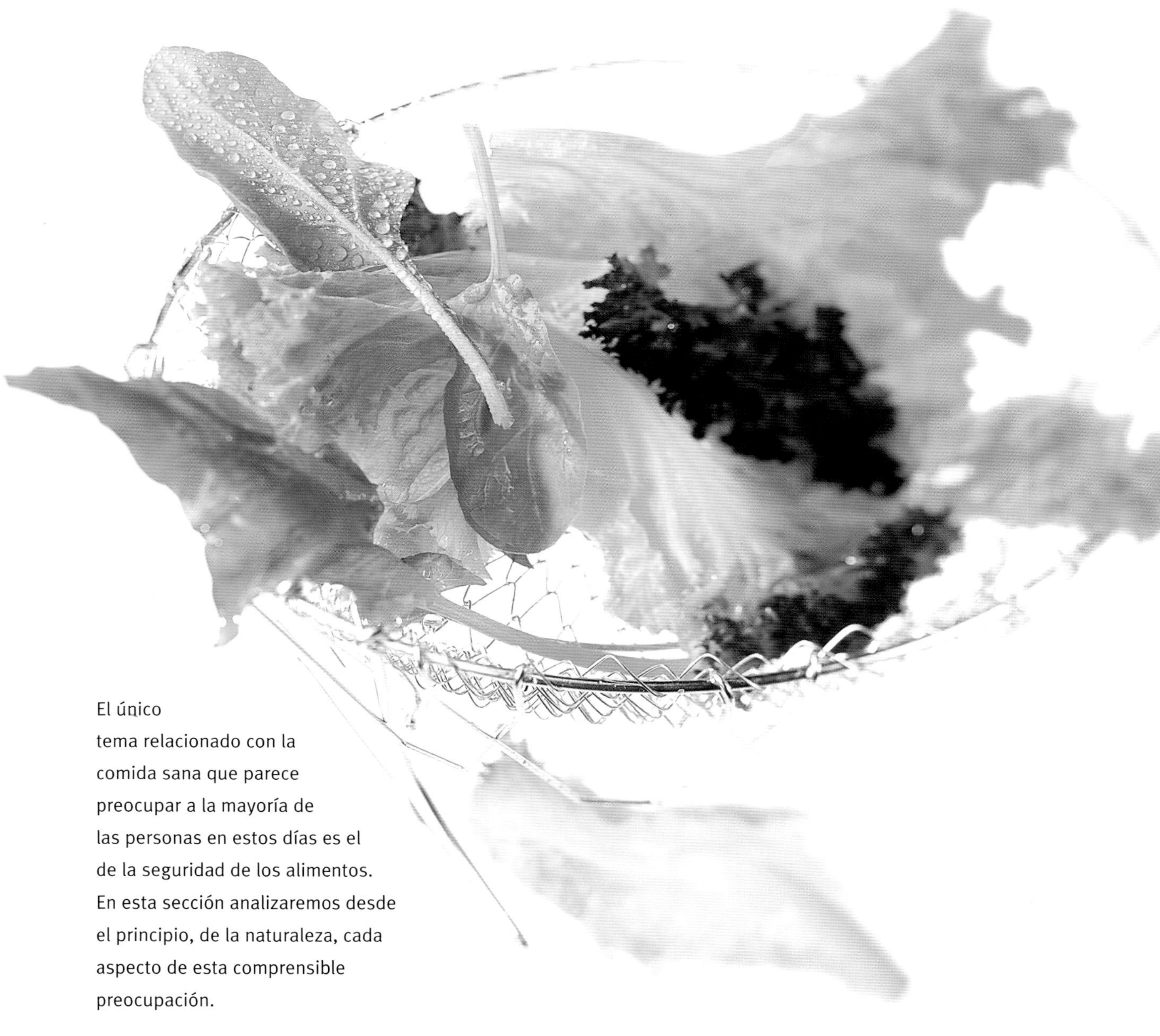

El único tema relacionado con la comida sana que parece preocupar a la mayoría de las personas en estos días es el de la seguridad de los alimentos. En esta sección analizaremos desde el principio, de la naturaleza, cada aspecto de esta comprensible preocupación.

La moderna agricultura industrial (cosechas y crianza de animales) es el resultado de la búsqueda de alimentos baratos y abundantes para afrontar el aumento de la población. Sin embargo, esa agricultura intensiva ha ocasionado problemas muy variados, a los que debemos enfrentarnos.

Examinaremos la agricultura y los métodos empleados por los agricultores para maximizar sus cosechas. El uso de productos químicos en las técnicas agrícolas cada vez preocupa más; aquí plantearemos los hechos y cuáles son las alternativas. Algo similar ocurre con la ganadería intensiva; se mencionarán los beneficios y los perjuicios que acarrean para la salud los productos de la agricultura industrial, y se ofrecerán alternativas siempre que éstas sean posibles y necesarias.

La conservación de los alimentos constituye otro tema de posible preocupación. Nos gusta tanto comprar una amplia variedad de productos de fuera de temporada durante todo el año que tal vez no nos paramos a pensar por qué algunos de esos productos parecen tan frescos. Y los que no parecen frescos porque se encuentran en el interior de paquetes, tarros y latas, ¿están en buenas condiciones, o deberíamos rechazarlos? ¿Las autoridades nos protegen lo suficiente contra los aditivos nocivos, o todavía existen razones para preocuparse?

El tema de la intoxicación alimentaria se trata con detalle en este apartado, así como el modo de evitar los riesgos durante todo el proceso, es decir, desde que se cultiva el producto hasta que se consume en la mesa. Asimismo, se tratan todos los aspectos de seguridad alimentaria que hay que tener en cuenta al comprar, guardar, preparar y cocinar los alimentos. Desde la tienda hasta la mesa, la seguridad de los alimentos está en manos del consumidor.

De hecho, la certeza de que los alimentos se encuentran en buen estado depende de nosotros. La elección de los productos que compramos, dónde los compramos y la cantidad que pagamos son los factores que marcan la diferencia en cuanto a calidad y seguridad.

Cuando se trata de alimentos, la elección es suya: que sea la acertada.

## *Producción de alimentos*

El modo en que cultivamos nuestras cosechas, criamos el ganado e incluso pescamos en el mar ha cambiado de forma espectacular durante la última generación.

### Cosechas

Tras la segunda guerra mundial, el uso de productos químicos en la producción de las cosechas (desde los cereales a las verduras y frutas; en el campo, el huerto y el invernadero) se convirtió rápidamente en un procedimiento habitual. Pareció una buena idea utilizar pesticidas para acabar con los insectos y otras criaturas que dañaban las cosechas; emplear herbicidas para eliminar las malas hierbas que sofocaban las plantas y fungicidas para curar las enfermedades; aplicar fertilizantes artificiales que mantuvieran la fertilidad de las nuevas granjas a gran escala. Así, con la ayuda de la mecanización, la producción de alimentos podía aumentar enormemente al cultivar sólo un tipo de cosecha en la misma tierra año tras año.

En el plazo de una o dos décadas se consiguieron, casi de forma milagrosa, alimentos abundantes, baratos y fácilmente accesibles. Las cosechas, además, presentaban mejor aspecto y formas más regulares, y dado que se recogían limpias ya no era necesario lavarlas antes de su uso. La mayoría de las personas dan hoy por ciertas estas «ventajas».

A medida que la industria agrícola se expandía, las granjas crecieron y se especializaron; los setos, los bosques, los estanques y la vida silvestre desaparecieron. Llegada la década de los ochenta se utilizaban cientos de productos químicos diferentes en los alimentos, como si fuese lo más normal del mundo. Esos productos, a menudo, permanecen en los alimentos que comemos, pero fueron declarados seguros.

En la actualidad, muchas cosechas, después de la recolección, se rocían con conservantes e inhibidores para prolongar su vida durante el transporte y el almacenamiento en las tiendas, que en ocasiones dura meses, y en casa. Pero estos productos químicos perduran como residuos en los alimentos que comemos.

**CONSEJOS PARA MINIMIZAR LOS RESIDUOS**

* Lave a fondo todas las frutas y verduras antes de consumirlas.
* Pele las hortalizas y las frutas que lo admitan.
* Deseche las hojas exteriores de la lechuga, la col, etc.
* Nunca coma el extremo verde de las zanahorias. Elimine al menos 2,5 cm por debajo del pedúnculo y pélelas en capas gruesas antes de su consumo; recientemente se ha descubierto que los residuos de organofosfatos tóxicos superan los límites seguros.

Al principio de la década de los noventa los inconvenientes de la agricultura intensiva comenzaron a ser evidentes. Muchas personas empezaron a rechazar el consumo de alimentos que pudieran estar contaminados con residuos químicos. Asimismo, se extendió la preocupación por el efecto de la industria agrícola en el medio ambiente, ya que obviamente había destruido gran parte del entorno natural: en el extremo de la cadena alimentaria, había matado a los insectos; había dejado el campo desnudo y había destruido hábitats naturales; había contaminado los ríos. Además, esa industria también había interferido en los procesos naturales tradicionales, como en la polinización, porque los pesticidas no distinguían entre las plagas y los insectos benefactores, como las abejas. Además, provocaba la disminución de la capa de ozono.

Paradójicamente, a medida que los años noventa avanzaban, se constató que muchos pesticidas comunes ya no surtían efecto: las plagas y las enfermedades se habían hecho resistentes a los productos químicos que utilizaba la industria. Hoy en día, una plaga puede desarrollar una resistencia completa a productos químicos nuevos en sólo dos años. En cuanto a los fertilizantes, con frecuencia es necesario emplear mayores cantidades para conseguir los resultados deseados. Además, los suelos fertilizados pueden ser deficientes en nutrientes como el selenio.

## ¿Qué controles existen para asegurar la calidad de los alimentos?

En 1977, se constituyó un grupo de trabajo sobre residuos de pesticidas. Este grupo cuenta con un presupuesto relativamente reducido para controlar la producción de alimentos, y presenta un informe anual sobre los niveles de residuos hallados en controles realizados al azar. Los niveles aceptables de residuos se establecen por ley, y todo aquel productor que exceda los niveles máximos puede ser procesado. En años recientes se han sobrepasado los niveles máximos seguros de muchos productos químicos en diferentes tipos de cosechas. En 1996, el 35 % de los cultivos examinados contenían residuos, y de éstos, el 1 % excedía los niveles máximos. El problema de este sistema es que, por supuesto, cuando se encuentran los infractores las cosechas ya han sido vendidas y consumidas.

Por otra parte, incluso si los niveles máximos no se sobrepasan, al seguir los consejos oficiales y comer más frutas y verduras, y más alimentos de origen vegetal para prevenir enfermedades como el cáncer y las cardíacas, inevitablemente se consumen más y más productos químicos tóxicos (porque eso es exactamente lo que son). Hoy todavía se desconoce cuál es el efecto exacto de la acumulación de una gama de productos químicos consumidos durante la vida de una persona en dosis declaradas oficialmente seguras. Tal vez deberíamos recordar asimismo que, de vez en cuando, algunos productos químicos que inicialmente se consideraban seguros han sido retirados.

En la actualidad, en España también refuerzan las leyes sobre los residuos pesticidas para conseguir un control más eficaz y que, esperemos, revisará el conjunto de la legislación.

Cada vez se importan más cosechas, y sin duda, éstas resultan más difíciles de controlar. Por tanto, para los que crean que la agricultura intensiva moderna presenta muchos inconvenientes, ¿cuáles son las alternativas?

### *Gestión integral de las cosechas*

Se trata de una especie de punto intermedio entre la agricultura agroquímica y la agricultura biológica. Los principales supermercados han promocionado este tipo de gestión y han invertido ampliamente en ella en los últimos años. La gestión integral de las cosechas pone en práctica métodos biológicos y tradicionales, como la rotación de cultivos y el uso de predadores naturales para controlar las plagas. Asimismo, se sirve de innovaciones (con la ayuda de la tecnología genética; *véase* pág. 71) como las variedades de cultivos resistentes a las enfermedades y las plagas, pero no prohíbe el uso de productos químicos en determinadas circunstancias (por ejemplo, todavía se permiten 68 pesticidas distintos para las patatas). En cambio, aconseja que los productos químicos de amplio espectro se eviten siempre que sea posible, y no apoya el rociado masivo de las cosechas en aras de la prevención.

Los responsables de los supermercados afirman que la gestión integral de las cosechas no es más cara que la agricultura química y que, por tanto, no incrementa los costes, pero los beneficios para el medio ambiente y la reducción de los niveles de pesticidas en los alimentos son considerables.

### *Agricultura biológica*

Desde la década de los ochenta, las ventas de alimentos biológicos se han cuadriplicado. En la actualidad, los agricultores biológicos no pueden satisfacer la demanda de las personas que, de repente, se muestran completamente dispuestas a pagar más por alimentos que consideran inadulterados y sanos (además de que no dañan el medio ambiente).

Se calcula que un porcentaje muy reducido de las granjas españolas son biológicas, y el 70 % de los alimentos de cultivo biológico que consumimos son, por desgracia, importados. Sin embargo, las iniciativas del gobierno y de otras asociaciones garantizan que la producción de alimentos biológicos aumente año tras año (un aumento que, por definición, no puede ser rápido, ya que la agricultura orgánica tardará años en establecerse).

La agricultura biológica prohíbe totalmente los productos químicos, y los métodos empleados se basan en los

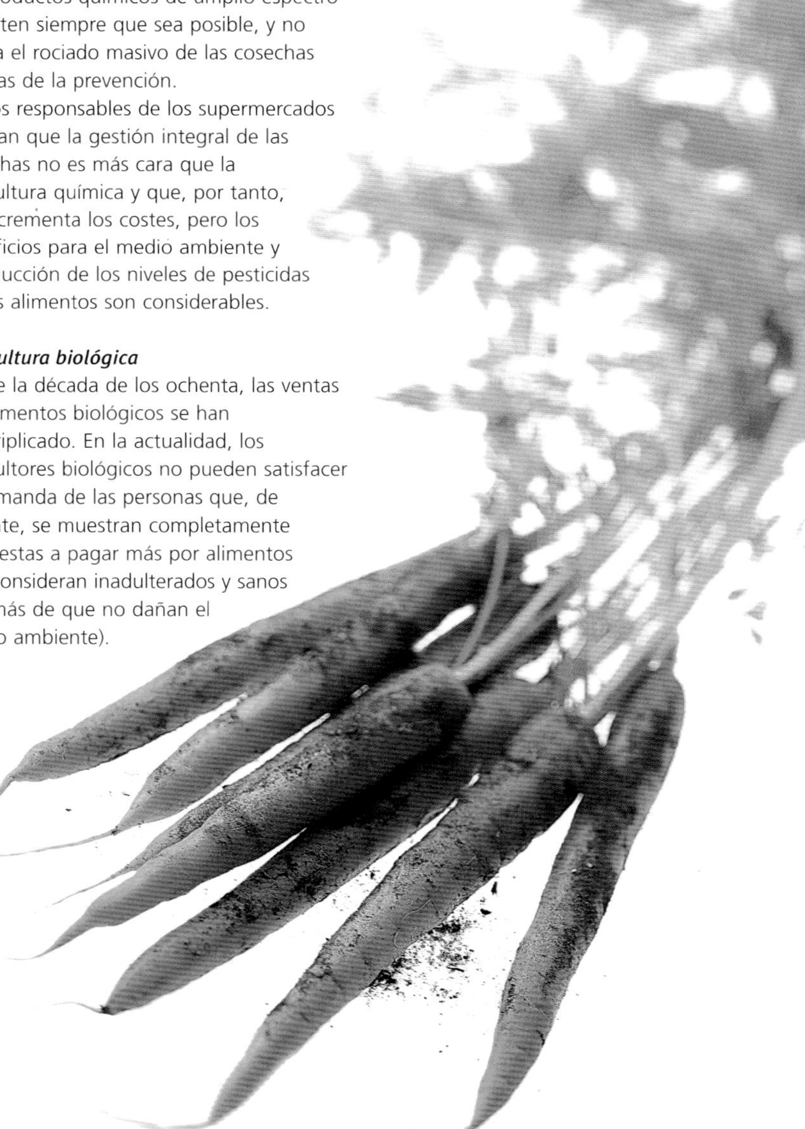

**¿PRESENTAN INCONVENIENTES LOS PRODUCTOS BIOLÓGICOS?**

El principal inconveniente de los productos biológicos es que son más caros. Esto se debe a varias razones, en especial al estilo de ejercer la agricultura: más trabajo, mucha mano de obra y menos cultivos intensivos. Cuanto más demuestre la gente que quiere alimentos biológicos, más granjas adoptarán los métodos biológicos y, por tanto, más bajarán los costes. La política agraria también necesita una reforma, y el gobierno debe ofrecer más incentivos a los agricultores que comiencen a practicar el cultivo biológico.

Aparte del precio, los productos del cultivo biológico no parecen presentar inconvenientes. Su sabor, por lo general, es mejor que el de los otros productos, y las pruebas han demostrado que contienen cantidades superiores de nutrientes.

Dado que el movimiento de mercancías es mucho mayor que una década atrás, apenas se ven frutas y verduras pasadas y arrugadas; de hecho, presentan un aspecto bastante uniforme.

tradicionales: mantener los campos sanos con un buen suelo, la rotación y los fertilizantes naturales y la elección de cosechas adecuadas para el entorno local. Las plagas y las malas hierbas se controlan mediante predadores y métodos naturales.

***Ingeniería genética***

Las multinacionales afirman que han invertido varios años en desarrollar métodos biotecnológicos para mejorar las plantas y así minimizar el uso de productos químicos.

Por ejemplo, los cultivos pueden alterarse genéticamente para que desarrollen resistencia a una enfermedad o un insecto determinado, o para almacenar mejor las cosechas sin que sufran daños. Sin embargo, todo lo que rodea la modificación genética crea un gran debate sobre temas de ética o seguridad. Algunas personas temen más a la ingeniería genética que a la agricultura química.

## Productos animales y lácteos

Como ocurre con las cosechas, las granjas intensivas de carne y otros productos animales y lácteos nos aportan alimentos relativamente baratos y abundantes. Hoy en día, la mayoría de la población asume la existencia de granjas industriales, en las que los animales viven en condiciones muy alejadas de la naturaleza. Incluso las fuentes de alimentos consideradas «salvajes» en el pasado, como el salmón y la trucha, y los productos novedosos como la carne de avestruz y de cocodrilo, ya se producen de manera intensiva en todo el mundo. Sin embargo, ¿son buenos para nuestra salud la carne, el pescado y los productos lácteos obtenidos de la industria intensiva?

### Carne

***Cómo se produce carne barata***

En general, la carne de bajo coste implica animales que crecen rápidamente y en espacios muy reducidos, cantidad mínima de comida y trabajo. Para conseguir esto, la ganadería intensiva puede adoptar varias prácticas, con las cuales muchas personas empiezan a sentirse en desacuerdo.

* *Mantener bajos los costes de alimentación*. Permitir que los animales se alimenten de productos naturales, como la hierba, requiere mucho espacio; además, con este método ganan peso lentamente. Por tanto, resulta caro. Un método mucho más barato consiste en mantenerlos encerrados y alimentarlos con productos manufacturados, como bolitas de los restos molidos de otros animales. Se cree que esta dieta, tan poco natural, podría ser una de las causas de la encefalopatía espongiforme bovina, o enfermedad de las vacas locas, en el ganado, por ejemplo.
* *Restringir el espacio*. Al alimentar a los animales con productos artificiales, ya no es necesario que estén sueltos en el campo. Se mantienen en espacios reducidos, como graneros, gallineros, pocilgas y corrales, lo que significa que se necesita menos tierra. Lamentablemente los animales no hacen el ejercicio suficiente, por lo que su salud y sus músculos se debilitan. Asimismo, se vuelven más sensibles a las infecciones, que pueden extenderse rápidamente por toda la granja. Esto implica la necesidad de utilizar antibióticos de forma generalizada (en ocasiones, con alarmante frecuencia). Los residuos de los antibióticos pueden perdurar a lo largo de toda la cadena alimentaria, hasta que la carne y los productos lácteos están en nuestro plato.

Los animales que pacen en pastos «naturales» pueden alimentarse de hierbas y plantas que hayan sido rociadas con productos químicos contra las malas hierbas y con fertilizantes. Más tarde, esos productos aparecen en la carne y la leche.

La industria también incrementa los residuos tóxicos; por ejemplo, es el caso de la venenosa dioxina, un subproducto de varios procesos industriales o eliminación de residuos. Las descargas de radiaciones de los emplazamientos nucleares también penetran en todos los alimentos, aunque en niveles que las autoridades han declarado seguros.

* *Acelerar el crecimiento*. Los animales criados de manera intensiva suelen estar alimentados con una dieta poco natural, rica en calorías, con nutrientes añadidos. El alimento se les administra de forma regular para que ganen peso de manera uniforme y rápida. Actualmente, esto parece no ser suficiente, y las hormonas que aceleran el crecimiento (como el clembuterol) llegan en parte a la carne que consumimos, a pesar de que esta práctica es ilegal en Europa.

Las drogas legales, como los antibióticos para favorecer el crecimiento, se utilizan ampliamente en algunos sectores de la industria cárnica. Los productos de desecho de la ganadería intensiva contaminan cada vez más los ríos.

Todo esto significa que resulta imposible evitar que los restos de productos químicos tóxicos y de drogas lleguen a la cadena alimentaria, al menos por lo que respecta a algunos alimentos. Los niveles de residuos se controlan oficialmente, pero cabe la posibilidad, por ejemplo, de que lleguemos a hacernos resistentes a los antibióticos porque los ingerimos inconscientemente a través de los alimentos.

Así, en 1997 se informó de que más del 80 % de las infecciones por *Salmonella* en las personas resistió a una amplia gama de antibióticos comunes; según la opinión de destacados especialistas, esto

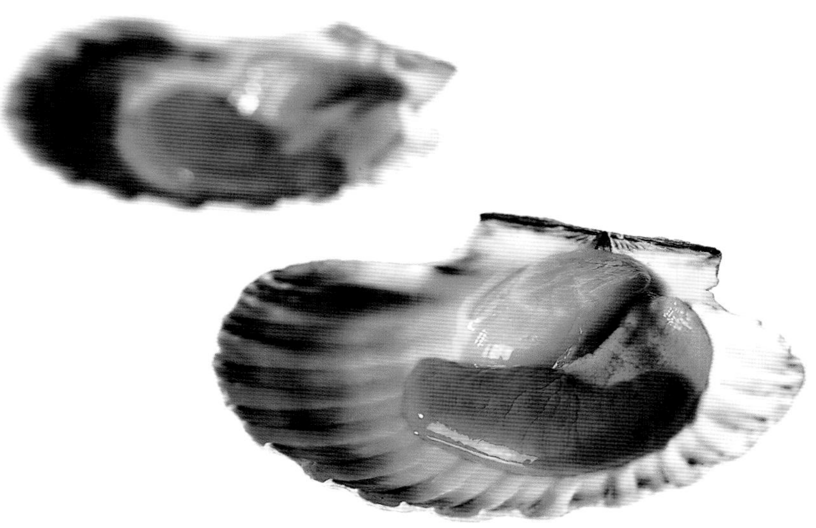

se debió a prácticas ganaderas más que al uso abusivo en los hospitales. Además, nuevas enfermedades relacionadas con las hormonas que padecemos los humanos pueden deberse a la cadena alimentaria.

La intoxicación alimentaria con microbios como *E. coli* constituye otro problema que va en aumento. La carne suele ser la responsable, en ocasiones debido a la manipulación poco higiénica o al mal almacenamiento entre el matadero y el destino final, la mesa. Las autoridades endurecen las normas para acabar con este problema, pero se tardará aún algún tiempo. Este tema se trata con más detalle en la página 81.

***Cómo conseguir que la carne que comemos no sea nociva***

* La carne orgánica está libre de residuos de productos químicos artificiales, antibióticos y hormonas. La producción va en aumento y, aunque es un 30 % más cara que la carne que se produce en masa, merece la pena (en cualquier caso, facilita el seguimiento de una dieta más equilibrada). La carne orgánica se obtiene por medio de una crianza natural y con métodos tradicionales.

Muchos supermercados ya disponen de carne orgánica o, al menos, producida con métodos menos intensivos. Aquellos deberían ofrecer más información al consumidor. Algunas granjas venden directamente productos orgánicos, y hay productores que envían la mercancía por correo.

* Si no puede comprar carne orgánica, tómela sin grasa. Las toxinas se acumulan, sobre todo, en el tejido graso.
* Si le gusta comer ternera, algunas normas sencillas pueden garantizarle cierto margen de seguridad frente a la encefalopatía espongiforme:

Compre ternera orgánica (los rebaños orgánicos sufren muy poca incidencia de esta enfermedad, y sólo cuando las vacas proceden de rebaños no orgánicos).

Compre sólo filetes y cortes para asar; evite los productos más baratos, como empanadas y salchichas.

## Pescado y marisco

No hay nada más sano que una ración de pescado, ¿verdad?, y nos animan a comerlo en cantidades significativas. De hecho, se puede creer que al menos el pescado está limpio y nos llega sin residuos ni venenos, ni antibióticos, ni productos químicos que alteren las hormonas, Sin embargo, lamentablemente, esto no es así.

Los mares y los ríos están cada vez más contaminados por los desechos industriales. Por ejemplo, se han encontrado elevadas concentraciones de cadmio en el hígado de los peces del mar del Norte. Los investigadores han descubierto que un tercio de las platijas presentan problemas en la piel, probablemente relacionados con la contaminación. Los desechos humanos que se vierten por las alcantarillas también pueden provocar que algunos mariscos acumulen elevados niveles de bacterias.

En cuanto a los peces de río, el panorama no es mucho mejor. Una investigación muy reciente ha descubierto que los productos químicos industriales que se utilizan en sustitución de los estrógenos, una vez vertidos en el río, provocan un cambio de sexo en hasta el 60 % de los peces macho.

Sin embargo, la fuente alternativa de gran parte del pescado que comemos (las piscifactorías) también presenta sus problemas. Por ejemplo, el salmón criado, hoy en día tan barato y abundante, crece en jaulas enormes en rías o junto a la costa. Estos peces suelen albergar parásitos (llamados piojos marinos) que se eliminan con antibióticos. El salmón criado, además, vive en condiciones no muy distintas a las de los animales de granjas intensivas, como los pollos. Esto significa que las enfermedades y otras plagas son cada vez más comunes. Asimismo, se alimentan con tintes especiales para que la carne sea más rosada. El tinte más utilizado, la cantaxantina, es tóxico. En 1990, las autoridades recomendaron que se dejase de utilizar ese tinte en la alimentación de los salmones; no obstante, la Comunidad Europea ha aprobado que se retire esa recomendación.

### EVITAR EL PESCADO NOCIVO

* El pescado blanco de las aguas más profundas, como el bacalao y el abadejo, tiene menos posibilidades de estar afectado por la contaminación que los peces que viven más cerca de las costas.
* Los cangrejos, la langostas y la familia de las gambas están menos afectados por la contaminación o las bacterias que los mariscos que viven en la orilla, como los mejillones y las ostras. Estas últimas se limpian antes de ser vendidas (o se cultivan, en cuyo caso no sólo tienen que estar limpias sino también exentas de contaminantes).
* Las vieiras, por lo general, no están contaminadas ni enfermas.
* Lamentablemente, el pescado graso y las huevas de otros tipos de pescado tienen más probabilidades de estar afectados, porque las toxinas como el cadmio y las dioxinas se almacenan en la grasa y el hígado.

**PARA QUE LOS PRODUCTOS LÁCTEOS QUE CONSUME NO SEAN NOCIVOS**

* La leche desnatada contiene menos residuos que la entera, ya que la grasa tiende a almacenar toxinas. El mismo principio sirve para el resto de productos lácteos.
* Los huevos muy frescos, sea cual sea su procedencia, encierran menos bacterias que los que llevan puestos más días. Compre huevos que especifiquen la fecha de puesta. Los huevos orgánicos y los de granja de la mejor calidad también tienen menos probabilidades de estar contaminados. Algunos productores garantizan los huevos mediante la etiqueta *sin Salmonella*.
* Los huevos no deben comerse crudos.

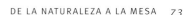

### Productos lácteos y huevos

Desde el punto de vista de la nutrición, los huevos obtenidos de gallinas criadas en batería no se diferencian mucho de los de las que se crían en libertad o de los huevos orgánicos. Sin embargo, la *Salmonella* de los huevos todavía supone un gran problema en las gallinas de cría intensiva. Se recomienda a los ancianos, las embarazadas y los enfermos que no tomen huevos crudos. En la página 81 encontrará más información sobre el modo de evitar las intoxicaciones alimentarias.

***Tipos de huevos***

* De batería. Aunque en el envase no se definen así, casi el 90 % de los huevos que se venden todavía provienen de gallinas que viven en jaulas dispuestas en batería. Se trata de los huevos más baratos, y las gallinas se alimentan con una dieta mixta manufacturada, que puede incluir derivados de animales y medicamentos para mantener las enfermedades a raya.
* De granero. Representan el 4 % de la venta de huevos; las gallinas viven en graneros y disponen de libertad para moverse, pero a menudo se encuentran muy apelotonadas, y su dieta es similar a la de las gallinas que viven en jaulas.
* De granja. Las condiciones en que viven las gallinas de granja son completamente distintas. No obstante, cuando se cumplen los requisitos mínimos pueden vivir en un espacio reducido, con acceso a una zona al aire libre, pero no necesariamente a alimentos naturales. En ocasiones se les corta el pico para que no forrajeen. También es posible que no dispongan de perchas y camas de paja, ya que la ley no obliga a ello. Los envases no ofrecen información sobre las condiciones en que viven las gallinas que han puesto los huevos.

  Cuando se crían por encima de los mínimos exigidos, las gallinas de granja pueden llevar una vida mucho más natural: sólo se encierran por la noche y se alimentan de productos bastante naturales. Normalmente, los productores de este tipo de huevos explican estas condiciones en la etiqueta, y son huevos más caros.
* De cuatro cereales. Las gallinas que ponen estos huevos se alimentan sólo de productos naturales y adecuados para ellas, y no de proteínas animales. En su alimentación no se incluyen fármacos. No obstante, es probable que se trate de gallinas de granero más que de granja.
* Orgánicos. Son difíciles de encontrar; se trata de huevos procedentes de gallinas a las que no se les ha cortado el pico y que crecen en grupos de menos de quinientas. Viven en condiciones naturales, y se alimentan de pastos orgánicos y de alimentos naturales.

Encontrará más información sobre el modo de escoger huevos sanos en la página 77.

La leche de un animal (al igual que productos como el queso y el yogur) tiene la misma calidad que su carne, es decir, los contaminantes que el animal haya consumido aparecen no sólo en la carne sino también en sus derivados, incluso si se trata de cantidades ínfimas. Las vacas que pastan en campos fumigados y que comen alimentos que contienen contaminantes producen una leche en cuya composición se encuentran esos elementos. Un estudio reciente ha demostrado que un elevado porcentaje de la leche que se consume contiene lindano, un pesticida tóxico. Como otros alimentos, las autoridades controlan regularmente la leche y la declaran segura; sin embargo, cada vez son más las personas que se decantan por la que procede de rebaños orgánicos.

La pasteurización destruye las bacterias dañinas, y toda la leche que hoy se vende se trata con este método. Pronto estará prohibida la venta de leche sin pasteurizar, ya que presenta elevados niveles de contaminación por heces y otras sustancias nocivas.

Recientemente se ha producido un importante debate en todo el mundo acerca del uso de BST, una hormona artificial que incrementa la producción de leche de las vacas. Todavía se utiliza en Estados Unidos, pero en el resto de los países está prohibido su uso al menos hasta el año 2000.

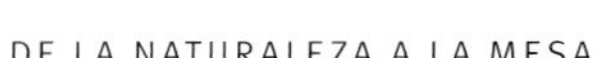

## *Procesado y conservación de los alimentos*

### Alimentos frescos ¿de verdad?

Una vez que el alimento se ha cosechado o se ha sacrificado, se vende en gran parte sin procesar. Sin embargo, en el momento de la compra no todo es lo que parece. Por ejemplo, ¿cuál es el grado de frescura de algo «fresco»? ¿Es eso importante para la salud? La industria alimentaria utiliza distintos métodos para conseguir que la mercancía parezca fresca durante semanas o incluso meses.

* *Rociado después de la cosecha*. Muchas frutas (incluidas las manzanas, las peras y las uvas) y algunas verduras y hortalizas (entre ellas, las patatas) se pulverizan con conservantes (E-230 y E-233) con el fin de prolongar su vida. No hay modo de saber qué productos han sido rociados, pero esos aerosoles son tóxicos (uno de ellos ha sido prohibido en Estados Unidos). Una persona que siga una dieta rica en frutas y verduras, de hecho, toma una dosis considerable.

* *Almacenamiento y empaquetado en ambiente controlado*. Las frutas más vendidas en el mundo occidental, las manzanas y los plátanos, se recogen de manera constante y después se almacenan en condiciones de ambiente controlado, con los niveles de oxígeno reducidos y los de nitrógeno y dióxido de carbono aumentados. Así se evita la maduración y la podredumbre. Cuando las frutas se necesitan, se maduran artificialmente con gas etileno.

Muchos alimentos se envasan en un ambiente similar antes de ser colocados en los estantes del supermercado (por ejemplo, las ensaladas preparadas, el pescado y la carne). Así se prolonga la vida hasta cinco veces, y parece ser un método inocuo.

* *Encerado*. Es habitual cubrir los cítricos, las manzanas y otras frutas y verduras con una capa de cera. De este modo, se mantiene la humedad en el interior del producto, se le da un aspecto brillante y se prolonga la vida en la estantería. A los vegetarianos estrictos no les gustará saber que una sustancia que suele emplearse en el encerado, la laca, deriva de insectos. También se utilizan otros tipos de ceras, pero la advertencia al consumidor en ningún caso es obligatoria. No obstante, habitualmente las frutas sin tratar se acompañan de una etiqueta que lo especifica.

* *Ingeniería genética*. Hallará más información sobre este tema en la página 82. Hoy en día es una práctica muy extendida inyectar genes de «larga vida» a diferentes productos (tomates, piñas y plátanos).

* *Irradiación*. Debido a que la opinión pública se opone a los alimentos irradiados, éstos apenas se venden (aunque el proceso, que consiste en tratar los alimentos frescos con radiaciones ionizantes para matar los microorganismos que provocan la podredumbre, se legalizó en algunos países en 1991). Conforman la excepción varias hierbas aromáticas y algunas especias. No se realizan revisiones en relación con la irradiación de los alimentos importados. En Europa esta práctica está bastante extendida.

Los principales inconvenientes de los alimentos irradiados, aparte del «factor x» (se desconoce el efecto que a largo plazo tiene una dieta rica en productos irradiados), son que se eliminan las vitaminas en un 90 % y se destruyen las bacterias beneficiosas.

### COMPARACIÓN DE LOS MÉTODOS DE CONSERVACIÓN DE ALIMENTOS

**Conservas**: pueden guardarse varios años.
*Ventajas*: cómodas, baratas, pueden almacenarse a temperatura ambiente.
*Inconvenientes*: las salmueras contienen mucha sal; las conservas dulces son ricas en azúcar. Disminuye el contenido en vitaminas B y C. Las latas tratadas pueden traspasar productos químicos a los alimentos.

**Embotellados**: pueden almacenarse hasta varios años.
*Inconvenientes*: disminución de las vitaminas.

**UHT**: almacenamiento hasta seis meses.
*Inconvenientes*: disminución de las vitaminas y cambio de sabor.

**Temperatura ambiente**: algunos alimentos procesados pueden almacenarse hasta tres meses.
*Inconvenientes*: por lo general, se trata de productos con abundantes conservantes químicos.

**En frío**: pueden guardarse hasta una semana.
*Ventajas*: alimentos frescos.
*Inconvenientes*: son caros; deben conservarse fríos.

**Congelados**: se almacenan de un mes a un año.
*Ventajas*: similares desde el punto de vista de la nutrición y en apariencia a los frescos.
*Inconvenientes*: método no adecuado para todos los alimentos; implica un gasto energético.

**Al vacío**: pueden guardarse hasta un mes.
*Ventajas*: prácticos.
*Inconvenientes*: pueden contener conservantes añadidos.

**Secos**: se mantienen hasta un año.
*Ventajas*: prácticos.
*Inconvenientes*: se eliminan las vitaminas C y B, pérdida de sabor y cambio de textura.

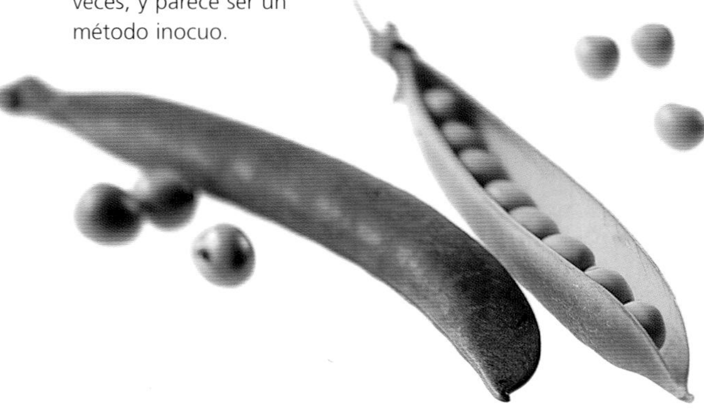

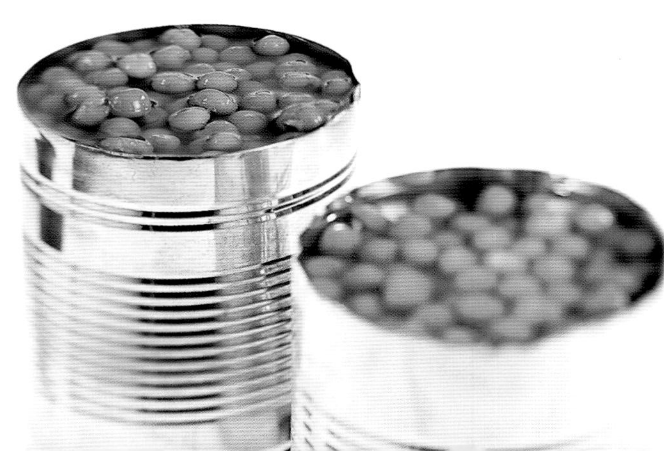

## Procesado

Un gran porcentaje de los alimentos básicos no se venden como son, sino que se llevan a fábricas y se procesan hasta obtener los numerosos productos de distinta índole que se encuentran en las estanterías del supermercado: latas y paquetes de sopa, condimentos y salsas embotelladas, paquetes para elaborar postres y pasteles, comidas preparadas, pastas para untar en el pan, y un largo etcétera.

En general, cuanto más procesado está un alimento más probabilidades tiene de haber perdido sus nutrientes esenciales, y menos natural es. Por poner un ejemplo muy sencillo: las fresas son ricas en vitamina C y fibra, pero si se les añade azúcar y se convierten en mermelada en una fábrica pierden la mayor parte de esas dos sustancias. Por lo común, los alimentos muy procesados presentan menos vitaminas y fibra de lo que cabría esperar.

Sin embargo, por un lado se quita y, por otro, se añade. Los alimentos procesados son ricos en ingredientes muy calóricos como el azúcar, la grasa saturada y las grasas hidrogenadas. La nata se extrae de la leche (cada vez se consume más leche desnatada por el bien de nuestra salud), pero la consumimos a través de alimentos procesados. Se sustituyen el azúcar del café y los refrescos por edulcorantes artificiales; sin embargo, se toma incluso más en postres, pasteles y galletas procesadas. ¡Y aquí no se acaba la historia!

Por lo general, los alimentos procesados contienen ingredientes cuyo fin es sustituir a las vitaminas y minerales que se han perdido (como en el caso de muchos cereales para el desayuno, o del pan blanco, enriquecido con calcio por ley). También se añaden fibra y otros elementos sanos. Menos recomendables que estos aditivos, sin embargo, son los que se agregan al proceso por otras razones.

### ¿SON LOS ADITIVOS ALIMENTARIOS INOFENSIVOS PARA SU SALUD?

Un pequeño porcentaje de personas pueden ser alérgicas o mostrar intolerancia a uno o más aditivos. Los que provocan más problemas son:

* Los colorantes E-102 (tartracina), E-104, E-110, E-122, E-123, E-124, E-127, E-128, E-131, E-132, E-133, E-142, E-151, E-154, E-155.
* El colorante E-120 (cochinilla).
* El colorante E-160b (anato).
* Los conservantes benzoatos y sulfuros (entre E-210 y E-219 y entre E-220 y E-228).
* Los antioxidantes E-310, E-311, E-312, E-320 y E-321.

### Números y aditivos E

Las etiquetas de algunos alimentos procesados contienen una larga lista de números, aditivos y elementos E que tal vez usted no considere necesarios. Sin embargo, se calcula que cada persona consume 2,25 kg de aditivos al año.

* ***Colorantes E-100 a E-180***. Sirven para mejorar el aspecto de productos poco atractivos o para devolver un color «natural» a los productos cuyo tono se ha perdido durante el procesado.
* ***Conservantes entre E-200 y E-285 y E-1.105***. Se utilizan para prolongar la vida del producto y evitar la formación de bacterias. Incluso los alimentos sanos, como los albaricoques secos, contienen conservantes (en el caso de la fruta seca, suele ser dióxido de azufre, un conocido alergeno).
* ***Antioxidantes entre E-300 y E-321***. Se emplean para que el producto no se ponga rancio.
* ***Emulsionantes, estabilizantes y espesantes entre E-322 y E-495***. Se utilizan en productos como los postres, las sopas y las salsas bajas en grasas para realzar y mantener la textura.
* ***Entre E-500 y E-578***. Diversos usos.
* ***Potenciadores del sabor entre E-620 y E-640***. Mejoran el sabor.
* ***Agentes abrillantadores entre E-901 y E-914***. Se emplean para añadir brillo y hacer que los alimentos parezcan atractivos.
* ***Mejoradores y blanqueadores de la harina (por ejemplo, entre E-920 y E-926)***. Se utilizan en productos de panadería para mejorar la textura, la calidad de la cocción y la blancura.
* ***Edulcorantes (por ejemplo, E-420 y E-421, y entre E-953 y E-959)***. Sirven para endulzar; son sustitutos del azúcar.
* ***Entre E-999 y E-1.518***. Tienen diversos usos. Además de estos aditivos, los productos pueden contener uno o más potenciadores del sabor sin número E. No es obligatorio enumerarlos en la etiqueta.

Para las personas que no sufren reacciones conocidas, las autoridades consideran seguros los aditivos (si se ingieren en niveles normales). Sin embargo, nadie conoce realmente los efectos a largo plazo que puedan tener, por ejemplo, en una persona que tome una dieta con abundantes aditivos (una dieta típica de «comida basura») desde su juventud. Las investigaciones indican que algunos aditivos pueden provocar cáncer en los animales.

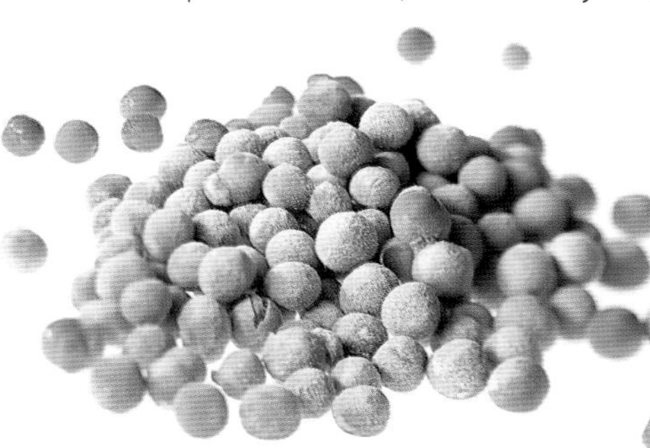

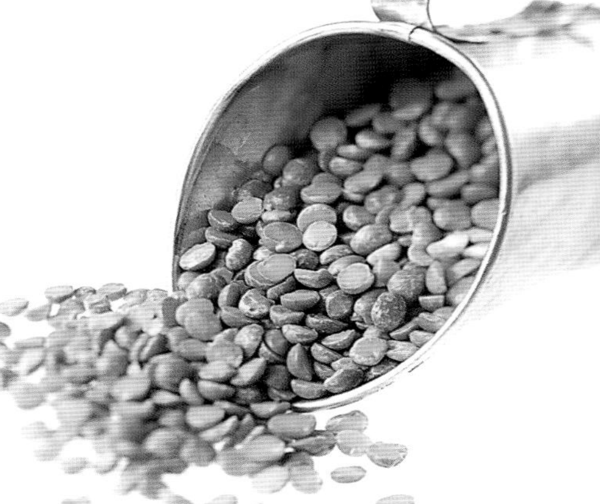

## *En sus manos*

### Alimentos saludables desde la tienda a la mesa

Comer de manera saludable no sólo consiste en conocer los nutrientes de los alimentos. Para mantener los elementos saludables de la alimentación los productos que compramos han de ser de la mejor calidad posible, han de contener todos los nutrientes y han de ser inocuos para el consumo.

Por ejemplo, hay una diferencia abismal entre el contenido nutritivo de un pimiento rojo biológico recién cosechado, que se mantiene en condiciones frescas en el supermercado y se lleva a casa en una bolsa térmica, y después se prepara de manera correcta antes de cocinarlo ligeramente, y un pimiento rojo de origen dudoso que ha permanecido demasiado tiempo en la tienda, en un lugar donde le daba el sol, que se ha llevado a casa en una bolsa y que se ha guardado durante una semana antes de picarlo pronto y comerlo excesivamente tarde. Es posible que el primero contenga toda la vitamina C (alrededor de 100 mg), mientras que el segundo, probablemente, la haya perdido por completo.

Asimismo, hay mucha más vitamina C en un zumo de larga vida, ciento por ciento natural y de la mejor calidad, que en uno barato a base de fruta, que sólo contiene un 10 % de zumo y mucho azúcar y aditivos.

Finalmente, existen muchas más posibilidades de sufrir una intoxicación alimentaria por comer pollo con la fecha de caducidad a punto de cumplirse, adquirido al principio de un día de compras y conservado en una cocina cálida antes de prepararlo en un microondas viejo, que si se compra pollo cuya fecha de caducidad sea lejana, que sólo se saca de la nevera durante unos minutos y que se cocina correctamente.

Este apartado trata del modo de comprar y manipular los alimentos correctamente.

#### Dónde comprar

¿La tienda de la esquina? ¿Una tienda especializada? ¿El supermercado? ¿Tiendas biológicas y orgánicas? El tipo de establecimiento donde se compra la comida resulta importante. Aquí tiene algunos consejos para que pueda decidir apropiadamente:

* Elija tiendas con un gran movimiento de mercancía: los productos son más frescos.
* Cuando se trata de alimentos frescos, evite las tiendas que exponen productos en la calle, en condiciones de calor (por ejemplo, una ventana para mostrar verduras y frutas). El contenido en vitaminas C y B disminuye considerablemente.
* En el caso de gran parte de los productos, usted obtiene aquello por lo que paga, de manera que considere cuánto puede pagar por un buen artículo. Si le resulta vital mantener un presupuesto bajo, comprar directamente (por ejemplo, en las granjas) suele ser más barato. Las mercancías de las tiendas de ultramarinos pequeñas suelen ser, lamentablemente, más caras.
* Si vive en un lugar donde la tienda más cercana está muy lejos de su casa (un problema cada vez más común), póngase en contacto con el ayuntamiento para que pueda organizarse un medio de transporte o un servicio de reparto de alimentos.

#### Cuándo comprar

Para comprar los alimentos en su mejor momento y guardarlos en buenas condiciones, recuerde estos consejos antes de ir a la tienda:

* Intente hacer una compra principal inmediatamente después de que se haya producido la entrega de mercancía, si lo hace en un supermercado. Este momento suele producirse los lunes o los martes, después de la afluencia del fin de semana. Si compra el sábado por la tarde o el lunes por la mañana, tal vez encuentre poca variedad (sobre todo, de frutas y verduras frescas, pescado y carne), y probablemente lo que queda no es lo que habría elegido.

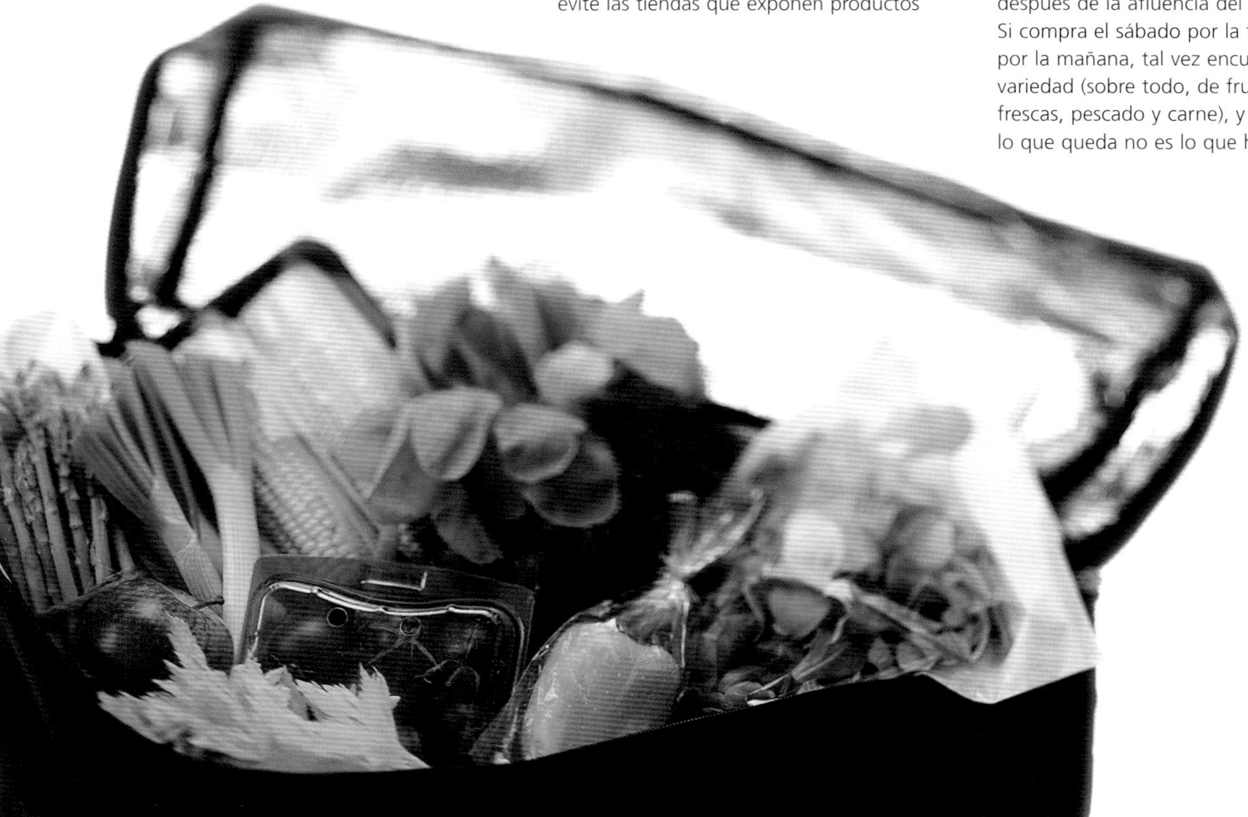

* No compre artículos perecederos si no puede guardarlos en condiciones adecuadas cuanto antes (por ejemplo, si va a tenerlos todo el día en el trabajo). Si lo hace, le dará una oportunidad a las bacterias para que se desarrollen hasta niveles inaceptables, además de que disminuyen las vitaminas B y C de los alimentos.
* No compre cuando esté cansado o preocupado. Sus alimentos son importantes y debe prestar atención a lo que adquiere y comprobar las fechas de caducidad.

***Menús y listas***

Antes de realizar una compra importante, resulta aconsejable planificar los menús para la semana y equilibrarlos por el bien de la salud y del paladar. A continuación, prepare una lista. Le resultará de ayuda que la lista siga el orden en que efectuará la compra.

Por motivos de seguridad, lo mejor es comprar los productos fríos y congelados al final. Si los lleva por toda la tienda en su carrito mientras realiza la compra, perderán el frío o comenzarán a descongelarse, una posible amenaza para la conservación del buen estado. Asimismo, resulta una buena idea adquirir las frutas, ensaladas y otros artículos que pesan poco después de los productos pesados, como latas, botellas y tarros, para evitar que los primeros se chafen, lo que provoca la destrucción de la vitamina C y echa a perder las cualidades de conservación.

***Conseguir alimentos frescos de calidad***

Aquí tiene algunos consejos para elegir los mejores alimentos disponibles:

* Utilice la vista. Busque alimentos que parezcan frescos y «felices». Utilice el olfato si el producto no se encuentra en un recipiente cerrado; debe oler a fresco.
* La carne no tiene por qué ser brillante (por lo general, una señal de que no ha estado colgada el tiempo suficiente); puede presentar un rojo oscuro (la ternera) o un rosa claro (el cerdo o el cordero), pero en ningún caso ha de parecer gris. No debe oler, con la excepción de algunos productos de caza. En las carnicerías, vigile que no se manipulen carnes frescas y preparadas sin lavarse las manos, y asegúrese de que se utilizan utensilios y zonas separadas de la tienda para cada uno de esos productos.
* Por lo general, el pescado se empaqueta en ambiente controlado (*véase* pág. 74), por lo que resulta difícil comprobar el olor. En cambio, el pescado que se vende suelto no debe oler más que a fresco, y tal vez ligeramente a mar. Si presenta olor similar al del amoníaco o demasiado intenso, no hay que comprarlo. El marisco debe estar muy fresco, tanto por su sabor como por su textura (y para evitar una intoxicación). Si encuentra salmón o trucha de mar, no criado, cómprelo. De ser posible, adquiera pescado ahumado sin colorantes.
* Compre frutas y verduras biológicas siempre que pueda. Busque frutas y verduras de temporada, cultivadas cerca de su lugar de residencia, y que no presenten golpes (los golpes hacen que disminuya la vitamina C y que la conservación no sea la adecuada). No importa que tengan alguna imperfección. Considere cuánto tiempo guardará la fruta (las piezas maduras no se mantienen durante muchos días; las verdes pueden madurar en casa). Es posible que la fruta de ambiente controlado (*véase* pág. 74) siga sus propias reglas.
* Los huevos han de presentar un aspecto perfecto, sin grietas ni roturas. Tienen que estar limpios. Busque la fecha de embalaje más reciente. Actualmente, no se exige la fecha de puesta. Los huevos de granja se etiquetan como tales.
* En el caso de todos los alimentos proteínicos (carne, pescado, huevos), busque etiquetas que garanticen la calidad, lo cual puede no significar mucho, pero es mejor que nada. Intente encontrar productos que describan el lugar y el modo en que se ha criado el animal. Estos productos, cuando son de calidad o han sido criados de manera orgánica, cuestan un poco más. Si es necesario, renuncie a la cantidad (sólo se necesitan raciones pequeñas de proteínas para gozar de una buena salud).

***Conseguir alimentos procesados de calidad***

Dado que los alimentos procesados constituyen, en general, una proporción más que considerable de la dieta, resulta vital que lo que comemos sea lo mejor que podamos conseguir. Con un poco de cuidado es posible obtener productos que no contengan muchas grasas saturadas o hidrogenadas, sal, azúcar, etc. Deben evitarse los aspectos menos agradables de los alimentos procesados, como la carne recuperada mecánicamente, el uso indiscriminado de aditivos, etc.

Sólo comprando los productos de mejor calidad y más saludables, y dejando en las estanterías los que no valen la pena, conseguiremos los alimentos que queremos. A continuación hallará algunas sugerencias para elegir conservas, tarros, paquetes y otros productos envasados de buena calidad.

***Leer las etiquetas***

* *El nombre y la descripción*. Si observa las fotografías de algunos envoltorios, tal vez descubra que no todo es lo que parece. Por ejemplo, un tetrabrik UHT con una tentadora imagen de cítricos y un rótulo de «bebida de zumo de cítricos» puede contener tan sólo un 10 % de zumo (el resto se compone de agua, azúcar, colorantes y potenciadores del sabor). No es lo bastante bueno, aunque es legal. El yogur con sabor a fresa nunca ha estado cerca de esta fruta, ni siquiera del zumo o del extracto de fresa; simplemente, se utilizan aromas artificiales; esto también es legal. La carne de las salchichas de cerdo y de otros productos cárnicos baratos, como las hamburguesas, incluye muchas veces carne recuperada mecánicamente, una especie de compuesto que se extrae, por medio de una máquina, de un animal después de haber retirado toda la carne. Este tipo de «carnes» también pueden componerse de corteza, piel, tendones y cartílago. Otro problema es que el contenido porcentual de lo que el consumidor considera ingredientes principales de un producto puede ser, en realidad, muy pequeño. Por ejemplo, es posible que la cantidad de carne de un pastel de carne sea mínima. Y todavía se presenta otro problema para aquellos que evitan ciertos ingredientes por motivos de salud o por otras razones. Digamos que usted intenta evitar todos los productos de la ternera. Tal vez le sorprenda descubrir, al leer la lista de ingredientes, que un cubito de caldo de pollo contiene extracto de ternera. Pongamos que intenta pasarse al vegetarianismo y descubre que muchos yogures contienen gelatina, que se obtiene de los huesos de la ternera. Lea

### INFORMACIÓN SOBRE NUTRIENTES EN LAS ETIQUETAS

**Grasa:**
*sin:* ← 0,15 g/100 g
*bajo:* ← 5 g/100 g
*reducido:* 25 % menos
*menos*: x % menos
**Saturadas:**
*sin*: ← 0,1 g/100 g
*bajo*: ← 3 g/100 g
*reducido*: 25 % menos
*menos*: x % menos
**Azúcares:**
*sin:* ← 0,2 g/100 g
*bajo:* ← 5 g/100 g
*reducido*: 25 % menos
*menos*: x % menos
*no añadido:* no se han incorporado azúcares, o alimentos compuestos principalmente de azúcares, al producto en cuestión o a sus ingredientes
**Fibra:**
*añadida:* 25 % más y → 3 g/100 g
*más*: x % más
*fuente de:* → 3 g/100 g o por ración
*rico en/fuente rica de:* → 6 g/100 g o fuente de fibra por ración
**Sodio:**
*sin:* → 5 mg/100 g
*bajo*: → 40 mg/100 g o por ración
*reducido*: 25 % menos
*menos*: x % menos
*no añadido*: no se ha añadido sal o sodio al producto o a sus ingredientes

cuidadosamente la letra pequeña para saber qué compra en realidad (e incluso así es posible que quede oculta parte de la verdad). Es de esperar que las leyes de etiquetado sean más estrictas, lo que facilitará las cosas al consumidor.

**✱** *Reclamos en relación con la salud o el producto*. Términos como *natural*, *tradicional*, *de granja*, poseen muy poco significado cuando se aplican a los alimentos procesados. Por ejemplo, los huevos de granja suelen ser de batería. Las escenas campestres no significan nada. Algunos fabricantes incluyen afirmaciones como «sin colorantes ni conservantes artificiales» para distraer la atención del hecho de que esos productos contienen edulcorantes y potenciadores del sabor igualmente artificiales. Otro ejemplo: no existe una definición legal de la expresión «bajo en azúcar», aunque una cifra aproximada es el 5 % por peso. Las etiquetas que rezan «sin azúcar añadido» también pueden suponer un engaño, ya que muchos productos contienen elevadas cantidades de otros edulcorantes similares, como jarabes o miel.

Dado que el 70 % de la sal que consumimos se halla en los productos procesados, merece la pena buscar alimentos bajos en sal si se consumen en abundancia. Sin embargo, puede resultar más difícil encontrar productos bajos en sal que bajos en grasa o bajos en azúcar (al parecer, la industria alimentaria se ha mostrado, en los últimos años, reacia a reducir la cantidad de sal que emplea en la fabricación, con el fin de mantener la preferencia del consumidor por los alimentos salados). Si los fabricantes no reducen la cantidad de sal, tal vez nosotros deberíamos poner en el carrito de la compra menos productos procesados ricos en sal. También merece la pena repetir que muchos productos que parecen no contener mucha sal en realidad sí la contienen; por ejemplo, muchos cereales para el desayuno y numerosos tipos de pan. Sin embargo, actualmente resulta difícil averiguar la cantidad exacta de sal de un producto. No existe una ley que regule que la cantidad de sal debe ser declarada, ya sea en la lista de ingredientes o en un cuadro de información de elementos nutritivos.

El contenido de grasa de los alimentos constituye un importante factor de venta: no sólo disponemos de ofertas «bajas en grasa», «90 % libres de grasa», etc., sino también productos «ricos en grasas monoinsaturadas». El cuadro de la izquierda muestra varios tipos de mensajes que aparecen en las etiquetas sobre los principales nutrientes y lo que deberían significar. Sin embargo, no hay parámetros sobre lo que es magro o extramagro.

Otra anomalía de los mensajes sobre las grasas es que el porcentaje del contenido en grasa que se incluye en las etiquetas resulta completamente engañoso. Por ejemplo, si el fabricante dice que las patatas fritas sólo contienen un 5 % de grasa quiere decir que las patatas contienen un 5 % de su peso total en forma de grasa (es decir, 5 g de grasa por cada 100 g de producto). Esto no significa, por tanto, que las patatas sólo contengan un 5 % de las calorías totales en forma de grasa. Todos los alimentos comprenden un porcentaje elevado o bastante elevado de agua (la carne magra es agua en un 74 %, las patatas asadas en un 60 %, el queso duro en un 36 %), y el agua no tiene calorías. Así pues, el 5 % de grasa por peso resulta ser un tanto por ciento mucho mayor de las calorías totales: 5 g de grasa equivalen a 45 calorías, ya que hay 9 calorías por gramo de grasa. En 100 g de patatas asadas hay unas 160 calorías. Así, la cantidad real de grasa de las patatas fritas es de ¡un 28 %!

Un queso bajo en grasa puede ir acompañado de una etiqueta con un mensaje como «sólo 15 % de grasa» (es decir, 15 g de grasa por cada 100 g de queso). Calculando el contenido en grasa sobre la única base razonable (como un porcentaje de las calorías totales), resulta que contiene casi el 52 % de sus calorías en forma de grasa. Éste es el tipo de información que realmente es necesario para equilibrar la dieta. Sin embargo, el único modo de calcular el contenido en grasa como un porcentaje de nutrientes consiste en llevar una calculadora cuando vaya a comprar.

El contenido en fibra también puede suponer un buen factor de venta. Para que un producto pueda ser anunciado como rico en fibra, debe contener al menos 6 g de fibra en una ración media. Sin embargo, en ocasiones los alimentos son ricos en este nutriente porque se les añade salvado. La ingesta elevada de salvado puede inhibir la absorción de algunos minerales, como el hierro, y es mejor obtener la fibra de fuentes naturales, como las legumbres o los cereales integrales.

Las vitaminas y los minerales también constituyen valores promocionales: por ley, para que un producto sea una fuente rica en vitaminas y/o minerales debe contener al menos el 50 % de las cantidades diarias recomendadas.

**GUÍA RÁPIDA SOBRE LOS NIVELES DE LOS ELEMENTOS NUTRITIVOS QUE APARECEN EN LAS ETIQUETAS**

| por ración | Mucho | Poco |
|---|---|---|
| Grasa | 20 g o más | 2 g o menos |
| Saturadas | 5 g o más | 1 g o menos |
| Azúcares | 10 g o más | 2 g o menos |
| Fibra | 3 g o más | 0,5 g o menos |
| Sodio | 0,5 g o más | 0,1 g o menos |

**PAUTAS SOBRE LA INGESTA DIARIA DE NUTRIENTES**

| | Mujeres | Hombres |
|---|---|---|
| Máximo de grasa total | 70 g | 95 g |
| Máximo de grasa saturada | 20 g | 30 g |
| Máximo de azúcar | 50 g | 70 g |
| Mínimo de fibra | 16 g | 20 g |
| Máximo de sodio | 2 g | 2,5 g |

Finalmente, el contenido reducido o bajo en calorías puede suponer un reclamo atractivo para los que se preocupan por su peso. Un producto con menos calorías debe tener un 75 % o menos energía que un producto similar para el cual no se advierte de su contenido de energía. Por su parte, un producto bajo en calorías ha de contener un máximo de 40 calorías por cada 100 g de producto.

***Lista de ingredientes***

Si no sabe exactamente qué es lo que va a comprar con la información y las ilustraciones de la etiqueta, compruebe la lista de ingredientes. Aunque en el año 2000 deberíamos disponer de los porcentajes de, al menos, los principales ingredientes, en la actualidad no hay obligación de hacerlo (excepto en el caso de los productos cárnicos —por ejemplo, «contiene un mínimo del 25 % de carne»— y los que incluyen el reclamo de extra: «jamón extra», cuando la cantidad de jamón debe ser declarada).

No obstante, los ingredientes se enumeran en orden descendente de contenido por peso (es decir, el ingrediente presente en mayor cantidad se halla en primer lugar, y así sucesivamente), de manera que el último ingrediente es el menos abundante en ese producto. Los números E deben estar incluidos en esa lista, pero en algunos casos se expresan sólo con su nombre. Así resulta difícil saber qué aditivos se van a tomar, a no ser que se disponga de sus nombres, pero los aditivos utilizados en un ingrediente (por ejemplo, las frutas secas de un pastel de frutas pueden llevar dióxido de sulfuro como conservante) no tienen por qué mencionarse, como tampoco los potenciadores del sabor. Los azúcares se presentan en una extensa variedad de formas, entre otras, glucosa, dextrosa, fructosa, jarabe de glucosa, lactosa, maltosa y melaza. Los concentrados de zumos de frutas utilizados como edulcorantes, la miel y el azúcar integral son similares a la sacarosa básica, y perjudican igualmente los dientes.

Las grasas hidrogenadas aparecen en la lista de ingredientes como «grasas o aceites hidrogenados» o «grasas solidificadas». Búsquelas en las margarinas, los pasteles y las galletas, aunque también se encuentran en muchos otros productos.

***El recuadro de información sobre los elementos nutritivos***

Actualmente, los fabricantes no tienen la obligación legal de proporcionar información acerca de los elementos nutritivos (grasa, azúcar, sal, contenido de fibra, etc.) a menos que se incluyan en los envoltorios reclamos sobre nutrición específicos. No obstante, muchos productos muestran este tipo de información, aunque no siempre resulta sencillo interpretar las cifras, que suelen aparecer en gramos o miligramos por 100 g/ml de producto, y en ocasiones también en gramos o miligramos por ración. Por ejemplo, si se sabe qué cantidad de grasa hay en 100 g de producto, pero se desconoce el peso, apenas se avanza nada. Las grasas hidrogenadas no se incluyen en la lista (aunque se cuentan entre las grasas totales). El contenido en sodio no equivale al contenido en sal.

Actualmente, el etiquetado no ayuda a hacerse una idea inmediata del grado en que un producto proporciona los principales ingredientes en un equilibrio sano. Si la información sobre el porcentaje de grasa total, grasa saturada, hidratos de carbono y proteínas se diese en relación con el porcentaje de las calorías totales del producto, podría saberse al momento si ese producto encaja dentro de unas pautas de alimentación sana. Este tipo de información resultaría práctica en el caso de productos como las comidas preparadas, y sería muy reveladora.

El recuadro superior izquierdo tiene la finalidad de hacer que la información sobre nutrición resulte más útil; para ello, ofrece una guía sencilla sobre lo que es un contenido elevado y bajo de grasa, azúcar, fibra y sodio por ración. El segundo cuadro indica las cantidades totales que se deberían comer al día de los principales nutrientes. Lléveselo cuando vaya a comprar y le resultará bastante sencillo comprobar si un producto encaja en una dieta sana. Por ejemplo, si una lata individual de sopa contiene 2 g de sodio, podrá comprobar que proporciona la ingesta diaria máxima de sodio para una mujer.

Varios grupos de presión y algunos profesionales de la salud se hacen notar para que se lleve a cabo un replanteamiento completo de las leyes de etiquetado de los alimentos (una reclamación que se hace desde mucho tiempo atrás).

**✱ *Fechas de caducidad.*** Hay que comprobar siempre las fechas aptas para el consumo. La indicación «consumir antes de» significa que el alimento debe tomarse antes de esa fecha. En ocasiones, se ven distintas fechas de caducidad dentro del mismo grupo de alimentos: elija las unidades que tengan la fecha más lejana. Las indicaciones del tipo «consumir preferentemente antes de» son para alimentos que se conservan más tiempo. Es posible que estén en buen estado después de la fecha expresada, ya que ésta sólo es aproximada.

## *Alimentos en casa*

∗ *Frutas, la mayoría de verduras y los productos para ensalada*. Lo ideal es mantenerlos en la nevera hasta el momento de su uso, a menos que sea preciso madurarlos a temperatura ambiente. Es conveniente guardarlos en compartimentos frescos, en cajas ventiladas o en bolsas de plástico agujereadas. Las setas deben conservarse en bolsas de papel. Los plátanos se mantienen mejor en un ambiente fresco, fuera del frigorífico. Las patatas deben guardarse en un lugar fresco y oscuro. Si las frutas y las verduras se depositan en un lugar cálido y luminoso pierden rápidamente la vitamina C. Incluso en la nevera, las frutas y las verduras se deterioran de forma gradual, de manera que debe utilizar los productos a medida que los compre y desechar cualquier artículo arrugado, con manchas marrones, seco, que amarillee, leñoso o mohoso.

∗ *Alimentos congelados*. Deben guardarse inmediatamente en el congelador. Ponga juntos los diferentes tipos de congelados: la carne cruda en un lugar, los postres y los pasteles en otro. Coloque las carnes crudas en la parte inferior del congelador.

∗ *Alimentos para congelar*. Deben pelarse o deshojarse (en el caso de las verduras), o bien prepararse y congelarse en recipientes o bolsas de plástico resistentes inmediatamente después de la compra (en el caso de las frutas y las verduras, para conservar la máxima cantidad de vitamina C). Los productos frescos han de congelarse con el modo rápido.

∗ *Carnes frescas, productos lácteos y todos los alimentos fríos*. Deben guardarse en la nevera. Conserve la carne cruda, de ser posible, en un recipiente cubierto y hermético, en la parte inferior del frigorífico, alejada de las carnes preparadas, para evitar contaminaciones y una posible intoxicación.

∗ *Tarros abiertos*. Deben cubrirse y guardarse en la nevera.

∗ *Latas abiertas*. Es preciso decantar el contenido en un tarro de cristal o de porcelana, o al menos en uno de plástico resistente, y utilizar el producto dentro de las veinticuatro horas siguientes, ya que los elementos químicos del material de las latas pueden pasar a los alimentos.

∗ *Los productos ricos en grasa*. El queso, la mantequilla, el paté y las comidas grasas en general no deben envolverse en película transparente, puesto que ésta contiene productos químicos que pueden pasar a los alimentos.

∗ *Queso*. Debe guardarse en su recipiente con agujeros de ventilación. Los quesos individuales pueden envolverse en papel parafinado. Si se compra envuelto en película transparente, retírela en casa.

∗ *Envases abiertos*. Una vez abierta una botella, una lata, un tarro, un paquete, etc., el contenido no se conserva indefinidamente.

### Preparación de los alimentos

Una preparación cuidadosa de los alimentos conserva las vitaminas hidrosolubles del grupo B y la vitamina C, y minimiza el riesgo de intoxicación.

∗ ***Evite*** trocear, pelar o partir frutas, verduras y ensaladas frescas hasta justo antes de prepararlas, ya que las superficies expuestas pierden la vitamina C y comienzan a oxidarse.

∗ ***No*** deje las verduras en remojo (en caliente o en frío), ya que también se pierde la vitamina C.

∗ ***Cocine*** las verduras lo menos posible para conservar los nutrientes.

∗ ***Descongele*** bien las carnes, el pescado y los productos cárnicos antes de cocinarlos, a menos que la etiqueta aconseje otro método. Las aves deben descongelarse completamente (pinche las porciones con un cuchillo de punta fina). La carne que sale muy fría de la nevera también debería dejarse a temperatura ambiente antes de cocinarla (pero no más del tiempo necesario). El problema de preparar el pollo y otras aves que no se han descongelado por completo es que el centro puede conservar el tono rosado aunque la carne parezca estar lista, lo que significa que no se ha acabado con las bacterias. No rellene las aves, ya que los rellenos pueden impedir que el interior de la carne se cocine por completo.

∗ ***Descongelación en microondas***. Hay que dar la vuelta a los alimentos descongelados en el microondas para que se descongelen de manera regular.

∗ ***Cuando manipule carne cruda*** en la cocina, utilice una tabla de picar limpia, reservada sólo para la carne. Las tablas de mármol albergan menos bacterias que las de madera o plástico, aunque algunas tablas de plástico están recubiertas con un compuesto antibacterias. Trocee la carne y póngala en un plato; tápela si no la va a poner directamente en la sartén.

Lávese las manos y limpie los utensilios después de usarlos. Sumérjalos en agua hirviendo si lo considera necesario. Séquese bien las manos antes de manipular otros alimentos. Los limpiadores antibacterias pueden evitan que las bacterias se acumulen. Limpie los grifos que pueda haber tocado con las manos infectadas.

∗ ***Mantenga*** completamente limpias todas las superficies de trabajo, la nevera, los armarios, los recipientes y los utensilios y platos.

∗ ***Cocine*** bien la carne para evitar intoxicaciones. La carne picada, el pollo, las salchichas y las hamburguesas no deben presentar un tono rosado en el centro. El centro de los alimentos preparados en el microondas debe hervir.

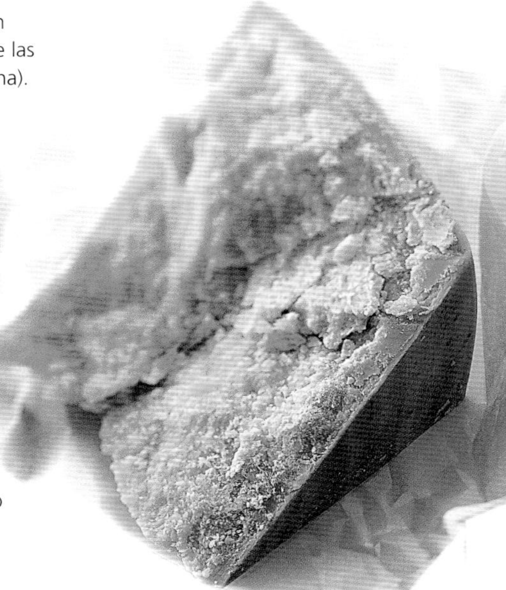

### Recalentamiento y sobras

* Si tiene que guardar comida después de prepararla, deje que se enfríe y póngala en la nevera (o en el congelador) cuanto antes. Si va a reservar comida caliente durante menos de una hora, tápela y manténgala a temperatura ambiente; después, recaliéntela hasta que hierva o manténgala en el horno a temperatura baja. Las vitaminas B y C disminuyen en los alimentos que se mantienen calientes durante mucho tiempo. En general, es mejor conservarlos a temperatura ambiente siempre que se sobrepase una hora.
* Es preciso calentar la comida recalentada hasta que hierva.
* Las sobras, si todavía están en buenas condiciones, deben envolverse o guardarse en recipientes (preferentemente de cristal o porcelana), cubiertas y en la nevera. Utilícelas o tírelas en un plazo de entre veinticuatro y cuarenta y ocho horas.
* Deseche las sobras que hayan perdido el color, que tengan un olor extraño, con moho o manchas blancas, si presentan una película por encima o si se han secado.

### Cómo evitar las intoxicaciones alimentarias

Cada vez aumentan más los casos de intoxicaciones y muertes por esta causa. Nadie conoce la razón exacta de este aumento, aunque dado que el mayor porcentaje de ellos ocurre debido a alimentos que se toman fuera de casa, el incremento de las visitas a restaurantes, cafeterías y establecimientos de comida rápida resulta una causa obvia. La comida que se toma en casa provoca una de cada seis intoxicaciones, y se cree que la exigencia de una reducción de la cantidad de conservantes (incluido el azúcar) en los alimentos procesados es el motivo de este aumento. Por otra parte, los alimentos se transportan cada vez más lejos, con lo que aumenta el número de manipuladores, lo que podría ser otro factor.

Las fuentes más comunes de intoxicación son las bacterias, aunque los hongos y los virus también pueden ser tóxicos. Resulta preocupante que muchos casos estén provocados por microbios de los que no se oía hablar desde hacía veinte años o más. Para agravar el problema, muchas de las bacterias que se encuentran en los alimentos son resistentes a los antibióticos, por lo que las intoxicaciones resultan difíciles de tratar. Los riesgos pueden reducirse siguiendo los consejos del recuadro de la derecha.

* *Campylobacter*. Apenas se oyó hablar de él en los años ochenta, pero es responsable de casi la mitad de todos los casos de intoxicación que se descubrieron en 1997. Un reciente estudio oficial encontró la bacteria en un 40 % de los pollos que se venden en supermercados. También se halla en la carne y en la leche sin pasteurizar. Puede provocar gastroenteritis, parálisis y la muerte. Es preciso cocinar bien el pollo y la carne.
* *Salmonella enteriditis*. Es la segunda causa más común, responsable de casi el 40 % de los casos de intoxicación que se conocen. Según las autoridades sanitarias, en los últimos años apenas se ha producido una mejora con respecto a la cantidad de *Salmonella* que se detecta en los huevos. También se encuentra en la carne de ave y en otras fuentes. Puede provocar alteraciones gástricas agudas, e incluso la muerte (sobre todo, en los niños, los enfermos, las embarazadas y los ancianos). Los huevos y las aves deben ser lo más frescos posible en el momento de su consumo, ya que las bacterias se multiplican rápidamente, y han de cocinarse por completo. Es preciso descongelar bien las aves y guardarlas correctamente. Los huevos no tienen que comerse crudos. Los huevos y las aves de granja y biológicos presentan una menor incidencia.
* *Salmonella typhimurium*. Se trata de una nueva cepa de *Salmonella*, muy resistente a los antibióticos y más frecuente en los animales criados con métodos intensivos. Siga los mismos consejos que para *Salmonella enteriditis*.
* *E. coli* 0157. Es otra bacteria que ha provocado un aumento de los casos de intoxicación en la última década. La dosis infecciosa es muy pequeña, y una fuente común es la carne (que puede contaminarse durante el sacrificio y el procesado). La carne poco hecha, por tanto, puede provocar intoxicación. La carne picada y las hamburguesas crudas se consideran de especial riesgo porque el proceso de picado extiende la infección por la carne. Esta bacteria también afecta a los productos lácteos y puede provocar problemas gástricos agudos (e incluso la muerte), sobre todo en las personas vulnerables.
* *Lysteria monocytogenes*. Es una bacteria que se localiza en los quesos blandos, como el Brie y el Camembert; en los patés y en las comidas preparadas frías (ensaladas, ensaladas de pasta y jamones). Las bacterias pueden desarrollarse a temperaturas tan bajas como 5 °C (muchas neveras domésticas funcionan más o menos a esta temperatura). Resulta peligrosa para las embarazadas, los niños y las personas con el sistema inmunológico débil.

### CONSEJOS PARA EVITAR INTOXICACIONES

* Compre la carne en un establecimiento de confianza, con una higiene escrupulosa.
* Nunca coma carne, pescado, aves o huevo pasados, o cuya fecha de consumo preferente haya caducado.
* Compre alimentos fríos, que hayan estado en neveras por debajo de 5 °C, y manténgalos a esta temperatura, o a una más baja, en casa.
* Transporte los alimentos frescos, fríos y congelados rápidamente y en bolsas isotérmicas.
* En casa, guarde los alimentos en las condiciones adecuadas. No deje que la carne cruda gotee en otros alimentos.
* Prepare bien la carne, el pescado, las aves y los huevos. Asegúrese de que la carne no presenta zonas rosadas una vez hecha.
* Proceda con especial precaución al recalentar comida. Cuando utilice el microondas, asegúrese de que los alimentos hierven en todo momento y déles la vuelta durante la cocción.
* Utilice rápidamente las sobras o tírelas.
* Mantenga muy limpios los utensilios, los platos, las sartenes y la cocina.
* Lávese y séquese las manos después de manipular alimentos crudos y antes de tocar otros.

## *El futuro llega a la alimentación*

Los avances científicos todavía se concentran en la producción de alimentos; aportan un gran potencial para introducir mejoras y dan pie a nuevos motivos de preocupación.

### Ingeniería genética

Los tomates que aguantan maduros sin pudrirse, los cultivos que soportan los productos contra las malas hierbas, las vacas que producen leche similar a la humana y las grasas sin grasa son sólo algunas de las innovaciones que los científicos alimentarios pueden ofrecer hoy. Sin embargo, ¿estas proezas de la biotecnología suponen realmente un beneficio para nuestra salud? Al parecer, los biotecnólogos pueden hacer (o pronto podrán) todo lo que deseemos para nuestros alimentos. Ya prometen verduras que prevendrán el cáncer y carne roja baja en grasas saturadas.

A lo largo de cientos de años, los agricultores y los ganaderos han intentado mejorar la producción, la resistencia a las enfermedades, el tamaño, etc., mediante la cría selectiva, pero se trata de un proceso muy lento. En la actualidad, hay un modo mucho más rápido de alterar las características de cualquier cosa, desde una manzana hasta una judía o una vaca. Ésta es, a grandes rasgos, la ingeniería o modificación genética, una tecnología futurista, que parece tener tantos detractores como seguidores.

#### ¿Qué es la ingeniería genética?

Todo organismo viviente posee un patrón genético. Los genes contienen toda la información hereditaria que se necesita para que cada planta, cada animal o cada humano desarrolle sus características especiales. Hasta años recientes, los genes se pasaban en cada especie a través de la reproducción sexual. Hoy, sin embargo, los científicos saben cómo extraer material genético de un organismo vivo e introducirlo en otro. De ese modo, damos a esa segunda especie nuevas características y nos desviamos de la evolución natural.

Esta «modificación genética» no sólo se puede hacer, por ejemplo, de fruta a fruta, sino también entre distintas especies (recientemente se ha introducido en los tomates un gen del pescado que los ayuda a conservar la forma cuando se congelan). Asimismo, la modificación genética ha producido una vaca con leche «humana», que en el futuro se podrá utilizar para conseguir una leche más sana.

Hasta el momento, la ingeniería genética se ha aplicado principalmente a nivel comercial en grandes cultivos, como los de soja, maíz, colza, algodón, patatas y tomates. No obstante, hay laboratorios de pruebas en todo el mundo para una amplia variedad de otros alimentos modificados genéticamente o transgénicos.

#### ¿Cuántos productos transgénicos consumimos en la actualidad?

Aunque en España el cultivo de alimentos transgénicos es poco importante, el primer producto resultado de la ingeniería que llegó para su comercialización fue una pasta de tomate elaborada con tomates modificados genéticamente, que procedía de Estados Unidos. El queso con una enzima producida genéticamente (en lugar de cuajo) se encuentra ampliamente disponible desde principios de los noventa. Además, hasta el 60 % de los alimentos procesados que comemos podría contener soja modificada, ya que ésta (tratada para resistir a los herbicidas) abarca hoy al menos el 30 % de la cosecha mundial de soja. La soja modificada genéticamente se mezcla con soja tradicional antes de ser distribuida, y dos tercios de todos los alimentos procesados llevan soja. El maíz modificado también se emplea en alimentos procesados. En la misma línea se encuentran los tomates, la achicoria y muchos más que esperan la aprobación de las autoridades correspondientes o que están a punto de ocupar las estanterías de los supermercados.

#### ¿Cuáles son las ventajas de la ingeniería genética para los consumidores?

Las compañías que favorecen la ingeniería genética afirman que la nueva tecnología puede presentar muchos beneficios para el consumidor: los productos se conservan frescos más tiempo, saben mejor y, en general, son más sanos. Por ejemplo, unos científicos del Reino Unido han aislado el material genético del brécol (brócoli) que contiene sulforofano (*véase* pág. 96), un agente anticancerígeno, y estudian su implantación en otras verduras. Asimismo, afirman que si gracias a la ingeniería genética se aumenta la producción y disminuyen los productos de desecho (por ejemplo, mediante la producción de cepas de cereales y verduras resistentes a las plagas y a los herbicidas), dispondremos de alimentos más abundantes, lo que se reflejará en los precios.

#### ¿Cuáles son los inconvenientes de los alimentos transgénicos?

Dejando a un lado los debates éticos sobre el ataque a la naturaleza, uno de los principales problemas es que nadie conoce las posibles consecuencias a largo plazo del consumo de alimentos transgénicos, ni tampoco su efecto en el medio ambiente. Por ejemplo, gran parte de la ingeniería genética implica el uso de genes marcadores antibióticos. A algunos expertos les preocupa que esos genes provoquen más resistencia a los antibióticos en los humanos y afecten a nuestra capacidad para luchar contra las enfermedades. Se cree, además, que la ingeniería genética puede dar lugar a nuevas toxinas y alergenos.

Otros expertos opinan que en las cosechas tratadas genéticamente para resistir a los herbicidas y los pesticidas se desarrollarán nuevas cepas de malas hierbas, muy resistentes, para las cuales serán necesarios herbicidas incluso más potentes. Algunas personas han expresado su preocupación sobre el consumo de cosechas resistentes a los productos contra malas hierbas rociadas con éstos.

#### ¿Qué posibilidades tenemos de evitar los productos transgénicos?

Lamentablemente, muy pocas. Un nuevo acuerdo europeo hará obligatorio el etiquetado de todos los productos transgénicos, lo cual resulta acertado para los productos cultivados y fabricados en la Unión Europea. Sin embargo, si un fabricante compra soja procedente de Estados Unidos, no sabrá si está modificada o no. Como ya hemos visto, la soja aparece en un 60 % de alimentos procesados; pero, debido en gran parte a la resistencia de los productores americanos de soja (responsables de casi toda la cosecha mundial), la soja transgénica no se separa después de la recolección, sino que se mezcla con soja normal para ser distribuida (una práctica que podría cambiar pronto gracias a las acciones de comerciantes y grupos de presión). Por tanto, resulta imposible etiquetar con total seguridad. En cualquier caso, las autoridades correspondientes afirmaron en 1997 que la harina y el aceite de la soja transgénica pueden distinguirse de los de soja normal mediante un análisis de los productos confeccionados con esas materias primas. En general, sólo se exige que un producto se etiquete con información sobre sus ingredientes transgénicos cuando el producto difiere de un alimento o un ingrediente equivalente en su composición, su valor nutritivo o su uso. Las autoridades propusieron que las etiquetas de los alimentos transgénicos se considerasen por separado.

Si desea evitar la soja transgénica, las únicas alternativas que tiene en la actualidad son leer las etiquetas y no comprar productos que incluyan soja, o bien elegir soja de cultivo biológico (con la garantía de que no se ha tratado genéticamente). La soja forma parte de numerosos alimentos procesados: bollería, margarinas y pastas para untar, mayonesa, pasteles, pan, galletas, salsas, sopas, cubitos de caldo, platos preparados a base de carne, y muchos más.

El puré de tomate transgénico lleva una etiqueta que lo especifica.

### ¿Qué medidas de seguridad hay en relación con los alimentos transgénicos?

En la actualidad, se lleva a cabo una evaluación de seguridad a todos los productos nuevos antes de permitir su venta. Algunos alimentos transgénicos se consideran lo bastante novedosos como para pasar un examen de seguridad completo antes de permitirse su venta; otros se inscriben en una categoría descrita como «equivalencia sustancial», lo que significa, en pocas palabras, que no se distinguen de los productos convencionales y, por tanto, consiguen la aprobación más rápidamente y no necesitan ser etiquetados. Si le preocupa el consumo de alimentos transgénicos, el etiquetado y las pocas opciones que existen, escriba a algún político de su comunidad, al Ministerio de Sanidad o a su supermercado.

## Otras innovaciones en alimentación

El progreso, por llamarlo de algún modo, ha llegado a otros aspectos de la investigación alimentaria sin la aplicación de la ingeniería genética. Por ejemplo, los agricultores de Gales utilizan una variedad de ballico muy rica en ácido linolénico (un ácido graso esencial) para alimentar a las vacas. Así consiguen una leche con menos grasas saturadas que la normal. Las vacas alimentadas con una dieta rica en soja y semillas de colza calientes, cuya leche resulta rica en grasa insaturada, son otro eslabón de las investigaciones que se llevan a cabo en Inglaterra.

En Estados Unidos se ha patentado un aparato que mata todos los virus en una milésima de segundo sin dañar los alimentos. Por su parte, científicos del Institute of Food Research (Reino Unido) han logrado frutas y verduras capaces de proteger a las personas contra *E. coli*.

### Alimentos funcionales

Los alimentos funcionales son aquellos que, según se afirma, poseen propiedades saludables especiales o beneficios particulares en relación con la nutrición. Recientemente ha aparecido un pan que contiene soja y que, según sus descubridores, reduce los sofocos en las mujeres menopáusicas, así como una leche fermentada que incrementa las bacterias beneficiosas del intestino (es decir, probiótica). Varios alimentos incluyen en su composición ácidos grasos omega-3 y se asegura que reducen la incidencia de las enfermedades cardíacas. En 1997 apareció una barrita de cereales que ayudaba a evitar el cáncer gracias a los isoflavonoides y los ligninos añadidos. Cada año inundan el mercado cientos de estos alimentos.

Por lo general, los especialistas en nutrición son escépticos respecto a estos alimentos. Es posible que funcionen, pero piensan que sería preferible consumir los ingredientes activos de estos productos (como ocurre con algunos suplementos de vitaminas y minerales) como parte de los alimentos que los contienen de forma natural: por ejemplo, los aceites omega-3 del pescado, los ligninos de las semillas de linaza, etc. En otras palabras, el mejor modo de disfrutar de los beneficios de los alimentos es de la forma más natural posible.

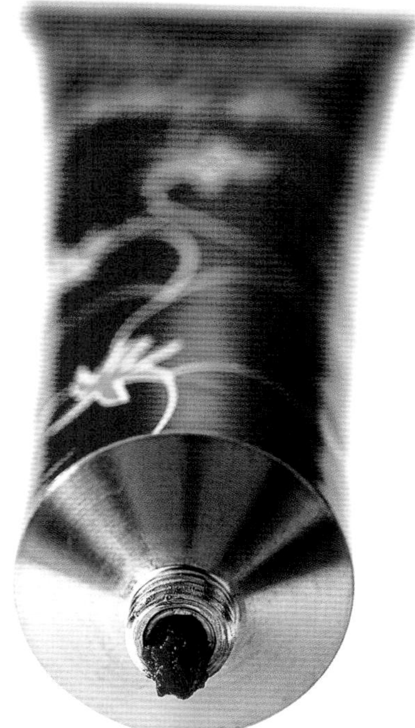

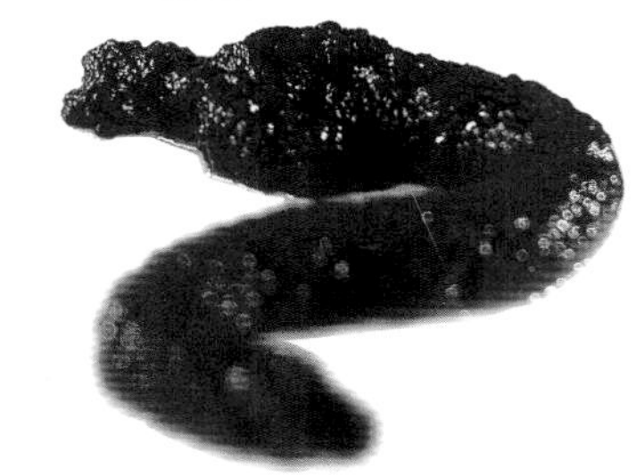

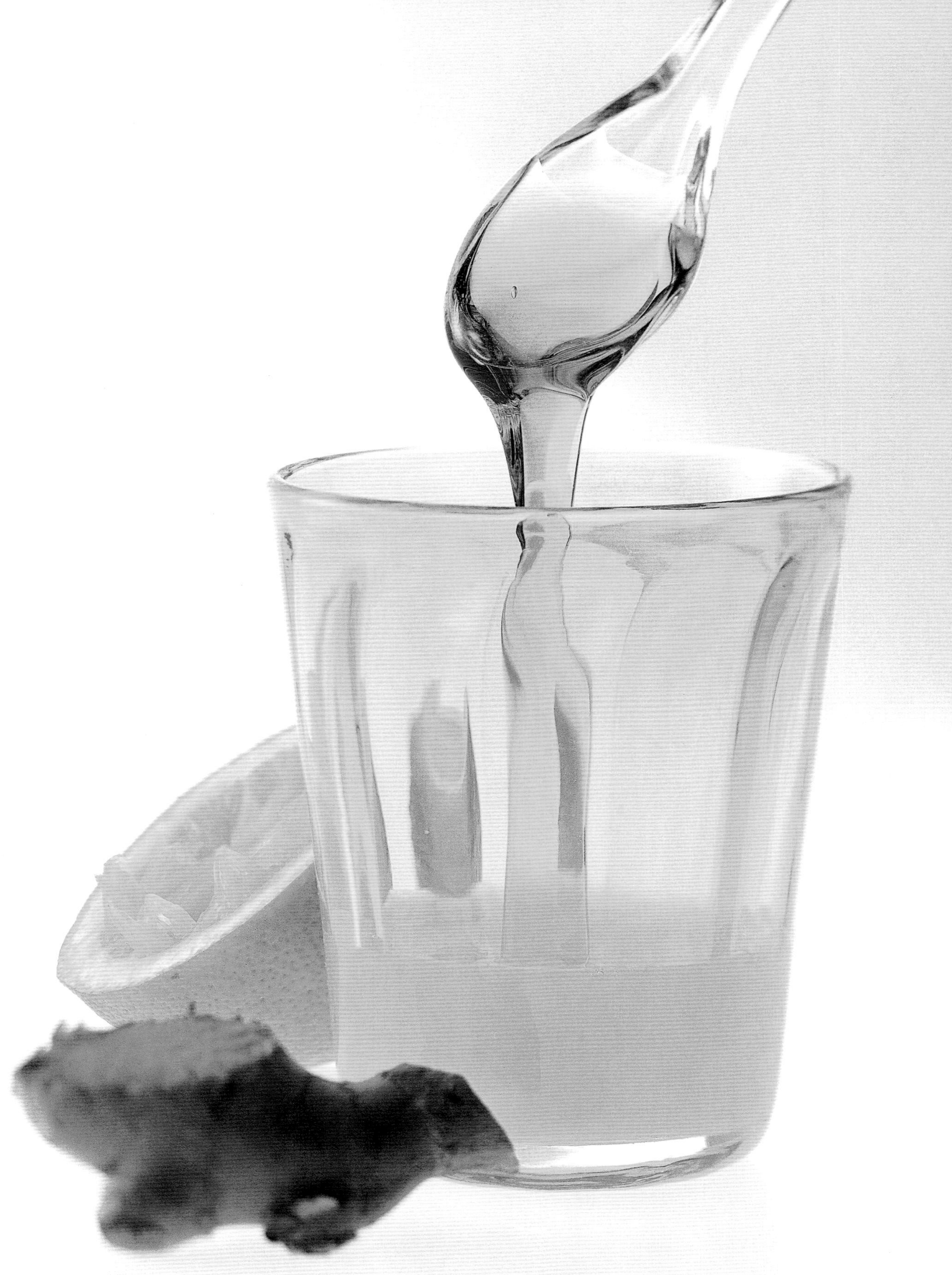

# CAPÍTULO DOS

# El alimento como medicina

Hace veinte años, incluso sólo diez, ¿quién hubiese creído que nos recomendarían beber vino tinto para gozar de un corazón sano y tomar *ketchup* para prevenir el cáncer? En la última década se ha producido un enorme aumento del interés acerca de la comida como medicina, y sin embargo no es nada nuevo. Durante miles de años, en todo el mundo se ha apreciado el valor medicinal de las plantas y los alimentos. El ajo se utiliza a nivel medicinal desde hace, al menos, cuatro mil años. Quinientos años atrás ya se sabía que las frutas y las verduras frescas podían curar el escorbuto. Hace doscientos años se descubrió el poderoso efecto de la dedalera (*Digitalis)* para aliviar los problemas de corazón, y hace ciento cincuenta años se aisló por primera vez el ácido salicílico (el precursor natural de la aspirina) de la corteza del sauce.

Incluso en fecha tan reciente como principios del siglo XX, la gran mayoría de medicamentos se basaban en plantas. Fue a mediados y, sobre todo, a finales del siglo XIX cuando la medicina occidental se tornó escéptica con respecto al poder de las plantas (y pasó a confiar en productos químicos para curar). Hoy, cada vez más personas (incluidos los profesionales de la medicina y los científicos) se dan cuenta de los grandes inconvenientes de una sociedad que depende de los medicamentos para su salud. La resistencia a los fármacos, la dependencia y los efectos secundarios no deseados constituyen tres de las razones por las que los métodos alternativos, más sanos, y la prevención recuperan su popularidad. La dieta es la protagonista de este cambio. Todos necesitamos comer; por tanto, si lo que comemos puede actuar como medicamento, ¿no tenemos en nuestras manos una solución maravillosa?

Hoy, con la ventaja de las modernas técnicas científicas, disponemos de tanta información sobre los alimentos, sus ingredientes y su funcionamiento que podemos ajustar nuestras dietas para adaptarlas a casi cada enfermedad o dolencia. Ya no confiamos ciegamente en las curas del hechicero. Las mentes más prodigiosas trabajan en los mejores laboratorios del mundo, a fin de encontrar el modo de utilizar los alimentos a nivel medicinal.

## ABUSO DEL ALCOHOL

EN OTROS CAPÍTULOS de este libro se tratan con detalle los beneficios del consumo moderado de alcohol (por ejemplo, su efecto protector contra las enfermedades cardíacas y el Alzheimer). Los límites de un consumo seguro para hombres y mujeres se especifican en el capítulo uno, en la página 36; el consumo social razonable y los límites alcohol/conducción se tratan en el capítulo tres, página 66. Sin embargo, el abuso del alcohol sigue siendo una de las principales causas de falta de salud en todo el mundo.

El alcohol es una droga y resulta tóxico; no obstante, la acción y la dependencia del alcohol se hallan ampliamente extendidas. Los expertos creen que un elevado porcentaje de las muertes prematuras al año en muchos países están relacionadas con el consumo excesivo de alcohol; asimismo, su consumo guarda relación con el 80 % de los suicidios, el 40 % de los accidentes de tráfico y el 30 % del total de ingresos hospitalarios. Casi 15 millones de días de trabajo se pierden cada año debido al abuso del alcohol. Aproximadamente un 25 % de hombres y un 10 % de mujeres sobrepasan los límites de consumo seguro establecidos por las autoridades sanitarias (*véase* pág. 17). Cuanto más se sobrepasan esos niveles, más probabilidades hay de caer en la dependencia y sufrir distintos efectos secundarios y enfermedades.

**Accidente vascular cerebral, *véase* Enfermedades cardíacas y accidente vascular cerebral**

## ACIDEZ E INDIGESTIÓN

LA ACIDEZ, que puede provocar dolores torácicos agudos e incluso severos, es el resultado de un exceso de ácido en el estómago durante la digestión. El ácido retrocede hasta el esófago, que se conecta con el estómago y con la boca, y provoca dolor e incomodidad; por lo general, esto se conoce simplemente como indigestión. La acidez también constituye un síntoma de la hernia de hiato, más común entre las personas con sobrepeso, e igualmente es habitual hacia el final del embarazo, cuando el útero dilatado «aplasta» literalmente el sistema digestivo.

### *SOLUCIONES*

Sea cual sea la causa, algunas pautas dietéticas sencillas pueden ayudar a evitar la aparición y los desagradables síntomas que provocan la acidez y la indigestión. Algunos alimentos son más dados a causar una crisis. Los alimentos ácidos, como las salmueras, las salsas y los vinagres, y los grasos, como los fritos y las empanadas, se encuentran entre los responsables más comunes. Ambos tipos de alimentos estimulan la producción de ácido en el sistema digestivo. Se recomienda evitar las verduras crudas, como las cebollas, los pimientos y los rábanos; el curry, los chiles y las frutas verdes, y el alcohol, el café fuerte, el té y las bebidas gaseosas. Todos estos productos pueden provocar irritación.

El modo de comer también es importante. Tome varias comidas pequeñas en lugar de una o dos copiosas; el sistema digestivo afronta esta distribución con mayor facilidad. Mastique bien los alimentos, ingiera lentamente e intente relajarse mientras come. Después de comer, una infusión de hinojo, de eneldo o de menta ayuda a evitar la acidez.

Si la acidez o la indigestión se producen con frecuencia y estos consejos no funcionan, es aconsejable someterse a una revisión porque podría existir un problema subyacente. Si padece sobrepeso, siga una dieta de adelgazamiento razonable.

## ACNÉ Y GRANOS

EL ACNÉ está provocado por el exceso de producción de sebo (grasa), que se sitúa en los poros de la piel, sobre todo en el rostro y la espalda. Los poros se obstruyen y pueden infectarse fácilmente. Este exceso de sebo suele originarse durante la adolescencia debido al aumento de la producción de las hormonas sexuales, y es más habitual en los chicos que en las chicas. El acné se prolonga a veces hasta los veinte años y también afecta a algunas mujeres antes de la menstruación (asimismo, puede aparecer, aunque de manera más suave, en la menopausia). Algunos expertos creen que el acné se agrava con el estrés, en cuyo caso pueden emplearse los consejos de una dieta antiestrés.

### *SOLUCIONES*

Todos los adolescentes deben tomar una dieta básica y seguir las instrucciones que aparecen en el capítulo tres (*véase* pág. 167). También resulta útil incrementar las cantidades de alimentos ricos en betacaroteno (zanahorias, albaricoques, boniatos y brécol (brócoli); en la página 23 se incluye una lista con las mejores fuentes de este elemento). En el cuerpo, el betacaroteno se convierte en vitamina A, una sustancia importante para mantener una piel sana. Las personas que padecen de acné deben tomar muchos alimentos ricos en cinc, como marisco, carne magra y frutos secos (en la página 31 aparece una lista con las mejores fuentes de ese mineral), ya que el acné podría estar relacionado con una deficiencia de cinc. También deben tomar alimentos ricos en vitamina D (aceites vegetales, frutos secos y semillas) con el fin de favorecer la curación de la piel (se ofrece una lista de las mejores fuentes en la página 24). La mayoría de expertos coinciden en que una dieta rica en vitamina C (frutas y verduras frescas) también es importante para luchar contra la infección). Si un afectado de acné rechaza seguir una dieta sana, tal vez haya que considerar la posibilidad de administrarle suplementos de vitaminas E y C, y de cinc. Una dieta rica en chocolate y grasas saturadas puede ser una de las causas del acné y los granos, aunque esto todavía no se ha demostrado. En general, los especialistas creen que no existe relación, excepto si se toman demasiados dulces y comidas grasas y «basura» (ya que en estos casos no se toma la cantidad suficiente de nutrientes necesarios). Hay algunos indicios, no obstante, de que una dieta rica en sal puede ser un factor contribuyente, por lo que resulta recomendable evitar los alimentos salados.

Los médicos suelen recetar antibióticos para el acné, aunque si bien contribuyen a mejorarlo, en el caso de que se tomen durante largos períodos pueden alterar la microflora intestinal y así, paradójicamente, agravar la enfermedad. En este supuesto, es preciso tomar yogur bio para evitar ese efecto. Las bacterias acidófilus del yogur también pueden mejorar el acné si se aplica un poco de producto sobre la piel, por la noche, en lugar de una crema facial.

**Aftas, véase Candidiasis**

## AFTAS BUCALES

LAS ÚLCERAS PEQUEÑAS Y DOLOROSAS en el interior de la boca son habituales, y por lo general no resulta fácil encontrar la razón exacta de su aparición. Sin embargo, ciertas intolerancias alimentarias pueden ser un síntoma de la enfermedad celíaca. Los productos lácteos, el trigo, las fresas, el Marmite, los tomates e incluso las naranjas pueden ser responsables.

***SOLUCIONES***

Si cree que un determinado alimento puede ser el problema, exclúyalo, a modo de prueba, de la dieta. En caso de que las aftas recurran, sabrá que ese alimento no era el responsable y puede probar eliminando otro. Sin embargo, este tipo de dieta de exclusión debe llevarse a cabo con prudencia, prescindiendo sólo de un alimento cada vez; de lo contrario, podrían desarrollarse carencias nutricionales. Por ejemplo, los productos lácteos suponen una importante fuente de calcio y proteínas.

Las personas agotadas o aquellas que se recuperan de una enfermedad, o las que se encuentran sometidas a mucho estrés, pueden ser más propensas a este problema. Pruebe la dieta inmunoestimulante o la antiestrés (*véanse* págs. 143 y 138). Una dieta pobre en vitaminas, minerales y otros nutrientes, y rica en comida basura también puede ser un factor desencadenante. Siga la dieta sana básica de la página 53 e incluya abundantes alimentos ricos en vitamina B y hierro (para consultar las listas de las mejores fuentes, *véanse* págs. 26 y 30).

Los alimentos ácidos en general producen dolor en la boca cuando se tiene un afta: evite el *ketchup*, el vinagre, la mostaza, los cítricos, los tomates, etc., hasta que el afta haya desaparecido.

**REMEDIOS NATURALES CONTRA LAS AFTAS BUCALES**

* Tome yogur bio cada día, rico en la bacteria acidófilus. Manténgalo en la boca tanto tiempo como pueda, ya que esa bacteria «saludable» puede curar el afta con mayor rapidez.
* Cubra el afta con miel (espesa); es antiséptica, calmante y curativa, y permanecerá sobre el afta más tiempo que la mayoría de geles que se venden.
* Tome mucho ajo, que también es antiséptico. Abra una cápsula de ajo y frote el contenido sobre el afta.
* Se dice que las hojas de salvia curan las aftas: machaque un poco una hoja y frótela directamente sobre el afta, o bien prepare una infusión fuerte y, una vez fría, utilícela como enjuague bucal.
* La equinácea también sirve de ayuda: utilice tintura de esta planta para frotarla sobre el afta, o bien dilúyala en agua caliente y utilícela como enjuague bucal.

## ALCOHOLISMO

POR LO GENERAL, una persona se describe como «alcohólica» cuando su problema con la bebida se convierte en dependencia y total adicción, con brotes de intoxicación, ansiedad incontrolable por consumir, aumento de la tolerancia (de manera que cada vez se necesita más cantidad para llegar a la intoxicación), dependencia psicológica y física (síntomas de síndrome de abstinencia, como dolor de cabeza, sudoración y temblores), y serios problemas sociales (agresividad, incapacidad para trabajar y depresión), así como falta de preocupación por el propio aspecto. Todos estos efectos pueden convertirse en crónicos.

**Problemas relacionados con el alcohol**

Las personas que beben regularmente por encima de los límites aconsejados, tanto si se describen o no como alcohólicas, con el tiempo se enfrentarán casi inevitablemente a problemas de salud, enfermedades y sínto-

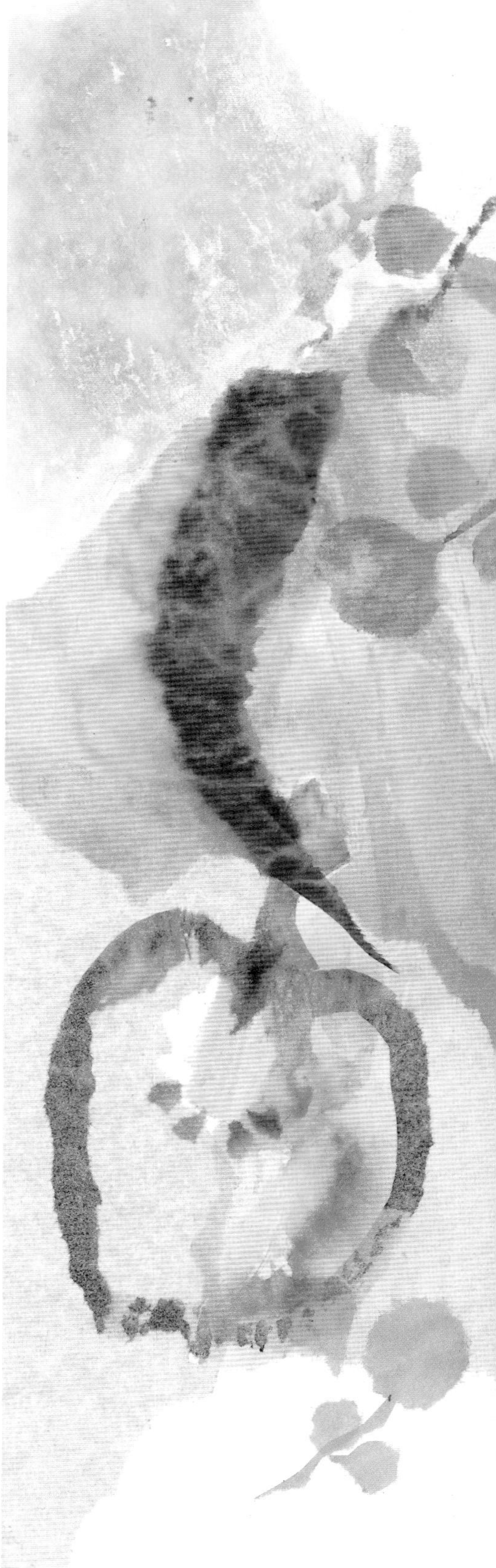

## PROBLEMAS CON EL ALCOHOL

¿Cómo saber si el consumo de alcohol que uno práctica se convierte en abuso? Si responde afirmativamente a varias de las cláusulas que se plantean a continuación, es probable que se esté convirtiendo en un bebedor problemático o que esté en peligro de llegar a serlo.

* Bebo para sentirme cómodo o con confianza.
* Bebo cuando estoy solo.
* Bebo cada día (o casi cada día) por encima de los límites aconsejados.
* Me siento nervioso si no puedo beber cuando lo hago habitualmente.

***Dependencia del alcohol: las preguntas RECA***

Los médicos suelen utilizar el cuestionario RECA para averiguar si una persona es dependiente del alcohol. Cuando el afectado responde sí a dos o más preguntas, se desprende que probablemente se trate de un alcohólico:

1 ¿Alguna vez ha pensado que debería REDUCIR el consumo de alcohol?
2 ¿Se ENFADA cuando se le critica por la cantidad que bebe?
3 ¿Alguna vez se ha sentido mal o CULPABLE por beber?
4 (A PRIMERA HORA) ¿Ha tomado en alguna ocasión una bebida nada más levantarse para calmar los nervios o una resaca?

## BEBIDA Y NUTRICIÓN

Beber alcohol en exceso elimina del cuerpo diversos nutrientes. Por tanto, es importante seguir una dieta muy sana (un hábito que pocas personas alcohólicas tienen) a fin de recuperar el equilibrio, o bien tomar suplementos para evitar las carencias. Podría ser necesario tomar suplementos de todos los nutrientes citados en la página anterior. Los que beben cantidades de moderadas a abundantes deben asegurarse por norma de tomar muchos alimentos ricos en vitaminas B y C (para las mejores fuentes, *véanse* págs. 25 y 26) y de que su dieta sea lo más sana posible (*véase* pág. 53). Asimismo, se deben evitar la «comida basura», sobre todo los alimentos azucarados y poco nutritivos, como los dulces, las galletas y las bebidas gaseosas, y los alimentos ricos en grasas saturadas. Con estas medidas, se regulan los niveles de azúcar en sangre. La inclusión de abundantes ácidos grasos esenciales (en forma de aceite de pescado, aceite de onagra y de linaza) puede ayudar al hígado, cuya tarea es la de eliminar el alcohol y convertirlo en componentes inocuos, a afrontar el consumo. Existen algunas pruebas de que el zumo de zanahoria también resulta útil. En cuanto a los remedios con plantas, se afirma que las decocciones de raíz de acedera favorecen la acción del hígado.

mas asociados con el abuso de alcohol, a menos que cambien sus hábitos de consumo. Incluso en este caso, en las personas mayores de cuarenta años algunos síntomas provocados por el alcohol pueden ser irreversibles. Éstos son los principales problemas que, en líneas generales, el bebedor padece a largo plazo:

* ***Carencias nutricionales***. El alcohol afecta a la absorción y el metabolismo de muchos nutrientes, incluidas las vitaminas del grupo B y las vitaminas A y D, los minerales cinc, calcio y fósforo, y los ácidos grasos esenciales. Puede destruir el magnesio presente en el cuerpo.

* ***Problemas cardíacos y circulatorios***. El consumo abundante de alcohol (una borrachera tras otra o la ingestión regular de nueve o más unidades por día) está asociado con un ritmo cardíaco anormal, aumento del riesgo de infarto, presión sanguínea alta y accidente vascular cerebral.

* ***Aumento del riesgo de algunos tipos de cáncer***, en especial los de mama, boca, laringe, páncreas, esófago e hígado. Algunos estudios también han llegado a establecer una relación entre el alcoholismo y el cáncer de colon.

* ***Aumento del riesgo de problemas del tracto digestivo***, en especial gastritis y úlcera duodenal.

* ***Aumento del riesgo de gota y diabetes***, y daños en el sistema inmunológico.

* ***Impotencia y esterilidad***

* ***Posibles daños cerebrales y neurológicos***; aunque un reciente estudio, realizado durante un prolongado período de tiempo, no ha encontrado relación alguna entre la función cognitiva y el alcoholismo, otras investigaciones vinculan el consumo abusivo de alcohol con lagunas de la consciencia, ataques, confusión, pérdida de memoria, alucinaciones, etc.

* ***Daños en el hígado***; entre otros, hepatomegalia, hígado graso, ictericia, cáncer de hígado y cirrosis. Son más probables si se mezclan las bebidas (por ejemplo, cerveza y whisky).

* ***Muerte prematura.***

### ¿Prevención o cura?

Ante todas estas certezas, la solución más razonable es, sin duda, respetar los límites del consumo aconsejado y disfrutar de los beneficios que esta actitud supone. Resulta mucho más sencillo hacer eso que luchar contra la dependencia en etapas más avanzadas. Para muchas personas, sin embargo, es demasiado tarde. Los métodos probados para reducir el consumo de alcohol o quizá dejar de beber por completo son acudir al médico, asistir a una clínica de desintoxicación, a las reuniones de Alcohólicos Anónimos y, sobre todo, buscar ayuda para superar cualquier problema de tipo social, emocional o de estilo de vida.

Contar con una fuerte motivación también resulta útil para reducir el consumo de alcohol. Por ejemplo, algunos padres comprenden que al beber influyen negativamente en la vida emocional y cotidiana de sus hijos; otras personas reconocen que, de seguir bebiendo, echarán a perder todo aquello por lo que han luchado tanto.

## ALERGIAS

UNA ALERGIA es una respuesta muy agresiva del sistema inmunológico a una sustancia (por ejemplo, un contaminante en el aire, un producto químico, una planta, la piel de un animal o las plumas), a un alimento o a un aditivo (aunque muchísimas cosas pueden ser un alergeno). Una reacción alérgica produce una amplia variedad de síntomas: los más comunes son las reacciones de la piel (eccema, urticaria), del aparato digestivo (vómitos, dolor de estómago, hinchazón o diarrea), o del tracto respiratorio (disnea, goteo nasal, rinitis y otros síntomas similares a los del asma). Entre otras reacciones, también se han constatado dolor de cabeza, flatulencia, fatiga, retención de líquidos y palpitaciones.

Cuando una reacción alérgica es tan severa que llega a suponer una amenaza para la vida, se denomina shock anafiláctico. El sistema inmunológico libera gran cantidad de histamina en cuestión de segundos después de que el individuo alérgico haya entrado en contacto (incluso ligeramente) con el alergeno. La garganta se inflama y dificulta la respiración, de manera que el afectado estornuda; se le puede hinchar la cara, salirle sarpullidos y padecer espasmos gástricos y vómitos. A menos que se administre un tratamiento de adrenalina rápidamente, la persona puede morir.

Las personas diagnosticadas de anafilaxia llevan su propio equipo de emergencia. Esta enfermedad suele comenzar en la infancia y no desaparece con la edad. Los alimentos que más frecuentemente provocan este tipo de reacción son los cacahuetes, otros frutos secos y semillas, el pescado, el marisco y los huevos.

La tendencia a ser alérgico (o atópico) puede tener carácter hereditario e implicar sólo una reacción a un alimento. Sin embargo, cuando se produce una reacción adversa a un alimento, pero las pruebas tradicionales de alergia ofrecen resultados negativos, puede emplearse la expresión intolerancia alimentaria. No obstante, es posible que las reacciones inmunes estén implicadas de algún modo.

En los casos de intolerancia, con frecuencia están implicados varios alimentos, y es posible que se necesiten cantidades mayores para producir la reacción. Sin embargo, esta categoría también puede emplearse para describir una condición específica (por ejemplo, intolerancia a la lactosa). Normalmente, la enzima digestiva lactasa descompone la lactosa, el azúcar de la leche y los productos lácteos. Si esta enzima no se encuentra en cantidad suficiente, la lactosa pasa al intestino y provoca hinchazón y diarrea.

Algunos expertos afirman que hasta una de cada seis personas sufre, en uno u otro grado, reacciones alérgicas. Sin embargo, muchas más personas creen ser alérgicas a ciertos alimentos y otros alergenos cuando realmente no lo son, y hay estudios que bajan la cifra a menos del 2 % de la población. Algunos investigadores han descubierto que sólo un 10 % de las personas que se creen alérgicas lo son efectivamente al alergeno que pensaban; sus síntomas pueden ser muy reales, pero a veces están provocados por problemas que nada tienen que ver con los alimentos.

Apenas existen dudas, en cambio, de que las alergias y las intolerancias alimentarias van en aumento y se encuentran implicadas en muchas otras alteraciones: artritis, migraña, síndrome de colon irritable, síndrome premenstrual, encefalomielitis miálgica (EM), enfermedad de Crohn e hiperactividad infantil.

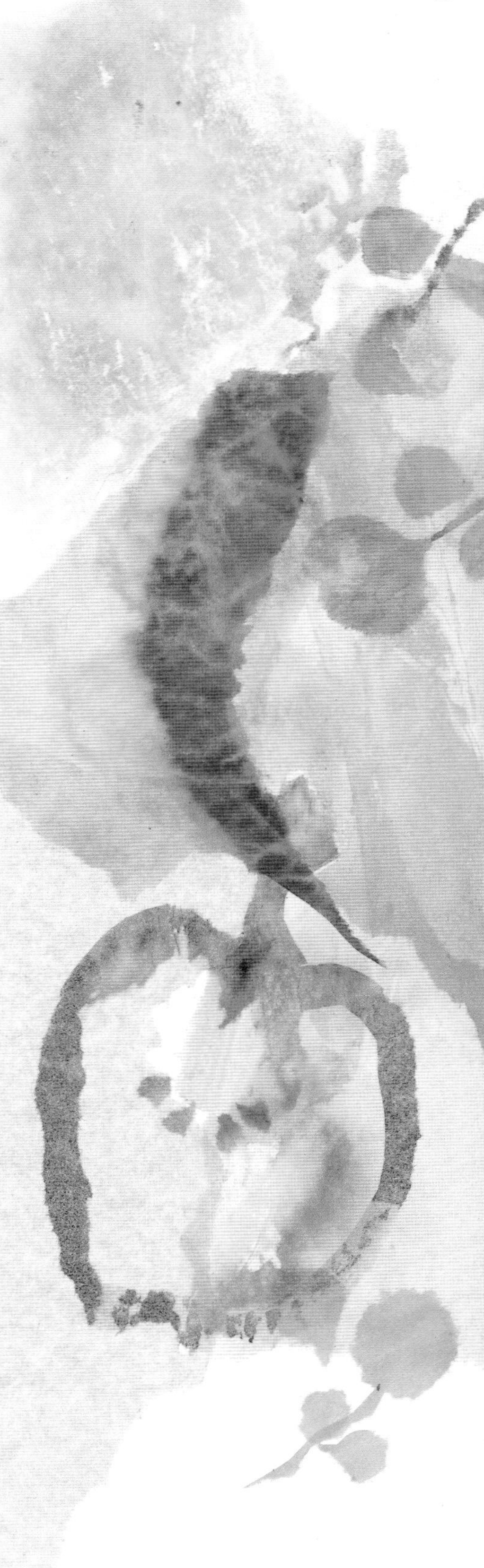

### ¿QUIÉN CONTRAE UNA ALERGIA?

Las personas que producen mucha cantidad del anticuerpo IgE (*véase* pág. 89) son individuos atópicos, que tienen más probabilidades de sufrir reacciones alérgicas, una tendencia posiblemente heredada. También es posible que un bebé se sensibilice a los alergenos incluso antes de su nacimiento a través de lo que come la madre, aunque esta circunstancia todavía requiere muchos estudios. Las alergias alimentarias parecen más comunes en la infancia. Lo cierto es que los expertos todavía no tienen respuestas concretas para las preguntas quién contraerá una alergia, qué alergia y cuándo, lo que significa que todavía no existen medios de prevención.

En la actualidad, se emplea una prueba científica para valorar las reacciones alérgicas reales; se trata del test RAST, que mide la cantidad de inmunoglobulina E (IgE) que una persona tiene ante una sustancia específica. También hay pruebas cutáneas; consisten en poner una pequeña cantidad del alergeno del que se sospecha sobre el brazo y hacer un rasguño, para después observar las posibles reacciones (hinchazón, rojez). Este método es más adecuado para alergenos no alimentarios (ácaros del polvo, plumas, polen, etc.), y resulta inútil para la mayoría de las intolerancias alimentarias.

Otros análisis, como los de cabello o los de sangre no específicos, ofrecidos por profesionales de la medicina alternativa, son poco fiables en la mayoría de los casos. Según algunas investigaciones, ciertas clínicas privadas especializadas en alergias son famosas por las largas listas de alimentos «problemáticos» que ofrecen a las personas con dolencias desconocidas, al tiempo que no detectan las verdaderas alergias.

El análisis más fiable en cuanto a las intolerancias alimentarias es la dieta de exclusión, cuya aplicación debe estar aprobada por un médico y supervisada por un dietista. Se trata de una dieta a base de unos pocos alimentos, que casi nunca provocan reacciones alérgicas (cordero, agua embotellada y arroz son los principales ejemplos). Esta dieta se sigue unos días, y después, si los síntomas han mejorado, se introducen otros alimentos, uno a uno y a intervalos (se empieza con productos que ofrezcan menos posibilidades de provocar una reacción). Si la reacción no se produce, se puede seguir con esa dieta. Cuando un alimento desencadena una reacción, debe eliminarse de la dieta (*véase* «Vivir con una alergia o una intolerancia alimentaria»). Este método requiere mucho tiempo, ya que sólo se puede introducir un alimento cada vez.

Una forma más sencilla de proceder a una dieta de exclusión consiste en retirar uno o dos alimentos sospechosos durante dos semanas y después reintroducirlos si el malestar desaparece. Si los síntomas vuelven a aparecer, es muy posible que el alimento reintroducido sea el responsable. Este tipo de dieta de exclusión sólo resulta factible cuando existe una causa justificada de sospecha de algún alimento en concreto, y es recomendable someterse siempre al control de un profesional.

## Alimentos que con frecuencia son causa de alergia

Casi cualquier alimento, aditivo o bebida puede provocar una reacción alérgica, aunque algunos (como el arroz y el cordero) lo hacen con menos frecuencia. Éstos son los alergenos alimentarios más comunes:

* ***Leche de vaca y productos lácteos.*** Algunas personas que no toleran la leche de vaca sí pueden tomar leche de cabra. Otras toleran la leche desnatada y los productos lácteos bajos en grasa, pero no las variedades enteras. Esta intolerancia es común entre los bebés y puede durar toda la vida.

* ***Huevos***. Por lo general, son las claras y no las yemas las que causan problemas. Los huevos constituyen un ingrediente de muchos productos, por lo que resulta esencial leer las etiquetas. Esta alergia es más común en los niños pequeños y también puede prolongarse con la edad.

* ***Cereales***. La intolerancia al trigo es habitual. El gluten no siempre es el responsable de la alergia, aunque es la sustancia implicada con mayor frecuencia. Cualquier cereal puede provocar una reacción alérgica, pero el arroz y el maíz son los menos problemáticos. Como los huevos, los cereales forman parte de muchos productos. (*Véase* Enfermedad celíaca.)

* ***Pescado y marisco***. La reacción alérgica a estos productos va en aumento, posiblemente debido a que las aguas están cada vez más contaminadas. Los alergenos más comunes son, al parecer, las gambas, las ostras, los cangrejos y el pescado blanco.

* ***Frutos secos y semillas***. La alergia a los cacahuetes es la más común, y hoy se sabe que una de cada doscientas personas es sensible a estos frutos secos. A los afectados se les aconseja evitar el aceite de cacahuete, aunque un estudio reciente demostró que sólo el 10 % de los adultos sensibles a los cacahuetes eran alérgicos al aceite sin refinar de este fruto, y ninguno mostró reacción al aceite refinado. El aceite sin refinar se encuentra con más frecuencia en alimentos étnicos, y el refinado puede estar contaminado si los cacahuetes se han frito y después se reutiliza el aceite. Otros productos pueden estar contaminados con restos de cacahuetes. Algunos cosméticos contienen aceite de este fruto. Otros frutos secos alergenos son las nueces, las nueces del Brasil y los anacardos. Cada vez se producen más reacciones a las semillas de sésamo (presentes no sólo en el *hummus*, el *tahini*, el pan de semillas de sésamo y el aceite de sésamo, sino también en las hamburguesas, las comidas orientales y los pasteles).

* ***Fruta***. Las fresas y las naranjas suelen citarse como alergenos, además de otros cítricos, los kiwis, las manzanas y las cerezas.

* ***Soja***. La soja y los productos de soja, como el tofú y la harina de soja, pueden provocar una reacción (sobre todo, molestias digestivas). La soja se encuentra en un gran número de productos, por lo que los que padezcan intolerancia a este componente deben leer todas las etiquetas.

* ***Azúcar***. Las bebidas azucaradas, los dulces y los zumos, además de otros productos ricos en azúcar (incluido el chocolate), pueden provocar intolerancia y contribuir a la aparición de candidiasis o disbiosis intestinal, ansiedad por la comida y otros problemas relacionados con la alergia.

* ***Aditivos***. Los aditivos alimentarios artificiales, como los conservantes y los colorantes, pueden provocar reacciones alérgicas y están especialmente relacionados con la hiperactividad en los niños. Los responsables más habituales son los colorantes azoicos, como la tartracina (E-102), el caramelo (E-150), los benzoatos (E-210-E-219), los sulfatos (E-220-E-229), los nitratos (E-249-E-252), los glutamatos (621-623) y los edulcorantes artificiales, como el aspartamo. Para más información sobre los aditivos y la salud, *véase* pág. 75.

## Vivir con una alergia o una intolerancia alimentaria

Los últimos estudios han demostrado que una técnica denominada desensibilización potenciada enzimáticamente puede resultar útil para tratar una gama de alteraciones en las que podría estar implicada una alergia o una intolerancia alimentaria; por ejemplo, eccema, artritis, síndrome de colon irritable, etc. La técnica consiste en inyectar pequeñas dosis de los alergenos junto a una enzima natural, con el consiguiente efecto desensibilizador. Al principio, se administran las dosis a intervalos de tres meses, y después se reduce gradualmente la frecuencia.

Actualmente, sin embargo, este tratamiento no se encuentra al alcance de todos. El recurso más obvio para la mayoría de los pacientes es una dieta que excluya el alimento o los alimentos a los que son alérgicos o ante los que presentan intolerancia. Dado que el autodiagnóstico es difícil, como han demostrado las investigaciones, no resulta aconsejable comenzar una dieta limitada sin que el médico haya confirmado la alergia gracias a una de las técnicas descritas.

A partir de ese momento, normalmente resulta sencillo seguir una dieta adecuada (si, por ejemplo, sólo se es alérgico a las ostras, no hay dificultad alguna en seguir una dieta en la que se prescinda de las ostras). En cambio, cuando está implicada una gama más amplia de alimentos o si se es alérgico a uno de los principales, como los productos lácteos o los cereales, o incluso a la soja, la dieta se restringe mucho más y se impone la necesidad de seguir los consejos de un dietista para evitar las posibles carencias nutricionales.

Así, si no se toleran los productos lácteos, el queso o los huevos, la dieta podría carecer del calcio suficiente, de proteínas y de otros nutrientes (a no ser que se siga el consejo de un profesional para suplir esa falta de nutrientes con otros alimentos).

Este panorama a largo plazo para un afectado de alergia no siempre resulta deprimente; en ocasiones, el cuerpo cambia y tolera un alimento del que había sido necesario prescindir durante mucho tiempo. En casos severos, sin embargo, volver a tomar un alimento alergeno (sobre todo, en el caso de los anafilácticos) puede ser arriesgado y requiere la supervisión de un profesional.

## AMIGDALITIS

LA AMIGDALITIS es una infección de las amígdalas que se encuentran en la parte posterior de la garganta. Las amígdalas se infectan a modo de «primera línea de defensa» para evitar que las infecciones bajen al pecho. Las infecciones son más habituales en personas con poca resistencia o inmunidad, tal vez debido al exceso de trabajo o de estrés, o por una dieta deficiente en vitaminas, minerales y otros nutrientes necesarios para mantener un sistema inmunológico sano.

En épocas de estrés, el cuerpo necesita más cantidad de esos nutrientes, por lo que una dieta pobre unida al estrés puede suponer un doble revés para el sistema inmunológico y seguirse de una infección como la amigdalitis.

### *SOLUCIONES*

El dolor de garganta se alivia con bebidas a base de miel y zumo de limón diluidos en agua caliente. El limón contiene vitamina C, que es antioxidante, y la miel es un conocido antiséptico. Las gárgaras con una infusión de hojas de salvia ayudan a curar la amigdalitis, y una infusión de ulmaria hace que el dolor disminuya.

Cuando la amigdalitis es severa, resulta difícil seguir una dieta normal porque se sienten molestias al tragar. Los alimentos suaves, como las sopas, los purés, los huevos, los helados y las natillas, resultan ideales en estos casos. Para evitar los brotes repetidos de amigdalitis y otras infecciones similares de garganta, pruebe una dieta inmunoestimulante.

## ANEMIA

LA ANEMIA ES UNA ALTERACIÓN que consiste en una reducción de hemoglobina, el material de los glóbulos rojos que transporta oxígeno a los tejidos del cuerpo. Los síntomas de esta falta de oxígeno pueden ser leves o severos, e incluyen diferentes grados de cansancio hasta la fatiga total, debilidad, palidez, falta de aliento, mareos, falta de energía y de concentración.

La causa más común de la anemia es la deficiencia de hierro, que puede producirse por varias razones. Las mujeres durante sus años de menstruación son especialmente propensas, sobre todo si las reglas son abundantes, ya que una vez que el hierro se pierde con la sangre, el cuerpo tarda mucho tiempo en recuperarlo. Cualquier otra forma de pérdida abundante de sangre, como una hemorragia, un parto o un accidente, puede provocar anemia.

Las mujeres embarazadas también son propensas a la anemia, sobre todo si sus reservas de hierro están bajas al principio del

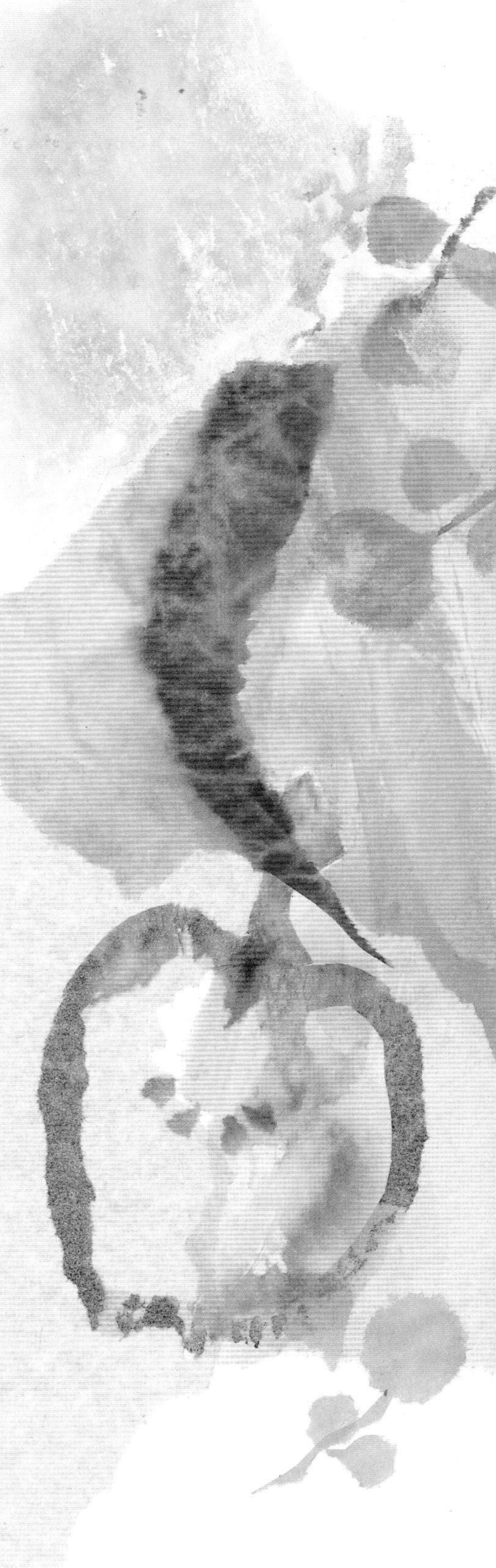

embarazo, ya que en esta circunstancia hay mucha más sangre de lo normal en circulación por el cuerpo y, por tanto, se necesita más hierro para que el funcionamiento sea el adecuado. Para evitar la anemia en el embarazo, el médico tal vez recete suplementos de hierro con folato, ya que la deficiencia de éste puede causar anemia. Algunas enfermedades también provocan anemia; entre otras, el cáncer y la leucemia, el SIDA y las úlceras gástricas, por ejemplo. Finalmente, una dieta pobre puede ser otro de los factores causantes de la anemia.

### *SOLUCIONES*

En el caso de la anemia por deficiencia de hierro, la solución consiste en seguir una dieta que contenga abundantes alimentos ricos en ese mineral. Encontrará una lista con las mejores fuentes en la página 30. Probablemente, el médico también recetará un tratamiento de comprimidos de hierro. Las fuentes animales de este mineral, como la carne roja magra, se absorben más fácilmente que las vegetales, aunque la absorción del hierro en la dieta se ve favorecida por la vitamina C. Por tanto, conviene tomar alimentos ricos en esta vitamina junto con los productos ricos en hierro. El té, el café y la cola dificultan la absorción, de modo que resulta aconsejable evitar estas bebidas hasta una hora después de la comida. Los fitatos que se encuentran en el salvado también impiden la absorción, aunque se cree que éste no es un factor significativo porque el cuerpo puede adaptarse. No todos los tipos de anemia están provocados por una deficiencia de hierro, por lo que resulta sumamente importante consultar al médico para obtener en todo caso un diagnóstico correcto.

La anemia perniciosa está provocada por una falta de vitamina B12 o por la incapacidad del cuerpo para absorberla. Los vegetarianos estrictos, en particular, pueden manifestar una deficiencia de B12, ya que sólo se encuentra en productos animales o en alimentos vegetarianos enriquecidos. Los suplementos de B12 adecuados para vegetarianos estrictos y ovolactovegetarianos se hallan disponibles en establecimientos especializados o pueden conseguirse a través del médico.

**Angina, *véase* Enfermedades cardíacas y accidente vascular cerebral**

**Anorexia, *véase* Trastornos alimentarios**

## ANSIEDAD

POR LO GENERAL, los estados de ansiedad son una respuesta a una sobrecarga de estrés. Cuando una persona sufre tensión, el sistema de ataque o huida del cuerpo bombea adrenalina como preparación para afrontar una situación de crisis, pero en la vida moderna esa crisis no se manifiesta físicamente: la adrenalina permanece y la persona siente tensión, nerviosismo o ansiedad. Esta situación puede durar poco tiempo, o bien convertirse en un estado casi permanente. La ansiedad pasajera puede ser una respuesta natural a situaciones preocupantes, como una entrevista de trabajo o un examen.

La ansiedad desencadena a veces otras dolencias, como problemas digestivos, insomnio, dolor muscular, alteraciones cutáneas, palpitaciones, náuseas y diarrea. Consulte las entradas para cada uno de estos estados. La ansiedad aguda puede tomar la forma de una crisis de pánico, un estado que incluye palpitaciones, debilidad, mareos y temor. Los afectados deben buscar la ayuda de un profesional.

### *SOLUCIONES*

A largo plazo, intente buscar información sobre casos de ansiedad y piense en los cambios que puede introducir en su vida para minimizar los riesgos. Afronte la ansiedad imitado la respuesta ataque o huida: haga ejercicio y prácticas de respiración. Así, la adrenalina se dispersa y uno consigue relajarse. El remedio de rescate de las flores de Bach también puede servir de ayuda. Otras causas de la ansiedad son el abuso del alcohol o el exceso de bebidas y productos con cafeína, como el café fuerte, el té, la cola y el chocolate. Si es propenso a la ansiedad, resulta aconsejable limitar severamente el consumo de esos productos. El alcohol, y en menor grado la cafeína, también pueden alterar los patrones de sueño, lo que empeora la ansiedad.

El estrés crónico priva al cuerpo de las vitaminas del grupo B, por lo que resulta aconsejable tomar abundantes alimentos ricos en esas sustancias (para las mejores fuentes, *véase* pág. 26) y tal vez un suplemento. Siga una dieta básica sana, que incluya lechuga, de efecto sedante, y abundantes alimentos ricos en calcio y en magnesio. Entre las plantas medicinales, resultan útiles como remedios contra la ansiedad la valeriana, la manzanilla, la pasiflora y la melisa, que pueden tomarse como infusión o en suplementos. El clavo, el romero y la lavanda también tienen propiedades calmantes, y sus aceites esenciales resultan ideales en aromaterapia. El yoga y los masajes también son dos buenas alternativas para aliviar los síntomas.

## APETITO, FALTA DE

VARIAS ALTERACIONES pueden provocar una pérdida de apetito (la ansiedad, el estrés, la depresión y un shock constituyen cuatro situaciones típicas). Asimismo, distintas enfermedades tienen también como consecuencia la falta de apetito, sobre todo las alteraciones digestivas, como el síndrome de colon irritable o la úlcera péptica, enfermedades víricas y bacterianas, e intolerancias alimentarias. Asimismo, los resfriados, los catarros y la rinitis alérgica disminuyen el apetito, en parte porque reducen los sentidos del olfato y el gusto. Otro factor puede ser el tabaco, al igual que diversos medicamentos (por ejemplo, aquéllos cuyos efectos secundarios pueden ser náuseas, o la pérdida del gusto o del olfato). Los cambios hormonales que se producen durante el ciclo menstrual provocan en ocasiones variaciones del apetito, que suele aumentar en la semana que precede al período y descender en los días que siguen a la regla.

Los trastornos alimentarios, como la anorexia nerviosa, pueden presentarse en forma de falta de apetito aunque el paciente puede tener, en realidad, un apetito normal. Un descenso del apetito es normal en los ancianos (*véase* pág. 182), situación que puede deberse, en parte, al descenso de las necesidades y de la actividad física y al carácter más lento de las respuestas hormonales, de las cuales el apetito es sólo un ejemplo.

La falta de apetito también puede deberse a una deficiencia de ciertos nutrientes: la esca-

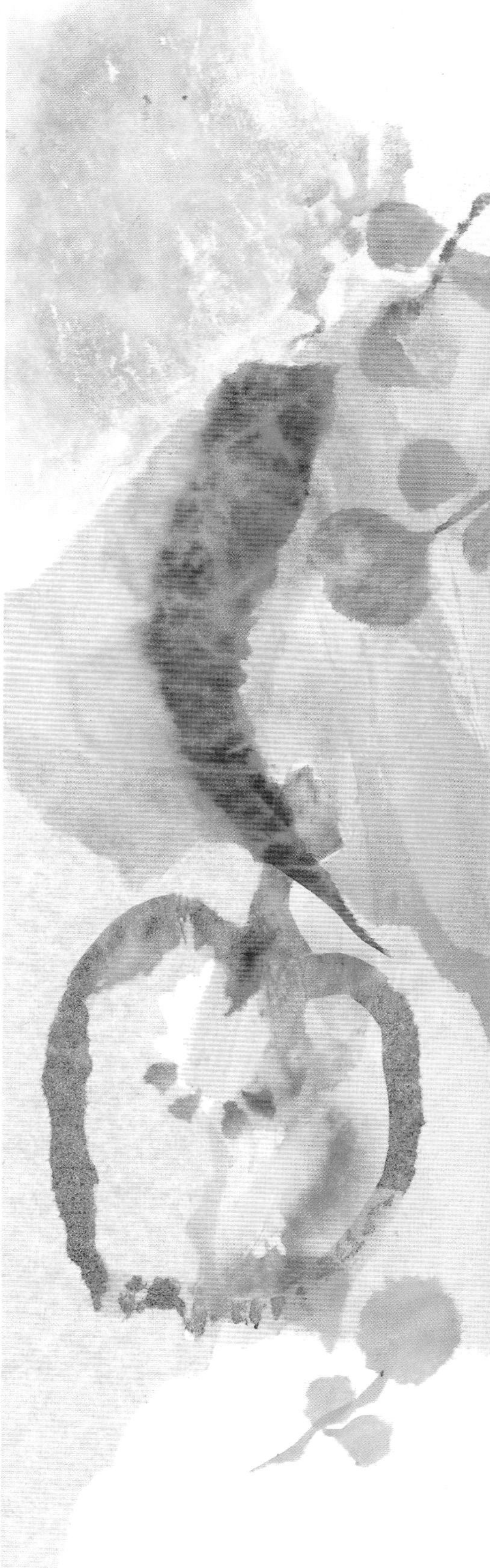

sez de cinc contribuye a la pérdida del gusto y el olfato y, en consecuencia, a la falta de apetito; la deficiencia de potasio y magnesio también puede provocar esta situación (sobre todo, cuando se han tomado diuréticos para la retención de líquidos, ya que algunas variedades hacen que el potasio y el magnesio se excreten en la orina). El alcohol reduce el apetito si se toma en exceso de forma habitual (en cambio, una sola toma puede estimularlo). De hecho, cualquier tipo de bebida, incluso el agua y las bebidas carbonatadas, provocan un descenso del apetito si se toman antes de las comidas. Es importante que los niños con poco apetito no beban demasiado antes de comer (en un estudio se demostró que el 15 % de los niños en edad preescolar tomaban casi el 50 % de sus necesidades diarias de calorías en forma de bebidas, especialmente refrescos).

Un período breve de falta de apetito en una persona sana, cuando la razón es obvia, no resulta preocupante. Por lo general, el apetito se recupera (¡y con creces!) cuando la causa desaparece. Cualquier pérdida crónica de apetito debe consultarse con el médico.

Para suplir la falta de apetito, resulta aconsejable ofrecer pequeñas cantidades de alimentos sabrosos y atractivos con frecuencia. Si es posible, conviene evitar la «comida basura», baja en nutrientes, a menos que la principal consideración sea el aumento de peso. Las comidas y los tentempiés deben contener abundantes alimentos ricos en vitaminas B y C (como son hidrosolubles, el cuerpo no las almacena durante mucho tiempo), cinc, potasio y magnesio.

**Arritmia, *véase* Enfermedades cardíacas y accidente vascular cerebral**

## ARTRITIS

EXISTEN DOS TIPOS PRINCIPALES de artritis: la osteoartritis y la artritis reumatoide, que aquí se tratan por separado.

La osteoartritis o artrosis es una enfermedad degenerativa de las articulaciones, y suele estar relacionada con la edad, ya que la mayoría de personas mayores padecen osteoartritis en algún grado (desgaste). Una articulación sana, como la de la rodilla o la de la cadera (dos puntos muy afectados por la osteoartritis), se encuentra cubierta por una fina capa de cartílago, que normalmente permite un movimiento de deslizamiento fluido. Con la edad, por una lesión o por las malas posturas, el cartílago se deteriora y provoca el desgaste del hueso que cubre. Ésta es la forma más común de artritis, y resulta más habitual entre las mujeres. Los síntomas son dolor, rigidez y pérdida de movilidad en la articulación o articulaciones afectadas.

La artritis reumatoide se determina mediante análisis de sangre y la evaluación del historial, y afecta con mayor frecuencia a mujeres adultas. Se trata de un enfermedad inflamatoria crónica que implica diversas articulaciones. Se cree que consiste en una enfermedad del sistema inmunológico, que si bien normalmente nos protege contra las infecciones, en casos como éstos reacciona contra una determinada parte del cuerpo. Por lo general, la artritis reumatoide comienza con dolor y debilidad en las manos y las muñecas. A causa de la inflamación, las articulaciones acaban deformándose. Es posible que la inflamación aparezca y desaparezca, lo que dificulta un tratamiento adecuado. Las causas de la artritis reumatoide no se conocen por completo, pero se estima que podría tratarse de un desencadenante ambiental, como un virus o una bacteria.

### *SOLUCIONES*

Al parecer, la dieta no desempeña un papel importante en la prevención o el tratamiento de la osteoartritis, con la principal excepción de que los síntomas de la alteración (y la cantidad de problemas que provoca) resultan peores en las personas con sobrepeso u obesas. Las articulaciones que sufren una sobrecarga, como las rodillas y las caderas, se ven sometidas a una presión mucho mayor si el afectado presenta sobrepeso. Por tanto, si sufre osteoartritis y le sobra peso, pierda esos kilos de más (*véase* capítulo cuatro).

En cambio, un reciente estudio llevado a cabo en Estados Unidos ha demostrado que es posible minimizar el progreso de la osteoartritis con dosis elevadas de las vitaminas antioxidantes C y E, así como con vitamina D (que se encuentra en mayores cantidades en el aceite de hígado de bacalao). Es preciso continuar con esas investigaciones. (Nota: la vitamina D puede resultar tóxica si se toma en exceso, pero es adecuada en suplementos para una ingesta habitual de hasta 10 microgramos.) Algunos expertos en intolerancias alimentarias creen que una dieta de exclusión podría resultar útil para algunas personas, aunque es una solución sobre lo que todavía se discute. Cualquier dieta de exclusión debe consultarse con el médico.

El papel de la dieta y de los factores dietéticos en la artritis reumatoide aún es un tema controvertido, pero los resultados de diversos estudios sugieren que la dieta sí puede aliviar los síntomas. Se han citado varias dietas adecuadas, pero lamentablemente, en el caso de la artritis reumatoide, lo que funciona para un paciente puede no ser adecuado para otro. Además, dado que los síntomas desaparecen a veces durante semanas o más tiempo, cuando el paciente se siente mejor de repente resulta difícil saber si se trata de la dieta o de un período de remisión. No obstante, parece que ciertas pautas generales resultan beneficiosas para muchas personas.

Un buen punto de partida es una dieta baja en grasas saturadas y rica en pescado azul (tres raciones a la semana, como mínimo), frutas y verduras; además, hay que tener en cuenta todas las pautas básicas para una alimentación sana. La reducción de las grasas saturadas puede favorecer la producción en el cuerpo de la forma menos antiinflamatoria de prostaglandinas (sustancias que actúan de manera similar a las hormonas). Asimismo, el pescado azul reduce la inflamación, y las frutas y las verduras proporcionan antioxidantes, que pueden ser importantes. (Un estudio realizado en Estados Unidos demostró que las personas que toman más vitamina C tienen tres veces menos posibilidades de que la enfermedad progrese que las que toman menos; otra investigación descubrió que los niveles bajos de vitamina A y E están relacionados con el desarrollo de la enfermedad.) Además, los análisis de sangre de los enfermos de artritis muestran niveles bajos de selenio. Una reciente investigación llevada a cabo en el Reino Unido demuestra que la cúrcuma, una especia, alivia la inflamación en algunos casos.

Existen pruebas de que una dieta ovolactovegetariana o vegetariana estricta sana evita en muchos casos la artritis reumatoide, o bien minimiza los síntomas. Asimismo, puede resultar útil eliminar de la dieta las plantas de la familia de las solanáceas (patatas, tomates, berenjenas y pimientos), que pueden agravar la inflamación. Prescinda de ellas durante ocho semanas; si los síntomas mejoran, tal vez deba evitar esos alimentos en el futuro. El tabaco también es un miembro de esta familia, de manera que debería evitarlo si cabe la posibilidad de que el tipo de artritis reumatoide que padece esté provocada por alguno de los componentes de esa familia de vegetales.

Muchos otros alimentos se definen como desencadenantes de crisis de artritis reumatoide. Los productos lácteos y los cereales, sobre todo el trigo y el maíz, son los que se mencionan con más frecuencia. El café, los frutos secos y las frutas con pepitas también se citan entre los desencadenantes, al igual que el vino tinto y los cítricos. Sin embargo, dado que éstos varían tanto y que algunos alimentos, como los productos lácteos y los cereales, forman una parte muy importante de la dieta de muchas personas, eliminarlos sin consultar al médico podría provocar carencias nutricionales y energéticas; por ello, es muy importante acudir a un especialista cuando se quiera identificar un desencadenante concreto.

Pruebas recientes con suplementos de aceite de onagra y de pescado en casos de artritis reumatoide han obtenido unos resultados alentadores, aunque necesitan tiempo (hasta tres meses). El aceite de linaza (como los aceites de pescado, ricos en ácidos grasos omega-3) puede ejercer un efecto similar. Algunos expertos creen que los suplementos de vitamina, E y C, y de selenio pueden resultar de ayuda, aunque este punto todavía es motivo de debate. Se afirma que otros suplementos (las infusiones de ortiga, el extracto de mejillón de labios verdes, la glucosamina y el vinagre de sidra) ayudan a algunas personas, aunque las pruebas de su utilidad son más anecdóticas que científicas.

Las personas sometidas a un tratamiento con antiinflamatorios pueden sufrir anemia; por tanto, deben tomar en abundancia alimentos ricos en hierro. Los pacientes que toman esteroides necesitan muchos productos ricos en calcio.

**Artritis reumatoide, *véase* Artritis**

## ASMA

LA INCIDENCIA DEL ASMA aumenta rápidamente. Este fenómeno puede deberse a diversos factores, entre los que se incluye la contaminación. Los síntomas del asma son disnea, tos, rigidez en el pecho y dificultad para respirar, ya que los conductos del aire de los pulmones se estrechan. El asma constituye la enfermedad crónica más común en el mundo occidental (se cree que la padecen uno de cada siete niños y el 4 % de adultos).

Es probable que exista una relación genética. El asma puede aparecer por muchas causas, como los ácaros del polvo, el tabaco, los aerosoles domésticos, el aire frío, el ejercicio, el polen, los animales y, aunque menos habitual, algunos alimentos (por lo general, los productos lácteos y el pescado) y aditivos alimentarios. En general, cuando algún alimento está implicado, puede sensibilizar los conductos del aire y provocar una reacción y la consecuente crisis.

En tales casos resulta difícil encontrar el alimento causante, pero se sabe que algunos productos son más sensibilizadores que otros. Los aditivos alimentarios que contienen sulfitos (entre E-220 y E-227) son desencadenantes comunes y se encuentran, sobre todo, en refrescos, vinos, cervezas, sidras, vinagres, frutas secas, marisco congelado y algunas ensaladas preparadas (lea las etiquetas). También pueden provocar asma los colorantes azoicos como la tartracina (E-102), presente en bebidas, dulces y otros productos. Algunos asmáticos son alérgicos a los salicilatos de la aspirina.

Cualquiera que sufra una alergia o una intolerancia alimentaria puede padecer una crisis asmática. Sin embargo, los asmáticos deben evitar ciertos alimentos o seguir dietas de exclusión únicamente bajo supervisión médica, ya que podrían aparecer reacciones graves.

(Para más información sobre alergias e intolerancias alimentarias, *véase* pág. 89.)

### *SOLUCIONES*

Los asmáticos pueden tomar algunas precauciones dietéticas para minimizar las crisis, incluso aunque una intolerancia alimentaria no sea la causante. Se aconseja seguir una dieta baja en sal, ya que ésta puede incrementar la reactividad de las vías respiratorias (para conocer qué alimentos son ricos en sal, *véase* pág. 33). Una dieta rica en magnesio puede resultar de ayuda, ya que este mineral reduce la reactividad de los músculos de las vías respiratorias y de ciertas células; hallará una lista con las mejores fuentes de magnesio en la página 32. Una dieta rica en antioxidantes (selenio y vitaminas C y E, y carotenoides; *véanse* págs. 22-33 para consultar las listas de las mejores fuentes) impulsa los mecanismos de defensa del cuerpo contra una crisis.

El asma puede comenzar a cualquier edad, por eso es tan importante tomar precauciones contra esta enfermedad. Las investigaciones demuestran que las personas que siguen una dieta insuficiente, pobre tanto en frutas como con verduras, es decir en antioxidantes, tienen muchas más probabilidades de padecer asma que aquellas que siguen una dieta sana. Un reciente estudio sobre los pulmones llevado a cabo en el Reino Unido ha descubierto que estos órganos funcionan mejor en los niños que comen fruta cada día.

Un nuevo sistema denominado desensibilización potenciada enzimáticamente ofrece resultados prometedores en relación con el control del asma. Consiste en inyectar pequeñas dosis de alergenos hasta cuatro veces al año.

*Véanse* también Alergias, Fiebre del heno.

**Arterosclerosis, *véase* Enfermedades cardíacas y accidente vascular cerebral**

## BRONQUITIS Y TOS

LA BRONQUITIS es una inflamación aguda o crónica de los conductos bronquiales (las vías respiratorias que conducen a los pulmones). Por lo general, existe una infección subyacente. La bronquitis va acompañada de una tos con mucosidad y, con frecuencia, fiebre. La causa más común de la bronquitis es el tabaquismo, aunque también puede estar provocada por una infección o un virus, por la contaminación o por una reacción alérgica (por ejemplo, al polvo o al humo ambiental).

### *SOLUCIONES*

Evitar el tabaco y los alergenos conocidos constituyen el punto de partida obvio para no padecer bronquitis. Las personas propensas a las infecciones de pecho deben fortalecer su sistema inmunológico con una dieta rica en antioxidantes, cinc y otras sustancias favorables (*véase* «Dieta inmunoestimulante», pág. 143). Algunos especialistas en nutrición opinan que deberían evitarse los alimentos que favorecen la formación de moco, como los productos lácteos, las grasas saturadas y el pan blanco, aunque esta teoría no se ha demostrado.

Una vez que la bronquitis se ha establecido, resulta importante actuar con rapidez para minimizar su duración y gravedad. Tome mucho ajo fresco: uno de su compuestos activos, la alicina, es un poderoso antibiótico. En menor medida, las cebollas y los puerros también resultan eficaces. Incremente la ingesta de vitamina C, con abundantes frutas y ensaladas frescas. La miel constituye un buen antiséptico y expectorante, y puede tomarse dos veces al día en una bebida preparada con zumo de limón fresco y un poco de agua caliente.

El hisopo, el eucalipto y el tomillo son antisépticos y pueden tomarse como infusión cada día. También resulta útil inhalar sus aceites en agua hirviendo. Las toses bronquiales y de otros tipos y el dolor de garganta pueden suavizarse con regaliz y con el preparado de miel. Las gárgaras con miel y vinagre de sidra y las pastillas de cinc también pueden resultar eficaces en algunos casos.

**Bulimia, *véase* Trastornos alimentarios**

## CABELLO, CAÍDA DEL

CUANDO EL PELO comienza a caerse de repente, los responsables suelen ser los cambios hormonales. Después de un parto, durante la menopausia y en la «menopausia masculina», la pérdida de cabello es bastante común. En la mayoría de los casos, no se puede evitar totalmente. Otras causas de la caída del cabello son el hipotiroidismo, el estrés, las enfermedades prolongadas y las dosis elevadas de vitamina A. También es posible que la mala circulación en el cuero

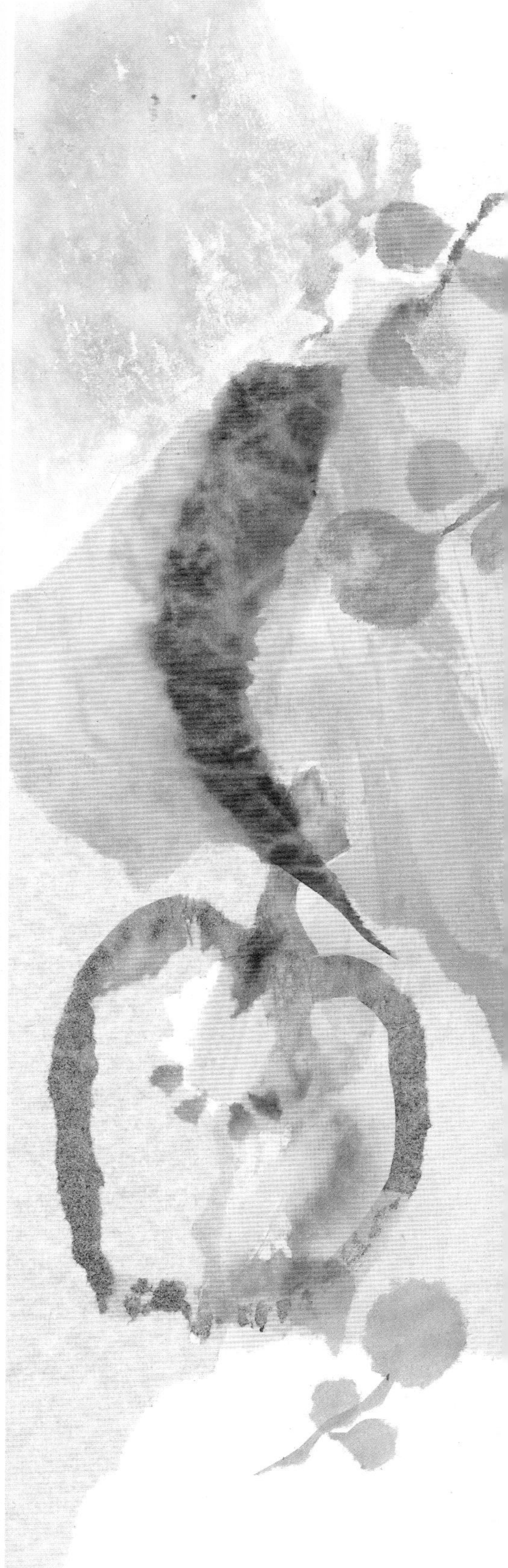

cabelludo afecte a los folículos de los que crece el cabello. El estrés empeora este estado, ya que provoca la rigidez del cuero cabelludo.

***SOLUCIONES***

El ejercicio, las técnicas de relajación y los masajes en el cuero cabelludo pueden resultar de ayuda. Cuando el pelo se ha perdido debido a la calvicie o la menopausia, poco puede hacerse desde el punto de vista de la nutrición, pero una dieta sana básica ayudará a mantener el pelo restante en buenas condiciones. El cabello perdido debido a un parto o una enfermedad se recupera de forma natural, aunque una dieta sana también resulta de ayuda. El consumo adecuado de hierro y cinc, y de las vitaminas del grupo B y C, está especialmente asociado con un cabello sano.

## CALAMBRES

TODOS HEMOS SUFRIDO un calambre muscular alguna vez, y resulta inconfundible: una contracción extremadamente dolorosa, en ocasiones prolongada, y repentina de un músculo (por lo general, de una pierna). Los calambres pueden deberse a un exceso de ejercicio, tal vez por no haber calentado previamente las musculatura implicada, y pueden agravarse por la falta de líquido y minerales antes o durante una práctica física prolongada.

***SOLUCIONES***

Varios minerales están implicados en la contracción y la relajación de los músculos. Resulta aconsejable tomar las cantidades adecuadas de sal en la dieta si se practica mucho ejercicio, sobre todo cuando hace calor y se pierde sal a través del sudor. Sin embargo, la ingesta de sal no debe exceder los límites saludables (*véase* pág. 33). El consumo adecuado de calcio también es importante, al igual que el de magnesio; ambos actúan conjuntamente en el cuerpo (para consultar las listas de mejores fuentes, *véanse* págs. 29 y 32).

Tome abundantes líquidos cuando haga deporte. Los calambres también pueden producirse en otras circunstancias (por ejemplo, por la noche, en la cama), en cuyo caso es muy probable que se trate de un problema circulatorio.

Cuando se sufre un calambre, el mejor modo de aliviarlo es masajear la zona afectada y, si es posible, estirarla. Intente relajarse y respirar con tranquilidad.

## CÁLCULOS BILIARES

MUCHAS PERSONAS TIENEN cálculos biliares. Algunos informes aseguran que nada menos que una de cada tres mujeres (los hombres son menos propensos) los padecen, aunque sólo una pequeña parte de ese porcentaje tiene problemas debido a las piedras. El dolor en la parte superior derecha del abdomen (hipocondrio derecho) que aparece varias horas después de comer puede ser debido a las piedras.Éstas se forman por un exceso de bilis, que contribuye a la digestión de las grasas, y de colesterol en la vesícula, sobre todo cuando el paciente sigue una dieta rica en grasas. La inflamación o el dolor aparece si la piedra intenta salir de la vesícula biliar y queda alojada en las vías biliares. El dolor se extiende en ocasiones a la espalda y el hombro derecho. La flatulencia es otro síntoma.

***SOLUCIONES***

Los cálculos biliares son menos comunes entre los vegetarianos y las personas que siguen una dieta sana a base de comidas regulares y poco abundantes, bajas en grasas saturadas y azúcares, y ricas en fibra, frutas, verduras, pescado graso, folato, magnesio y vitamina C. Una dieta rica en grasa, azúcar y «comida basura», y pobre en agua y fibra puede predisponer a sufrir cálculos biliares. Un estudio ha demostrado que el dolor que provocan puede superarse buscando posibles alergias alimentarias en una dieta de exclusión. Según los casos examinados, cuando los alimentos se reintroducen, los que dan síntomas con mayor frecuencia son los huevos, el cerdo y la cebolla.

## CÁNCER

UNA DE CADA CUATRO muertes en el mundo industrializado se debe al cáncer. Uno de cada tres españoles tiene riesgo de desarrollar cáncer, y aproximadamente 160.000 mueren al año por esta enfermedad (una cifra que va en aumento). Se conocen más de cien tipos distintos de cáncer, y hoy se cree que las causas y los desencadenantes pueden ser casi tan diversos como la tipología resultante. No obstante, existe consenso en el dato de que entre el 60 y el 70 % de los cánceres podrían evitarse con sólo hacer dos cosas: seguir una dieta sana y dejar de fumar.

El último informe de la World Cancer Research Fund (WCRF) calcula que hasta el 40 % del cáncer (cuatro millones de casos en todo el mundo) no se habría producido de haberse seguido una dieta correcta y de procurar el mantenimiento del peso corporal. Los informes de la WCRF y de la COMA sobre dieta y cáncer ofrecían recomendaciones dietéticas similares para la prevención de la enfermedad a finales de 1997, y esas recomendaciones también se asemejan a las de las principales sociedades contra el cáncer de Estados Unidos. He aquí los consejos uno por uno:

***Aumentar el consumo de una amplia variedad de frutas y verduras***

Al parecer, en la lucha contra el cáncer las frutas y las verduras constituyen la clave vital. El aumento del consumo de estos productos está relacionado con una menor incidencia de los cánceres de colon, estómago, pulmón, mama, boca, páncreas y vejiga, por ejemplo. En un estudio se descubrió que el número de muertes por cáncer entre los vegetarianos era un 39 % menor que entre el resto de la población. Las frutas y las verduras no sólo contienen fibra, vitaminas y minerales sumamente necesarios para la salud; los científicos descubren toda la riqueza de compuestos ocultos que proporcionan. Se trata de los no nutrientes biológicamente activos de los alimentos: los fitoquímicos.

Bajo ese término genérico se recogen muchos grupos diferentes de fitoquímicos, como los flavonoides, los indoles o los fenoles; además, dentro de cada grupo hay más compuestos específicos, con una función o funciones propias. Al parecer, muchos de estos fitoquímicos ayudan con gran eficacia a evitar, bloquear o suprimir los carcinógenos o los tumores. Aquí se ofrecen algunos ejemplos:

✱ ***Los tomates*** contienen el carotenoide licopina, del grupo de los fenoles, que pro-

## NUTRICIÓN CONTRA EL CÁNCER

* Aumentar el consumo de una amplia variedad de frutas y verduras. Cinco raciones al día son las que se recomiendan normalmente como mínimo, y el peso total debe ser de alrededor de 450 g.
* Aumentar el consumo de alimentos feculentos de origen vegetal, como cereales integrales y legumbres (450 g al día como mínimo).
* Aumentar el consumo de fibra dietética procedente de una variedad de fuentes (es posible conseguirlo si se ponen en práctica los dos primeros puntos). La COMA recomienda un consumo de hasta 24 g al día a partir de fuentes naturales (sin salvado añadido).
* Reducir el consumo de grasas saturadas y carne. La WCRF recomienda disminuir el consumo de carne a menos de 80 g al día, y la COMA afirma que las personas que ingieren más de 90 g al día deberían considerar la posibilidad de tomar menos cantidad.
* Reducir el consumo de grasa total a aproximadamente el 30 % de la ingesta total de calorías.
* Evitar la obesidad; mantener un peso razonable a lo largo de toda la edad adulta.
* Reducir el consumo de alcohol hasta los límites aconsejados (*véase* pág. 36).
* Limitar el consumo de alimentos curados salados, en salmuera, a la brasa (muy quemados) y ahumados.

tege contra los contaminantes. Un estudio descubrió que los hombres que tomaban diez raciones de tomates a la semana tenían el 45 % menos de probabilidades de desarrollar cáncer de próstata.

* ***El brécol*** (brócoli) y otros miembros de la familia de las coles contienen indoles, un grupo de agentes que luchan contra el cáncer. El brécol tiene glucosinolatos, que se descomponen en el cuerpo y forman sulforofanos que, a su vez, luchan contra el cáncer de pulmón y de colon.

* ***Las coles de Bruselas*** contienen otro glucosinato, la sinigrina, un compuesto que suprime la actividad precancerígena.

* ***Los berros*** son ricos en fenetil isotiocianato, especialmente bueno para la prevención del cáncer de pulmón.

* ***Las zanahorias, el brécol*** (brócoli) y todas las verduras y hortalizas verdes, rojas, naranjas y amarillas contienen carotenoides, que protegen el sistema inmunológico y pueden ayudar a combatir el cáncer de pulmón.

* ***Los boniatos*** son ricos en fitoestrógenos, cuya acción protege contra el cáncer de mama y otros cánceres relacionados con la actividad hormonal.

* ***Las setas orientales***, como las *shiitake*, contienen lentinano, que refuerza el sistema inmunológico y ayuda a combatir el cáncer.

* ***Las pieles de las uvas*** y de muchas otras frutas son ricas en resveratrol, un compuesto que inhibe el desarrollo del cáncer y que también se encuentra en los vinos tintos. Las uvas, además, contienen ácido elágico, que también se halla en las cerezas y las fresas, y que bloquea el desarrollo del cáncer.

* ***Los cítricos***, como las naranjas, son ricos en flavonoides antioxidantes y en fenol luteína.

¡Y mucho más! (Para más información sobre los fitoquímicos y su acción, *véanse* págs. 34-35.) La mayoría de las frutas y las verduras también contienen elevados niveles de vitaminas C, E y betacaroteno, importantes antioxidantes, que ofrecen una considerable protección contra el cáncer.

### *Aumentar el consumo de alimentos feculentos de origen vegetal*

Los alimentos feculentos, con hidratos de carbono complejos, como los cereales integrales, el arroz, la pasta, las legumbres y las patatas, son ricos en fibra. El consumo elevado de estos alimentos está relacionado con los niveles bajos de cáncer de colon, así como de próstata y mama. Los expertos creen que una dieta rica en fibra puede reducir el cáncer de colon al acelerar el paso de los detritos a través del intestino grueso, de manera que los

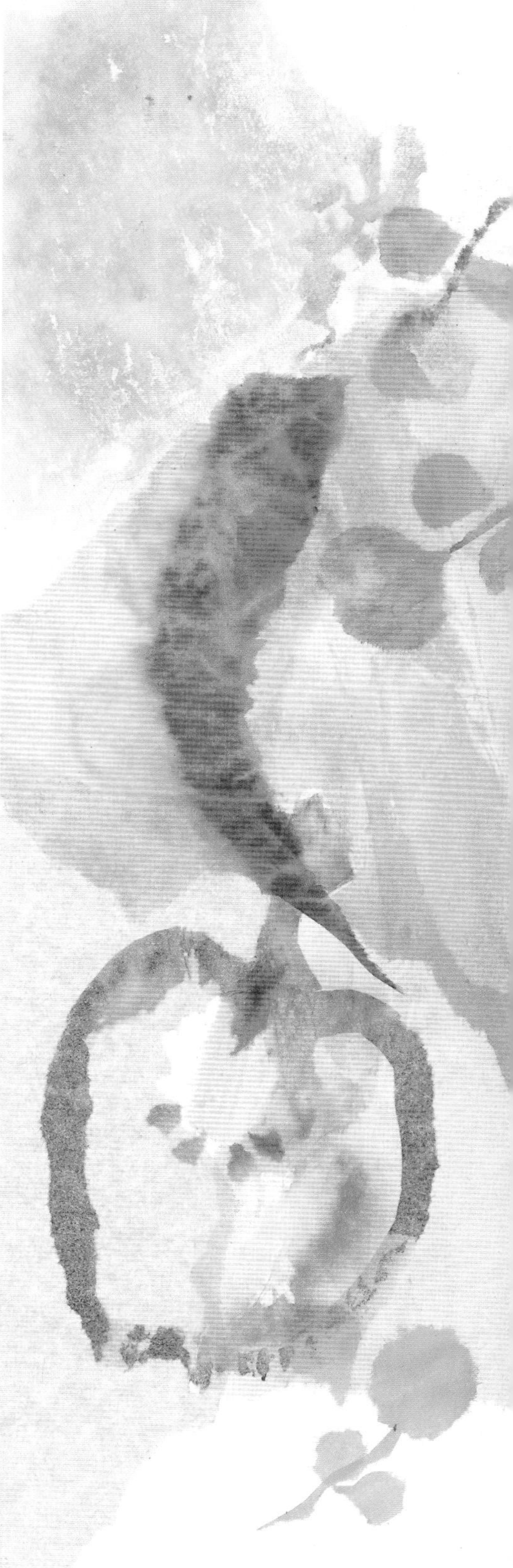

**MÁS SOBRE EL CÁNCER Y LA DIETA**

* El ajo contiene compuestos anticancerígenos. En estudios realizados con animales, el fitoquímico dialil sulfuro ha resultado de ayuda en la prevención y la eliminación de tumores hasta en un 60 %. El ajo crudo es la mejor medicina (al parecer, sus compuestos son mucho menos eficaces si se toma cocido o seco).
* El té verde y el negro contienen antioxidantes que ayudan a proteger contra el cáncer.
* El selenio es un antioxidante y resulta muy eficaz en la lucha contra los radicales libres que, según se cree, aumentan el riesgo de sufrir cáncer. Las nueces del Brasil y el atún son dos buenas fuentes de este mineral. Consulte la lista de las mejores fuentes (*véase* pág. 31).
* Según parece, la aspirina es anticancerígena. Una cantidad de 300 mg al día puede reducir el riesgo de cáncer de colon y recto.
* Se cree que los fertilizantes con nitrato, utilizados por los agricultores para fertilizar hortalizas como la lechuga y otras, no provocan cáncer. De hecho, existen pruebas de que se convierten en óxido nítrico en el cuerpo y ofrecen beneficios para la salud.
* Los suplementos de betacaroteno parecen no ejercer ningún efecto en la protección contra el cáncer. Un estudio descubrió que los fumadores que tomaban suplementos de este antioxidante tenían, en realidad, más incidencia de cáncer de pulmón. En cambio, los suplementos de vitamina E pueden reducir el riesgo de cáncer de próstata en los hombres.
* Los aceites poliinsaturados para cocinar pueden oxidarse si se calientan muchas veces o se guardan mucho tiempo, y pueden ser carcinógenos. Los aceites deben mantenerse en un lugar fresco y oscuro, y desecharse tras su uso.
* Los productos ahumados y curados, como el salmón y el beicon ahumados, son carcinógenos y deben tomarse en cantidades moderadas.

carcinógenos potenciales disponen de menos tiempo para entrar en contacto con las paredes intestinales. Nuevas investigaciones sugieren, además, que una sustancia llamada butirato (producida por la fermentación de los hidratos de carbono complejos en el intestino) resulta esencial para la salud de la mucosa del colon, ayuda a evitar alteraciones que favorecen la aparición de cáncer y aumenta la tasa de muerte de las células cancerosas.

Los cereales integrales son ricos en lignina, un compuesto similar a la fibra. Se trata de un fitoestrógeno que, al parecer, reduce el riesgo de padecer tipos de cáncer relacionados con la actividad hormonal, como el de mama. La soja es rica en isoflavonas, otro fitoestrógeno vinculado al descenso del riesgo de sufrir cáncer de tipo hormonal.

### *Reducir el consumo de grasas saturadas y carne*

Las dietas ricas en grasa, y sobre todo en grasa saturada, están relacionadas con un aumento de la incidencia de cáncer de colon (más acusada en los hombres). Una dieta rica en grasa también aumenta el riesgo de cáncer de próstata, ovarios y mama. Aunque la relación no se ha probado científicamente, se cree que la causa es que una dieta rica en grasa aumenta la producción de estrógenos. Los alimentos ricos en grasa, como los productos lácteos enteros, los cortes grasos de carne y los platos preparados, deben limitarse con el fin de reducir el consumo de grasa saturada.

Varios estudios han concluido que una dieta rica en carne predispone a ciertos tipos de cáncer, como el de colon y el de próstata; de ahí las nuevas recomendaciones de la COMA y la WCRF. Este tema, no obstante, todavía está sujeto a debate, pero resulta aconsejable reducir el consumo de carne con el fin de aumentar los niveles de los grupos de alimentos recomendados y reducir el consumo de grasas saturadas.

Una razón por la que el consumo de carne puede estar relacionado con el cáncer es que aumenta los niveles de nitrosaminas en el cuerpo. Se trata de elementos químicos que inducen al cáncer, y un estudio realizado en el Reino Unido demostró que las personas que comen mucha carne tienen tres veces más nitrosaminas en la orina. El consumo de carnes excesivamente cocinadas y a la barbacoa también está relacionado con el aumento de la incidencia de cáncer, probablemente porque la temperatura elevada al cocinar produce carcinógenos.

### *Reducir el consumo de grasa total*

Siguiendo todos los consejos sugeridos, el consumo de grasa total debería descender automáticamente a los niveles recomendados (la mayoría de laboratorios de investigación sobre el cáncer coinciden en señalar un máximo del 30 % de las calorías totales). Las dietas ricas en grasa están relacionadas con varios tipos de cáncer (*véase* superior) y constituyen una de las principales causas de la obesidad y el sobrepeso. Sin embargo, algunos tipos de grasas son necesarios en la dieta y, probablemente, desempeñan un papel en la prevención del cáncer. Las cantidades adecuadas de ácidos grasos omega-3 protegen contra el cáncer de próstata, de mama y de colon, probablemente por su efecto calmante contra las prostaglandinas inflamatorias presentes en el sistema. Los ácidos omega-3 se encuentran en el pescado graso y en el aceite de linaza. En consecuencia, resulta aconsejable sustituir algunas de las comidas a base de carne por platos de pescado y de productos de origen vegetal. Según las últimas investigaciones, también hay una relación entre el consumo elevado de aceite de oliva y un menor riesgo de sufrir cáncer.

### *Evitar la obesidad y el sobrepeso*

El sobrepeso guarda relación con el cáncer de mama, que es 1,5 veces más probable entre las mujeres posmenopáusicas con sobrepeso. Existen nexos menos evidentes entre el cáncer cervical y el sobrepeso, y el cáncer de vesícula en las mujeres y de próstata en los hombres. Siguiendo los consejos ya mencionados, debería resultar bastante sencillo mantener un peso dentro de las pautas de masa corporal (*véase* pág. 188).

***Limitar el consumo de alcohol***

El consumo excesivo de alcohol incrementa el riesgo de sufrir varios tipos de cáncer, incluidos los de boca, faringe, laringe, esófago, mama e hígado. También puede aumentar el riesgo de cáncer de recto. La cerveza constituye una importante fuente de nitrosaminas, que son carcinógenas, y los grandes bebedores de cerveza tienen más riesgo de padecer un cáncer de páncreas. El consumo de alcohol, por tanto, debe mantenerse dentro de los límites aconsejados (*véase* pág. 36). El vino tinto ejerce un efecto protector frente al cáncer, ya que contiene resveratrol (que también se encuentra en las pieles de las uvas); no obstante, conviene respetar los límites.

Consulte la dieta anticancerígena (*véase* pág. 140).

**Cansancio, *véase* Fatiga**

## CANDIDIASIS

ALGUNAS TEORÍAS AFIRMAN que hay una levadura (*Candida albicans)* que puede ser causa de una gama de síntomas que se atribuyen a una sensibilidad alimentaria. Sin embargo, se trata de un tema muy controvertido porque no existen pruebas científicas de que éste sea el organismo que provoca esos problemas, que pueden llevar a un diagnóstico de candidiasis. Tal vez el equilibrio de microorganismos en el intestino se ve alterado, de manera que se produce una reducción de las bacterias beneficiosas y, como consecuencia, la aparición y el establecimiento de otras bacterias (o, posiblemente, levaduras). Éste podría ser el resultado, en particular, de seguir un tratamiento con antibióticos, que matan la flora intestinal «buena», o de padecer infecciones de estómago severas. También se ha sugerido que esta alteración podría llamarse disbiosis intestinal.

Los síntomas más frecuentes son colon irritable, flatulencia y distensión, fatiga constante, depresión leve, dolor muscular o de las articulaciones, aftas vaginales, ansiedad por ingerir alimentos dulces e intolerancia al alcohol. Entre otros problemas se puede incluir la sensibilidad a los alimentos que contienen levaduras y mohos, e incluso a los ambientes y el clima húmedos. Los alimentos que contienen azúcar provocan los síntomas, por lo que se puede deducir que este fenómeno está relacionado con las bacterias y las levaduras que se alimentan de azúcar.

Las infecciones del tipo candidiasis también pueden afectar a aquellas personas cuyo sistema inmunológico no funciona bien, tal vez a causa de una larga enfermedad o de un período prolongado de estrés. El uso crónico de esteroides para alteraciones como el asma puede hacer que las personas muestren mayor sensibilidad, y la deficiencia de vitaminas y minerales, por otra parte, afecta al sistema inmunológico.

***SOLUCIONES***

El tratamiento, mediante la alimentación, de un intestino disfuncional tiene tres vertientes:

**1.** Seguir una dieta especial que impida el crecimiento de los organismos atacantes. Esto puede conseguirse evitando los alimentos que contienen azúcares, así como levaduras y mohos (hacia los cuales, según parece, se constata alguna forma de sensibilidad). Asimismo, hay pruebas de que una dieta rica en ajo puede servir de ayuda.

**2.** Seguir un tratamiento antifúngico, recetado por un médico cualificado.

**3.** Recolonizar el intestino con bacterias beneficiosas, que se pueden encontrar en un suplemento prebiótico conocido como fructooligosacáridos (FOS; éste alimenta las bacterias beneficiosas), junto con un suplemento probiótico que contenga *Lactobacillus acidophilus* y *Bifidobacteria*. Estos elementos se encuentran en cantidades razonables en algunos yogures.

Muchos especialistas en nutrición y algunos médicos proponen diversos tipos de dietas anticandidiasis. Algunas son innecesariamente estrictas (por ejemplo, prohíben todos los cereales o los productos lácteos). Algunos pacientes responden a estas dietas porque, de hecho, sus síntomas no se relacionan con infecciones del tipo candidiasis, sino con una

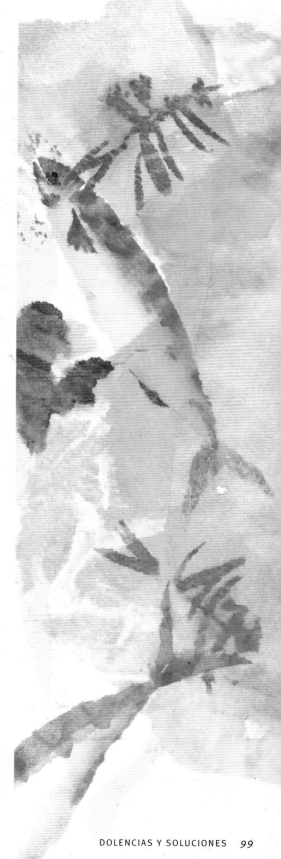

**CARIES INFANTIL**

Los dientes de los niños son especialmente sensibles a la caries, pero el flúor ofrece una importante medida de prevención. Por lo general, el agua del grifo contiene flúor, al igual que el dentífrico. Es posible adquirir comprimidos de flúor si el agua no está fluorada. También resulta importante que los niños tomen suficiente calcio (del cual están formados principalmente los dientes) y magnesio, así como vitamina A. Para consultar las listas de las mejores fuentes, *véanse* págs. 22-33.

alergia a un cereal o a los productos lácteos, por poner un caso. Otros profesionales recomiendan que se eviten todas las frutas (una táctica que no es necesaria ni aconsejable). La lista de alimentos de los que se debe prescindir que aparece en la página 141 (con la dieta anticandidiasis) es la única que consigue resultados según los expertos más importantes, y no es muy estricta.

A largo plazo, las personas que hayan padecido infecciones de este tipo tal vez toleren, después del tratamiento, algunos o todos los alimentos prohibidos. Sin embargo, un estilo de vida sano y un buen sistema inmunológico (*véase* Dieta inmunoestimulante, pág. 143) constituyen las mejores apuestas para luchar contra la infección. Consulte la dieta anticandidiasis y la lista de alimentos que se deben evitar en la página 141.

## CARIES

LA CARIES DENTAL aparece cuando el diente se cubre con placa (una combinación de partículas de alimentos y bacterias). Si la placa no se elimina, las bacterias la rompen y se forma ácido, que puede llegar a disolver el esmalte dental y provocar caries. Actualmente, es posible evitar la caries casi por completo.

### *SOLUCIONES*

El cepillado y el uso del hilo dental de forma regular y a fondo, preferiblemente después de cada comida y tentempié, elimina la placa antes de que las bacterias comiencen a actuar. La dieta también es muy importante. Algunos alimentos, y el modo en que se toman, contribuyen más a la acumulación de placa que otros. Los alimentos azucarados reciben inmediatamente el ataque de las bacterias, y pronto se forma ácido. Los hidratos de carbono refinados también son perjudiciales, ya que sus residuos se adhieren a los dientes inmediatamente. Cualquier alimento dulce o pegajoso que permanezca en la boca durante mucho tiempo (por ejemplo, los caramelos) resulta especialmente perjudicial.

Los malos hábitos dietéticos, como el uso habitual de pajitas para tomar bebidas azucaradas o de frutas, contribuyen a la formación de caries. Algunos alimentos sanos, como las frutas secas, producen tanta placa como los pasteles y las bebidas gaseosas; incluso los zumos de frutas contienen muchos azúcares naturales que pueden agravar el problema considerablemente.

Si no puede limpiarse los dientes después de comer o de beber, tome una pieza pequeña de queso duro y mastíquelo muy despacio, ya que ayuda a evitar la formación de ácido. Masticar chicle sin azúcar también resulta útil, puesto que aumenta la producción de saliva, y ésta, a su vez, la dispersión de los ácidos.

**Cataratas, *véase* Problemas oculares**

**Catarro, *véase* Resfriados y gripe**

**Ceguera nocturna, *véase* Problemas oculares**

## CIRCULACIÓN, MALA

LAS PERSONAS CON MALA circulación suelen sentir frío con frecuencia y pueden presentar un aspecto pálido, sobre todo en las manos y los pies. Su metabolismo acostumbra a ser más lento y tal vez sufran problemas derivados de esta circunstancia como sabañones, sistema digestivo lento, estreñimiento, dificultades al levantarse por la mañana y una sensación general de letargo. Cuando la sangre circula, el corazón la bombea a través de las arterias a todas las partes del cuerpo. La sangre regresa después por las venas mediante la acción de la actividad muscular. La mala circulación puede estar provocada por un músculo cardíaco débil, o por el endurecimiento de las arterias (arteroesclerosis), cuando la sangre no se mueve con facilidad por las arterias debido a la formación de depósitos (colesterol, por ejemplo) en las paredes arteriales, que resultan más estrechas. Para más información sobre estos problemas, *véase* Enfermedades cardíacas.

### *SOLUCIONES*

Un factor principal para una buena circulación es el ejercicio aeróbico regular, como caminar, correr o pedalear, ya que la sangre es bombeada más rápidamente de forma natural. Además, el ejercicio favorece el buen mantenimiento de los músculos, que permanecen fuertes y, por tanto, resultan más eficaces en relación con el sistema circulatorio.

El ajo, el jengibre, el trigo sarraceno y el suplemento *ginkgo biloba* favorecen la circulación y pueden emplearse como parte de una dieta sana. La vitamina E y los ácidos grasos omega-3, como los de los pescados azules y el aceite de linaza, también ayudan a disminuir la viscosidad la sangre y favorecen su flujo a través del sistema circulatorio.

**Cirrosis, *véase* Abuso del alcohol**

## CISTITIS

LA CISTITIS es una infección de la vejiga, y los principales síntomas son la necesidad de orinar con mucha urgencia para después expulsar sólo algunas gotas; sensación de escozor al orinar y, si no se trata, dolor en los riñones (se percibe en el centro de la espalda). La orina puede ser turbia o incluso roja, debido a los restos de sangre, y es posible que el afectado sienta un malestar general.

### *SOLUCIONES*

Algunas investigaciones parecen demostrar que el consumo habitual de zumo de arándano en muchos casos evita la cistitis, o bien aminora la severidad de un ataque. Al principio de la infección resulta esencial prescindir del té, el café y el alcohol, y beber abundante agua, que ayuda a diluir la orina y, por tanto, hace que su eliminación resulte menos dolorosa, además de reducir el número de bacterias. Los pacientes también deben proveerse de saquitos de citrato de potasio, disponibles en la farmacia, para neutralizar la orina, así como consultar con el médico. Una dieta sana básica, baja en azúcares refinados y en alimentos poco nutritivos, disminuye las posibilidades de infección.

## COLITIS

SE TRATA DE UN término general para la inflamación del colon. Varias alteraciones pueden agruparse bajo este nombre, como la colitis ulcerosa, la enfermedad de Crohn y el síndrome de colon irritable (este último se trata en una entrada separada).

La colitis ulcerosa es una ulceración del revestimiento mucoso del colon; los síntomas incluyen deposiciones acuosas, que pueden contener mucosidad y/o pus; dolor abdominal, sensibilidad, cólicos y fiebres intermitentes o irregulares. No se sabe con certeza qué provoca esta alteración, aunque podría deberse a una irregularidad en los antioxidantes (es decir, las vitaminas A, C y E, y los minerales selenio y cinc).

La enfermedad de Crohn es una inflamación que puede atacar a cualquier sección del intestino, desde la boca hasta el ano. Los síntomas pueden ser diarrea, dolor abdominal que puede incluso llegar a confundirse con apendicitis, fiebre, pérdida de apetito, pérdida de peso y una sensación de distensión.

Tampoco se sabe exactamente por qué se desencadena esta enfermedad, pero algunos estudios han demostrado que puede existir una relación con una intolerancia alimentaria y que evitar los alimentos problemáticos reduce significativamente las posibilidades de que la enfermedad reaparezca en poco tiempo. Entre los alimentos problemáticos se cifran la leche, los cereales, los productos lácteos y la levadura.

### *SOLUCIONES*

El estreñimiento puede provocar un ataque de colitis ulcerosa, en cuyo caso ayuda una dieta rica en fibra (por ejemplo, la que se incluye en la página 14, que evita el exceso de alimentos refinados y pobres en nutrientes). Una dieta sana básica que incluya abundantes alimentos ricos en vitamina C contribuye a minimizar los síntomas. Las investigaciones demuestran que, durante una crisis, el 20 % de los pacientes mejoran mediante una dieta sin leche.

Los suplementos de antioxidantes pueden resultar útiles, y los suplementos de aceite de pescado aceleran la recuperación y reducen el número de ataques (probablemente, porque los aceites omega-3 del pescado azul poseen propiedades antiinflamatorias).

Algunos enfermos de Crohn necesitan una dieta baja en fibra, evitando ciertas frutas y verduras, lo que puede provocar una deficiencia de nutrientes. Por tanto, es preciso el consejo de un médico sobre los posibles suplementos. En otros casos, una dieta rica en fibra reduce la recurrencia de la enfermedad; en este supuesto, los suplementos de antioxidantes y de aceites de pescado resultan beneficiosos. Si se sospecha una intolerancia alimentaria es importante no automedicarse y buscar la ayuda profesional de un dietista.

Tanto en el caso de la colitis ulcerosa como en el de la enfermedad de Crohn, algunas investigaciones apuntan que ciertos elementos químicos naturales de los alimentos pueden actuar como irritantes. Los cítricos, la piña, el plátano, el queso, el café y la leche suelen estar implicados.

**Colitis ulcerosa, *véase* Colitis**

**Comedores compulsivos, *véase* Trastornos alimentarios**

**Conjuntivitis, *véase* Problemas oculares**

**Cortes y rasguños, *véase* Heridas, cortes y rasguños**

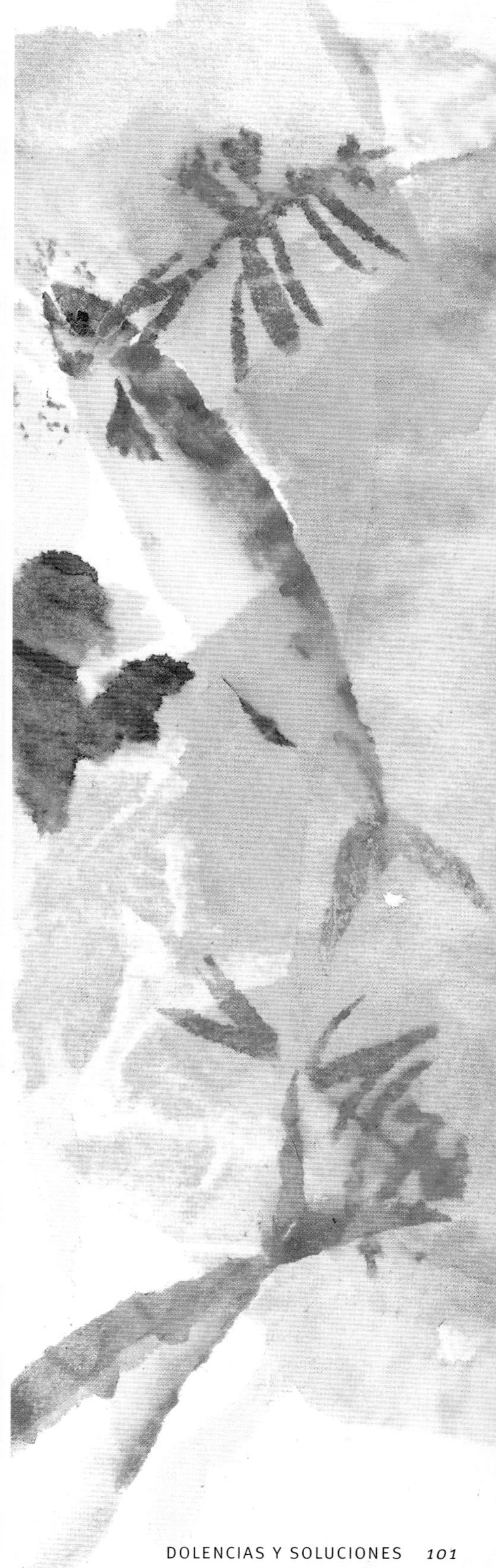

## DEPRESIÓN

LA DEPRESIÓN suele tratarse con una variedad de medicamentos que mejoran el ánimo. Sin embargo, y por desgracia, casi todos esos medicamentos producen efectos secundarios. A pesar de ello, con unos cambios en la dieta y otros métodos naturales es posible mejorar, o incluso curar, muchos casos de depresión. Los síntomas de la depresión pueden ser severos o leves, a corto o a largo plazo. La causa, por lo general, es difícil de identificar, pero los síntomas suelen incluir un decaimiento general, tanto físico como mental; incapacidad para concentrarse, pérdida de la autoestima y de la libido; insomnio; profundos sentimientos de infelicidad y/o inutilidad; miedo a la vida en general y alejamiento de la vida social; sentimiento de estar peleado con el mundo.

En ocasiones, las personas depresivas pierden el apetito, posiblemente debido a una reacción en cadena provocada por el «síndrome de apatía» sintomático de la depresión, y porque la voluntad de cuidarse uno a sí mismo desaparece. Los hábitos alimentarios pobres o escasos provocan carencias nutricionales, que en ocasiones agravan la depresión.

Otras personas deprimidas a menudo se vuelcan en la comida en busca de placer, tal vez atiborrándose de alimentos ricos en hidratos de carbono, como pasteles, dulces y galletas. Se trata de una espiral descendente, ya que el placer de comer inevitablemente conduce a un aumento de peso y un descenso todavía mayor de la autoestima.

### *SOLUCIONES*

Resulta interesante pensar que existe, probablemente, una razón auténtica por la que muchas personas sienten ansiedad por los alimentos dulces cuando se encuentran deprimidas. Hay pruebas de que las comidas ricas en hidratos de carbono y bajas en proteínas contribuyen al metabolismo del triptófano. Debido a la acción de la insulina, después de una comida de este tipo el triptófano penetra en el cerebro para su conversión en serotonina, un compuesto que mejora el estado de ánimo. (Dicho sea de paso, muchos de los nuevos medicamentos antidepresivos, incluido el Prozac, también actúan incrementando la serotonina disponible.) Sin embargo, los alimentos más sanos a base de hidratos de carbono, como el pan, las frutas y las frutas secas, pueden mejorar la depresión leve.

Resulta vital animar a las personas deprimidas a que sigan una dieta sana básica. Ésta debe incluir porciones de alimentos proteínicos, como carne magra, leche desnatada, queso y huevos, que son ricos en el aminoácido triptófano (que se convierte en serotonina, el compuesto que mejora el ánimo, en el cerebro). Una investigación llevada a cabo recientemente en el Reino Unido ha demostrado que las mujeres privadas de triptófano manifestaban síntomas de depresión en cuestión de horas.

Un grupo de investigadores americanos ha descubierto una relación entre una ingesta elevada de ácidos grasos omega-3, que se encuentran en el pescado azul, y unos índices bajos de depresión. Dado que los omega-3 son sanos desde cualquier punto de vista, merece la pena incluir abundante pescado azul o un suplemento en la dieta. La dieta sana básica también debe aportar numerosos alimentos ricos en vitamina del grupo B (para consultar las listas de las mejores fuentes, *véase* pág. 26), que mantienen la salud del sistema nervioso. Las investigaciones han demostrado que las personas que siguen una dieta baja en vitamina B sufren más cambios de humor y son menos felices. La vitamina C se pierde con más facilidad cuando el cuerpo se encuentra sometido a presión (como es el caso de la depresión), por lo que resulta necesario incluir abundantes alimentos ricos en esa vitamina. Si la persona deprimida no come adecuadamente, es aconsejable que tome suplementos diarios de vitaminas del grupo B y C.

Conviene evitar el alcohol (en dosis muy pequeñas ejerce un efecto estimulante, pero tras la primera o la segunda bebida pasa a ser un depresivo con muchas probabilidades de ejercer un efecto adverso en una persona propensa a la depresión). El alcohol también absorbe las vitaminas B y C del cuerpo. Asimismo, la cafeína puede empeorar la depresión, de manera que conviene limitar al máximo el consumo de té, café, bebidas de cola y chocolate.

Resulta importante practicar frecuentemente ejercicio aeróbico cuando se sufre una depresión: muchas investigaciones demuestran que el ejercicio mejora el estado de ánimo porque provoca la liberación de endorfinas en el cuerpo. Un paseo enérgico diario resulta ideal, ya que el aire fresco también ejerce un efecto estimulante y puede ayudar a eliminar el sentimiento de desazón que acompaña a la depresión. Sólo se necesita dar el primer paso.

Los herbolarios recomiendan hipérico para la depresión. Las pruebas demuestran que resulta eficaz como antidepresivo suave, con pocos o ningún efecto secundario, y puede tomarse durante varias semanas (en las dosis especificadas). El hipérico puede adquirirse en forma de hojas secas en establecimientos especializados, o en comprimidos o cápsulas, hoy ampliamente disponibles.

### TRASTORNO AFECTIVO ESTACIONAL

Una forma común de depresión es el trastorno afectivo estacional, expresión utilizada para describir la depresión que muchas personas del norte de Europa sienten durante los largos y oscuros meses de invierno. Se cree que se debe a la falta de luz, que provoca la presencia de niveles bajos de serotonina en el cerebro. Se puede suavizar con todos los métodos mencionados en el desarrollo de la entrada «Depresión», y se ha descubierto que la terapia con luz da buenos resultados durante los meses de invierno.

*Véanse* también «Menopausia» (pág. 178); «Problemas menstruales» (pág. 128); «Encefalomielitis miálgica» (pág. 107); «Fatiga» (pág. 113) y «Ansiedad» (pág. 92).

## DIABETES

HAY MILLONES de diabéticos diagnosticados (y un gran número sin diagnosticar) sólo en España, y la cifra va en aumento. La *diabetes mellitus* está provocada por una falta de la hormona insulina, responsable de regular los niveles de azúcar en sangre y su utilización por parte de

## ALIMENTOS «PARA DIABÉTICOS»: ¿MERECE LA PENA EL GASTO?

Hay una amplia gama de alimentos producidos especialmente para los diabéticos. Por lo general, se venden en la farmacia o en establecimientos de dietética. Se trata de productos, como mermeladas pasteles, galletas, etc., que suelen ser más caros que los normales. Aunque, en general, son tan ricos en grasa y casi tanto en calorías como sus versiones normales, suelen contener fructosa (el azúcar de la fruta) u otro edulcorante, o sorbitol en lugar de la sacarosa.

En la actualidad, los supermercados ofrecen una amplia gama de productos bajos en grasa y azúcar, que resultan igualmente adecuados para los diabéticos. Sin embargo, no existen los alimentos «para diabéticos» y, en cualquier caso, el consumo elevado de fructosa y sorbitol puede provocar problemas (diarrea u otras alteraciones digestivas). El diabético debe consultar con el dietista la posibilidad de incluir alimentos dulces en la dieta y el modo de hacerlo.

los tejidos. Sin insulina, el nivel de azúcar en sangre aumenta.

Los primeros síntomas de la diabetes son aumento de la sed, necesidad de orinar con frecuencia, pérdida de peso, cansancio excesivo y tal vez infecciones cutáneas y fúngicas y visión borrosa. Si la diabetes no se trata, puede dañar el corazón, el riñón, los ojos y otros órganos. Los análisis de orina y de sangre pueden diagnosticar la diabetes, que puede ser del tipo I (insulinodependiente, DID) o del tipo II (no insulinodependiente, DNID). Los diabéticos, en general, tienen mayor riesgo de sufrir enfermedades cardiovasculares y del riñón, problemas oculares e infecciones.

NOTA: todo enfermo de diabetes debería acudir con regularidad al médico y recibir el asesoramiento de éste y de un dietista. La información que sigue a continuación sólo sirve como pauta general. Cualquier diabético que desee seguir las dietas o consejos dietéticos debe consultarlo con el médico.

### Diabetes insulinodependiente

Las personas con este tipo de diabetes no producen insulina por sí mismas y necesitan inyectársela diariamente y seguir una dieta adecuada para controlar la enfermedad.

#### *¿A quién afecta?*

Aproximadamente el 25 % de los diabéticos son insulinodependientes. Este tipo de diabetes es más común entre niños y adultos jóvenes, y se cree que alrededor del 10 % de los casos afectan a personas cuyos padres (uno de los dos o ambos) también padecen DID. Se tienen algunas pruebas sobre la relación entre un virus que ataca al páncreas, donde normalmente se produce la insulina, y el comienzo de la diabetes. Un *shock* repentino también precipita, al parecer, la aparición de la enfermedad. Por el momento, sin embargo, no se sabe la causa y no existe curación.

### Diabetes no insulinodependiente

Las personas con este tipo de diabetes producen algo de insulina (pero no suficiente), o bien existe un defecto en su uso. No obstante, la enfermedad puede controlarse introduciendo algunas modificaciones en la dieta (y el peso), o con la ayuda de medicación.

¿A quién afecta? Ésta es la forma más habitual de diabetes, ya que responde al 75 % de los casos. Asimismo, es más común entre las personas de cuarenta años en adelante, razón por la que se le llama la «diabetes del adulto». Afecta a más mujeres que a hombres. Al parecer, la producción de insulina no desciende con la edad, pero sí puede producirse una resistencia a la acción de la insulina, probablemente debido a un aumento de peso y a la falta de actividad física.

Muchas personas afectadas por la diabetes del tipo II presentan sobrepeso. Un importante y reciente estudio, realizado a lo largo de quince años, con hombres de mediana edad ha descubierto que un índice de masa corporal (*véase* pág. 188) de más de 26 triplica el riesgo de sufrir diabetes, y un IMC de 30 o más aumenta el riesgo nueve veces. Perder el peso que sobra significa que se necesita menos insulina.

La diabetes del tipo II también puede estar provocada por una medicación con este-

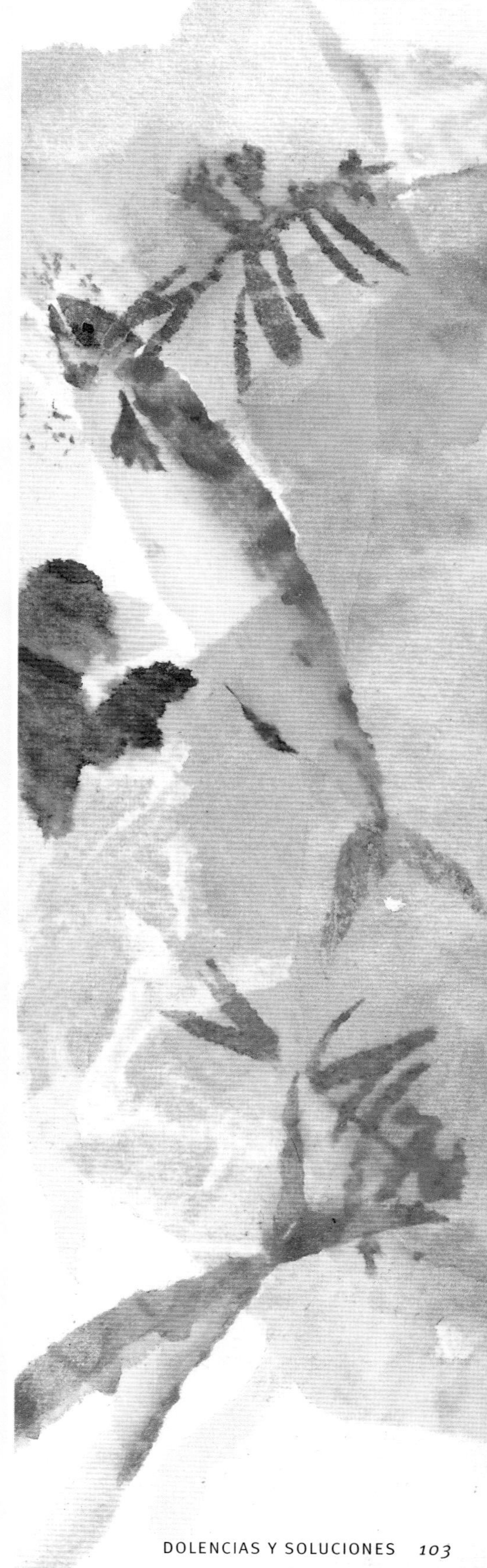

roides o por otros factores. Hasta un tercio de los diabéticos del tipo II tienen familiares que también padecen la enfermedad. La diabetes afecta con mayor frecuencia a las personas asiáticas, judías y afrocaribeñas.

***Afrontar la diabetes a través del estilo de vida***

Las tres mejores cosas que un diabético puede hacer para mejorar su estado son mantener un peso razonable (si es necesario, perdiendo peso con una dieta gradual), seguir una dieta sana y practicar ejercicio moderado con regularidad.

La diabetes del tipo II puede controlarse sólo con introducir algunas modificaciones en la dieta (y en el peso, si es necesario). Si el diabético tiene sobrepeso, debe seguir una dieta razonable (como la que se ofrece en el capítulo cinco) hasta que el índice de masa corporal descienda a la cifra ideal de 20-25. (En el caso de las personas de mediana edad que han tenido un gran sobrepeso, un objetivo de no menos de 22 será más realista y razonable.) Los expertos afirman que no proporcionan una dieta especial sólo para los diabéticos, ya que la dieta adecuada para estos enfermos es similar a las recomendaciones de alimentación sana para todo el mundo.

Esta dieta debe ser baja en grasa saturada (y la ingesta total de grasa debe mantenerse alrededor del 30 % de las calorías totales o menos) y en azúcares simples, como el propio azúcar y los dulces, que provocan pronunciadas subidas de los niveles de azúcar en sangre. También deben evitarse las comidas bajas en nutrientes y muy procesadas. La dieta tiene que incluir abundantes hidratos de carbono complejos, fibra, frutas y verduras, así como las proteínas adecuadas y los ácidos grasos esenciales. La sal y el alcohol han de moderarse, y este último convendría tomarlo sólo con las comidas.

Para evitar que los niveles de azúcar en sangre fluctúen demasiado, a muchos diabéticos les resulta útil tomar varias comidas de pequeñas a medianas y tentempiés, que incluyan abundantes alimentos con un índice glucémico entre bajo y moderado (*véase* pág. 195). Son sobre todo apropiadas las legumbres y los copos de avena y frutas; estos alimentos, ricos en fibra soluble, hacen descender los niveles de colesterol en sangre, que suelen ser elevados en los diabéticos). No obstante, las necesidades individuales varían y es preciso el consejo de un dietista.

Las necesidades nutricionales de un diabético pueden satisfacerse siguiendo la dieta sana básica del capítulo uno, o bien la dieta cardiosaludable de la página 142. Las mujeres diabéticas tal vez prefieran probar la dieta antisíndrome premenstrual y diurética de la página 145.

Es preciso beber abundante agua y líquido para mantener el buen funcionamiento del riñón. Una dieta rica en antioxidantes, cinc y ajo protege contra las infecciones. Si no puede resistirse a las tentaciones, como un trozo de chocolate o un postre, tómelas junto con la comida principal para que sea posible mantener constantes los niveles de azúcar en sangre.

Recientes investigaciones también indican que una dieta rica en vitamina E y aceites de pescado (que pueden tomarse con sólo comer más pescado azul o en forma de suplemento) resulta especialmente beneficiosa para los diabéticos, ya que ofrece protección contra las enfermedades cardiovasculares (una de las principales causas de falta de salud y muerte, debido a los elevados niveles de colesterol y grasa en la sangre). Una dieta rica en frutas y verduras, y baja en sal, también puede ayudar a reducir la presión alta.

***Ejercicio***

La práctica moderada y habitual de ejercicio, como caminar, le ayuda a perder el exceso de peso y refuerza los sistemas circulatorio e inmunológico, además de bajar la presión sanguínea y el colesterol en sangre. Sin embargo, el ejercicio utiliza los azúcares de la sangre para crear energía, y los diabéticos insulinodependientes deben asegurarse de tomar suficientes hidratos de carbono antes de hacer ejercicio para evitar la hipoglucemia (se produce un exceso de insulina y los niveles de azúcar en sangre caen en picado). Si esto ocurre, es preciso elevar los niveles de azúcar rápidamente con pastillas de glucosa o similar. Después del ejercicio, resulta aconsejable tomar un tentempié sano que contenga hidratos de carbono y un poco de proteínas, como un plátano y un yogur.

## DIARREA

LA DIARREA puede ser un síntoma de diferentes enfermedades o alteraciones. Un ataque agudo y repentino de diarrea suele estar relacionado con una intoxicación alimentaria, cuando bacterias como la *Salmonella* o *E. coli* están presentes en los alimentos y no se han eliminado mediante una preparación adecuada. Este tipo de diarrea también afecta con frecuencia a las personas que viajan al extranjero y beben agua local contaminada o comen alimentos nuevos. Cuando se viaja a lugares muy lejanos, es recomendable beber únicamente agua embotellada y limitarse a los alimentos bien cocinados.

Las alergias o las intolerancias alimentarias constituyen otra causa habitual de diarrea; por ejemplo, una diarrea puede ser un síntoma de intolerancia a la lactosa (el azúcar de la leche) o de enfermedad celíaca, que está provocada por una intolerancia al gluten del trigo y otros productos. Asimismo, la diarrea puede ser el resultado de comer demasiados alimentos con efecto laxante (por ejemplo, ruibarbo o naranjas). Muchas infecciones y enfermedades provocan diarrea, sobre todo en los niños pequeños.

***SOLUCIONES***

Los afectados de un brote agudo deben beber mucha agua embotellada, a la que es necesario añadir un poco de sal y azúcar para rehidratar, y no han de tomar alimentos sólidos durante veinticuatro horas. Cuando se pueda comer de nuevo, se deben elegir alimentos fácilmente digeribles, ricos en energía y bajos en grasa, como patatas, arroz, plan blanco y plátanos. También es preciso introducir cuanto antes en la dieta alimentos ricos en potasio, como plátanos, patatas, semillas, lentejas y frutos secos, ya que la diarrea provoca el descenso de los niveles de potasio en el cuerpo, y este mineral resulta especialmente importante en la estabilización de los niveles de líquidos en el cuerpo tras un brote de diarrea.

Regrese a la dieta sana básica cuando pueda, prestando especial atención a los alimentos ricos en vitaminas del grupo B y C (vitaminas hidrosolubles que también pueden haber desaparecido debido a la alteración). El yogur bio ayuda a devolver el sistema digestivo a la normalidad mediante la recuperación de los niveles de bacterias saludables.

Es preciso identificar la causa de un brote de diarrea y tomar las debidas precauciones para evitar que el problema reaparezca. La diarrea que se prolonga más de 48 horas o los brotes recurrentes para los que no se encuentre una explicación sencilla necesitan la atención de un médico. La causa podría ser el síndrome de colon irritable, una colitis u otros problemas más serios.

## DIVERTICULOSIS

LA ENFERMEDAD diverticular constituye un problema común entre las personas mayores, y se produce cuando se forman pequeñas bolsas en zonas debilitadas de la pared del colon. La mitad o más de la población mayor de sesenta años padece esta enfermedad, pero sólo el 25 % o menos manifiesta los síntomas (dolor abdominal, sobre todo en la parte inferior izquierda por encima de la ingle, y un cambio en los hábitos intestinales, como la alternancia de diarrea y estreñimiento). Si las bolsas (divertículos) se atascan con materia fecal y se infectan, los síntomas también pueden incluir fiebre y hemorragia, en cuyo caso es precisa la hospitalización. La causa de la diverticulosis probablemente sea la dieta occidental, en exceso refinada, con cantidades inadecuadas de fibra (sobre todo, de fibra soluble). Esta dieta puede llevar fácilmente al estreñimiento y provocar la formación de divertículos al hacer fuerza para expulsar las deposiciones duras.

### *SOLUCIONES*

Para evitar la diverticulosis, siga la dieta sana básica (*véase* pág. 53). Si es propenso al estreñimiento, opte por una dieta rica en fibra. Siga todos los consejos que se ofrecen en el apartado dedicado al estreñimiento, y tome suficiente fibra cereal y fibra soluble (las mejores fuentes son las legumbres, las frutas y los copos de avena). La lista de alimentos de las páginas 260-317 especifica el contenido en fibra soluble de los alimentos más habituales. Como término medio, necesitamos 18 g de fibra al día, de la cual al menos entre 6 y 8 g deben ser de fibra soluble.

Asimismo, tome suficientes líquidos (la fibra no soluble necesita líquido para formar deposiciones cuya expulsión sea más sencilla). Si incrementa el consumo de fibra, debe beber abundante agua (al menos 1,75 litros al día). El mejor modo de obtener la fibra consiste en seguir una dieta rica en fibra natural (evite el salvado natural que se añade a las comidas, ya que puede irritar el colon).

**Dolor de cabeza, *véase* Migraña y dolor de cabeza**

## DOLOR ABDOMINAL

EL DOLOR ABDOMINAL es un síntoma de muchas alteraciones y enfermedades distintas. El dolor en la parte superior del abdomen (alrededor y por debajo del esternón y a cada lado de la parte inferior del tórax) puede estar provocado por la acidez o una indigestión, una hernia de hiato, una úlcera péptica, cálculos biliares o infecciones. El dolor en el centro del abdomen (alrededor de la cintura) puede deberse a una intoxicación alimentaria (*véase* Diarrea), al estreñimiento, al síndrome de colon irritable, a una diverticulosis, a una apendicitis (debe acudirse al médico de inmediato), a una colitis ulcerosa o por la enfermedad de Crohn (*véase* Úlceras). El dolor en la parte inferior del abdomen puede ser consecuencia de flatulencia, estreñimiento, cistitis o problemas menstruales. Los dolores abdominales, en general, también pueden constituir un síntoma de alergias, ansiedad, enfermedad celíaca y estrés (o, con menos frecuencia, de cáncer de estómago, colon o intestino, o en otro punto del cuerpo). El dolor abdominal para el que no se encuentre una explicación y que persista más de algunos días debería ser investigado por el médico.

### *SOLUCIONES*

Los ataques leves de dolor abdominal provocados por problemas como indigestión, fla-

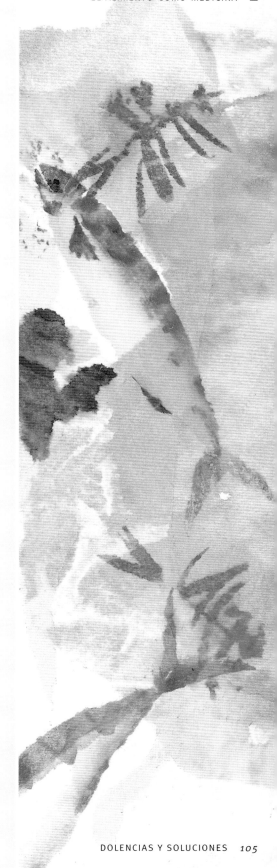

tulencia o abuso de comida pueden aliviarse con infusiones de albahaca, eneldo, hinojo o menta.

## DOLOR MUSCULAR Y REUMATISMO

EL DOLOR MUSCULAR puede estar provocado por cualquier actividad a la que no se esté acostumbrado; por ejemplo, un paseo en bicicleta cuando no se ha pedaleado desde hace años da lugar a una acumulación de ácido láctico en los músculos utilizados, que estarán doloridos. Esta consecuencia puede minimizarse con ejercicios de estiramiento de los músculos implicados inmediatamente antes y después de la actividad. Otro dolor muscular habitual es el que producen los calambres, y otra causa común de este tipo de dolor, sobre todo en el cuello, los hombros y la espalda, es el estrés o la ansiedad.

El dolor muscular también puede estar asociado con otras alteraciones, o recibe otros nombres, como lo que en ocasiones se denomina reumatismo. El reumatismo no es una verdadera condición médica, sino un término global utilizado para todo tipo de dolores en las articulaciones, los músculos, los ligamentos y los tejidos. Pueden existir puntos localizados donde se siente dolor, inflamación, rigidez y, en ocasiones, hinchazón y malestar general. Los síndromes asociados son la polimialgia, la fibrositis, las fisuras, la tendonitis, la espondilitis anquilosante, la rodilla del ama de casa, la sinovitis del codo (codo de tenista), etc. Los dolores vinculados al cansancio, la fiebre, la debilidad y una sensación general de malestar pueden deberse a una artritis reumatoide. Los dolores en las articulaciones pueden corresponder a una osteoartritis.

### *SOLUCIONES*

No existe una dieta que garantice el fin de los dolores musculares y los problemas reumáticos, pero la dieta sana básica de la página 53 supone un buen punto de partida, ya que incluye abundantes ácidos grasos esenciales, que ayudan en los procesos inflamatorios. El selenio, la vitamina E, el aceite de onagra y el aceite de hígado de bacalao también pueden resultar útiles. Tome selenio extra en forma de alimentos ricos en ese mineral (para consultar la lista de las mejores fuentes, *véase* pág. 31); la vitamina E, el aceite de onagra y el de hígado de bacalao pueden tomarse en forma de suplementos diarios. Cualquier dolor crónico o agudo sin una causa obvia debe consultarse con el médico.

## ECCEMA

EN OCASIONES DENOMINADO dermatitis, el eccema es una inflamación alérgica de la piel que consiste en una erupción rojiza que produce picor y que puede formar pequeñas ampollas bajo la epidermis. Si se rascan, esas ampollas pueden romperse y provocar una infección. El eccema constituye una enfermedad común en la infancia, ya que un 50 % de los casos comienzan antes de los seis meses de edad; no obstante, puede aparecer en cualquier momento. La severidad de los brotes suele cambiar con el tiempo y se resuelve a medida que el niño crece.

### *SOLUCIONES*

Las alergias por contacto (por ejemplo, con los ácaros del polvo, los detergentes, las prendas de ropa, el níquel, el caucho o los animales domésticos) constituyen una causa habitual de eccema. Es preciso investigar estos posibles alergenos antes de tomar medidas dietéticas.

Algunos estudios realizados en el Reino Unido han demostrado que la fitoterapia china produce resultados beneficiosos con preparaciones estándar; si se hacen con hierbas contaminadas, en cambio, pueden aparecer efectos secundarios (como problemas de hígado y riñón), por lo que es importante trabajar únicamente con un fitoterapeuta experimentado.

Otros estudios han llegado a la conclusión de que los alimentos pueden provocar síntomas y que hasta el 40 % de los pacientes podrían beneficiarse de las dietas de exclusión (tal como se explica en Alergias, *véase* pág. 89). Sin embargo, a menudo resulta difícil predecir qué alimentos pueden provocar una respuesta, aunque si se observa un aumento del picor después de comer un determinado alimento, puede tratarse de una señal y conviene, en ese caso, realizar una prueba. Uno o dos alimentos (muy ocasionalmente más) pueden ser los «culpables». Las dietas de exclusión únicamente deben llevarse a cabo bajo supervisión médica. Si se excluyen algunos alimentos de manera permanente, será preciso revisar la aportación de nutrientes de la dieta.

En los lactantes, puede darse el caso de que un alimento presente en la dieta de la madre agrave los síntomas, que a veces reaparecen cuando comienza el destete o se pasa a la leche de vaca. Debe visitarse al dietista. *Véase* también Alergias.

### ALIMENTOS QUE PROVOCAN ECCEMA

Los alimentos que provocan eccema con más frecuencia son la leche, el queso, los huevos, los cítricos, los colorantes y los conservantes alimentarios, los frutos secos, el pescado y los tomates. Es posible reducir la inflamación siguiendo una dieta baja en grasas saturadas y rica en ácidos grasos esenciales.

El aceite de onagra resulta eficaz y recomendable contra el eccema. Hay quien dice, aunque no ha sido demostrado, que el aceite de pescado y los suplementos de cinc también pueden ayudar.

## ENCÍAS, PROBLEMAS DE

SI SUS ENCÍAS están doloridas, hinchadas o rojas, o si sangran, debe visitar a un dentista para solucionar el problema. Si no lo trata, probablemente empeorará y acabará perdiendo los dientes afectados. La enfermedad más común de las encías es la gingivitis, provocada en la mayoría de los casos por una higiene bucal deficiente. Sus características más habituales son halitosis y los síntomas que se describen a continuación.

Si no se cepilla «y se limpia» con hilo dental los dientes y las encías al menos dos veces al día, las capas de placa (residuos opacos compuestos por una mezcla de partículas de alimentos y

**SEIS PASOS PARA EVITAR LOS PROBLEMAS DE ENCÍAS**

1 Visitas periódicas al dentista y limpiezas regulares para eliminar el sarro.
2 Higiene bucal completa dos veces al día, incluido el uso de hilo dental.
3 Dieta sana rica en frutas, verduras, vitamina C y cinc.
4 Evitar el mascado prolongado de alimentos dulces, como los caramelos.
5 Limpiarse bien los dientes inmediatamente después de la comida o de tomar un tentempié.
6 Evitar los tentempiés dulces, pegajosos o feculentos.

bacterias presentes en la saliva) se acumulan sobre los dientes y los bordes de las encías. La placa que no se elimina acaba convirtiéndose en sarro, y sólo el dentista puede eliminarlo. Si no se elimina el sarro, puede producirse una infección en los bordes de las encías y dar paso a una gingivitis.

Las personas que siguen una dieta sana, rica en frutas y verduras, y en alimentos integrales, y baja en azúcares y productos refinados, acumulan menos placa, aunque no siempre es así. Algunas personas parecen más propensas a la producción de placa, sean cuales sean sus hábitos alimentarios. En cualquier caso, una dieta sana proporciona a la boca, los dientes y las encías un «ejercicio» adecuado, y puede contribuir a mantenerlos en buen estado.

Aunque la dieta sea muy sana, es preciso cepillar y limpiar con hilo dental las encías y los dientes de forma regular. Muy ocasionalmente, el sangrado de las encías puede estar provocado por una deficiencia de vitamina C. Una dieta muy pobre en frutas y verduras y en el resto de alimentos ricos en vitamina C, unida al tabaquismo y el consumo de alcohol, por ejemplo (dos hábitos que absorben la vitamina C del cuerpo), o a otra circunstancia que acaba con esta vitamina (como el estrés o una enfermedad), puede llegar a provocar esa deficiencia. Las encías sangrantes también son bastante comunes durante el embarazo.

*Véase* también Caries.

## ENCEFALOMIELITIS MIÁLGICA (EM)

SE DICE QUE LA ENCEFALOMIELITIS miálgica, el síndrome de fatiga crónica y el síndrome de fatiga posviral afecta a numerosos individuos, incluido los niños y los adolescentes, en algún momento de la vida. Por lo general, la enfermedad se describe como una sensación de resaca aguda, gripe, dolor muscular y cansancio extremo (como si se hubiese corrido una maratón), todo al mismo tiempo. Puede durar meses e incluso años, afecta profundamente al ritmo de vida normal y es frecuente que los pacientes se vean obligados a suspender sus actividades laborales o escolares.

Por lo general, el diagnóstico no se acepta o no se reconoce por parte del colectivo médico. El nombre de encefalomielitis miálgica probablemente sea una denominación poco apropiada, ya que implica una inflamación crónica del cerebro y la médula espinal, alteración de la que no se obtienen pruebas entre los afectados.

Otros síntomas son dolor de garganta, ganglios linfáticos sensibles, estado febril, falta de memoria y de concentración, patrones de sueño alterados, depresión, cambios de humor y problemas intestinales (por ejemplo, síndrome de colon irritable). La síntomatología pueden variar de un día a otro, o dentro del mismo día, y sueler ser peor tras un esfuerzo.

La EM puede estar provocada por una infección, pero en ocasiones su origen no parece tener una razón obvia o se desarrolla tras un acontecimiento estresante; su aparición también puede ser gradual.

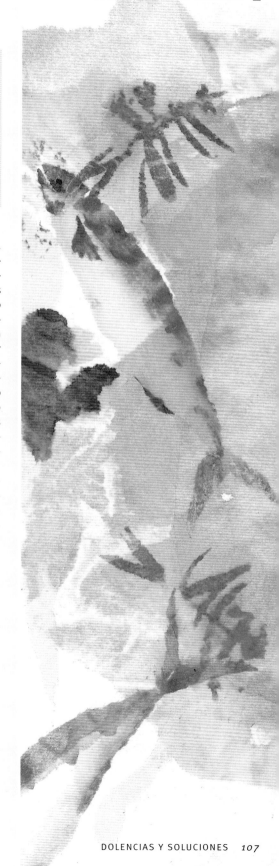

### *SOLUCIONES*

La dieta inmunoestimulante (*véase* pág. 143) puede resultar útil para evitar la encefalomielitis miálgica. En cualquier caso, siga una dieta básica sana, que incluya abundantes frutas y verduras frescas, pescado azul y cereales integrales. Los alimentos ricos en potasio pueden contribuir a la mejoría (*véase* pág. 32).

Es preciso evitar las intolerancias alimentarias. Las personas afectadas de síndrome de colon irritable o de otros síntomas que pudiesen estar provocados por una alergia o una intolerancia tal vez deseen intentar una dieta de exclusión (como se explica en Alergias), siempre con la ayuda de un dietista profesional.

En algunos casos, diferentes suplementos dietéticos parecen resultar útiles. Una prueba demostró mejoras bastante significativas en los síntomas gracias a una combinación regular de aceite de onagra y aceites de pescado. Otro estudio probó que un tratamiento de inyecciones de magnesio también era beneficioso (asimismo el magnesio por vía oral puede resultar útil). Otras fuentes incluyen suplementos de multivitaminas y minerales, vitamina E, cinc, vitamina C y coenzima Q10.

*Véase* también Fatiga.

**Energía, falta de, *véase* Fatiga**

## ENFERMEDAD CELÍACA

SE TRATA DE UNA INFLAMACIÓN del tracto gastrointestinal provocada por la intolerancia al gluten, una proteína que se encuentra en el trigo y el centeno, y a proteínas similares de la cebada y la avena. El gluten daña las paredes intestinales, lo que reduce la capacidad del afectado para absorber los nutrientes. Este fenómeno puede provocar desnutrición, anemia, osteoporosis y otros problemas.

Los primeros síntomas normalmente aparecen después del destete, cuando se introduce gluten en la dieta de un niño propenso. No obstante, la enfermedad puede presentarse a cualquier edad. Algunos adultos sólo experimentan síntomas leves, y en algunos casos, ninguno. La incidencia de la enfermedad aumenta entre los diabéticos insulinodependientes y los que padecen otras alteraciones autoinmunes.

Los síntomas son muy variados, pero en los niños suelen darse falta de aumento de peso y de estatura, llanto y malestar general, diarrea, distensión abdominal y vómitos. En los adultos, puede producirse una pérdida de peso, diarrea o estreñimiento, anemia, cansancio, letargo, flatulencia, úlceras bucales y en la lengua, dolor en las articulaciones, depresión, amenorrea o esterilidad.

### *SOLUCIONES*

Si sospecha que padece la enfermedad celíaca, visite a su médico, que dará los pasos oportunos para realizar el diagnóstico.

Una vez diagnosticada la enfermedad, el tratamiento consiste en evitar todos los alimentos que contengan gluten, trigo, centeno, cebada o avena: el pan, las galletas, la pasta, los pasteles, la mayoría de los cereales para el desayuno, las empanadas y las tartas. Un reciente estudio ha apuntado que la avena podría no ser dañina para los adultos; sin embargo, y hasta que se hallen más pruebas, conviene evitarla.

La lista de alimentos que se deben obviar puede resultar desalentadora en un principio, pero hay productos sin gluten (pan, galletas y pasta) elaborados con trigo al que se extrae la proteína. Otros productos se fabrican con cereales, como maíz y arroz, que no contienen gluten.

Una pequeña proporción de las personas que padecen la enfermedad celíaca también necesitan prescindir del almidón del trigo si su estado no mejora, y una proporción todavía menor se beneficia de una dieta de la que se haya eliminado la leche.

Algunos productos especiales se obtienen con receta médica. Los celíacos deben seguir los consejos de un dietista. Una vez diagnosticada la enfermedad, la dieta es para toda la vida. En casos probados de carencias nutricionales (por ejemplo, anemia), se necesitan suplementos. Un suplemento general de multivitaminas y minerales puede resultar útil para los meses inmediatamente posteriores al diagnóstico, pero es preciso consultar este punto con el médico.

## ENFERMEDAD DE ALZHEIMER

EL ALZHEIMER se considera una enfermedad propia de los ancianos, pero puede manifestarse a los cincuenta años o incluso antes, por lo general mediante problemas que pasan desapercibidos, como la falta de memoria a corto plazo, que progresa a un ritmo impredecible hasta la pérdida severa de memoria y la confusión. A los afectados de Alzheimer se les forman placas y depósitos en el cerebro, pero todavía se desconocen las causas exactas de este fenómeno.

La primera teoría, aparecida en los años ochenta, afirmaba que la ingesta de aluminio era un factor contribuyente, ya que se encontró un núcleo de aluminio en las placas. Sin embargo, hoy muchos expertos creen que la ingesta de aluminio no es una causa significativa. A pesar de los diversos programas de investigación llevados a cabo en los noventa, no se han descubierto datos útiles.

Hoy se sabe que el tabaquismo aumenta el riesgo de padecer Alzheimer, enfermedad que también se ha relacionado con el virus *herpes simplex*, con los niveles elevados de colesterol, la aterosclerosis, la presión alta, la diabetes y el accidente vascular cerebral. Asimismo, también parece determinante el factor genético.

### *SOLUCIONES*

Todas las personas deberían alimentarse siguiendo las pautas de una dieta básica sana, que puede evitar o minimizar los síntomas.

Un programa de investigación llevado a cabo recientemente en Estados Unidos ha demostrado que las mujeres que siguen la terapia de sustitución hormonal pueden disminuir a la mitad el riesgo de desarrollar Alzheimer. Otro gran estudio realizado en el mismo país ha descubierto que la vitamina antioxidante E ralentiza el progreso de la enfermedad, y un estudio llevado a cabo en Francia ha señalado que el consumo de vino tinto o blanco entre los ancianos está asociado con un descenso de hasta el 75 % de la incidencia de Alzheimer. El nivel óptimo de consumo según este estudio es de tres o cuatro vasos al día; uno o dos vasos tienen menor eficacia, y más de cuatro vasos incrementan el riesgo de desarrollar la enfermedad. Como siempre, el alcohol tomado con moderación parece ser la clave.

La mayoría de los científicos creen que un cerebro «bien utilizado» a lo largo de la vida evita o pospone la enfermedad, ya que muestra menos incidencia entre las personas que se mantienen mentalmente activas. Ante esta evidencia, resulta recomendable tomar un suplemento de *ginkgo biloba*, del que se afirma que mejora la circulación hasta el cerebro. Existen otras afirmaciones, todavía sin demostrar, sobre los beneficios del cinc y el selenio en la prevención del Alzheimer, así como de la coenzima Q10 (en suplementos o en nuevos alimentos, sobre todo en la soja).

Algunos expertos todavía apoyan la teoría del aluminio, por lo que según ellos resulta aconsejable evitar los utensilios para cocinar de este material (sobre todo, para preparar alimentos ácidos) y el aditivo fosfato de aluminio, presente en algunos productos horneados, así como el hidróxido de aluminio, que se halla en remedios contra la indigestión, hasta que se encuentren más indicios a favor o en contra de esta teoría.

Los enfermos de Alzheimer deben seguir las medidas dietéticas sugeridas, aunque también es preciso hacer hincapié en la importancia de ofrecer al paciente alimentos atractivos, fáciles de comer y de servir.

**Enfermedad de Crohn, *véase* Colitis**

## ENFERMEDADES CARDÍACAS Y ACCIDENTE VASCULAR CEREBRAL

LAS ENFERMEDADES CORONARIAS constituyen la principal causa de muerte en España y la que provoca más muertes prematuras entre los hombres. La coronariopatía se produce cuando las arterias coronarias, que proporcionan sangre al corazón, se estrechan debido a una acumulación de placa (colesterol y otros depósitos: arteriosclerosis). El suministro de sangre al corazón se ve reducido, por lo que puede producirse dolor en el pecho (angina) y/o arritmia. En un determinado período de tiempo, las arterias pueden llegar a quedar totalmente obliteradas (ya sea por la presencia de más placa y/o por un coágulo de sangre, lo que se denomina trombosis), de manera que el suministro de sangre a ciertas partes del corazón queda obliterada y puede dar lugar a un infarto. De forma similar, una arteria bloqueada que suministra sangre al cerebro puede provocar un accidente vascular cerebral.

Hay varios factores de riesgo de la arteriosclerosis internacionalmente reconocidos: edad avanzada (la mayoría de los casos afectan a personas de setenta años en adelante), factores hereditarios, diabetes, tabaquismo, alcoholismo, estrés, falta de ejercicio, obesidad, hipertensión y niveles elevados de colesterol en sangre. Los hombres son más propensos a las enfermedades coronarias que las mujeres, pero en la menopausia éstas pierden su protección hormonal y el riesgo se iguala. Cuantos más factores de riesgo haya, mayor es la probabilidad de sufrir una de estas enfermedades.

Actualmente, existen muchos estudios sobre otros posibles factores de riesgo. Por ejemplo, cada vez hay más pruebas de que las enfermedades coronarias también podrían estar relacionadas con infecciones bacterianas (sobre todo, con las que provocan infecciones en las vías respiratorias y enfermedades de las encías, que precisan de un tratamiento con antibióticos). Para reducir el riesgo de contraer infecciones, consulte la página 122 y siga la dieta inmunoestimulante (*véase* pág. 143).

Asimismo, se tienen pruebas concluyentes de que una dieta pobre en frutas y verduras y en otros alimentos de origen vegetal constituye un factor de riesgo en sí misma, probablemente debido a que esos alimentos contienen las vitaminas antioxidantes E y C, betacaroteno, fitoquímicos como los flavonoides, y vitaminas del grupo B (sobre todo folato y B6). Todos estos nutrientes desempeñan un importante papel en el descenso del riesgo de padecer enfermedades cardíacas. Una dieta rica en carne roja también puede convertirse en un factor de riesgo. Un estudio reciente llevado a cabo por el Imperial Cancer Research Fund ha descubierto que los vegetarianos presentan entre un 24 % y un 45 % menos de riesgo de morir a consecuencia de una de estas enfermedades.

Las medidas preliminares para reducir el riesgo de sufrir enfermedades coronarias con-

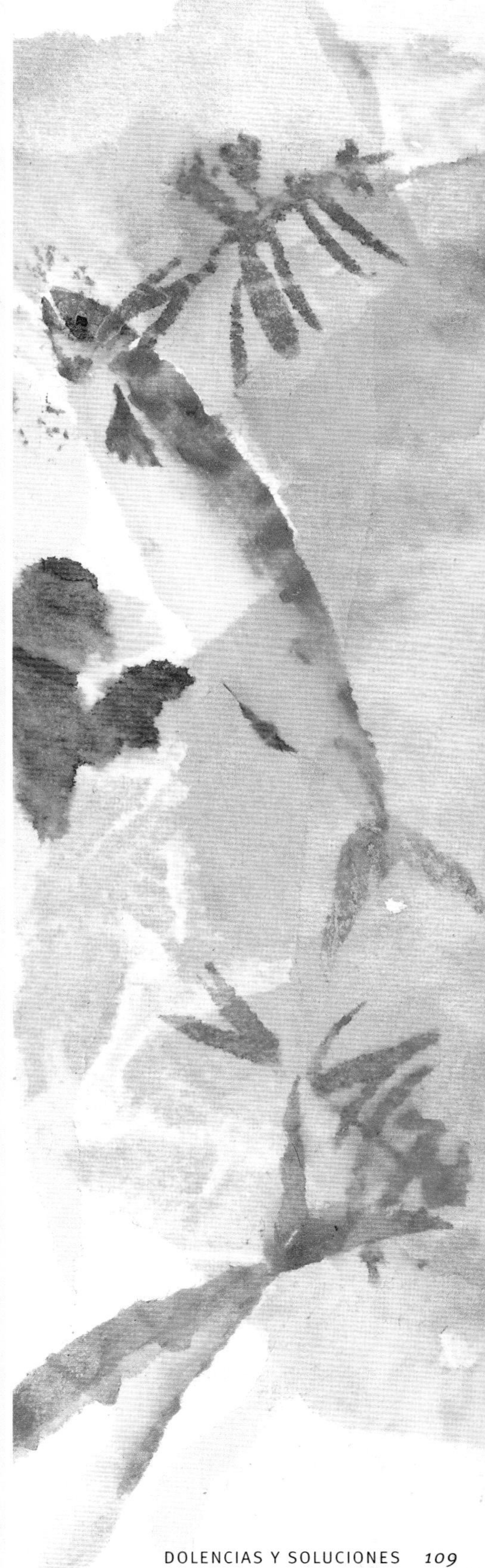

sisten en dejar de fumar, mantener el consumo de alcohol dentro de los límites seguros (*véase* pág. 36), buscar el modo de reducir los niveles elevados de estrés (*véase* pág. 114) y practicar ejercicio habitualmente. Las últimas investigaciones afirman que once minutos de ejercicio aeróbico al día reducen el riesgo casi a la mitad.

Si es diabético, el control adecuado de la enfermedad (*véase* pág. 105) le ayudará a reducir el riesgo de padecer una enfermedad cardíaca. La tensión alta ejerce una presión adicional sobre el corazón y los vasos sanguíneos, sobre todo si existe arteriosclerosis. Por tanto, es preciso controlar regularmente la enfermedad con la ayuda del médico y seguir los consejos dietéticos adecuados.

La obesidad puede incrementar el riesgo de enfermedades coronarias (un extenso estudio demostró que lo duplica), ya que está asociada con la hipertensión y con los niveles elevados de colesterol y triglicéridos. Si padece sobrepeso, con un IMC de 26 o más (*véase* pág. 188), y sobre todo si la proporción cintura altura (*véase* pág. 188) es elevada, debe perder peso.

## Colesterol y enfermedad coronaria

El colesterol es una sustancia blanda y cerosa, que se fabrica principalmente en el hígado y después circula por la sangre; resulta necesario para el buen desarrollo de diferentes funciones corporales. La cantidad de colesterol que el hígado produce puede responder a factores hereditarios y/o estar relacionada con la cantidad de grasa, sobre todo saturada, que se consume. La producción y la acción del colesterol también se ven afectadas por diversos factores, entre los cuales parecen estar implicados diferentes aspectos de la dieta (se tratan más adelante).

Hay dos tipos de colesterol: el de lipoproteína de baja densidad (LDL) y el de lipoproteína de alta densidad (HDL). Un exceso de LDL en la sangre supone un importante factor para la obliteración de las arterias y la formación de las placas de ateroma que provocan arteriosclerosis, cardiopatías y accidente vascular cerebral. Por el contrario, el HDL (denominado «colesterol bueno») elimina el colesterol de los tejidos y lo dirige al hígado para su excreción. Es posible tomar algunas medidas nutricionales para reducir los niveles de LDL, en conjunción con el tratamiento que su médico le aconseje.

**1.** Puede reducir el consumo de alimentos que provocan la fabricación de más LDL por parte del hígado. Son los alimentos ricos en grasas saturadas, como los productos lácteos enteros y la carne grasa, y aquellos ricos en grasas hidrogenadas, presentes en muchas margarinas y productos comerciales. El colesterol también se halla en algunos alimentos, sobre todo en los menudillos, los huevos, el marisco, la carne y los productos lácteos (*véase* pág. 19). El consumo de alimentos ricos en colesterol puede tener muy poco que ver con los niveles de colesterol, pero es menos importante que el consumo de grasa saturada. Para más información sobre las grasas saturadas e hidrogenadas, consulte el primer capítulo.

**2.** Puede recortar el consumo de alimentos que reducen los niveles de HDL en sangre, de manera que disminuya la cantidad disponible para expulsar el exceso de colesterol. Una investigación reciente ha demostrado que las grasas hidrogenadas pueden reducir la cantidad de HDL hasta en un 20 %. Por tanto, las grasas hidrogenadas son doblemente negativas y, al parecer, peores para los niveles de colesterol que la mantequilla. El consumo muy elevado de grasas poliinsaturadas también aumenta los niveles de HDL, de manera que «suficiente» está bien y «demasiadas» es malo.

**3.** Puede comer más alimentos que reduzcan la producción de LDL o que incrementen la de HDL y, por tanto, que favorezcan su excreción. Los alimentos que, al parecer, logran este efecto son:

* ***Grasas insaturadas.*** Cuando sustituye las grasas saturadas en la dieta, por las grasas poliinsaturadas (sobre todo, las que son ricas en ácido linoleico, como el aceite de maíz y de girasol) y las monoinsaturadas se reducen los niveles de LDL. Estas últimas, presentes en mayores cantidades en el aceite de oliva y de colza, no reducen los niveles de HDL y, en consecuencia, resulta recomendable tomar más grasas monoinsaturadas que poliinsaturadas (ya que estas últimas pueden reducir el HDL si se toman en exceso).
* ***Ajo.*** Sus fitoquímicos, incluida la alicina, contribuyen a reducir el colesterol LDL.
* ***Soja y leche de soja.*** Algunos estudios han demostrado que el consumo regular de soja, equivalente a 600 ml de leche de soja al día, puede descender el LDL hasta un 25 %.
* ***Fibra soluble.*** Se encuentra en mayores cantidades en la avena, las legumbres y muchas frutas y verduras, y ayuda a reducir el LDL.
* ***Cerveza y vino.*** Algunas pruebas indican que tomar un vaso de cerveza o de vino casi todas las noches puede incrementar el HDL.

Finalmente, una dieta adecuada también puede evitar que el colesterol forme placas que obliteren las arterias y la aparición de coágulos. Para conseguirlo, la dieta debe ser rica en:

* ***Pescado azul.*** Los ácidos grasos omega-3 del pescado azul, como el salmón y la caballa, disminuyen la viscosidad de la sangre y previenen la formación de coágulos. Los pescados azules también reducen los triglicéridos en sangre y los niveles de colesterol. Si se toman suplementos de aceite de pescado, acompañarlos de un suplemento de aceite de onagra garantiza el correcto metabolismo de los ácidos grasos N6 (*véase* pág. 16), que en ocasiones resultan inhibidos por los suplementos ricos en omega-3.

## Coronariopatía y antioxidantes

Aunque los antioxidantes no se encuentran únicamente en las frutas y verduras, como ya hemos visto, los expertos creen que una dieta rica en esos dos grupos de alimentos puede reducir las enfermedades cardíacas hasta un 20 %. Cinco raciones variadas al día es la cantidad mínima recomendada por las autoridades sanitarias. Un exhaustivo estudio realizado recientemente entre hombres de mediana edad llegó a la conclusión de que los que padecían una deficiencia de vitamina C tenían tres veces y media más riesgo de sufrir un infarto.

## Coronariopatía y homocisteína

Una investigación reciente ha demostrado un claro vínculo entre el aumento de los niveles de homocisteína y la mayor incidencia de coronariopatías y accidentes vasculares cere-

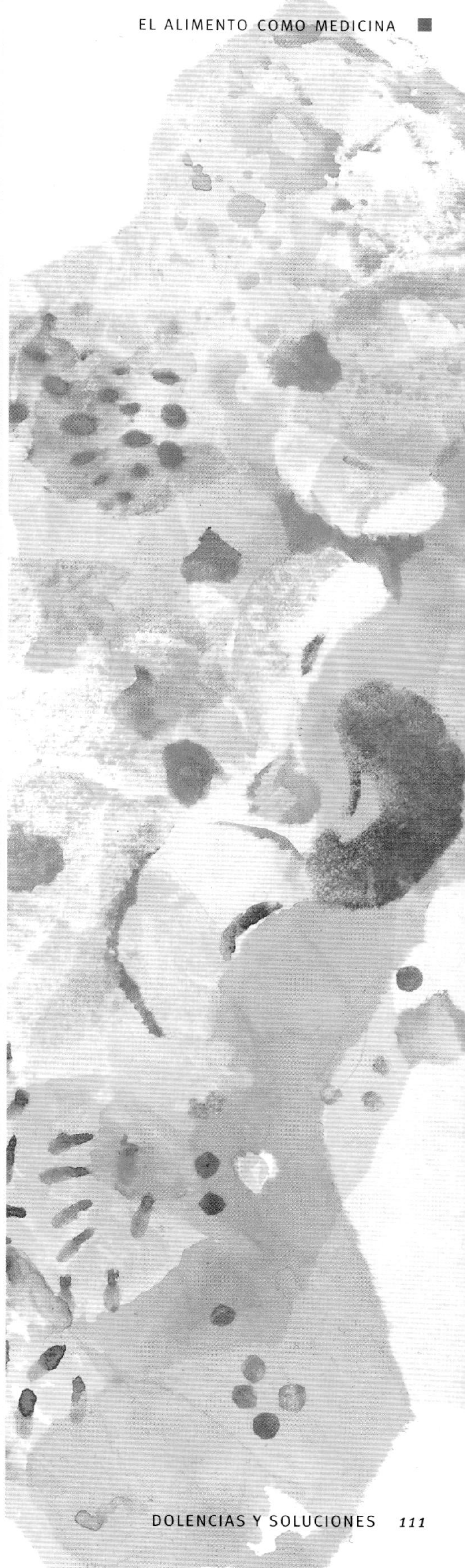

## ¿QUÉ SON LOS ANTIOXIDANTES?

Los antioxidantes son vitaminas, minerales y fitoquímicos que evitan que la grasa se oxide. Pueden impedir la oxidación de los alimentos durante su almacenamiento (por ejemplo, cuando se añaden a productos grasos como la margarina contribuyen a que no se ponga rancia), y su papel en el cuerpo es similar. La importancia de este efecto es que el exceso de colesterol LDL en sangre necesita oxidarse antes de formar las placas. Por tanto, una dieta rica en antioxidantes disminuye las posibilidades de que se produzca la obliteración de las arterias que conduce a la arteriosclerosis.

Los principales antioxidantes son las vitaminas C y E, el betacaroteno, el selenio y diversos fitoquímicos, como los flavonoides (presentes en los cítricos y otras frutas), la licopina (se encuentra en los tomates, los pomelos y la sandía), la quercetina (la contienen el té, las cebollas, las manzanas y el vino tinto) y los glucosinolatos (se halla en el brécol [brócoli] y las verduras frescas). Al parecer, el aceite de oliva también aumenta la resistencia del colesterol LDL a la oxidación, y el ajo igualmente es un antioxidante.

brales. Aunque es necesario seguir investigando, parece obvio que los niveles bajos de folato (una vitamina del grupo B) predisponen a estas enfermedades. Otras vitaminas B, especialmente la B6, pueden estar implicadas en el metabolismo de la homocisteína, por lo que una dieta rica en vitaminas de este grupo puede ofrecer protección contra esas alteraciones. Las legumbres y las verduras constituyen fuentes ricas en folato y otras vitaminas B (para consultar la lista de las mejores fuentes, *véase* pág. 26).

### Coronariopatía y triglicéridos

Los triglicéridos constituyen otro tipo de grasa presente en la sangre, y algunas pruebas indican que niveles más elevados de lo normal contribuyen a incrementar el riesgo de cardiopatías (sobre todo, en las mujeres, las personas diabéticas y los ancianos). Puede someterse a un análisis de sangre para comprobar el nivel de los triglicéridos. Éstos se reducen tomando comidas poco abundantes, regulares y ricas en fibra, sin demasiada grasa (sólo procedente de pescado azul o aceites de pescado) y limitando el consumo de alcohol y azúcar.

### Coronariopatía y suplementos

Varios estudios han intentado comprobar si los suplementos dietéticos, principalmente las vitaminas antioxidantes C y E y el betacaroteno, pueden contribuir a reducir la incidencia y las muertes provocadas por la coronariopatía. Los resultados son dispares (de hecho, un importante estudio realizado para la Organización Mundial de la Salud descubrió que la mortalidad por cardiopatía coronaria aumenta entre los fumadores que toman suplementos de betacaroteno). El mensaje de los expertos es que resulta más aconsejable obtener los nutrientes adecuados a partir de una dieta variada, rica en frutas y verduras, que recurrir a los suplementos. Una razón es que los alimentos naturales minimizan el riesgo de sobredosis de un nutriente determinado; otra razón es la posibilidad de recurrir a toda una gama de diferentes elementos que ofrecen protección (fitoquímicos que actúan conjuntamente, por ejemplo) en lugar de limitarse a un solo elemento.

El problema es que no se sabe la cantidad exacta de vitaminas, nutrientes o fitoquímicos necesaria para ofrecer protección, ya que juegan otras muchas variables (por ejemplo, otros factores de riesgo de cardiopatía, como el aumento de la necesidad de antioxidantes que provoca el tabaquismo; el consumo elevado de grasas poliinsaturadas, como las del aceite de girasol, que aumenta la necesidad de vitamina E; etc.). No obstante, muchos expertos coinciden en que las actuales cantidades diarias recomendadas para diversos nutrientes son demasiado bajas como para servir de protección óptima contra enfermedades tales como la cardiopatía coronaria, y otros afirman que resulta difícil obtener las cantidades adecuadas de vitamina E con una dieta normal.

Para más información sobre los antioxidantes, *véase* pág. 24; para los suplementos, *véase* pág. 146; para la dieta cardiosaludable, *véase* pág. 142.

## ESTERILIDAD

LA ESTERILIDAD FEMENINA (incapacidad para concebir) puede ser debida a diferentes problemas fisiológicos, pero la dieta desempeña un importante papel. La menstruación regular y un peso razonable están relacionados con la facilidad para concebir. Las mujeres que practican mucho ejercicio y/o siguen dietas muy estrictas, sin las suficientes calorías y nutrientes, pueden dejar de menstruar y, por tanto, de ovular (al menos temporalmente). Una cierta cantidad de grasa corporal, que ayuda a regular los niveles de hormonas, y un índice de masa corporal (*véase* pág. 188) de entre 20 y 25 constituyen importantes factores en la concepción. Las mujeres anoréxicas y las deportistas profesionales suelen encontrar dificultades para concebir. Si se sigue una dieta razonable y se practica menos ejercicio, los períodos vuelven a la normalidad.

La obesidad también puede provocar esterilidad, probablemente porque se dificulta la ovulación. Un IMC superior a 30 exige una dieta para perder peso. Una dieta sana general, con todos los nutrientes necesarios para gozar de buena salud, facilita la concepción. Algunas pruebas indican que los polifenoles del té pueden aumentar la fertilidad. Para más información sobre los cuidados en la preconcepción y la dieta para conseguir un embarazo, *véase* capítulo tres.

La fertilidad masculina mejora con la ingesta adecuada de alimentos ricos en cinc (para consultar la lista de las mejores fuentes, *véase* pág. 31) y con una dieta rica en vitamina C, ácidos grasos esenciales y selenio. Todos los hombres que deseen ser padres deberían seguir una dieta sana básica (si es posible, con productos biológicos, debido a que los residuos químicos tienen la posibilidad de reducir la fertilidad), disminuir el consumo de alcohol y practicar mucho ejercicio.

## ESTREÑIMIENTO

EL ESTREÑIMIENTO (la falta de un ritmo deposicional regular) constituye una de las afecciones físicas más comunes en el mundo occidental. Además de resultar un problema incómodo, si no se trata puede provocar diverticulosis y hemorroides, e incluso aumenta el riesgo de padecer cáncer de colon. En gran parte, la culpable de esta dolencia es la dieta occidental, aunque la falta de actividad física empeora la situación. En algunos casos, otros factores pueden provocar un estreñimiento repentino, sobre todo el estrés o un cambio en la rutina diaria (por ejemplo, cuando se está de vacaciones).

Para un funcionamiento correcto y regular (más o menos, una vez al día), el intestino necesita alimentos ricos en fibra y abundantes líquidos que faciliten el paso de las deposiciones (aproximadamente, dos litros de agua diarios es la cantidad ideal).

Según las autoridades sanitarias, la cantidad total de fibra necesaria en nuestra dieta es de entre 12 y 18 g al día, pero algunas personas necesitan más para mantener un tránsito intestinal regular (sobre todo si el estreñimiento es o ha sido un problema importante en el pasado y si los niveles generales de actividad física son bajos).

### *SOLUCIONES*

Para obtener la fibra necesaria, es preciso hacer un verdadero esfuerzo con el fin de incluir algunos alimentos ricos en fibra en cada comida. Las ciruelas y el ruibarbo contienen unos compuestos especiales que producen un efecto laxante, pero es conveniente no limitarse a esos dos alimentos en detrimento de una dieta rica en fibra variada. La lista de alimentos de las páginas 260-317 especifica el contenido en fibra de más de cuatrocientos productos, y la lista con las mejores fuentes de fibra se encuentra en la página 14.

La fibra aparece en todas las frutas y verduras, en los cereales, los frutos secos, las semillas y las legumbres, pero no en los productos de origen animal. Por tanto, la mejor dieta para evitar el estreñimiento es la que contiene abundantes productos naturales sin refinar de procedencia vegetal. Los productos refinados, como el azúcar, el pan blanco, el arroz blanco y los pasteles y galletas industriales, los cereales refinados y la pasta blanca contienen mucha menos fibra que las versiones naturales sin refinar.

Algunas personas añaden una cucharada o dos de salvado a su dieta diaria para mantener la regularidad. El salvado auténtico constituye una buena fuente de fibra no soluble, pero muchos expertos creen que es mejor obtener la fibra como parte natural de los alimentos, ya que el salvado puede dificultar la absorción de algunos minerales.

Si el estrés, y no una dieta pobre en fibra, es el causante de su estreñimiento, un relajante de hierbas suave, tomado durante algunos días, debería solucionar el problema (pruebe con una infusión de manzanilla dos veces al día o con el suplemento *kava kava*). Asimismo, considere qué cambios puede introducir en su estilo de vida. El ejercicio no sólo ayuda a regular la motilidad intestinal, sino que también favorece la relajación.

Millones de personas confían en sus dosis diarias de laxantes para aliviar el estreñimiento. Sin embargo, es mejor evitarlos (excepto como recurso muy ocasional), ya que el uso prolongado de laxantes puede empeorar el problema: el colon pasa a depender de ellos en lugar de trabajar por sí mismo. Por tanto, cuando se deja de tomarlos, el estreñimiento tiene muchas probabilidades de em-

**REMEDIOS NATURALES CONTRA EL ESTREÑIMIENTO**

Diversos alimentos y remedios a base de plantas son útiles para aliviar el estreñimiento. Algunos, como la sena, son potentes purgantes (al igual que los laxantes a base de estas plantas). Entre los remedios más suaves, se encuentran el jarabe de escaramujo, el aceite de oliva, la miel, el regaliz, la melaza y las semillas de *Psyllium* en infusión. Las especias fuertes, como el curry, el jengibre y el chile, ejercen un efecto laxante.

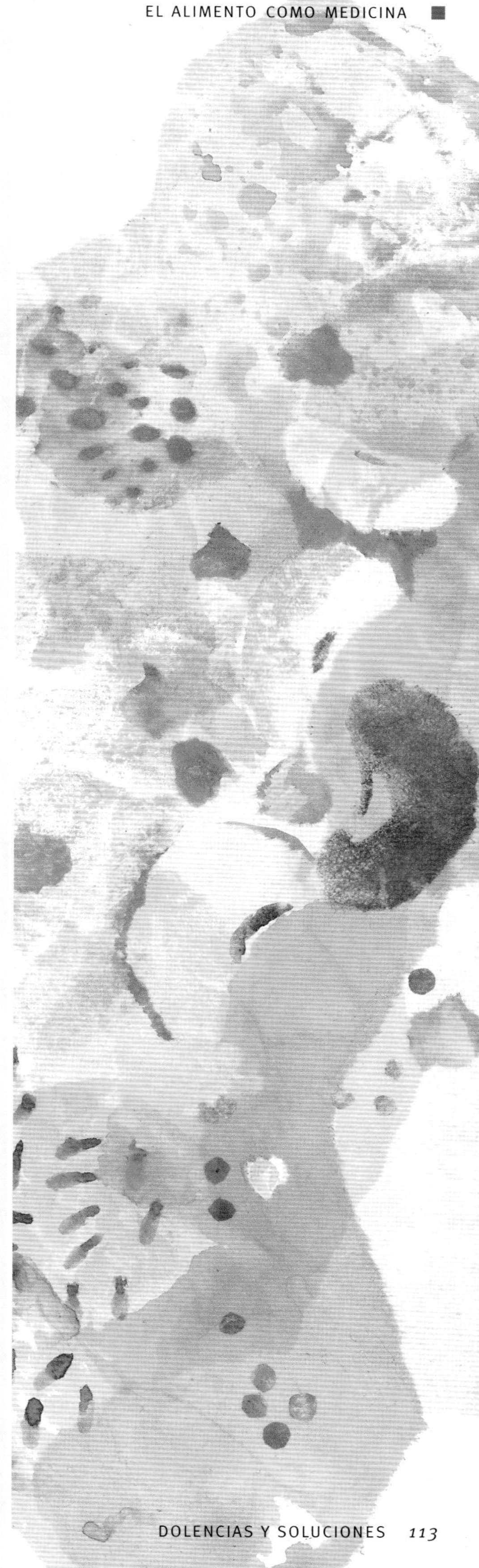

peorar. Resulta más aconsejable curar esta alteración lentamente, a través de una dieta adecuada, ejercicio y modificaciones en el estilo de vida.

## ESTRÉS

CUANDO EL CUERPO se encuentra sometido a tensión, sobre todo a un estrés prolongado (como el que afecta a personas con trabajos muy exigentes o a las que sufren problemas domésticos o enfermedades largas), es preciso equilibrar la alimentación con sumo cuidado para minimizar esa tensión y garantizar la consecución de las necesidades nutricionales. El estrés consume casi por completo las reservas que el cuerpo tiene de ciertas vitaminas y minerales vitales, y cualquiera que sufra un estrés prolongado debería preocuparse por incorporar esas vitaminas y minerales a la dieta mediante los alimentos adecuados, o bien por medio de suplementos. Las vitaminas del grupo B son responsables en gran parte del buen funcionamiento del sistema nervioso. Dado que las vitaminas de este grupo son hidrosolubles y no se almacenan en el cuerpo durante mucho tiempo, el estrés crónico acaba pronto con ellas. Lo mismo ocurre con la vitamina C, necesaria según la mayoría de expertos para las personas estresadas en cantidades mucho mayores que la recomendada de 40 mg al día (probablemente 200 mg sea una cantidad más apropiada).

Los minerales cinc (refuerza el sistema inmunológico) y magnesio (se excreta del cuerpo en mayores cantidades cuando éste se encuentra sometido a estrés) tal vez se necesiten en forma de suplemento, o bien mediante una incorporación escrupulosa de alimentos ricos en esos minerales (para consultar las listas de las mejores fuentes de todas las vitaminas y minerales mencionados, *véanse* págs. 22-33). Cuando el cuerpo pierde las vitaminas B y C, y el cinc, aumenta el riesgo de contraer innumerables infecciones menores, resfriados, tos, herpes, etc., ya que esos nutrientes son los que protegen el sistema inmunológico, y ésa es la razón por la que las personas estresadas suelen quejarse de que se encuentran agotadas. La dieta inmunoestimulante (*véase* pág. 143) resulta de ayuda en este caso.

Las personas muy estresadas recurren con frecuencia al alcohol o al tabaco como medio para relajarse, pero ambas sustancias empeoran los problemas nutricionales, puesto que también acaban con las vitaminas B y C del cuerpo y pueden dificultar la absorción de muchas otras. El mejor modo de aliviar por medio de la alimentación el estrés consiste en tomar abundantes hidratos de carbono complejos, que favorecen la relajación del cerebro mediante la liberación de serotonina. El estrés crónico y los mayores niveles de adrenalina que produce dan lugar a un aumento de las grasas y el colesterol en sangre. Este factor puede provocar el incremento del riesgo de enfermedades cardiovasculares. Es posible reducir el colesterol y las grasas mediante el ejercicio aeróbico regular, como caminar o pedalear, que a su vez aminora el estrés, libera tensión y mantiene en forma. *Véase* dieta cardiosaludable, pág. 142.

### SÍNTOMAS DE ESTRÉS

El estrés puede presentar muchos síntomas físicos, como trastornos alimentarios, fatiga, migraña, acidez, impotencia, insomnio, síndrome de colon irritable, problemas de memoria y dolor muscular. Consulte en la página 138 los consejos sobre la dieta antiestrés.

## FATIGA

LA FATIGA CONSTITUYE un síntoma con muchas causas posibles. Los brotes breves de fatiga pueden deberse a una enfermedad, al exceso de trabajo o de estrés, o, simplemente, a una falta de sueño. El cansancio es la respuesta del cuerpo, que pide más descanso. En estos casos, la solución consiste en dormir, descansar y tomar una dieta sana, hasta que la fatiga desaparezca.

La fatiga crónica, en ocasiones denominada «síndrome de cansancio permanente», puede estar provocada por una causa física subyacente (por ejemplo, alergias alimentarias, anemia —más común en las mujeres—, encefalomielitis miálgica —que suele aparecer tras una enfermedad vírica como la mononucleosis infecciosa, y puede durar un año o más—, o problemas más serios, como una enfermedad cardíaca o un cáncer.

Otra posibilidad es que tenga un origen, al menos en parte, de tipo psicológico; por ejemplo, debido al estrés crónico, a una depresión o al aburrimiento. La fatiga crónica siempre debe ser estudiada por un médico. Encontrará más información para tratar estas alteraciones en los apartados dedicados a cada una.

En las mujeres, muchos casos de fatiga están relacionados con el ciclo menstrual. El cansancio que suele aparecer en la semana anterior a la regla o algunos días antes, y que desaparece uno o dos días después, está relacionado con los cambios hormonales.

La dieta en sí misma puede provocar o agravar la fatiga. El exceso habitual de alcohol o de cafeína causa fatiga prolongada. Una dieta rica en hidratos de carbono refinados, como el azúcar, los pasteles y las galletas, contribuye a aumentar los niveles de azúcar en sangre, situación de la que la fatiga constituye un síntoma.

Las dietas rápidas de adelgazamiento, en las que no se consumen las calorías adecuadas, pueden provocar cansancio, al igual que las comidas irregulares (poco azúcar en sangre) o el hecho de comer sólo una vez al día. En ocasiones, las dietas vegetarianas estrictas o simplemente ovolactovegetarianas provocan fatiga debido a la falta de hierro y, tal vez, de vitaminas del grupo B.

### *SOLUCIONES*

Para combatir el cansancio, debe seguir una dieta variada y sana, rica en alimentos integrales, hidratos de carbono complejos y nutrientes (sobre todo, en vitamina B12, que alivia la fatiga cuando se administra en inyecciones, según se ha demostrado en algunos estudios; folato y hierro, responsables de mantener la salud de los glóbulos rojos; vitaminas antioxidantes C y E; los minerales cinc y magnesio, y ácidos grasos esenciales). Consulte el capítulo uno, donde encontrará las listas con las mejores fuentes de todos estos nutrientes. El suplemento *ginseng* (tanto siberiano como coreano) ayuda a algunas personas a sentir más energía cuando se toma en un tratamiento de 500 mg al día entre cuatro y seis semanas. Debe evitarse el consumo de cafeína mientras se toma *ginseng*.

También es recomendable hacer ejercicio (si su salud se lo permite), de ser posible al aire libre, ya que el cansancio empeora debido al sedentarismo, al trabajo en oficinas cargadas y a la vida en hogares donde no circula suficiente aire. El cuerpo necesita oxígeno para funcionar correctamente, y el oxígeno se obtiene del aire, que pasa a los pulmones y al sistema circulatorio. Estos órganos funcionan mejor en un cuerpo sano y en forma.

Ciertos estudios han demostrado que un paseo de quince minutos revitaliza y renueve, y resulta mucho más recomendable que guardar cama. Los ejercicios de respiración profunda ante una ventana abierta (cuando el clima lo permite) también resultan útiles para oxigenar el cuerpo y despejar un cerebro embotado.

## FIEBRE

LA FIEBRE (aumento de la temperatura por encima de los 37 °C), por lo general acompañada de sudoración, temblores y dolores, y en ocasiones de náuseas o diarrea, suele ser un síntoma de algún tipo de infección, que debe tratarse según los consejos de la página 119.

La mayoría de los síntomas de la fiebre mejoran con la administración de paracetamol. Los métodos con plantas para disminuir la temperatura incluyen el ajo, el jengibre y el chile (favorecen la sudoración, el método natural que tiene el cuerpo de refrescar la piel y bajar la fiebre).

El ajo, además, es un potente antibiótico. Las infusiones de manzanilla también son útiles para controlar los síntomas de la fiebre, y los suplementos de aceite de borraja (una planta refrescante, eficaz contra las infecciones) sirven igualmente de ayuda.

La sudoración prolongada provoca la rápida deshidratación del cuerpo, por lo que la persona que tenga fiebre debe tomar abundantes líquidos (preferiblemente, zumo de limón diluido o de naranja, con una cucharadita de miel si se desea). Si el paciente ha perdido el apetito y no come, lo que suele ocurrir, los líquidos también deberían contener un poco de sal (aproximadamente, una cucharadita por cada litro).

El apetito de la persona con fiebre puede estimularse con alimentos fáciles de tomar, sabrosos o refrescantes, como un helado, frutas en compota, bayas, bocadillos pequeños de pan blanco, un huevo escalfado con puré de patata y plátanos triturados con miel. Por otro lado, si el enfermo siente frío y temblores, una taza pequeña de sopa caliente puede resultar una buena idea.

En cuanto el paciente vuelva a comer bien otra vez, debe tomar muchos alimentos ricos en vitaminas C y B, que habrán desaparecido con la enfermedad, como parte de una dieta sana básica.

## FIEBRE DEL HENO

LA RINITIS ALÉRGICA ESTACIONAL, o fiebre del heno, constituye una reacción alérgica muy común al polen de la hierba, los árboles y/o los hongos. Esta reacción suele caracterizarse por los siguientes síntomas: inflamación de los conductos nasales, picor en la boca, la nariz, la garganta y los ojos; ojos llorosos y goteo nasal; estornudos; nariz tapada; trastornos del sueño y dolor de cabeza, en la cara o en los oídos.

Se cree que la dieta no puede mejorar mucho estos síntomas, aunque en una pequeña parte de casos ciertos alimentos originan problemas. Se trata de alimentos que contienen sustancias similares a las del polen, alergeno al que el cuerpo puede reconocer y responder con una reacción (por ejemplo, el polen del abedul reacciona con diversas frutas y verduras, como las manzanas, las zanahorias crudas y los melocotones). Las personas afectadas de fiebre del heno pueden ser más sensibles a las alergias o las intolerancias alimentarias. Hay noticias de personas que, tras superar esas intolerancias que pueden provocar otros síntomas (por ejemplo, síndrome de colon irritable), descubren que la fiebre del heno reduce su severidad o desaparece. *Véase* Alergias.

## FLATULENCIA

EL EXCESO DE GASES en el sistema digestivo puede resultar incómodo y antiestético (además de provocar sensación de hinchazón y distensión), ruidoso y embarazoso. Este exceso de gases, denominado flatulencia, suele aparecer cuando las bacterias del intestino se alimentan de la comida ingerida. Al parecer, algunos alimentos causan más problemas que otros. Las féculas resistentes de ciertos alimentos ricos en fibra son las peores: los guisantes, las judías, las lentejas y los plátanos verdes son algunos ejemplos. Las frutas secas con abundante fibra, como las ciruelas, y los miembros de la familia de las coles (en especial, las de Bruselas y la col) también provocan la producción de un exceso de gases en muchas personas. Todos estos alimentos son sanos y proporcionan fibra y nutrientes muy importantes, por lo que resulta aconsejable introducirlos en la dieta siguiendo los consejos que aparecen en el recuadro inferior.

Hay otras causas por las que se produce un exceso de gases. La cafeína, la cerveza, las bebidas carbónicas, los alimentos muy grasos y el pan fresco son algunos de los alimentos que provocan esta reacción.

Asimismo, a veces existe un problema o una enfermedad subyacente: una intolerancia o una alergia alimentaria, como la intolerancia a la lactosa, la enfermedad celíaca o la enfermedad de Crohn. La candidiasis constituye una causa bastante habitual, al igual que el síndrome de colon irritable. Estas causas deben ser objeto de investigación por parte del médico.

Para la flatulencia habitual es posible encontrar alivio con una infusión de una de las siguientes plantas: menta, manzanilla, eneldo, melisa, albahaca o hinojo, o bien con una decocción preparada con jengibre fresco o con semillas de hinojo. La condición también puede mejorar con el consumo habitual de yogur bio, siempre y cuando no exista intolerancia a la lactosa.

### SEIS CONSEJOS PARA REDUCIR LA FLATULENCIA

**1** Cocine bien los alimentos, en especial las legumbres. Las que van en tarro se toleran mejor que las secas. Respete los tiempos de remojo de las legumbres secas y tire el agua de remojo antes de prepararlas.
**2** Prepare los alimentos en puré, por ejemplo como acompañamiento o en una sopa.
**3** Pique bien los alimentos.
**4** Mastique bien los alimentos; relájese y disfrute de la comida.
**5** Coma lentamente y mantenga la boca cerrada. En ocasiones, el exceso de gases se debe al aire que se traga mientras se come.
**6** Acostúmbrese a los nuevos alimentos de forma gradual:; por ejemplo, si va a empezar a tomar comidas más sanas, la fibra adicional de la dieta podría ser excesiva para usted.

## GOTA

SE TRATA DE UNA FORMA DE artritis provocada por la acumulación de ácido úrico, un producto de desecho metabólico, en la sangre. La gota afecta a las articulaciones, por lo general al dedo gordo del pie, y aparece cuando no pasa suficiente ácido úrico a la orina o se produce demasiado. Cuando el nivel de uratos aumenta, se forman cristales de ácido úrico, que se depositan en el cartílago o el espacio interarticular, lo que provoca inflamación y dolor, que pueden llegar a ser muy severos.

### *SOLUCIONES*

En general, es necesario seguir un tratamiento médico, aunque una dieta adecuada también puede ayudar. El paciente debe beber muchos líquidos sin alcohol y evitar el sobrepeso. Si se trata de una persona con exceso de peso, es preciso seguir una dieta de adelgazamiento (*véase* pág. 192). Sin embargo, hay que evitar por completo las dietas de choque y el ayuno, ya que pueden desencadenar un ataque. Se ha demostrado que una

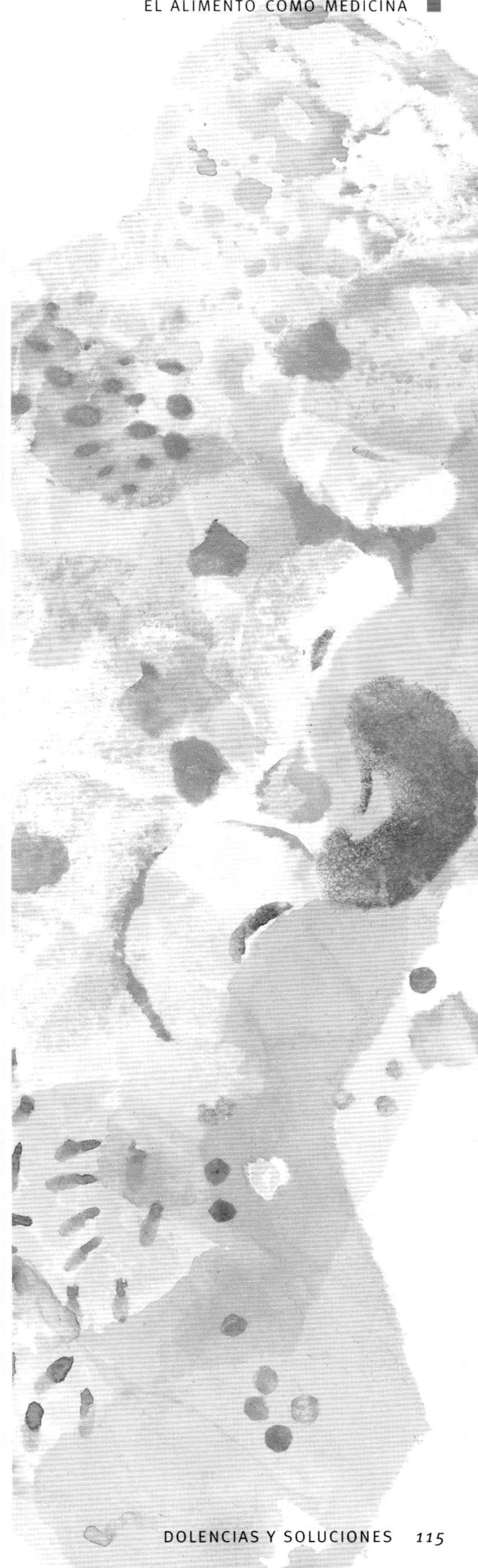

dieta rica en verduras y baja en alimentos muy grasos resulta útil.

Deben evitarse los alimentos ricos en purinas, que pueden provocar el aumento de ácido úrico. Se trata de los menudillos, el marisco, las sardinas, la caballa, los chanquetes, los arenques, las anchoas, las huevas de pescado y la caza. Dado que los pescados azules son sanos y especialmente útiles en la prevención de las enfermedades cardíacas, se pueden tomar suplementos de aceite de linaza como sustitutos del pescado azul en la dieta. La tolerancia individual varía, pero el alcohol suele empeorar la gota. Es preciso respetar a rajatabla las pautas sanas de consumo de alcohol (*véase* pág. 36).

Algunos suplementos alimentarios, como la vitamina A y el ácido nicotínico, pueden resultar dañinos. Por lo general, la vitamina C es beneficiosa, pero sólo debe emplearse bajo supervisión médica. *Véase* también Artritis.

**Gripe, *véase* Resfriados y gripe**

## HALITOSIS

EL MAL ALIENTO, O HALITOSIS, tiene varias causas. El tratamiento eficaz pasa por el correcto diagnóstico y la eliminación de la causa. A continuación veremos las causas más comunes y las posibles soluciones:

∗ ***Infección oral.*** Las enfermedades de las encías o la caries pueden provocar mal aliento. Acuda al dentista y contribuya a la solución del problema con el consumo abundante de cinc y vitamina C.

∗ ***Falta de higiene bucal.*** El cepillado y el uso de hilo dental insuficientes dejan partículas de alimentos entre los dientes y en toda la boca. Esas partículas pueden desprender mal olor cuando se descomponen. Cepíllese los dientes y utilice hilo dental al menos dos veces al día durante tres minutos.

∗ ***Tipo de alimentos consumidos.*** Todos conocemos el penetrante olor que deja el ajo crudo en la boca. De forma similar, el olor de los platos con curry, del alcohol, del tabaco y de otros alimentos puede quedar en el aliento. Es posible «disfrazar» los olores de este tipo masticando perejil o menta. Cuando los responsables son los alimentos ingeridos, el olor debe desaparecer en el transcurso de unas horas.

∗ ***Alergia o intolerancia alimentaria.*** Ambas pueden provocar mal aliento. Si además se presentan síntomas como hinchazón en el estómago, palidez o dolor de cabeza, acuda al médico para que compruebe si una alergia puede ser la causa. La solución, en este caso, consiste en evitar el alimento o los alimentos que provocan los síntomas. *Véase* la entrada que se refiere a las alergias y las intolerancias alimentarias.

∗ ***Infección de la garganta o de la boca.*** La amigdalitis, el dolor de garganta y las aftas bucales suelen ir acompañadas de halitosis. En la mayoría de los casos, el mal aliento desaparece cuando la infección se cura. Mientras tanto, beba mucha agua.

∗ ***Sinusitis y catarro.*** La nariz tapada induce a respirar por la boca y/o a dejarla abierta la mayor parte del tiempo. Esto provoca mal aliento porque la boca se seca y desciende el nivel de saliva, que contiene oxígeno para mantener la boca fresca. Pruebe una dieta sin productos lácteos durante un tiempo de entre dos y cuatro semanas, y compruebe si la sinusitis o el catarro mejora.

∗ ***Dormir con la boca abierta.*** Si el mal aliento es más pronunciado por la mañana, puede ser que duerma con la boca abierta, lo que favorece esa condición. Si un problema nasal le obliga a respirar por la boca, acuda al médico para solucionarlo. Además, procure no tomar productos lácteos por la noche.

∗ ***Estreñimiento.*** El estreñimiento puede ir acompañado de mal aliento, probablemente debido a los desechos presentes en el intestino, que provocan la producción de gases que se eliminan a través del aliento. Si es propenso al estreñimiento, cambie progresivamente a una dieta rica en fibra, practique mucho ejercicio y beba abundante agua, que además le ayudará a mantener la boca húmeda.

∗ ***Medicación.*** Algunos medicamentos pueden provocar mal aliento. Si toma algún fármaco y no encuentra otra razón para la halitosis, acuda al médico y consulte si puede utilizar otro medicamento similar, en el caso de que tenga que tomarlo durante mucho tiempo. Si no es así, probablemente sea mejor vivir con el problema algunos días y masticar perejil o menta para reducir el mal aliento.

∗ ***Predisposición a la halitosis.*** Según algunos expertos, hay personas que presentan concentraciones de bacterias más altas de lo normal, y esas bacterias pueden provocar mal aliento en la parte posterior de la garganta y en la boca. Por muchas medidas que adopten, las personas pueden seguir teniendo mal aliento.

Los mejores resultados se obtienen rascando la zona regularmente con un rascador especial. Los enjuagues bucales no están aconsejados, ya que a pesar de que pueden dar resultados a corto plazo, a la larga secan más la boca y favorecen la halitosis.

## HEMORRAGIA NASAL

LA HEMORRAGIA NASAL o epistaxis pueden ser un síntoma de presión sanguínea alta. Cuando se sufre una hemorragia de este tipo, conviene acudir al médico para que compruebe si puede deberse a la hipertensión. Los consejos dietéticos similares a los que se ofrecen a las personas con la presión alta pueden resultar de ayuda para evitar la recurrencia del problema. Según se dice, el tanino del té previene las hemorragias nasales. El té puede emplearse como bebida, y es posible utilizar las bolsitas de la infusión o un algodón empapado en té como cataplasma sobre la nariz para detener la hemorragia. La infusión de ortigas ejerce un efecto similar.

## HEMORROIDES

SE TRATA DE LA DILATACIÓN de los vasos sanguíneos de las paredes del ano, similar a las venas varicosas, y por lo general son el resultado de un estreñimiento prolongado, aunque en ocasiones también se deben a una diarrea crónica o a un síndrome de colon irritable, que puede irritar las venas. El esfuerzo para expulsar las deposiciones deteriora el apoyo alrededor del tejido, que se desplaza y se congestiona. Las hemorroides no están provocadas por sentarse en lugares fríos o muy calientes. La presión que se ejerce puede provocar el prolapso o la protuberancia de los vasos, que salen del ano (caso en el que se conocen como hemorroides externas).

Por lo general, afectan a personas adultas y de edad avanzada, y también pueden aparecer durante el embarazo, cuando la circulación de la sangre en la parte inferior del abdomen puede verse afectada y el estreñimiento se convierte en un problema. Las hemorroides son, en ocasiones, dolorosas, y un síntoma habitual es la expulsión de sangre tras la deposición. Es preciso acudir al médico cuando se perciben los síntomas para comprobar si el problema está provocado por las hemorroides.

### *SOLUCIONES*

La prevención dietética es similar a la que se aplica para el estreñimiento, con abundantes alimentos ricos en fibra, agua, frutas y verduras frescas. Un puré de semillas de linaza, disponible en las tiendas de dietética, también puede resultar útil.

## HERIDAS, CORTES Y RASGUÑOS

LAS HERIDAS, LAS QUEMADURAS y los rasguños menores deben limpiarse a fondo y dejar que se curen por sí solos. Los cortes pequeños pueden taparse con una tirita, que además detiene la hemorragia. La hemorragia excesiva puede ser una señal de deficiencia de vitamina K, la que ayuda a la sangre a coagularse. La vitamina K se encuentra en las hortalizas de hoja verde. Las heridas cicatrizan más rápidamente con una dieta rica en cinc y vitamina C. La miel constituye un suave y eficaz antiséptico cuando se aplica sobre quemaduras, rasguños o cortes inflamados. Se dice que la vitamina E ayuda a cicatrizar las heridas y minimiza las cicatrices. Se pueden adquirir cápsulas de vitamina E y extraer el aceite que contienen para masajear las heridas en proceso de cicatrización, y también resulta aconsejable tomar vitamina E adicional en la dieta, en forma de aceites vegetales, frutos secos y semillas (para consultar la lista de las mejores fuentes, *véase* pág. 24).

**Herpes, *véase* Herpes Simplex 1**

## HERPES SIMPLEX 1

LOS HERPES están provocados por el virus del herpes 1, relacionado con los otros virus del herpes (el herpes genital —simplex 2— y la varicela —herpes zóster—), que pueden reaparecer en etapas posteriores de la vida. Se cree que el hecho de padecer una forma de virus no predispone a contraer los otros. El virus del herpes 1 suele producir un brote inicial que puede afectar bastante al paciente (aparece un herpes, por lo general alrededor de los labios, y puede ir acompañado de fiebre, dolor de cabeza, dolores y letargo). El brote puede durar una semana, y el herpes tarda hasta dos semanas en desaparecer. El virus, a partir de ese momento, queda en estado latente en el cuerpo y puede provocar otros herpes en el futuro (normalmente con efectos secundarios menos severos), sobre todo si se está agotado, estresado o cuando el sistema inmunológico ha quedado debilitado por alguna razón.

### *SOLUCIONES*

Si se mantiene el sistema inmunológico lo más fuerte posible, la probabilidad de una recurrencia frecuente de herpes se reduce, y si aparecen brotes son más leves y duran menos. Una dieta adecuada es importante para conseguir ese objetivo. Es preciso tomar regularmente alimentos ricos en nutrientes que activen el sistema inmunológico (cinc, vitaminas C, A y E, y ácidos grasos esenciales, presentes en el pescado azul, el aceite de oliva y el de girasol). Las mejores fuentes de vitamina C son aquellas ricas en flavonoides, como los cítricos y las grosellas. En el capítulo uno aparecen otras listas de las mejores fuentes.

Resulta recomendable tomar abundante ajo, cebolla, jengibre y tomillo. El té negro y verde es adecuado debido a la quercetina y a

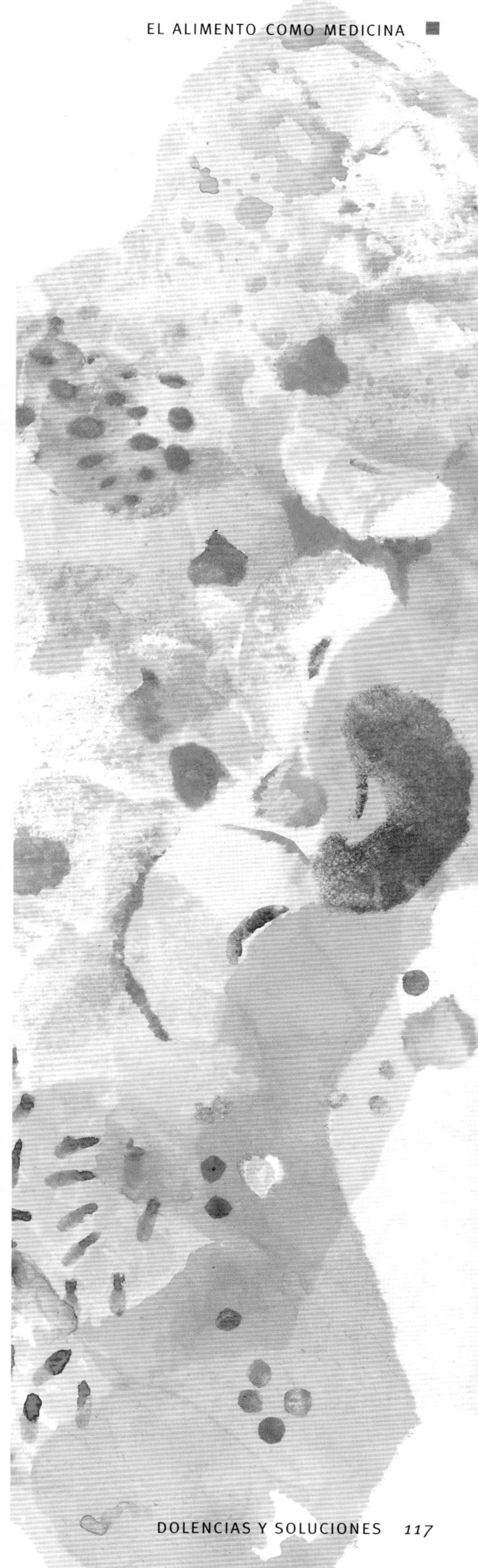

las catequinas que contiene, ya que se ha demostrado que tienen una acción antivírica. La deficiencia de hierro puede estar relacionada con los herpes (para consultar la lista de las mejores fuentes de hierro, *véase* pág. 30). Existen algunas pruebas de que la lisina ayuda a bloquear el virus del herpes. Los alimentos ricos en lisina son el cordero, el pescado, el pollo y la leche.

La equinácea constituye un potente reforzante inmunológico, y si nota un inminente brote de herpes (por lo general, con un hormigueo alrededor de la boca), tome entre 8 y 10 gotas en agua caliente dos veces al día durante una semana. Asimismo, frote la zona donde perciba el hormigueo con un poco de aceite de árbol del té. La dieta inmunoestimulante (*véase* pág. 143) resulta ideal para evitar los herpes o reducir su duración si aparece alguno.

## HIPERACTIVIDAD

TAMBIÉN CONOCIDA COMO «trastorno de hiperactividad con déficit de atención», se trata de una condición que afecta a uno de cada diez niños (aunque la mayoría sólo presentan síntomas leves o moderados), que puede prolongarse hasta la adolescencia, o incluso comenzar en esa etapa. Los síntomas son comportamiento alterado, como hiperactividad, distracción, impulsividad, incapacidad para concentrarse y agresividad. En los casos de síntomas muy severos (uno de cada doscientos niños), la vida de las personas que le rodean, en casa, en el colegio y en la sociedad, puede resultar difícil.

### *SOLUCIONES*

Algunos expertos creen que la dieta desempeña un papel importante en la aparición de la hiperactividad. A partir del destete, la dieta debe ser baja en alimentos procesados y muy refinados, en especial aquellos que contienen aditivos artificiales, y en bebidas ricas en cafeína y aditivos, como el refresco de cola. Otros alimentos que, al parecer, provocan hiperactividad son el chocolate, los refrescos de grosella y los zumos frescos de naranja o de manzana. En algunos casos, pueden estar implicadas otras intolerancias alimentarias, por lo que tal vez sea adecuada una dieta de exclusión cuidadosamente supervisada.

La dieta debe contener las cantidades apropiadas de todos los nutrientes necesarios; el niño debe recibir tres buenas comidas al día, con abundantes ingredientes frescos y cocinados en casa. Los niños hiperactivos han de recibir consejos dietéticos personalizados y suplementos de nutrientes siempre que sean necesarios.

Los suplementos que han demostrado ser eficaces son el cinc tomado en forma líquida, magnesio, complejo de vitaminas B y los ácidos grasos esenciales DHA, GLA y vitamina E. Para más información sobre la dieta sana de los niños y los problemas de alimentación, *véase* capítulo tres.

**Hipertensión, *véase* Presión sanguínea**

## HIPOGLUCEMIA

LA HIPOGLUCEMIA SE CONOCE comúnmente como «nivel bajo de azúcar en sangre». Los síntomas de la hipoglucemia son sensación de mareo y/o debilidad, palpitaciones y temblores, sensación de estar «fuera de lugar» y hambre. La hipoglucemia puede representar un problema para los enfermos de diabetes cuando el nivel de insulina en la sangre no se corresponde con el adecuado consumo de alimentos. Los esfuerzos físicos prolongados o extremos (como correr una maratón) sin la ingesta adecuada de hidratos de carbono también provoca un descenso del nivel de azúcar. Para evitarlo, los corredores toman bebidas azucaradas durante el ejercicio y comen plátanos (una fuente de féculas y azúcares que se digiere rápidamente y que proporciona glucosa de inmediato).

Los hábitos alimentarios erróneos también pueden provocar hipoglucemia entre las personas sin ninguna alteración. Si se saltan comidas, los niveles de azúcar bajan a veces en picado. Esta situación se compensa con una comida rica en hidratos de carbono refinados, como alimentos y tentempiés azucarados, que se absorben rápidamente en la sangre. El cuerpo libera un exceso de insulina para afrontar esta entrada repentina de azúcar, y en cuestión de una hora pueden comenzar de nuevo los síntomas de hipoglucemia. El alcohol ejerce un efecto similar.

Algunas personas parecen más propensas que otras a la fluctuación de los niveles de azúcar. Las mujeres se ven más afectadas antes del período (*véase* Problemas menstruales); por otra parte, la cafeína y el tabaco agravan el problema. Algunos estudios indican que una deficiencia de cromo también puede ser una causa, pero es recomendable obtener este mineral de forma natural a partir de alimentos ricos en cromo, como el marisco, el queso, los cereales integrales y las legumbres.

### *SOLUCIONES*

La hipoglucemia puede controlarse con una dieta razonable y sana (*véase* pág. 53) y comiendo poco y a menudo. La dieta debe contener abundantes alimentos integrales y suficientes proteínas, que al liberar lentamente la energía en la sangre mantienen los niveles de azúcar dentro de la normalidad. Conviene evitar los tentempiés azucarados cuando se tiene hambre. Los tentempiés ideales para tomar entre comidas son raciones pequeñas de queso semigraso con pan de centeno, o una manzana y un yogur desnatado.

## IMPOTENCIA

AL PARECER, LA DIETA no desempeña un papel significativo en la prevención o la curación de la impotencia masculina (incapacidad de conseguir o mantener una erección), pero algunos consejos dietéticos pueden aliviar el problema. El consejo más importante consiste en seguir una dieta rica en cinc. Algunas investigaciones demuestran que la deficiencia de cinc está relacionada con una falta de la hormona sexual masculina testosterona, y ciertas pruebas han llegado a la conclusión de que es posible recuperar la potencia entre los hombres con niveles bajos de cinc después de tomar suplementos de dicho mineral (para consultar la lista de las mejores fuentes de cinc en la dieta, *véase* pág. 31). Los suplementos de cinc se encuentran disponibles sin receta, y dan mejores resultados cuando se toman con vitamina C. Asimismo, es recomendable evitar la cafeína, que puede dificultar la absorción del cinc. No obstante, si el afectado no presenta una deficiencia de cinc, el hecho de tomar suplementos no supone ningún beneficio.

Una bebida alcohólica puede ayudar a relajarse y favorecer la libido, pero el exceso de alcohol está asociado con la pérdida del deseo (ya que reduce la producción de hormonas masculinas a largo plazo) y de la sensibilidad en los órganos sexuales. A la larga, una dieta sana, baja en grasas saturadas y en colesterol, y rica en antioxidantes, frutas y verduras (como la dieta sana básica, *véase* pág. 53) ayuda a mantener la potencia, ya que las pruebas han demostrado que una causa de la impotencia es el bloqueo de las arterias que van al pene.

Una dieta rica en ajo también contribuye a disminuir la viscosidad de la sangre y mantener una buena circulación. El estrés suele ser una causa de impotencia, y en tales casos las técnicas de relajación y la dieta antiestrés (*véase* pág. 138) pueden resultar de ayuda.

## INFECCIONES

DADO QUE LAS BACTERIAS son cada vez más resistentes a nuestros antibióticos habituales, y los virus en pocas ocasiones se eliminan con antibióticos, es importante encontrar métodos naturales de luchar contra las infecciones. Hoy sabemos que varios alimentos y plantas ejercen un potente efecto antivírico, antibacteriano y antimicótico, y es probable que en los próximos años se realicen más descubrimientos importantes en este campo.

Para protegerse contra las infecciones de los sistemas respiratorio, digestivo y urinario, de la piel y de los ojos, y para minimizar los efectos de problemas bacterianos, como una intoxicación alimentaria, es preciso seguir una dieta sana básica (*véase* pág. 53). En épocas de especial estrés o de vulnerabilidad también puede resultar de ayuda la dieta inmunoestimulante (*véase* pág. 143).

Cuando una infección ya se encuentra instaurada, se pueden probar los siguientes métodos:

* ***El ajo*** y sus parientes (la cebolla y el puerro, menos potentes pero también eficaces) se han utilizado para luchar contra las infecciones a lo largo de miles de años en todo el mundo. Los científicos descubren no sólo que el ajo funciona, sino además cómo funciona. El ajo crudo fresco mata bacterias como la listeria y la *Salmonella*, además de acabar con las nuevas *superbacterias*, aquellas que los antibióticos ya no eliminan. Su principal ingrediente activo es la alicina, que pierde gran parte de su potencia cuando el ajo se tritura y se guarda antes de utilizarlo, o cuando se cocina. El ajo es expectorante y alivia los síntomas de la tos y los resfriados. El ajo crudo puede tomarse en ensaladas o aliños, como el pesto y otras salsas, o bien en forma de cápsulas.

* ***Miel.*** Resulta muy útil para las infecciones cutáneas. Se ha demostrado que aplicada sobre heridas y quemaduras cura la piel, y las cicatrices quedan reducidas al mínimo. También puede emplearse para tratar úlceras, el pie de atleta (una infección por hongos) y la conjuntivitis. Tomada por vía oral, la miel alivia la tos y el dolor de garganta.

* ***Té verde.*** Se ha demostrado que ayuda a matar las bacterias cuando se toma en infusión, y también cabe la posibilidad de emplearlo para tratar las infecciones de la piel.

### PLANTAS PARA COMBATIR LAS INFECCIONES

Algunas plantas poseen propiedades antibacterianas. El tomillo es uno de los antisépticos vegetales más potentes; otros son la salvia y el romero, que junto al tomillo dan los mejores resultados cuando se consumen frescos, en ensalada o en forma de infusión (o para hacer gárgaras si el dolor de garganta es el problema). Las semillas de mostaza en infusión también son buenas para hacer gárgaras contra la amigdalitis y las infecciones de garganta. Los aceites de menta, eucalipto, lavanda y tomillo se emplean en solución contra las infecciones de la piel.

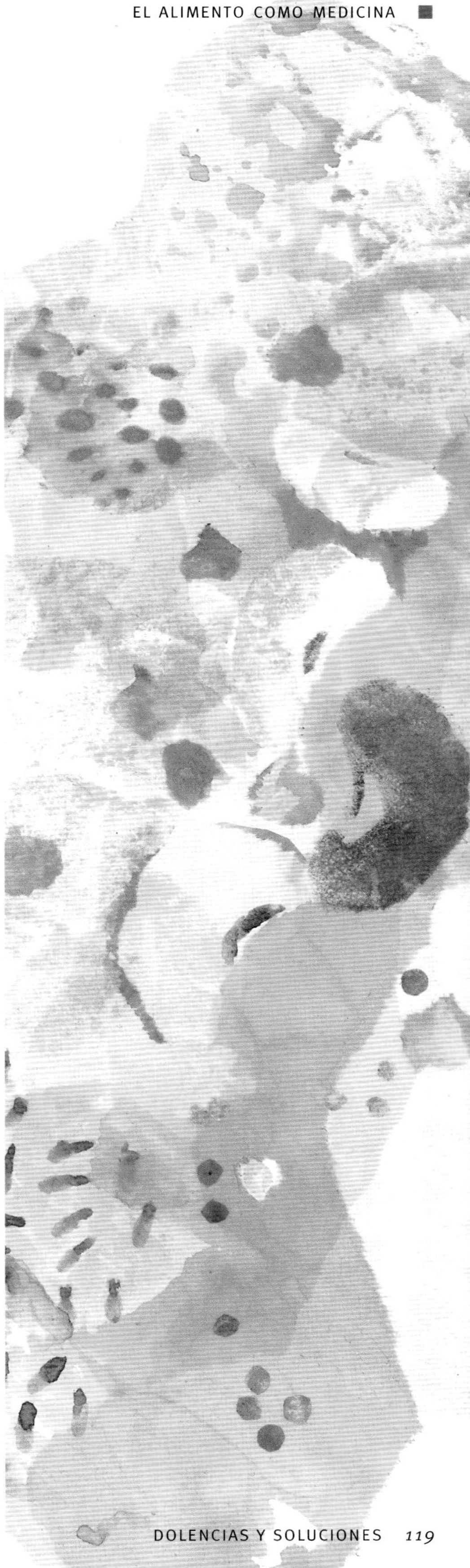

* ***Jengibre.*** La raíz fresca de jengibre constituye un alimento antibacteriano suave, que también ayuda a despejar las toses profundas y los resfriados. Se utiliza rayada o en infusión (tomada con miel y limón).

* ***Limón.*** Antioxidante y antiséptico rico en vitamina C. Tomado en forma de zumo, con jengibre y miel, constituye una bebida ideal contra la tos, el resfriado, los problemas bronquiales y la gripe.

* ***Vitamina C.*** Hoy se reconoce que la falta de alimentos ricos en vitamina C puede empeorar o provocar resfriados. (Para consultar la lista de las mejores fuentes, *véase* pág. 25.) Un suplemento diario de hasta 500 mg con bioflavonoides añadidos (fitoquímicos que aumentan la eficacia de la vitamina) puede contribuir a reducir la duración y la severidad de una infección.

## INSOMNIO

EL INSOMNIO (la incapacidad para disfrutar de un sueño continuado) suele estar relacionado con síntomas psicológicos como el estrés, la ansiedad y la depresión. Para más información sobre estas condiciones, *véase* la entrada de cada una de ellas. Las pastillas para dormir recetadas por el médico pueden representar un eficaz remedio ocasional, pero si se utilizan con mucha frecuencia el cuerpo acaba adaptándose a ellas. A consecuencia de ello, las pastillas pierden eficacia, y cuando se intenta pasar sin ellas, el insomnio puede ser peor que al principio. Por tanto, los remedios naturales (existen muchos) constituyen métodos más acertados.

### *SOLUCIONES*

El ejercicio habitual supone un importante factor para dormir bien (según una investigación, un paseo diario u otra actividad al aire libre representa un 50 % de mejoría en los patrones de sueño). Antes de ir a la cama, un baño caliente con unas gotas de algún aceite esencial relajante, como el de lavanda o el de *ylang-ylang*, favorece la relajación.

Una dieta adecuada puede ser decisiva para dormir bien. En general, hay que evitar las cenas abundantes (que pueden provocar insomnio debido a una indigestión) y tampoco hay que irse a la cama con hambre, ya que no se puede dormir. El modelo ideal de cena es una cantidad moderada no más tarde de tres horas antes de acostarse y que consista en hidratos de carbono complejos (pasta, arroz o patatas) y verduras, con una pequeña cantidad de proteínas bajas en grasa (pescado o pollo, huevos, carne magra o queso fresco).

Las investigaciones demuestran que los alimentos a base de hidratos de carbono ejercen un efecto calmante en el cerebro, probablemente porque estimulan la producción de un elemento químico denominado serotonina (también llamada la «hormona de la felicidad»). Una cena baja en hidratos de carbono y rica en proteínas más bien ejerce un efecto estimulante. Sin embargo, se necesitan pequeñas cantidades de proteínas en la cena, ya que proporcionan el aminoácido triptófano, que también se convierte en serotonina.

Las personas que duermen mal en invierno, pero no en verano, pueden sufrir de baja producción de serotonina, ya que ésta desciende de forma natural en invierno. Esa falta de producción puede compensarse con terapia de luz (¡o tomando el sol en invierno!). Antes de ir a la cama resulta aconsejable tomar un tentempié ligero o una bebida rica en hidratos de carbono y proteínas con triptófano, como leche caliente y una galleta digestiva, un plátano, una tostada y un poco de queso fresco (siempre y cuando tolere el queso por la noche; *véase* recuadro), o mantequilla de cacahuete sobre una rebanada de pan.

Las bebidas se digieren más fácilmente. La leche es la bebida perfecta para antes de acostarse, ya que no sólo contiene triptófano, sino también hidratos de carbono en forma de lactosa, el azúcar de la leche, y constituye una excelente fuente de calcio, en ocasiones denominado «tranquilizante de la naturaleza». Las personas insomnes deben procurar tomar la cantidad adecuada de calcio a través de la dieta (para consultar la lista de las mejores fuentes, *véase* pág. 29), además de magnesio, que también ejerce un efecto calmante.

Por otra parte, varias plantas actúan como relajantes e inductores del sueño naturales. La manzanilla, la lechuga, la flor de la pasión, la valeriana y la melisa son algunas de ellas.

### ALIMENTOS Y BEBIDAS QUE SE DEBEN EVITAR EN CASO DE INSOMNIO

* ***Café fuerte y bebidas de cola***
El cacao contiene cafeína, por lo que conviene sustituirlo por cereales malteados si se prefiere no tomar la leche sola. La cafeína es estimulante y dificulta el sueño.

* ***Alcohol***
Una bebida puede ayudar a conciliar el sueño, pero el exceso de alcohol afecta el sueño REM y los niveles de azúcar en sangre, que pueden provocar el hecho de despertarse por la noche. La cerveza contiene lúpulo, un conocido sedante.

* ***Alimentos que provocan pesadillas***
Algunos alimentos, como el queso y la carne roja, parecen incrementar las pesadillas en algunas personas. Si cree que éste es su caso, intente eliminar esos alimentos de la cena.

**Intolerancia alimentaria, *véase* Alergias**

**Intoxicación alimentaria, *véase* Diarrea, Infecciones, Náuseas y mareo del viajero, Dolor abdominal**

## LENGUA, ÚLCERAS

LA LENGUA con úlceras, que presenta un aspecto liso y brillante o muy rojo, puede ser la consecuencia de un tipo de anemia provocada por la carencia de vitamina B12 y, en ocasiones, de hierro y folato, o por una falta de vitamina B2 o B6. Es posible que vaya acompañada de otros síntomas, como cansancio. El médico debe realizar un diagnóstico, y es preciso adecuar la dieta.

### *SOLUCIONES*

Una dieta equilibrada y rica en nutrientes, como la dieta sana básica (*véase* pág. 53), debería evitar este tipo de problemas. Una lengua con úlceras, junto con sarro y, probablemente, mal aliento, puede deberse a la presencia de aftas bucales, que a veces están relacionadas con aftas vaginales (*véase* Candidiasis); también pueden aparecer después de un tratamiento con antibióticos. El consumo regular de yogur bio, que contiene la bacteria acidófilus, puede resultar de ayuda.

Las úlceras en la lengua pueden ser un síntoma de enfermedad celíaca, pero también de alergias o intolerancias alimentarias, o de una posible sensibilidad a sustancias utilizadas en los tratamientos dentales. *Véase* también Aftas bucales. En ocasiones, las úlceras de la lengua aparecen como consecuencia de una desnutrición de proteínas severa, aunque este diagnóstico debe ser realizado por un profesional.

**Mal aliento, *véase* Halitosis**

**Mareo del viajero, *véase* Náuseas y mareo del viajero**

**Mastalgia, *véase* Problemas menstruales**

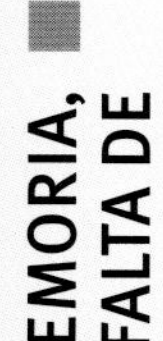

## MEMORIA, FALTA DE

LA PÉRDIDA LIGERA DE MEMORIA resulta bastante común a medida que envejecemos, y no necesariamente se trata de una señal del principio de la enfermedad de Alzheimer. No obstante, la pérdida de memoria, sobre todo de la memoria a corto plazo, sí es un síntoma de Alzheimer. Muchas mujeres afirman que sufren un deterioro de la memoria durante la menopausia, y otras aseguran que su capacidad para recordar es más baja en los días anteriores al período. Probablemente, ambos casos están relacionados con los cambios en los niveles hormonales.

El hipotiroidismo también provoca falta de memoria como uno de sus primeros síntomas. Si además aparecen cansancio, estreñimiento y tendencia a sentir frío de manera permanente, tal vez resulte aconsejable acudir al médico para que examine la función de la tiroides.

### *SOLUCIONES*

Ayude a su memoria a mantenerse en las mejores condiciones durante toda la vida: siga una dieta rica en las vitaminas antioxidantes A, C y, especialmente, E; tome abundantes alimentos ricos en vitaminas del grupo B, sobre todo B1.

Un reciente estudio ha demostrado que las personas con deficiencia de B1 tienen mala memoria, situación que mejora con suplementos. (Sin embargo, no hay que tomar suplementos de B1 de forma individual; las vitaminas del grupo B han de tomarse en conjunto.)

Incluya en su dieta abundantes ácidos grasos esenciales, presentes en el pescado azul, en los aceites vegetales, en el aceite de onagra y en el de linaza.

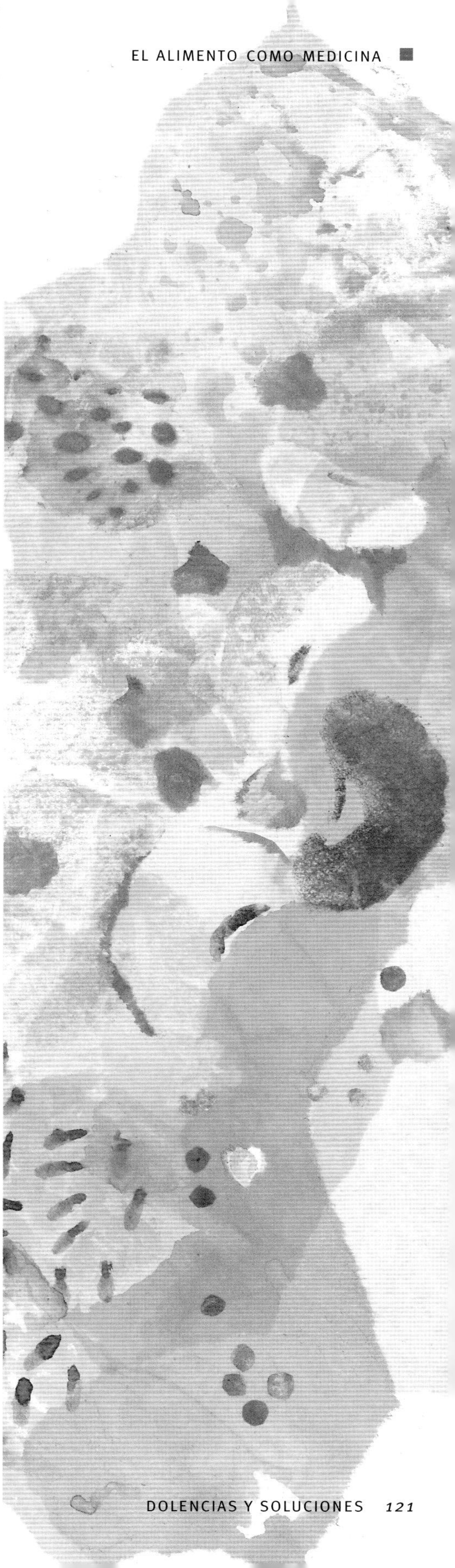

**ACTIVADORES DEL CEREBRO**

Los suplementos de *ginkgo biloba* incrementan, según se afirma, la capacidad cerebral y la memoria. El *ginseng* siberiano ejerce un efecto similar. El exceso de alcohol dificulta la memoria a corto plazo y también puede afectar a la memoria a largo plazo, aunque las opiniones sobre este punto están divididas.

## MIGRAÑA Y DOLOR DE CABEZA

LA MIGRAÑA COMÚN (un dolor de cabeza severo, con palpitaciones, que suele afectar a un lado y puede estar asociado con náuseas, vómitos o aversión hacia las luces intensas o el ruido) afecta a una de cada diez personas, y es dos veces más frecuente entre las mujeres. Las primeras crisis suelen aparecer entre la infancia y el principio de la edad adulta. El 90 % de los casos ocurren por primera vez antes de los cuarenta años, aunque algunas mujeres menopáusicas experimentan una primera crisis en esa época, probablemente debido a la reducción de los niveles de estrógeno. En las mujeres, los brotes también pueden aparecer con más frecuencia antes de la menstruación y con menos durante el embarazo; de nuevo se debe a los niveles cambiantes de estrógeno.

La migraña clásica, que afecta a un 20 % de personas, incluye todos los síntomas mencionados y, además, el aura con destellos luminosos, la visión parcial o reducida, puntos negros y cambios de humor antes de que comience la crisis. La migraña puede durar desde algunas horas hasta tres días, y aparece rara vez o hasta dos y tres veces por semana.

Las investigaciones indican que existen muchos desencadenantes de la migraña, entre los cuales se encuentran aspectos de la dieta. En general, es preciso evitar saltarse comidas y las dietas de choque o severas, ya que pueden provocar hipoglucemia (nivel bajo de azúcar en sangre), y ésta, a su vez, precipitar una crisis. Las comidas regulares, el consumo adecuado de líquidos y la ingesta abundante de alimentos ricos en magnesio (para consultar la lista de las mejores fuentes, *véase* pág. 32), así como el pescado azul, evitan la migraña.

Ciertos alimentos pueden desencadenar una crisis. El queso y el chocolate contienen aminos llamados tiramina y feniletilamina, que pueden ser los posibles responsables de una crisis. El exceso de cafeína, e incluso su eliminación, también puede provocar una reacción. El vino tinto contiene flavonoides fenólicos, que producen migraña a algunas personas. Muchos otros alimentos desencadenan migrañas, y se cree que se debe a una alergia o una intolerancia alimentaria. El mecanismo por el cual un alimento determinado desencadena una migraña todavía no se entiende completamente, pero los resultados de unas pruebas demostraron que el 70 % de las migrañas en los adultos podrían estar provocadas por diferentes alimentos. Otro estudio realizado con niños demostró que si se pueden evitar los alimentos desencadenantes, otros elementos que provocan migraña (como los perfumes y el humo del tabaco) dejarán de producir esta alteración. En vista de estos resultados, si se presentan otros síntomas alérgicos típicos, como urticaria o síndrome de colon irritable, una dieta de exclusión podría dar resultado.

### Otros dolores de cabeza

Los dolores de cabeza pueden estar provocados por muchos factores, como problemas oculares, resaca, alergia, catarro, infección, presión sanguínea alta, estrés e hipoglucemia. Consulte las diferentes entradas para cada una de estas alteraciones. Otras causas pueden ser las posturas incorrectas, la deshidratación y una dieta rica en proteínas y baja en hidratos de carbono. *Véase* la dieta sana básica (pág. 53); encontrará información para mejorar el equilibrio de su dieta. Los dolores de cabeza o las migrañas persistentes deben ser motivo de consulta con el médico.

## MONONUCLEOSIS INFECCIOSA

PROVOCADA POR EL VIRUS *Epstein-Barr*, la fiebre ganglionar o mononucleosis infecciosa es una enfermedad bastante común entre los adolescentes y los jóvenes de entre veinte y treinta años; tras estos períodos, la enfermedad resulta muy poco frecuente. Los síntomas son los ganglios linfáticos inflamados (por ejemplo, en el cuello y las axilas), dolores musculares, fiebre, dolor de cabeza, amigdalitis, cansancio y debilidad. La mononucleosis infecciosa suele durar un mínimo de dos semanas, pero puede prolongarse por más tiempo, con brotes recurrentes de los síntomas durante un año o más. Algunas personas a las que se les diagnostica la enfermedad sufren a continuación encefalomielitis miálgica.

### *SOLUCIONES*

Para reducir la duración de la mononucleosis infecciosa es preciso reforzar el sistema inmunológico (por ejemplo, siguiendo una dieta inmunoestimulante; *véase* pág. 143). Algunas pruebas indican que una dieta rica en ácidos grasos esenciales también puede resultar de ayuda. Un suplemento diario de tintura de equinácea (10 gotas en 200 ml de agua caliente) es igualmente eficaz. Si la enfermedad provoca falta de apetito, los suplementos diarios de vitaminas B y C, importantes para el sistema inmunológico y que apenas duran en el cuerpo, pueden servir de ayuda. Una dieta adecuada, mucho descanso y la práctica gradual de ejercicio evitan que la mononucleosis infecciosa dé lugar a una encefalomielitis miálgica.

## NÁUSEAS Y MAREO DEL VIAJERO

LAS NÁUSEAS, una sensación de mareo que puede acabar o no en vómito, tienen causas variadas. Una de ellas puede ser una alergia alimentaria (*véase* Alergias). Los brotes frecuentes de náuseas que no parecen tener una causa pueden deberse a una intolerancia alimentaria. En las mujeres, las náuseas constituyen un efecto secundario habitual del síndrome premenstrual, y a menudo se consigue alivio con un tentempié bajo en grasas y rico en proteínas, como un trozo de requesón. Las náuseas también son habituales durante el embarazo (*véase* pág. 172).

Si el problema es una intoxicación alimentaria, las náuseas van seguidas de vómitos y diarrea. Beba mucho zumo de naranja diluido con agua y no coma hasta que los vómitos hayan cesado. Otra posible causa de náuseas, especialmente en los niños, es el comienzo de una infección; en este caso, de nuevo, es preciso tomar abundantes líquidos y prescindir de la comida hasta que al niño le apetezca tomar algo. El estrés y las preocupaciones pueden provocar sensación de náuseas, por lo general asociadas con la pérdida de apetito. Tome comidas ligeras o bebidas nutritivas hasta que recupere el apetito (*véase* pág. 175).

Los mareos durante un viaje constituyen un tipo de náuseas que aparecen debido al movimiento. Una de las mejores soluciones para estos mareos es el jengibre fresco (algunas pruebas han demostrado que resulta más eficaz que las pastillas contra el mareo que se venden en las farmacias). Pruebe una infusión de raíz de jengibre en polvo media hora antes de viajar y tome un poco de jengibre cristalizado durante el viaje. Para asentar el estómago después de un día de viaje, un vaso pequeño de vino de jengibre da, en muchos casos, buenos resultados. La menta alivia las náuseas (unos caramelos de menta pueden servir de ayuda, o bien una infusión).

Las náuseas sin motivo aparente que duren más de un día deben consultarse con el médico.

**Nerviosismo, *véase* Ansiedad**

## NEURALGIA

LA PALABRA NEURALGIA es un término que designa todos los dolores relacionados con los nervios en cualquier parte del cuerpo. Se refiere tanto al dolor provocado por nervios comprimidos, como ocurre en el caso de la luxación de un disco, como el dolor causado por nervios dañados debido a alteraciones como el mareo matutino (sobre todo, en el embarazo), a virus como el herpes y al dolor (en ocasiones, prolongado) que puede seguir a una etapa aguda de herpes.

### *SOLUCIONES*

La salud del sistema nervioso depende, al menos en parte, de una dieta sana, que contenga las cantidades adecuadas de todos los nutrientes necesarios, sobre todo de vitaminas del grupo B y vitamina E. Consulte las listas de las mejores fuentes de estas vitaminas (*véanse* págs. 22-23) y siga una dieta sana básica (*véase* pág. 53), que incluya abundantes ácidos grasos esenciales. Según un estudio, las dosis elevadas de vitamina E curan el dolor nervioso posterior a un ataque de herpes en casi el 75 % de los afectados. La ulmaria y la manzanilla alivian el dolor de la neuralgia (la primera se denomina «aspirina de la naturaleza»); ambas pueden tomarse en infusión. Las bayas de saúco también pueden ser un buen remedio contra el dolor.

**Osteoartritis, *véase* Artritis**

## OSTEOPOROSIS

LA OSTEOPOROSIS es la causa de un gran número de fracturas de hueso al año. Afecta aproximadamente a 75 millones de personas en Europa, Japón y Estados Unidos, lo que incluye una de cada tres mujeres mayores de cincuenta años y uno de cada doce hombres. Puede afectar a cualquier edad, pero es más común entre las mujeres posmenopáusicas debido a la reducción de los niveles de estrógeno, lo que provoca la aceleración de la pérdida de calcio y otros minerales de los huesos.

La osteoporosis se denomina en ocasiones «enfermedad de los huesos quebradizos», pero en realidad se trata de un nombre poco apropiado. La alteración se presenta cuando el hueso pierde sustancia y densidad, se torna más fino, más frágil y más poroso, y por tanto presenta mayor riesgo de fractura. Muchas personas afectadas no saben que padecen osteoporosis hasta que sufren una fractura.

Las zonas más comúnmente afectadas son la cadera, la columna y las muñecas. Además, puede provocar dolor agudo de espalda e incapacidad, así como pérdida de altura (hasta 12,5 cm) y curvatura de la columna (conocida como «joroba de viuda»). Cuando se ha perdido densidad ósea, no existe curación completa (aunque se realizan investigaciones; por ejemplo, se afirma que el sodio de alendronato reconstituye el hueso y reduce el riesgo de fractura).

Con todo, el mejor método para evitar la osteoporosis es la prevención (sobre todo, dirigida a conseguir huesos fuertes y grandes). El esqueleto humano constituye una estructura dinámica, en constante cambio. El es-

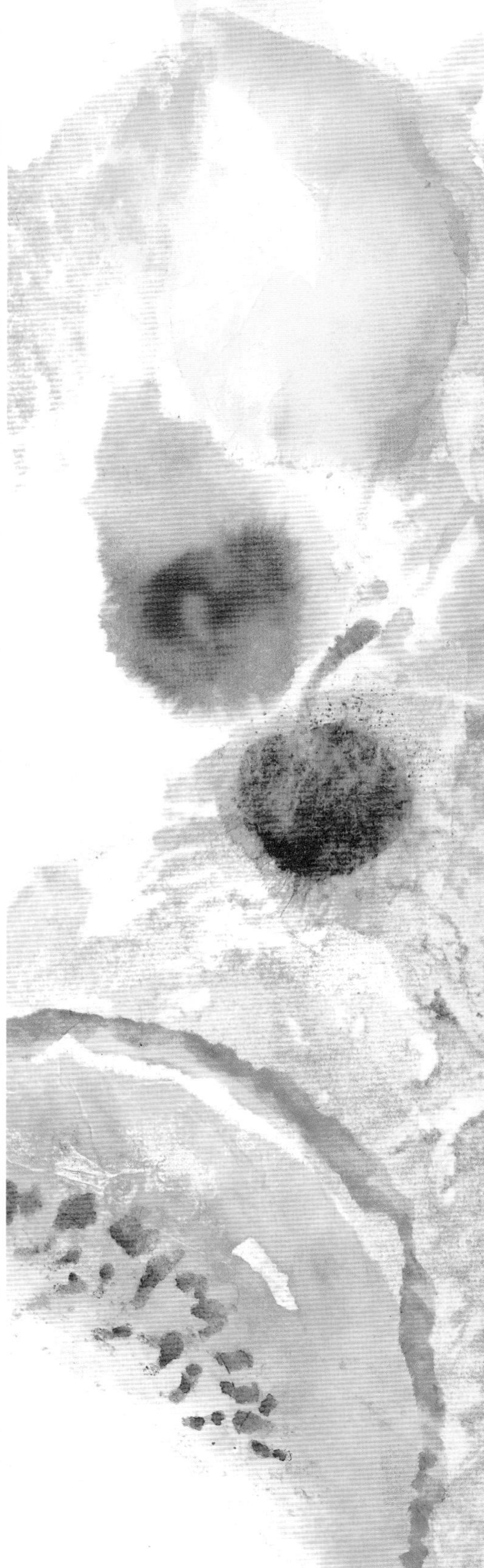

queleto de un niño se reconstruye por completo cada dos años, y el de los adultos entre cada siete y diez años. Cuando los huesos dejan de crecer en longitud, lo que ocurre hacia el final de la adolescencia en la mayoría de los casos, siguen aumentando en densidad hasta el intervalo de entre treinta y treinta y cinco años, edad en que se alcanza la mayor masa ósea. Después, es preciso mantener esa masa tomando las precauciones adecuadas, entre las que se encuentra una dieta correcta.

Maximizar la cantidad de masa ósea en el cuerpo puede significar que en etapas más avanzadas de la vida, incluso si se produce una pérdida de densidad, se cuente con la suficiente para evitar fracturas. Pasados los treinta y cinco años, se produce una lenta reducción natural de densidad ósea en la mayoría de las personas (aproximadamente un 0,5 % al año en ambos sexos; se debe a que el cuerpo pierde más masa de la que puede sustituir). En la menopausia, y durante los cinco años siguientes, se produce un marcado aumento de la tasa de pérdida ósea, estimada en una pérdida total media del 15 %. Después, la pérdida vuelve a decrecer.

## Factores que ayudan a conseguir y mantener la masa ósea:

***Ingesta de calcio***

El calcio es el principal componente de los huesos, y las cantidades adecuadas en la dieta desde el nacimiento son esenciales para alcanzar la máxima densidad ósea en la edad adulta. Sin embargo, aún no existe consenso sobre los niveles óptimos para prevenir la osteoporosis. En general, se recomienda consumir mayores niveles de calcio de los que sugieren las autoridades sanitarias (*véase* pág. 28). Las cantidades recomendadas son de 1.000 mg para los hombres de entre veinte y treinta y seis años, y las mujeres de entre veinte y cuarenta y cinco años; de 1.500 mg para las mujeres mayores de cuarenta y cinco (a no ser que sigan la terapia de sustitución hormonal), y para hombres mayores de sesenta años. Sin embargo, la herencia, el estilo de vida y otros factores dietéticos (como los que se describen más adelante) influyen en la cantidad óptima de cada individuo. (Para consultar la lista de las mejores fuentes de calcio, *véase* pág. 29.)

***Ingesta de vitamina D***

La cantidad adecuada de vitamina D es necesaria para absorber el calcio de los alimentos. La vitamina D se obtiene mediante la acción de la luz solar sobre la piel y de ciertos alimentos (para consultar la lista de las mejores fuentes, véase pág. 23).

***Ingesta de magnesio***

El calcio y el magnesio actúan conjuntamente en el cuerpo. El magnesio participa en diversas reacciones en la formación de los huesos. Por esta razón, algunos expertos creen que la ingesta adecuada de magnesio es tan importante como la de calcio. (Para consultar la lista de las mejores fuentes y las cantidades diarias recomendadas, *véase* pág. 32).

***Ingesta de ácidos grasos esenciales***

Los ácidos grasos esenciales (presentes en el pescado azul, los aceites vegetales y el aceite de onagra, por ejemplo) son importantes por su contribución a la formación y el mantenimiento de la masa ósea, ya que favorecen la absorción del calcio y el suministro de éste a los huesos.

***Ingesta de otros nutrientes***

La salud y el mantenimiento de los huesos también pueden verse afectados por otros nutrientes, como la vitamina K, el cinc, el ácido fólico, la vitamina B6, la vitamina C y el potasio (además de otros oligoelementos que rara vez faltan en la dieta). Existen algunas pruebas de que el boro puede reducir la pérdida de calcio y magnesio, e incrementar la producción de estrógeno y testosterona, aunque es preciso continuar con las investigaciones.

***Mantenimiento de un peso razonable***

Las personas delgadas son más propensas a la osteoporosis que las que mantienen un índice de masa corporal razonable (y también que las que presentan sobrepeso, aunque el exceso no es un modo recomendable de evitar la osteoporosis, ya que implica muchos otros riesgos para la salud). Las personas delgadas pueden tener niveles más bajos de la hormona estrógeno, que ayuda a prevenir la pérdida de masa ósea, y dado que tienen que «arrastrar» menos peso, minimizan los efectos beneficiosos del ejercicio con peso.

Si la dieta es seriamente inadecuada, el período menstrual puede acabar por desaparecer, lo que tiene un efecto similar a una menopausia precoz (*véase* a continuación).

***Ejercicio con peso***

El ejercicio regular utilizando la propia resistencia o peso del cuerpo (o cualquier otro tipo de peso) constituye un factor importante para la formación y el mantenimiento de los huesos. Caminar o bailar son ejercicios en los que trabajan las piernas (pero no los brazos); el tenis es un ejercicio con peso para el brazo que sujeta la raqueta (que, según los resultados de un estudio, presenta más masa ósea que el brazo con el que apenas se juega). La natación es un ejercicio sin peso.

El ejercicio con peso debe practicarse con regularidad y de forma moderada, ya que el exceso puede incrementar el riesgo de padecer osteoporosis.

***Terapia de sustitución hormonal***

Uno de los mayores beneficios de esta terapia para las mujeres menopáusicas es que la pérdida acelerada de masa muscular propia de ese período (debido al marcado descenso de estrógeno) puede evitarse en gran parte. La sustitución con estrógeno reduce la pérdida ósea hasta niveles premenopáusicos y, por tanto, el riesgo de fracturas. Las mujeres que consideren la posibilidad de someterse a la terapia de sustitución hormonal deben acudir al médico.

***Dieta rica en soja***

La soja y los alimentos a base de soja contienen fitoestrógenos (en ocasiones llamados isoflavonas), sustancias naturales que imitan al estrógeno del cuerpo. Según un estudio, las mujeres posmenopáusicas que toman soja (el equivalente de dos vasos de leche de soja al día) no experimentan una pérdida acelerada de densidad ósea. El hecho de sustituir parte de la leche de vaca (o toda) por leche de soja puede ser una buena idea, aunque la leche de soja contiene mucho menos calcio que la de vaca (y el calcio también es importante para la salud de los huesos). Por tanto, lo más recomendable es optar por una leche de soja enriquecida con calcio. (*Véase* también «Menopausia», capítulo tres, pág. 178.)

## ■ Factores que pueden ejercer un efecto negativo en el nivel de masa ósea:

***Ingesta inadecuada***

La ingesta inadecuada de todos los nutrientes apropiados y/o de calorías.

***Sedentarismo***

La osteoporosis aumenta en todo el mundo, y no sólo porque la edad media de la población es cada vez más alta, sino por nuestro estilo de vida sedentario. Considere las posibilidades de mover más el cuerpo, sobre todo mediante ejercicios con peso.

***Dieta rica en sal***

La dieta rica en sodio provoca aumento de la excreción del calcio en la orina. Cuanto mayor es el consumo de sal, más calcio se pierde.

***Consumo de alcohol***

Las personas que beben mucho alcohol suelen presentar poca densidad ósea. Esta situación se debe, probablemente, a que el alcohol reduce la absorción de calcio, un efecto directo del alcohol en los huesos, o debido a una desnutrición general.

No obstante, un estudio ha demostrado que el consumo de alcohol dentro de los límites aconsejados no ejerce un efecto negativo, e incluso puede ser beneficioso para la densidad ósea.

***Tabaquismo***

Los fumadores tienen más riesgo de sufrir osteoporosis que el resto de la población. Cuanto más tiempo se fume, y cuantos más cigarrillos, mayor será la cantidad y la velocidad de pérdida ósea. La OMS afirma que se duplica el riesgo.

***Exceso de proteínas***

El exceso de proteínas en la dieta (sobre todo, de origen animal) puede provocar el aumento de la excreción de calcio en la orina. Sin embargo, un estudio demostró que con una dieta rica en proteínas se absorbe más calcio para «sustituir» el que se excreta, por lo que el exceso de proteínas sólo puede representar un problema si la ingesta total de calcio es baja. Por tanto, resulta aconsejable limitar el consumo de proteínas (no superar las cantidades diarias recomendadas; *véase* pág. 28), a menos que el dietista o el médico aconsejen lo contrario. La leche constituye un alimento protagonista de una polémica: es una de las mejores fuentes de calcio pero también de proteínas. Sin embargo, la lactosa que contiene favorece la absorción del calcio, de manera que sigue siendo una excelente fuente de calcio fácilmente absorbible a pesar de su contenido proteínico.

***Ingesta de cafeína***

La cafeína (presente en el café, el té, el chocolate, el cacao y los refrescos de cola, así como en algunos suplementos alimentarios, como el guaraná) incrementa la excreción de calcio en la orina. Por ello, resulta aconsejable limitar el consumo de esta sustancia, sobre todo en el caso de aquellos individuos con riesgo elevado de sufrir osteoporosis. Un importante estudio realizado en Noruega demostró que tomar más de nueve tazas de café al día casi duplica el riesgo de fractura de cadera en las mujeres (pero no en los hombres).

### ¿ESTÁ EN SITUACIÓN DE RIESGO? UNA PRUEBA SENCILLA

Es posible conocer los riesgos de sufrir osteoporosis y fracturas con una sencilla radiografía que mida la densidad ósea. Esta prueba se denomina DXA y cada vez se aplica con más frecuencia.

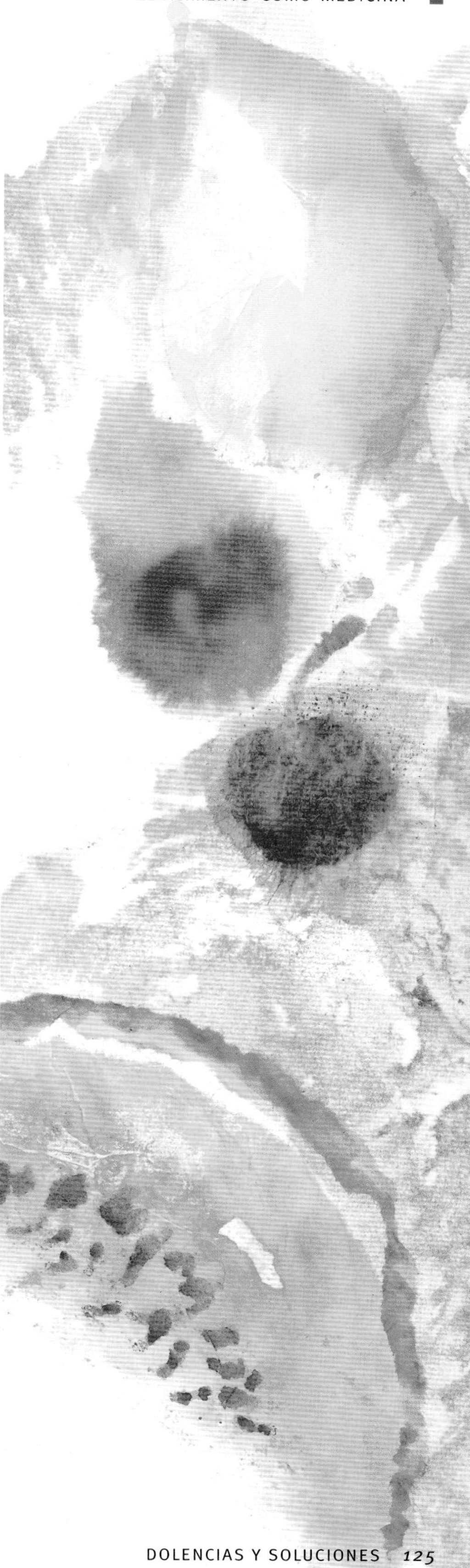

***Consumo de alimentos ricos en fitatos y oxalatos***

Es preciso limitar el consumo de salvado de trigo crudo, espinacas, ruibarbo, chocolate y té, ya que los fitatos o los oxalatos que contienen dificultan la absorción de calcio.

***Ingesta elevada de fosfatos***

Las dietas ricas en productos que contienen fosfatos, como las bebidas gaseosas, los refrescos y los alimentos procesados, limitan la absorción de calcio.

Otros factores, en ocasiones inevitables, pueden afectar la densidad ósea e incrementar el riesgo de desarrollar osteoporosis: la menopausia precoz, la histerectomía precoz, el uso prolongado de corticoesteroides, la menstruación irregular o infrecuente (*véase* Problemas menstruales, Anorexia), el bajo peso corporal por naturaleza, la falta de sol y de vitamina D, enfermedades como el hipertiroidismo y la enfermedad celíaca, la raza (los caucásicos y los asiáticos padecen un riesgo mucho mayor de desarrollar osteoporosis que las personas de raza negra) y la tendencia genética (historial familiar de osteoporosis).

***Calcio: ¿suplementos o no?***

Como ya hemos visto, una ingesta adecuada de calcio resulta vital, sobre todo en los niños y los jóvenes, para alcanzar la cantidad adecuada de masa ósea. Según la OMS, sin embargo, no se logran los niveles óptimos. Según los resultados obtenidos por dos estudios no relacionados entre sí, los jóvenes que recibían suplementos de calcio ganaban más masa ósea que aquellos que no tomaban suplementos. El estudio de la OMS sugiere que un consumo de entre 1.000 y 1.600 mg al día parece ser adecuado para los niños y los adultos jóvenes (entre los dos y los treinta años). Otras organizaciones también señalan que el consumo debería ser mayor del que indican las autoridades sanitarias. Estos niveles no son fáciles de conseguir sin consumir demasiadas calorías, por lo que los suplementos de calcio resultan aconsejables en algunos casos (sobre todo, si se unen varios de los factores de riesgo). Sin embargo, la cantidad exacta necesaria, y el tiempo durante el cual hay que tomar el suplemento continúan siendo objeto de debate.

Apenas disponemos de información sobre los efectos de los suplementos en las mujeres premenopáusicas y en los hombres, pero se han llevado a cabo varios estudios sobre los efectos del calcio adicional entre mujeres posmenopáusicas. Se ha demostrado que los suplementos de calcio reducen la pérdida ósea y el riesgo de fracturas, pero los beneficios parecen ser mayores pasados los primeros cinco años después de la menopausia. En los cinco años posteriores a la menopausia, los suplementos de calcio por sí mismos no reducen la pérdida de masa ósea. En las personas ancianas, los suplementos de calcio y de vitamina D retrasan la pérdida ósea y reducen la incidencia de fracturas de cadera.

## PALPITACIONES

CUANDO EL LATIDO CARDÍACO se siente claramente con sólo colocar la mano sobre el corazón, y cuando el ritmo se percibe anormal (por ejemplo, muy rápido) y el afectado puede escucharlo, suele emplearse el término palpitaciones. El pánico repentino, el miedo o los nervios son causas muy frecuentes de palpitaciones (la adrenalina que se libera en ese momento provoca un aumento repentino de la presión sanguínea, con las palpitaciones como el resultado más inmediato).

### *SOLUCIONES*

Encuentre la causa de su nerviosismo y asegúrese de tomar la cantidad adecuada de vitaminas del grupo D. Las personas de naturaleza nerviosa, con probabilidades de sufrir palpitaciones, deben limitar el consumo de cafeína (en el café, los refrescos de cola, el chocolate y el té), ya que agrava el problema.

Otra causa posible de palpitaciones es el nivel bajo de azúcar en sangre o hipoglucemia. Coma poco y a menudo, y nunca pase demasiado tiempo sin comer. Tome una dieta sana básica y prescinda de las comidas copiosas, ya que en sí mismas pueden provocar palpitaciones porque el suministro de sangre va al estómago y al sistema digestivo en general para enfrentarse a la cantidad de comida ingerida.

La anemia también puede provocar palpitaciones. Si además se siente cansado, está pálido, débil y aletargado, visite al médico para descartar una posible anemia.

## PIEDRAS EN EL RIÑÓN

LAS PIEDRAS EN EL RIÑÓN suelen estar formadas, sobre todo, por calcio (que es del tipo al que se hace referencia aquí), razón por la que siempre se ha supuesto que una dieta baja en calcio podría ayudar a evitarlas. Sin embargo, actualmente se sabe que no es así. Los hombres tienen tres veces más probabilidades de tener piedras en el riñón que las mujeres. Es probable que, de hecho, una dieta rica en calcio ayude a evitar la formación de piedras, que podrían desarrollarse cuando se toman alimentos ricos en oxalatos, como el ruibarbo, el té, la remolacha, las espinacas, los cacahuetes y el chocolate. El calcio puede interferir en la absorción de los oxalatos. Asimismo, se ha demostrado que una dieta sana básica, rica en frutas, verduras y alimentos con potasio, como los plátanos y los albaricoques secos, en líquidos y sin un exceso de proteínas cárnicas evita la formación de piedras.

## PIEL SECA

LA PIEL SECA Y DESCAMADA, sin otros síntomas (como erupciones, enrojecimiento, hinchazón o picor), constituye una alteración habitual. Incluso las personas que muestran una piel grasa o normal durante la juventud y al principio de la edad adulta pueden sufrir de piel seca (que se arruga con mayor facilidad) a medida que envejecen.

### *SOLUCIONES*

Para mantener el equilibrio de hidratación natural de la piel, tome la dieta sana básica (*véase* pág. 53), con los ácidos grasos esenciales procedentes de aceites vegetales, de pescado, de linaza, de onagra, etc. No intente seguir una dieta demasiado baja en grasa, ya que ésta es necesaria en pequeñas porciones. Toda dieta que aporte menos del 20 % de calorías totales en forma de grasa puede acabar provocando piel seca. Asimismo, no se debe mantener un peso demasiado bajo.

Tome la cantidad adecuada de vitamina E (para consultar la lista de las mejores fuentes, *véase* pág. 24) o suplemente su dieta con fuentes naturales de esta vitamina (alfatocoferol o atocoferol, en contraste con la vitamina E sintética alfa-dl tocoferol). Además, utilice el contenido de dos o tres cápsulas para aplicárselas a modo de «crema de noche» (abra cuidadosamente las cápsulas y frote con el aceite las zonas secas). Para mantener suave y flexible la piel del rostro, y para minimizar las arrugas, utilice la «crema de noche» de vitamina E a partir de los treinta años. Una vez a la semana, aproximadamente, prepare una mascarilla facial a base de avena molida y vitamina E o EPO o aceite de linaza, y aplíquela sobre las zonas secas (o sobre el rostro). Déjela durante 15 minutos y después aclare con agua.

Tome abundantes antioxidantes en la dieta (vitaminas A, C y E, selenio y cinc). Los antioxidantes ayudan a combatir los radicales libres que se forman en nuestro cuerpo como resultado del estrés, la contaminación, las enfermedades y otras razones diversas, y contribuyen a ralentizar el proceso de envejecimiento (para consultar la lista de las mejores fuentes, *véanse* págs. 22-33). Para más información sobre los diferentes tipos de antioxidantes naturales, consulte el capítulo uno (*véase* pág. 24).

Beba entre 1,75 y 2,25 litros de agua al día y rocíe el rostro regularmente con agua. Tanto el humo del tabaco como el exceso de alcohol pueden secar la piel y provocar la aparición de arrugas prematuras, al igual que el hecho de vivir en un ambiente con humos o con calefacción. La exposición a elementos nocivos, como el viento, el sol y las heladas, puede provocar sequedad. Es preciso utilizar una crema de protección solar si se va a pasar algún tiempo en esas condiciones.

## PRESIÓN SANGUÍNEA

LA HIPERTENSIÓN (presión sanguínea alta) constituye una alteración muy común, que afecta aproximadamente a uno de cada cinco adultos en los países occidentales. Si no se trata, puede provocar accidente vascular cerebral, infartos y enfermedades del riñón, y los síntomas no son fáciles de identificar.

Algunas personas padecen una predisposición hereditaria. Las personas de poca estatura son especialmente susceptibles, y los adultos y ancianos son más propensos que los jóvenes. Suele afectar más a los hombres que a las mujeres (aunque la incidencia aumenta entre las embarazadas). Los fumadores también tienen más probabilidades de sufrir hipertensión, así como las mujeres que toman anticonceptivos orales y las personas sometidas a estrés.

### *SOLUCIONES*

La medicación puede ayudar a reducir la hipertensión, pero también existen varios métodos nutricionales para evitarla o controlarla. Uno de los principales factores es el peso: las personas con sobrepeso y obesas son mucho más propensas a tener la presión alta que las personas delgadas. Por tanto, si padece hipertensión (o los factores de riesgo mencionados) y tiene exceso de peso, siga un plan de adelgazamiento como el que se sugiere en el capítulo cinco e intente alcanzar un peso razonable poco a poco. Las dietas «yoyó» son muy negativas y, de hecho, pueden empeorar la hipertensión.

El alcohol es otro factor de riesgo: el consumo excesivo puede ocasionar valores elevados de la tensión sanguínea, por lo que si bebe por encima de los límites aconsejados (*véanse* págs. 66 y 86) debería intentar reducir el consumo.

Las personas con hipertensión que reducen la ingesta de sodio descubren que su presión también baja. Se debe limitar la ingesta de sal a no más de 4 g al día, lo que equivale a 1,6 g de sodio, o bien pedir consejo al médico sobre el propio caso. En la página 33 aparece una lista con las principales fuentes de sal en la dieta. Otros consejos para reducir la cantidad de sal: no añadirla al agua de hervir las verduras y no servirla en la mesa; seguir una dieta tan rica en productos naturales como sea posible, ya que los alimentos muy procesados son los que tienden a contener más sal.

Hay sustitutos de la sal que tal vez le resulten útiles, así como muchos productos con «menos sal». Asimismo, resulta bastante sencillo desacostumbrarse a las comidas saladas: reducir la sal gradualmente es el mejor

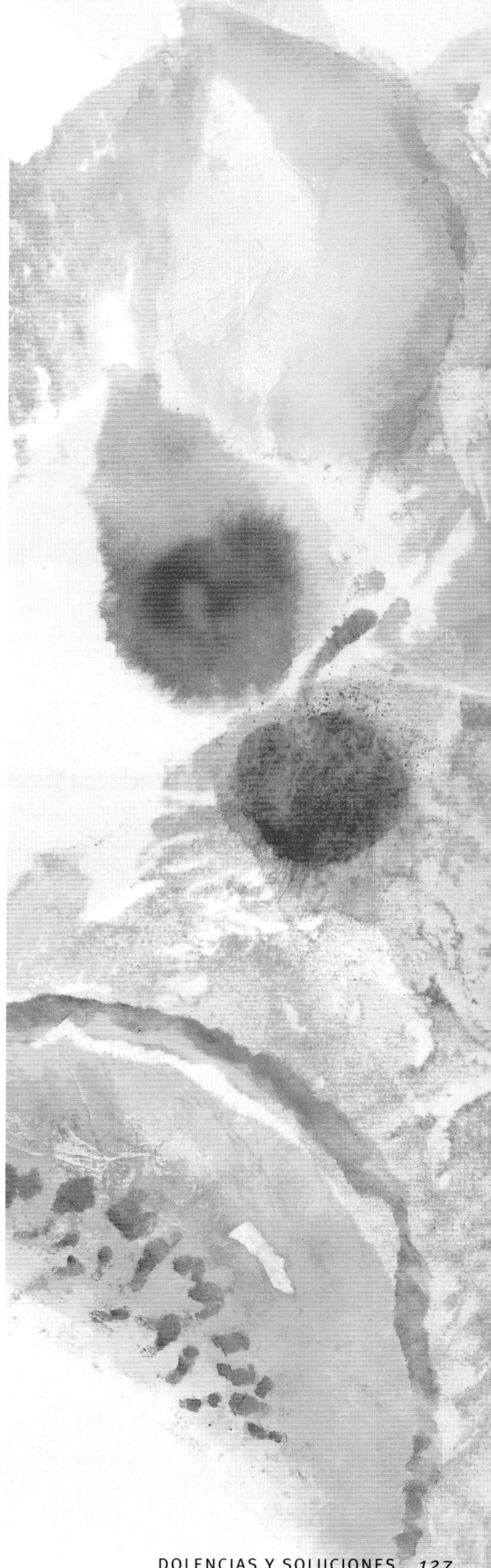

método; después de un mes, la transformación habrá terminado. Las hierbas aromáticas y las especias en la dieta pueden animar los paladares acostumbrados a la sal.

Al tiempo que reduce la cantidad de sal, incremente el consumo de alimentos ricos en potasio (*véase* pág. 32), como albaricoques secos, legumbres y frutos secos, ya que las investigaciones demuestran que la ingesta elevada de potasio puede ayudar a reducir la presión sanguínea. NOTA: no siga una dieta rica en potasio si sufre alguna alteración del riñón.

Existen otros dos minerales, el calcio y el magnesio, que también reducen la presión sanguínea (consulte las respectivas listas de las mejores fuentes, págs. 29 y 32), al igual que los ácidos grasos esenciales omega-3 en forma de pescado azul y aceite de linaza, ajo, frutas ricas en fibra soluble (*véase* «Lista de alimentos») y el consumo moderado de alcohol (una o dos unidades al día).

Según información de la Vegetarian Society (Reino Unido), los vegetarianos tienen menos incidencia de hipertensión que las personas que comen carne, aunque ello puede deberse a varias razones. Sin embargo, muchas verduras son buenas fuentes de potasio, calcio y magnesio, y en China utilizan el apio como un remedio contra la hipertensión. El jengibre y el romero también son remedios tradicionales para la hipertensión.

## PROBLEMAS MENSTRUALES

PROBABLEMENTE, LA DOLENCIA más habitual asociada con la menstruación es el síndrome premenstrual. Sus diversos síntomas (aumento de peso, retención de líquidos, hinchazón, ansiedad por la comida, dolor en las mamas, cansancio y depresión) aparecen entre los cuatro y los diez días anteriores al comienzo de la regla y desaparecen un día o dos después. Estos síntomas están provocados por el cambio de niveles de las hormonas progesterona y estrógeno, y es posible minimizarlos con la dieta y/o suplementos.

La menstruación abundante, o menorragia, puede suponer un problema de vez en cuando, sobre todo en la adolescencia y cuando las mujeres se acercan a la menopausia. Si sus períodos suelen ser abundantes, debería acudir al médico para descartar un hipotiroidismo, que suele presentarse también cuando se gana peso, se tiene la piel seca y en caso de letargo. Los suplementos de hierro, tomados con abundante vitamina C, pueden ser necesarios para corregir la anemia ferropénica.

Los períodos menstruales dolorosos (dismenorrea), con o sin menstruación abundante, pueden aliviarse con la práctica de ejercicio (como caminar o yoga), con ácidos grasos esenciales adicionales y con suplementos de calcio y magnesio. La ulmaria constituye un analgésico natural, y los alimentos ricos en triptófano pueden reducir el dolor al proporcionar un estado más relajado.

La ausencia de la menstruación (amenorrea) suele ser una señal de embarazo, la primera posibilidad que debe descartarse. Otras razones son el estrés, el exceso de ejercicio y el hecho de no comer. Todas las mujeres que pierdan peso rápidamente, que sigan una dieta de choque o que no coman suficiente por cualquier otra razón corren el riesgo de sufrir amenorrea. La amenorrea prolongada puede provocar osteoporosis y, posiblemente, esterilidad. Las reglas vuelven si las costumbres y los hábitos alimentarios regresan a la normalidad. Otra posibilidad es que la regla desaparezca debido a los efectos de la diabetes o por una tiroides hiperactiva.

### *SOLUCIONES*

La dieta sana básica constituye un buen punto de partida para las comidas de casi todos los días del mes. Contiene todos los nutrientes necesarios para vivir la menstruación de una forma sana: suficientes calorías para mantener un peso razonable y suficientes ácidos grasos esenciales, vitaminas B y E, hierro, cinc, calcio y magnesio para conservar el sistema hormonal femenino en buen funcionamiento.

No obstante, para aliviar (o incluso evitar) los síntomas del síndrome premenstrual o cualquier otro síntoma, tal vez se necesite más ayuda procedente de la dieta.

∗ ***Vigile el consumo de sal.*** La retención de líquidos es natural antes de la menstruación (hasta 3,25 kg más de peso), pero si vigila el consumo de sal (para consultar la lista de alimentos ricos en sal, *véase* pág. 33) y de hidratos de carbono refinados, como el pan blanco, los pasteles y las galletas, la retención se mantendrá al mínimo, y la hinchazón del estómago y la sensibilidad en las mamas también se atenuarán. Asimismo, debe comer abundantes alimentos ricos en potasio, que participa en la eliminación de líquidos. *Véase* también «Retención de líquidos» (pág. 131).

∗ ***Tome más alimentos ricos en vitamina B,*** incluyendo extracto de levadura, cereales integrales y hortalizas de hoja verde. El grupo de vitaminas B es importante para el buen funcionamiento de los nervios, y se reduce cuando se sufre estrés. La vitamina B6, en particular, desempeña un importante papel al minimizar los síntomas del síndrome premenstrual, ya que ayuda a descomponer los estrógenos. Algunos profesionales de la salud han utilizado dosis elevadas, de hasta 200 mg, con éxito. Sin embargo, las últimas recomendaciones de las autoridades sanitarias sugieren que los suplementos de vitamina B no deben contener más de 10 mg de B6 para un día, ya que (según afirman) las dosis elevadas dañan los nervios. Muchos especialistas en nutrición no están de acuerdo con estas afirmaciones. Las mujeres que deseen aumentar el consumo de vitamina B6 a través de los alimentos deben comer germen de trigo, legumbres, cereales integrales, pescado azul, plátanos y carne de ave (para consultar la lista de las mejores fuentes, *véase* pág. 26).

∗ ***Tome más ácidos grasos esenciales,*** presentes en los aceites vegetales, los de pescado, los frutos secos y las semillas, y en suplementos de aceite de onagra, de linaza y de borraja. Los ácidos grasos esenciales son especialmente útiles para evitar la sensibilidad en las mamas (mastalgia). Un estudio ha demostrado que dos tercios de mujeres con dolor de mamas antes de la menstruación presentaban niveles menores de ácidos grasos esenciales. La mastalgia está provocada por el aumento de los niveles de estrógenos, y es probable que los ácidos grasos actúen reduciendo la sensibilidad a esta hormona. Al parecer, la vitamina E ejerce un efecto similar.

∗ ***Algunas investigaciones*** han intentado demostrar que el aumento de calcio y magnesio en la dieta puede ayudar a aliviar el síndrome premenstrual (hasta 1 g de calcio y entre 200 y 300 mg de magnesio al día podría ser la cantidad óptima).

* ***La ansiedad por la comida*** en la semana anterior a la regla puede controlarse siguiendo los consejos ofrecidos en el apartado de la hipoglucemia y evitando el consumo de alcohol. El estado de ánimo bajo y la depresión se alivian con una dieta rica en hidratos de carbono complejos, como cereales integrales y legumbres, y con el consumo de alimentos ricos en triptófano (*véase* Insomnio), que produce serotonina (la «hormona de la felicidad»). Los plátanos son un alimento especialmente adecuado para los días anteriores a la menstruación, ya que son ricos en serotonina, potasio, vitamina B6 e hidratos de carbono.

* ***El estreñimiento*** puede suponer un problema antes de la regla (siga todos los consejos que se mencionan en la entrada dedicada a esa alteración).

* ***Para el cansancio extremo,*** *véase* entrada para Fatiga; el cansancio se reducirá al mínimo en la mayoría de los casos con los consejos que ahí se ofrecen.

* ***La deficiencia de hierro*** también puede suponer un problema si los períodos son muy abundantes (*véase* a continuación).

* ***Tome abundantes líquidos,*** preferiblemente agua mineral, antes del período menstrual (no empeora la retención de líquidos), y limite el consumo de cafeína y alcohol.

* ***El síndrome premenstrual*** suele aliviarse cuando se resuelven los posibles problemas de alergia o intolerancia alimentaria; en algunos casos, una dieta para la candidiasis puede resultar de ayuda.

*Véase* «Dieta antisíndrome premenstrual y diurética», pág. 145.

**Problemas respiratorios, *véase* Bronquitis y tos, Asma**

## PROBLEMAS OCULARES

NUESTRAS ABUELAS LLEVABAN RAZÓN: la salud de los ojos tiene mucho que ver con las zanahorias. Ellas no sabían por qué, pero hoy sí lo sabemos: el alto contenido en betacaroteno de las zanahorias, que se convierte en vitamina A en el organismo, resulta esencial para gozar de una buena vista y de un tejido ocular sano. El betacaroteno es un antioxidante, y es vital que obtenga las cantidades adecuadas de todos los antioxidantes a través de la dieta (los carotenoides, la vitamina C y la vitamina E). A continuación se tratan problemas específicos y sus soluciones.

* ***Ceguera nocturna.*** Casi siempre se debe a una falta de vitamina A en la dieta. Dos o tres zanahorias al día, ligeramente cocidas, ayudan a aliviar el problema.

* ***Blefaritis*** (bordes de los párpados enrojecidos), ojos inyectados en sangre, ojos apagados, grietas en las comisuras de los ojos, orzuelos.

Todas estas alteraciones suelen ser un síntoma de deficiencia de vitamina B2 (riboflavina). Tome un suplemento diario de vitaminas del grupo B y coma Marmite, menudillos, frutos secos, semillas y legumbres en abundancia, además de alimentos ricos en antioxidantes y cinc para el sistema inmunológico, ya que los problemas oculares persistentes suelen ser una señal de agotamiento. Duerma las horas necesarias. Humedezca los ojos con una infusión de eufrasia (una cucharadita por una taza de agua hirviendo).

* ***Conjuntivitis.*** Puede estar provocada por una infección o una alergia y ocasiona enrojecimiento y dolor. Tome una dieta sana básica rica en ajos y cebollas, que combaten las infecciones, y una tintura diaria de equinácea (para reactivar el sistema inmunológico). Las aplicaciones de eufrasia también pueden calmar y aliviar el problema.

* ***Ojos secos o arenosos.*** Este problema afecta a menudo a los usuarios de lentes de contacto, aunque puede estar provocado por los ambientes secos, por la falta de sueño o por la carencia de ácidos grasos esenciales en la dieta. Tome abundante pescado azul para obtener ácidos omega-3 y pruebe con una cucharada diaria de aceite de linaza, otra fuente de omega-3. El aceite de onagra también resulta útil. Todas las vitaminas antioxidantes son importantes, sobre todo la E, de manera que conviene comer muchos aguacates y nueces, además de otros alimentos ricos en vitamina E. Pruebe con una solución de eufrasia.

* ***Párpados hinchados o con bolsas.*** Suelen tener su origen en la retención de lí-

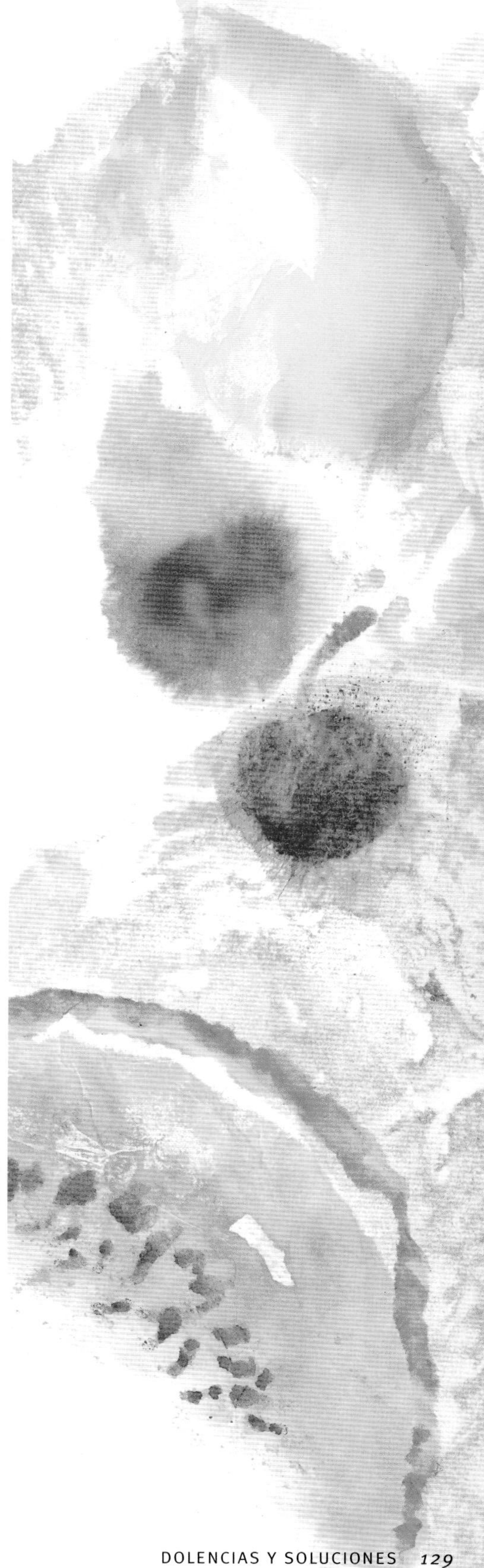

quidos. Aconsejamos seguir la dieta antisíndrome premenstrual y diurética (pág. 145). Túmbese y coloque rodajas de pepino o de patata, o bien unas bolsitas de manzanilla (frías) sobre cada ojo durante diez minutos cada mañana.

* ***Cataratas.*** Muy habituales a medida que las personas envejecen, aunque su desarrollo puede frenarse con una dieta rica en antioxidantes, sobre todo de fuentes de vitamina C ricas en flavonoides, como las naranjas y las grosellas; en alimentos ricos en quercetina (como el té, las cebollas y el vino tinto) y en vitamina B2 (para consultar la lista de las mejores fuentes, *véase* pág. 26). Conviene seguir una dieta sana básica.

## QUEMADURAS SOLARES

EL MEJOR MODO DE TRATAR las quemaduras solares consiste en evitarlas tomando el sol gradualmente, utilizando crema con factor de protección y las prendas adecuadas. También existen soluciones dietéticas para disminuir el riesgo de quemaduras, incluso cuando nos encontramos expuestos al sol. Los carotenoides (el pigmento naranja presente en las zanahorias, los boniatos y las verduras de hoja oscura) ofrecen protección contra los rayos ultravioletas dañinos.

A principios del verano, o antes de trasladarse a un lugar de clima soleado, conviene obtener protección adicional tomando una ración grande de zanahorias cada día e incluyendo en la dieta una selección de verduras y frutas ricas en betacaroteno durante dos semanas antes de exponerse a un sol fuerte. También existen cápsulas de suplementos de carotenoides. Éstos pueden hacer que la piel adquiera un tono anaranjado, lo que es una prueba de que resultan eficaces en la protección de la piel. Sin embargo, es importante no excederse en las dosis recomendadas para los suplementos o tomar más cantidades de lo normal de zanahorias, ya que puede aparecer toxicidad por exceso de carotenoides.

Investigaciones recientes indican que los ácidos grasos esenciales también pueden ofrecer protección contra las quemaduras solares. Los voluntarios de las pruebas tomaron cápsulas de aceite de pescado durante tres meses. Transcurrido ese tiempo, su factor de protección solar se había triplicado. Todavía no se sabe con certeza si sólo los ácidos grasos esenciales (omega-3) presentes en el pescado azul consiguen este resultado o si se obtendría el mismo beneficio tomando otro tipo de ácidos grasos, como los que se encuentran en los aceites de onagra, de girasol y de oliva. Es posible que el elevado contenido en vitamina D del pescado azul desempeñe un papel, ya que el sol sobre la piel también produce esa vitamina. Sin embargo, dado que los ácidos grasos esenciales son vitales para la salud en tantos aspectos, sin apenas inconvenientes, y que muchos de nosotros no tomamos la cantidad suficiente, a nadie le hará daño incrementar la ingesta antes de exponerse al sol.

Asimismo, una dieta rica en antioxidantes es importante para proteger la piel. Si se ha quemado, tome una dieta rica en antioxidantes, porque luchan contra los radicales libres que se liberan cuando la piel se encuentra dañada.

Tome abundantes alimentos ricos en cinc, importante para el proceso de curación. Beba muchos líquidos, ya que las quemaduras provocan deshidratación. Un aceite rico en vitamina E aplicado sobre la piel resulta una gran ayuda. Las alternativas son el gel de aloe vera, el aceite de lavanda diluido en una base, o la crema de árbol del té (para quemaduras un poco más graves).

Las quemaduras acompañadas de fiebre, náuseas o delirios deben ser controladas por un médico.

## RESACA

SI VA A SALIR POR LA NOCHE y sabe que beberá más de lo habitual, puede evitar la resaca de la mañana siguiente tomando algunas precauciones de antemano.

En primer lugar, coma y beba un poco de leche, que ayuda a ralentizar la absorción del alcohol (una parte se absorbe directamente a través de la pared del estómago sin que siga la ruta de los alimentos que haya comido y bebido; esto explica por qué podemos empezar a sentirnos «alegres» sólo algunos minutos después de la primera bebida).

Después, tome uno o dos vasos de agua y siga bebiendo a lo largo de la noche, entre las bebidas alcohólicas que consuma. Así, no sólo beberá menos alcohol, sino que impedirá una deshidratación. Ésta es la principal causa de resaca. El alcohol es un diurético, lo que significa que se expulsa más orina de lo normal durante y después de beber. Cuando los fluidos corporales se encuentran en niveles muy bajos, se sufren los clásicos síntomas de una resaca: dolor de cabeza, palpitaciones, etc.

Cuando llegue a casa puede tomar más medidas para evitar la resaca. Si puede, tome una taza de leche caliente, ya que el calcio ayuda a dormir. El alcohol, aunque al principio facilita el sueño, interrumpe el sueño REM (el sueño profundo que todos necesitamos para sentirnos renovados) y puede provocar un estado de vigilia desde primera hora de la mañana. Beba más agua antes de irse a la cama (preferiblemente con vitamina C soluble) y tenga a mano agua para dar unos sorbos si se despierta por la noche.

Por la mañana, si a pesar de todo tiene resaca, siga bebiendo abundantes líquidos (preferentemente, agua o zumo de fruta di-

### CONOZCA SU VENENO

Elija cuidadosamente lo que bebe. Algunas bebidas tienen muchas más probabilidades de provocar resaca que otras debido a los aditivos que contienen. Los fabricantes de bebidas alcohólicas no están obligados a mencionar los números E en las etiquetas, y muchos productos encierran una gran cantidad. Los aditivos que dan color al alcohol parecen ser los principales responsables de la resaca. Por tanto, limítese a bebidas de colores claros (el vodka es la mejor, seguida por la ginebra y el vino blanco). A continuación siguen, por orden de mejor a peor: la cerveza rubia, la cerveza, la sidra, el whisky, el ron, el jerez, la cerveza negra, el brandy, el vino tinto y el oporto.

luido). Si se siente mareado, la leche desnatada es más aconsejable. Evite el café, sobre todo solo y fuerte, y el té, ya que ambos son diuréticos y agravan el problema. Si la resaca le hace sentirse un poco nervioso y alterado, la cafeína que contiene el café y el té también harán que se sienta peor.

Debe comer algo tan pronto como se sienta capaz: si no le apetece algo más abundante, un plátano es una buena idea. Con él aumentan los niveles de azúcar en sangre. El nivel bajo de azúcar es otra causa de algunos de los síntomas de la resaca, como la irritabilidad, los mareos y el cansancio. Tomar otra bebida alcohólica resulta del todo desaconsejable, por mucho que haya oído lo contrario. Una bebida tal vez le ayude a sentirse mejor temporalmente, pero sólo agrava el problema a largo plazo. Además, puede iniciar el camino hacia la adicción. Las preparaciones contra la resaca suelen contener elevados niveles de alcohol; evítelas (lea la etiqueta).

Puede probar remedios no alcohólicos con plantas, como una infusión de romero (un par de ramitas en infusión durante cinco minutos, en una taza de agua hirviendo). También un poco de zumo fresco de zanahoria o de verduras mixtas puede ayudar al hígado (tiene que procesar todo el alcohol que se haya bebido) a recuperarse. Tan pronto como le sea posible, tome una comida nutritiva y después vuelva a la cama. Si las resacas son un problema habitual para usted, considere los modos de reducir el consumo.

## RESFRIADOS Y GRIPE

UN RESFRIADO (cuyos síntomas son los estornudos, la nariz tapada, en ocasiones tos, y cambios en la temperatura corporal) es una infección vírica, al igual que la gripe. Aunque los resfriados y la gripe se contagian por contacto con una persona infectada o por los virus presentes en el aire, es más probable coger un resfriado o la gripe si se tiene un sistema inmunológico débil (tal vez debido a largos períodos de estrés o de otras enfermedades crónicas, o por una dieta inadecuada).

### MÁS IDEAS PARA COMBATIR UN RESFRIADO

* Ajo y cebollas, antibacterianos y descongestionantes: incluya en abundancia estos dos productos frescos en su dieta y tome un suplemento de aceite de ajo.
* Los aceites de tomillo y eucalipto pueden ayudar a eliminar la congestión: vierta algunas gotas en agua hirviendo para inhalar y utilice abundante tomillo fresco en la cocina.
* El jengibre y los chiles son estimulantes y se dice que combaten los virus y resultan descongestionantes; utilícelos frescos en su cocina.
* Equinácea: estimula el sistema inmunológico.
* Tome abundantes líquidos durante todo el resfriado, a ser posible cítricos.
* También puede resultar útil evitar los productos lácteos, el chocolate y todos los alimentos ricos en grasas saturadas. Se dice que son formadores de mucosidad y pueden provocar que el resfriado se convierta en una sinusitis o un catarro.

### *SOLUCIONES*

Una dieta inmunoestimulante (*véase* pág. 143) le ayudará a evitar los resfriados y la gripe. Esta dieta incluye abundantes alimentos ricos en vitamina C y en cinc. Se ha sugerido que las megadosis de vitamina C (hasta 5 g al día) ayudan a prevenir los resfriados, aunque esto no ha sido demostrado por pruebas científicas. Las dosis elevadas de vitamina C durante más de algunos días pueden provocar alteraciones gástricas, diarrea, piedras en el riñón y otros problemas. Si siente que un resfriado está próximo, sin embargo, puede disminuir su severidad y su duración aumentando inmediatamente la ingesta diaria de vitamina C hasta 500 mg al día y continuando con este nivel durante todo el proceso. Resulta difícil obtener 500 mg de vitamina C al día a partir de una dieta normal, por lo que se necesita un suplemento (pruebe los masticables con bioflavonoides añadidos y tómelos con un suplemento de cinc).

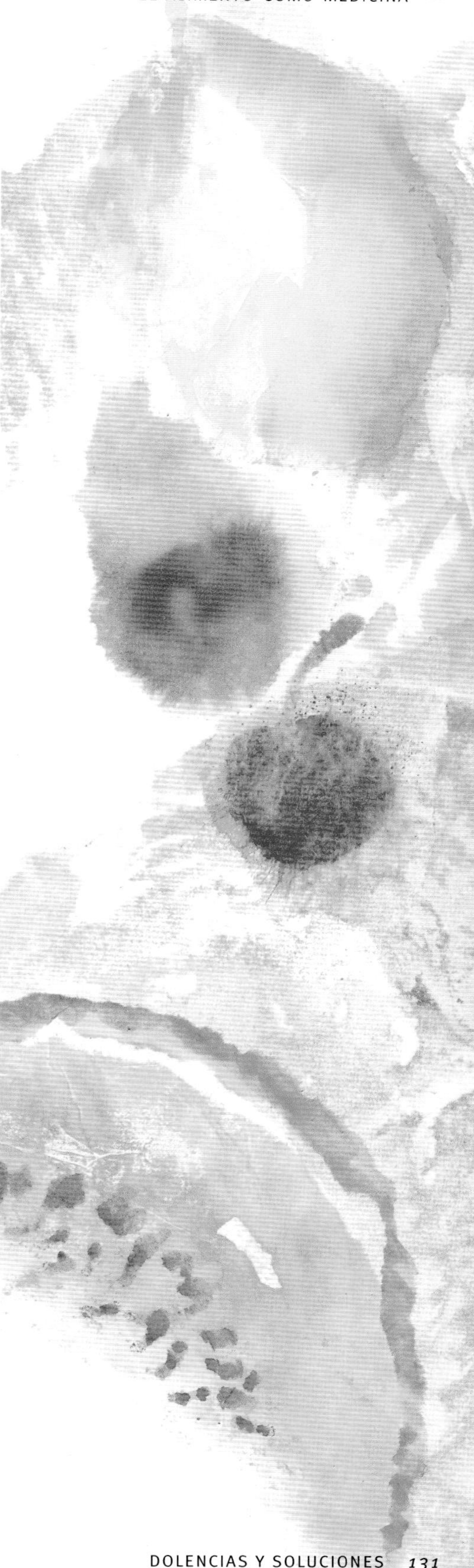

## RETENCIÓN DE LÍQUIDOS

EL EXCESO DE LÍQUIDO en el cuerpo suele confundirse con exceso de grasa o gases, y puede provocar un aumento de peso considerable. Los síntomas son sensación de hinchazón, sobre todo evidente en el estómago, las mamas, la cara, las manos, los tobillos y los pies. La retención de líquidos está provocada por muy diversos factores.

Las mujeres suelen padecer esta alteración en épocas de cambios hormonales (durante el síndrome premenstrual, el embarazo, cuando se toma la píldora o en la menopausia). Antes de la menstruación, una mujer puede aumentar su peso en 3 o 4 kg, gran parte de los cuales son de líquido. La píldora anticonceptiva puede agravar este problema, y el líquido sobrante suele permanecer en el cuerpo hasta que la mujer deja de tomar ese método. Encontrará consejos sobre la retención de líquidos durante el embarazo y la menopausia en las páginas 172 y 178.

Otra causa común es la dieta rica en sal: los expertos afirman que es posible retener hasta 2 kg de líquido debido a la típica dieta occidental rica en productos con mucha sal añadida. Los hidratos de carbono refinados, como los pasteles, las galletas y el pan blanco, también contribuyen a la retención de líquidos, por lo que resulta aconsejable reducir el consumo al máximo (sobre todo, en las épocas más vulnerables, como antes del período menstrual).

Las alergias constituyen otra causa común. Ciertos problemas de salud predisponen a la retención de líquidos: las enfermedades cardíacas y las alteraciones del riñón son las más habituales, así como algunos medicamentos. En estos casos, consulte con el médico.

### *SOLUCIONES*

La mayoría de los casos de retención de líquidos pueden aliviarse con una dieta adecuada, como una dieta antisíndrome premenstrual y diurética (*véase* pág. 145). El consumo de sal debe reducirse al mínimo (para consultar la lista de alimentos ricos en sal, *véase* pág. 33), así como el de féculas refinadas. Es importante beber abundante agua mineral, ya que, contrariamente a lo que se cree, no empeora la retención, sino que permite excretar la sal con mayor facilidad.

También debe seguir una dieta rica en alimentos con un elevado nivel de potasio, como los plátanos, los tomates y los cereales integrales. El potasio actúa en el cuerpo junto con el sodio para equilibrar correctamente los líquidos, por lo que el consumo elevado de potasio supone un método natural para eliminar el exceso de sal.

Algunos expertos también creen que la falta de ácidos grasos esenciales en la dieta puede contribuir a enlentecer la eliminación de líquidos. Por tanto, es aconsejable tomar abundante pescado azul y aceites vegetales puros, y tal vez un suplemento de aceite de onagra durante dos a tres meses.

El ejercicio es importante para eliminar el exceso de líquido del cuerpo: una sesión de natación es ideal, o bien un paseo a paso rápido. Si retiene líquidos, notará que tan pronto como acabe el ejercicio necesitará ir al lavabo. Algunos tipos de masaje también resultan eficaces.

Evite los diuréticos, que sólo deben emplearse de manera muy ocasional. El mal uso de estos productos pueden afectar al correcto equilibrio de líquidos y minerales, y acaba por empeorar el problema. Los alimentos diuréticos naturales pueden incorporarse a la dieta: la mayoría de las frutas, sobre todo el melón y los cítricos; zanahorias, verduras para ensaladas (como tomates, apio, lechuga, berros, pimientos y pepinos); infusiones de diente de león, perejil, ligústico, ortiga o romero.

**Reumatismo, *véase* Dolor muscular y reumatismo**

## SIDA Y VIH

EL VIH y el SIDA son enfermedades que provocan una deficiencia del sistema inmunológico y el descenso de las defensas, y hacen que el paciente tenga un riesgo mucho mayor de sufrir infecciones, como bronquitis y neumonía; virus como el herpes, y cáncer.

### *SOLUCIONES*

Todavía no existe un método de curación, pero es posible conseguir una mejoría mediante una dieta adecuada para mantener el sistema inmunológico en buen funcionamiento. La dieta para reforzar dicho sistema (rica en vitaminas con betacaroteno y A, B, C, E y cinc) que aparece en la página 143 constituye una buena dieta básica para los afectados. Éstos, no obstante, deben mostrar esa dieta al médico para obtener su aprobación.

El selenio, un mineral antioxidante que se encuentra en las nueces del Brasil, el cerdo magro y el pescado (para consultar la lista de las mejores fuentes, *véase* página 31), por ejemplo, también puede faltar en la dieta. Las investigaciones han demostrado que los niveles bajos de selenio están relacionados con algunos tipos de cáncer.

Es importante comer bien, ya que la pérdida de peso y la malnutrición son efectos secundarios comunes del SIDA. Los enfermos deben consultar a un dietista aprobado por su médico para que los ayude a confeccionar una dieta personalizada, en función del curso de su propia enfermedad.

## SÍNDROME DE COLON IRRITABLE

UNA DE CADA 5 PERSONAS (aproximadamente) del mundo desarrollado sufre de este síndrome, y afecta al doble de mujeres que de hombres. En ocasiones llamado también colon espástico, sus síntomas son dolor abdominal (relacionado con la función del colon), acompañado de estreñimiento o diarrea, y tal vez de náuseas, gases, distensión abdominal, necesidad urgente de vaciar el intestino, sensación de vaciado incompleto, deposiciones con mucosidad y dolores agudos en el recto. Estos síntomas pueden ir acompañados de depresión, fatiga, dolor de espalda y otros.

La causa del síndrome de colon irritable no se conoce con absoluta seguridad. Un importante estudio descubrió que el 10 % de los casos se desarrollan tras un brote agudo de diarrea. Otra posible causa es una intolerancia alimentaria; el trigo y los productos lácteos parecen ser dos alimentos muy relacionados con esta dolencia. Otros alimentos problemáticos son el café, las patatas, el maíz, la cebolla, la ternera, la avena, el queso y el vino blanco. Una dieta baja en azúcar y en levadura puede resultar de ayuda. No obstante, casi cualquier alimento o bebida puede provocar una respuesta individual. Las intolerancias deben ser investigadas por un dietista.

Existe una relación entre el síndrome de colon irritable y factores psicológicos. Un estudio afirma que dos tercios de los pacientes con el síndrome habían experimentado un estrés severo antes de la aparición de los síntomas. Sin duda, el estrés puede agravar considerablemente los síntomas en algunos casos.

### *SOLUCIONES*

Durante una crisis, resulta aconsejable evitar el consumo elevado de té, café, refrescos de cola, bebidas gaseosas y alcohol (aunque algunas personas afirman que el alcohol les alivia), salvado de trigo y verduras que provocan gases, como la col, las coles de Bruselas y la fruta verde.

Los aceites de aloe vera, *Ulmus rubra* y onagra se han utilizado con éxito en algunos casos. La infusión de menta es antiespasmódica, y la de jengibre fresco alivia las náuseas. A largo plazo, una dieta sana básica, con comidas regulares y relajadas, masticando lentamente, resulta de ayuda. Para el síndrome de colon irritable acompañado de estreñimiento es adecuada una dieta rica en fibra, aunque hay que evitar el salvado crudo. La fibra soluble (presente en mayores cantidades en frutas, avena, legumbres y semillas de linaza) también es eficaz (para consultar la lista de las mejores fuentes, *véase* pág. 14). Se recomienda tomar entre 1,75 y 2,25 litros de líquido al día.

**Síndrome de fatiga crónica, *véase* Encefalomielitis miálgica**

**Síndrome de fatiga posvírica, *véase* Encefalomielitis miálgica**

**Síndrome premenstrual (SPM), *véase* Problemas menstruales**

**Sinusitis, *véase* Resfriados y gripe**

**Tensión, *véase* Estrés**

**Tos, *véase* Bronquitis y tos**

## TRASTORNOS ALIMENTARIOS

LA ANOREXIA NERVIOSA, la bulimia nerviosa y los comedores compulsivos constituyen las tres categorías principales de trastornos alimentarios. Según la mayoría de los expertos, se trata de una expresión externa de un conflicto psicológico más que de un simple problema de alimentación e imagen corporal. En la práctica, en ocasiones no resulta sencillo clasificar un paciente en una de las tres categorías. Por ejemplo, los anoréxicos pueden convertirse en bulímicos; los comedores compulsivos pueden pasar a la bulimia de vez en cuando, etc. Sin embargo, hay tres diferencias entre los trastornos y sus efectos, que pasamos a describir a continuación.

### Anorexia nerviosa

El término significa «pérdida de apetito debido a razones nerviosas», pero en realidad (al menos en las primeras etapas de la enfermedad) la mayoría de los anoréxicos sienten hambre y quieren comer, pero se niegan a sí mismos esa necesidad. Más tarde, el apetito puede acabar por desaparecer realmente, y aunque el anoréxico quiera curarse, puede descubrir que esa decisión ya no está a su alcance (lo que resulta una paradoja, ya que los anoréxicos suelen temer la pérdida de control).

La anorexia no es simplemente una obsesión por estar delgado (aunque la delgadez es uno de los principales objetivos) o una enfermedad creada por el énfasis que la sociedad moderna pone en el buen aspecto. La anorexia se identificó hace mucho tiempo, ya en la Edad Media, y fue designada como tal, aproximadamente, ciento treinta años atrás. Sí es cierto que algunos casos pueden aparecer por una necesidad de tener una imagen corporal determinada (razón por la que la incidencia de la anorexia y

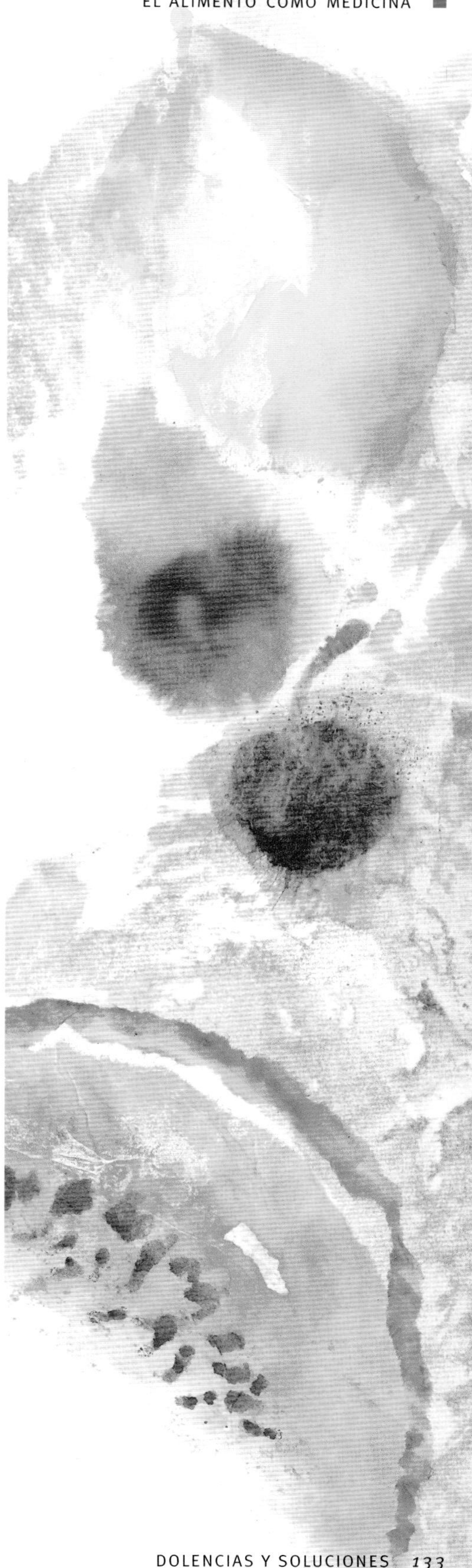

### CINC Y ANOREXIA

Según algunas pruebas, los suplementos de cinc pueden ayudar a los anoréxicos a recuperar el apetito y el gusto, así como a aliviar la depresión que sufren muchos pacientes. Asimismo, se ha sugerido que la deficiencia de cinc puede ser uno de los factores en el desarrollo de la anorexia, aunque este punto todavía no se ha demostrado.

la bulimia es elevada entre colectivos como los bailarines, los modelos y los actores, muchos de los cuales presentan el tipo de personalidad anoréxica que se describe más adelante).

Se cree que la anorexia nerviosa no se debe a una única causa, sino a varias, aunque muchos pacientes tienden a presentar rasgos comunes. La enfermedad afecta diez veces más a las mujeres que a los hombres, y se estima que ataca a una de cada doscientas mujeres (a una de cada cien adolescentes, aunque también puede afectar a personas más mayores, en especial a las mujeres menopáusicas).

Muchos expertos creen que puede existir una tendencia genética hacia la anorexia, y que ciertos factores actúan como desencadenantes. Los pacientes suelen obtener grandes resultados en sus tareas y pertenecen, en muchos casos, a familias en las que los logros académicos son importantes. La persona anoréxica resulta, en general, confiada, eficaz y perfeccionista; tiene deseos de ser buena en todo aquello que hace. Aunque puede ser introvertida y tímida, bajo esa apariencia puede existir un sentimiento constante de no ser lo suficientemente capaz y una ansiedad por gustar, sobre todo a los amigos y compañeros, y a los padres. También es posible que se considere que los padres no se preocupan tanto de la persona como de lo que ésta consigue.

Los expertos afirman que las dos características más comunes de la personalidad anoréxica son el perfeccionismo y la obsesión. Se cree que dejar de comer puede representar un modo de ejercitar el control sobre la propia vida, sobre los demás y sobre uno mismo. La anorexia puede ser una solución para este tipo de personalidad, mientras que otros se decantan por el alcohol, por las drogas o por la delincuencia, por ejemplo.

Los síntomas de la anorexia son la preocupación por la imagen y la pérdida de peso, y tal vez por comer únicamente alimentos considerados bajos en calorías, como la lechuga o el apio. El objetivo del anoréxico es perder peso; le aterroriza estar gordo y tiene una imagen distorsionada del propio cuerpo. Los anoréxicos hacen todo lo posible por no comer, y se acostumbran a dar excusas para saltarse las comidas. Por lo general, sin embargo, disfrutan cocinando para la familia.

La pérdida de peso es la primera señal física obvia, aunque muchos anoréxicos lo disimulan bien con ropas amplias. Por lo general, son personas hiperactivas y pueden llegar a obsesionarse con el ejercicio y el orden. Las mujeres dejan de tener la regla. A medida que la anorexia avanza, el paciente puede sufrir estreñimiento severo, desnutrición, sensación de frío constante, aparición de vello en el cuerpo, y debilidad del cabello. Los anoréxicos comen cada vez menos, hasta que, finalmente, la dieta puede llegar a consistir en una hoja de lechuga y un poco de agua. A menos que se trate la enfermedad, el anoréxico puede morir de hambre o por causas relacionadas, como un paro cardíaco.

Cuanto antes pueda convencerse al anoréxico de que acepte el tratamiento, más posibilidades de recuperación tendrá. Por lo general, la terapia consiste en ingresar en un hospital, donde el paciente se alimenta hasta alcanzar el peso suficiente y recibe consejos psicológicos y prácticos. Se ha descubierto que, si no se solucionan las causas subyacentes de la anorexia, el paciente vuelve a perder peso rápidamente. Normalmente, la recuperación se logra en varios años. Alrededor de la mitad de los anoréxicos diagnosticados y tratados se recuperan completamente; otros permanecen enfermos mucho tiempo, y más o menos un 5 % muere.

Para un anoréxico resulta muy difícil recuperarse sin el apoyo y la ayuda de otras personas, ya que muchos no admiten la enfermedad. Hay diferentes clínicas privadas y centros de recuperación en los que los anoréxicos pueden recibir ayuda para hacerse cargo de sus problemas y aprender a comer de nuevo. Existe también una red de apoyo y grupos de autoayuda que consiguen un elevado porcentaje de éxitos.

Algunos especialistas en trastornos alimentarios ofrecen un programa que ayuda a los pacientes a comer normalmente de nuevo. Se trata de un proceso en el que se les enseña el valor real de los alimentos y por qué los nutrientes que contienen son importantes para la salud; se les indica que realicen varias comidas pequeñas al día, comenzando con alimentos que el enfermo se vea capaz de comer. De este modo, aprenden a aceptar que el sabor y la textura de los alimentos es algo de lo que debemos disfrutar, no temer. Gradualmente, se reintroducen otros alimentos sanos.

## Bulimia nerviosa

Se cree que la bulimia nerviosa (cuando el paciente devora grandes cantidades de comida y después se provoca el vómito o utiliza diuréticos o laxantes) es mucho más habitual en el mundo occidental que la anorexia. Sin embargo, dado que los bulímicos sienten vergüenza de lo que hacen y siguen el ciclo atracón/purga en secreto, muchos casos pasan desapercibidos. La bulimia también afecta principalmente a las mujeres jóvenes, aunque cada vez hay más casos de hombres jóvenes y personas de más edad.

Las causas de la bulimia pueden ser muy similares a las de la anorexia, pero mientras que el anoréxico no utiliza el acto de comer como respuesta a sus problemas, el bulímico se sirve de los atracones secretos para aliviar el estrés, la soledad, la ansiedad o la depresión, sentimientos que la persona afectada no se siente capaz de compartir con nadie más, ya que le resulta muy importante dar una imagen de éxito y autocontrol.

Este deseo de darse atracones suele ser irresistible en los bulímicos, que parecen no tener control sobre las «sesiones» de atracones. Cada vez que termina un atracón, el enfermo recupera el control mediante la purga, y se promete que no volverá a hacerlo (sin embargo, tarde o temprano se siente empujado a comer otra vez). Algunos bulímicos comienzan a purgarse después de las comidas normales como un modo de controlar su peso sin someterse a una dieta convencional, y después ya no pueden parar.

Los alimentos que protagonizan los atracones con más frecuencia son los hidratos de carbono refinados: pasteles, galletas, pan, chocolate. El queso, la mantequilla, los helados y otros alimentos grasos también suelen aparecer entre los productos que se consumen con mayor avidez. No obstante, algunos bulímicos se atiborran de carne, e incluso de frutas y verduras.

Los síntomas de la bulimia suelen ser difíciles de identificar, sobre todo si el afectado presenta un peso normal (como suele ocurrir), parece tomar comidas regulares y se muestra feliz. Las fluctuaciones drásticas de peso pueden indicar algo, y muchos bulímicos pasan por períodos largos o cortos en que apenas comen antes de darse el atracón. Asimismo, para comprar la cantidad de comida que necesitan para un atracón, algunos bulímicos recurren al robo de dinero o de productos.

Los signos físicos de la bulimia no tardan en aparecer. Si el vómito es el principal método para purgarse, los dientes resultan afectados rápidamente. El ácido del vómito erosiona el esmalte dental, a lo que sigue una caries severa. El bulímico también puede enfrentarse a alteraciones digestivas, como la irritación severa de las paredes del intestino, el dolor crónico de garganta, las encías dañadas, la pérdida de cabello, la fatiga general y la depresión. Además pueden darse desnutrición, desequilibrio en los tejidos del cuerpo y, finalmente, posible fallo del riñón, de corazón e incluso la muerte.

Los enfermos de bulimia pueden recibir ayuda mediante un asesoramiento dietético. Los atracones compulsivos que los pacientes de bulimia experimentan se deben, al menos en parte, a los períodos de inanición y al desequilibrio en los niveles de azúcar en sangre que provocan. El atracón es el modo que el cuerpo tiene de decirle al paciente que necesita comida.

Hoy se sabe que las mujeres bulímicas tienden a darse más atracones en la semana anterior a la menstruación (cuando los cambios hormonales impulsan a la mayoría de mujeres a comer más en este período) que en ningún otro momento. La explicación de esta circunstancia y una dieta premenstrual adecuada, junto con cualquier otro tratamiento médico apropiado, son muy importantes.

Un gran experto en bulimia defiende la teoría de «poco y a menudo» para los bulímicos (es decir, varias comidas pequeñas al día, evitando los hidratos de carbono refinados, pero incluyendo proteínas y fruta fresca). Por encima de todo, los bulímicos necesitan aprender a comportarse de manera normal cuando tienen comida cerca, a comer por razones correctas y a seguir una dieta sana sin culpabilidad. Si la delgadez es su principal objetivo, deben conocer cuál es su peso adecuado, que pueden conseguir sin pasar hambre ni purgarse. Como ocurre con la anorexia, también necesitan ayuda para tratar los posibles problemas subyacentes.

### Comedores compulsivos

El tercer grupo, y posiblemente el más numeroso, de personas con trastornos alimentarios es el de los comedores compulsivos (personas que habitualmente comen mucho más de lo que necesitan, por lo general en forma de atracones como los bulímicos, pero sin purgarse). El resultado es que, inevitablemente, ganan peso. Muchos comedores compulsivos llegan a ser obesos crónicos o patológicos (con riesgo para la vida). Este exceso de comida y estos atracones suelen comenzar cuando el paciente se enfrenta a determinados problemas (divorcio, pérdida del empleo, la muerte de un ser querido, etc.) y utiliza la comida como medio para lograr placer.

Sin embargo, la alimentación compulsiva es más que ese «comer por placer» en el que todos caemos alguna vez. Algunos pacientes llegan a ingerir enormes cantidades de comida durante mucho tiempo, o en ocasiones en un momento. El enfermo es casi como un alcohólico: necesita su dosis de comida. Muy pronto, la razón inicial de los atracones se olvida y la ingesta compulsiva se convierte en

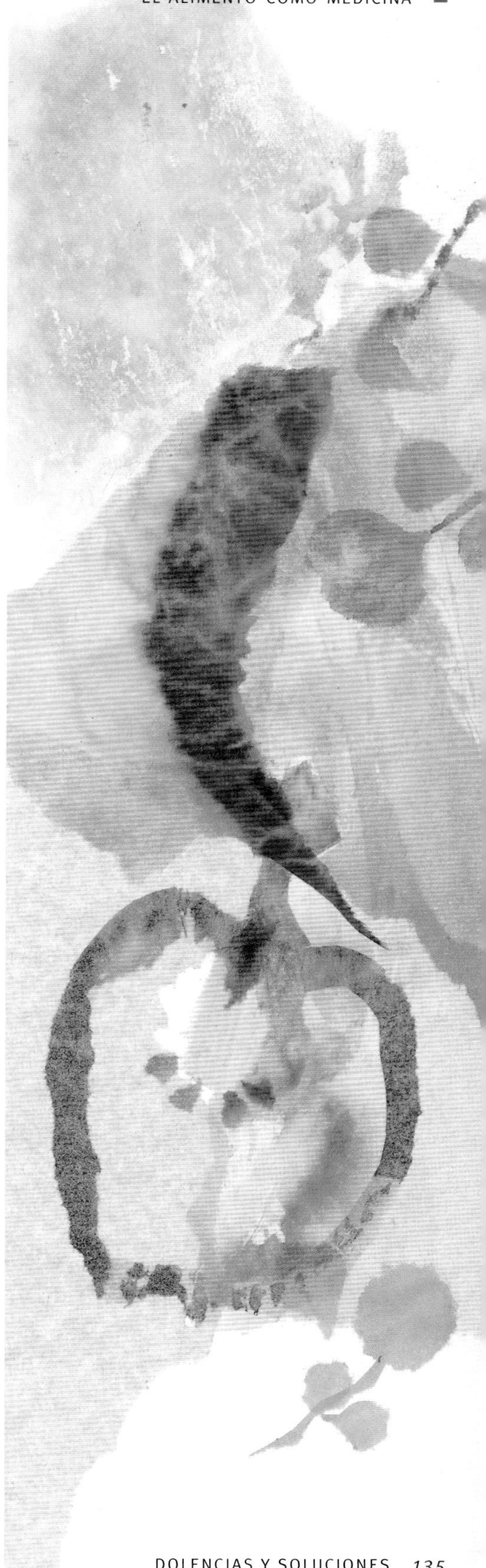

un hábito y en una parte importante de la vida del paciente.

La alimentación compulsiva también puede intercalarse con períodos de semiinanición (un estado que puede comenzar como la típica dieta «yoyó» de alguien que intenta perder peso por todos los medios y después se rinde y se da grandes atracones). Un paciente con este tipo de alternancia, atracón/inanición, puede fluctuar de peso o mantener un peso normal, ya que los períodos de inanición equilibran los efectos de los atracones.

Si el paciente es obeso (con un IMC de más de 30; *véase* pág. 188), debe acudir al médico y comenzar un programa de reducción de peso, ya que la obesidad provoca muchos problemas físicos y enfermedades, incluidas las de corazón. Esta situación requiere, en algunos casos, de un control estricto. El consejo de un grupo de autoayuda puede ser vital cuando el paciente debe superar una ingesta compulsiva muy prolongada en el tiempo.

Los comedores compulsivos del tipo atracón/inanición se benefician de consejos prácticos similares a los que reciben los bulímicos. Una nueva teoría es que la falta de ácidos grasos esenciales en la dieta puede provocar ansiedad por la comida, aunque se trata de un punto que está por demostrar.

**Trastornos digestivos, *véase* Acidez e indigestión**

**Trombosis, *véase* Enfermedades cardíacas y accidente vascular cerebral**

**Úlcera, *véase* Úlcera péptica**

**Úlcera duodenal, *véase* Úlcera péptica**

**Úlcera gástrica, *véase* Úlcera péptica**

## ÚLCERA PÉPTICA

UNA ÚLCERA PÉPTICA —ya sea gástrica (en el estómago) o duodenal (en el duodeno)— es una llaga abierta en la pared del estómago o el músculo intestinal, donde se ha rasgado el revestimiento protector. El problema empeora debido a la secreción de ácidos del estómago que favorecen la descomposición de los alimentos. Las úlceras pépticas afectan aproximadamente al 10 % de la población, y son más comunes en los hombres. También influye el factor hereditario.

Actualmente, se sabe que las úlceras están provocadas en muchos casos por la bacteria *Helicobacter pylori* (sobre todo la úlcera duodenal), que se contagia a través del contacto (por ejemplo, entre miembros de una misma familia). La presencia de esta bacteria debe ser diagnosticada por un especialista, y es preciso tratarla con los antibióticos adecuados. Las úlceras rara vez adquieren la profundidad suficiente para perforar el estómago o la pared intestinal, una condición grave que requiere tratamiento médico inmediato.

Los síntomas de una úlcera péptica son dolor en la parte superior del abdomen y, posiblemente, náuseas intermitentes provocadas por determinados alimentos (y, por lo general, más intensas por la noche).

### *SOLUCIONES*

Los medicamentos que neutralizan los ácidos del estómago aminoran el dolor. Los alimentos desencadenantes suelen ser los picantes, los productos ricos en grasas y los platos muy sabrosos, muy calientes o muy fríos; el alcohol, el té y el café (incluso el descafeinado), y el exceso de dulces y chocolates. El tabaco y algunos medicamentos, como la aspirina, también pueden provocar úlceras pépticas. El estrés incrementa la secreción de ácidos, por lo que las personas afectadas deben poner en práctica técnicas para reducir la tensión y aprender a relajarse mientras comen.

Una dieta adecuada para ayudar a prevenir las úlceras pépticas consiste en una dieta rica en fibra, cereales integrales y frutas y verduras frescas, y con la cantidad adecuada de ácidos grasos esenciales. Las comidas ligeras frecuentes y el hecho de no cenar muy tarde, además de masticar lentamente, también resultan de ayuda. Cabe la posibilidad de que una úlcera provoque la pérdida de una ligera cantidad de sangre de manera continuada, lo que puede provocar anemia. En este caso, una dieta con abundantes productos ricos en hierro es vital.

El hecho de erradicar la bacteria *Helicobacter* reduce significativamente las úlceras pépticas, y se cree que los ácidos grasos esenciales participan en esa reducción mediante la inhibición de la bacteria. Los ácidos grasos también sirven de ayuda porque contribuyen a mantener el equilibrio correcto de mucosidad y ácidos en el estómago.

## URTICARIA

LA URTICARIA ES UNA ERUPCIÓN de la piel, acompañada, con frecuencia, por grandes zonas enrojecidas, que producen mucho picor, o por zonas blancas, similares a las que aparecen tras rozar una ortiga. La erupción puede durar varias horas o varios días, y puede ir acompañada por otros síntomas (como náuseas o fiebre). Existen causas muy diversas, de entre las cuales las alergias alimentarias son una. El marisco y las fresas están relacionados en muchos casos con esta situación, aunque hay varias causas no relacionadas con los alimentos: por ejemplo, el calor, las picaduras de insectos, algunos fármacos y el sol intenso.

### *SOLUCIONES*

El tratamiento dietético tiene como objetivo evitar el alimento o los alimentos que provocan el problema. En los casos agudos, casi siempre es posible señalar la causa; de lo contrario, una dieta de exclusión puede ser la respuesta. Otros métodos de control son la puesta en práctica de la dieta anticandidiasis (*véase* pág. 141) o una dieta baja en aditivos alimentarios y salicilatos (lo que incluye evitar las aspirinas).

**Varicela, *véase* Herpes Simplex 1**

## VENAS VARICOSAS

LAS VENAS VARICOSAS son venas que se han dilatado debido al debilitamiento del sistema de válvulas que asegura que la sangre regresa al corazón a través de las venas. El problema, que afecta sobre todo a las piernas, resulta cuatro veces más habitual en las mujeres que en los hombres, y casi siempre es hereditario. Con frecuencia comienza durante el embarazo, y también resulta mucho más común en las personas con un sobrepeso considerable y, sobre todo, en los obesos.

### *SOLUCIONES*

Una dieta sana básica, evitar no ganar mucho peso (sobre todo, durante el embarazo; *véase* capítulo tres) y un programa regular de ejercicio ayudan a mantener una circulación sana y, a su vez, evitan las venas varicosas.

Según el resultado de algunas pruebas, los bioflavonoides presentes en las frutas y las verduras ricas en vitamina C también refuerzan las venas. Por tanto, asegúrese de incluir en su dieta abundantes cítricos, bayas, etc. (para consultar las mejores fuentes de vitamina C, *véase* pág. 25).

**VIH, *véase* SIDA y VIH**

**Vómitos, *véase* Náuseas y mareo del viajero**

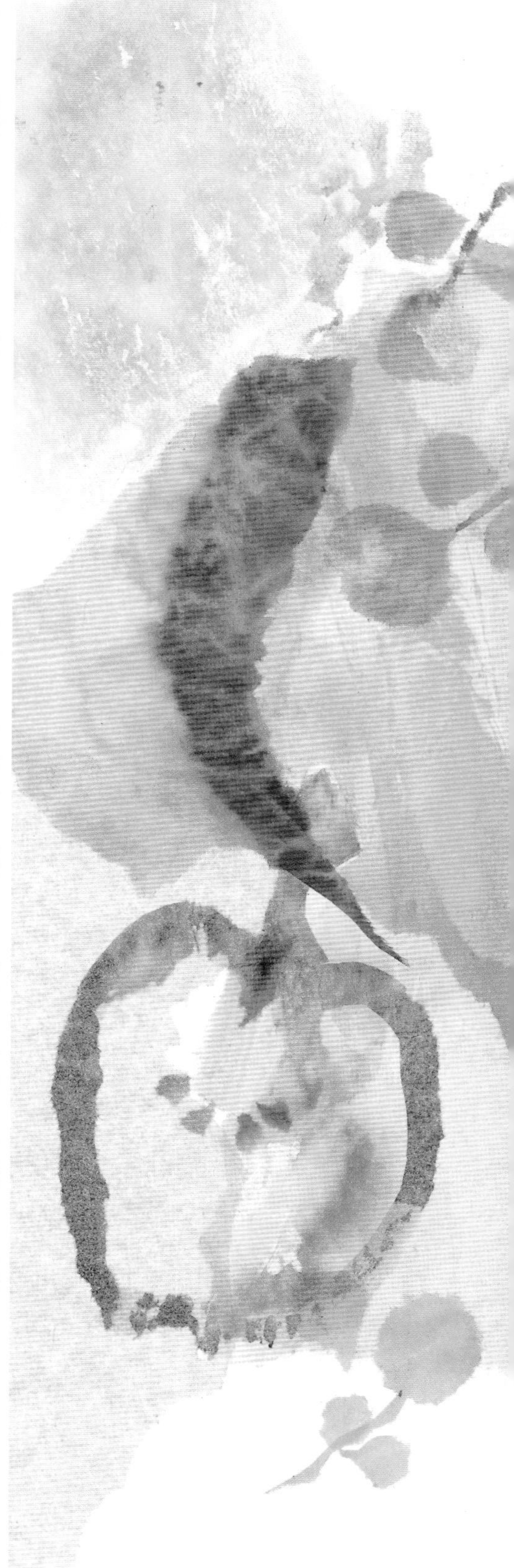

# DIETAS PARA SITUACIONES ESPECIALES

Las dietas que se exponen a continuación son ejemplos del tipo de comida que se puede tomar para prevenir o aliviar las dolencias citadas. Estas dietas deben seguirse conjuntamente con los consejos mencionados en el apartado «Dolencias y soluciones»; cuando sea apropiado, es preciso comentarlas con el médico o el dietista. No pretendemos que estas dietas sustituyan posibles dietas que se puedan seguir por consejo médico; sólo representan una guía general.

En primer lugar, hallará algunos consejos rápidos para incluir en una dieta que le ayude a afrontar las épocas de mucho estrés intenso.

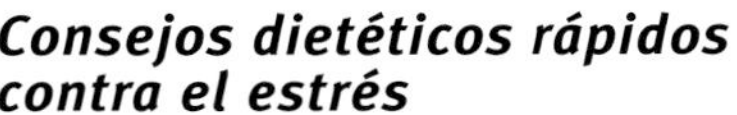

## *Consejos dietéticos rápidos contra el estrés*

**Guía para comprar**

***Alimentos estrella:*** legumbres, frutos secos, semillas, hortalizas de hoja verde, pescado, hígado, extracto de levadura, leche, arroz integral, fruta fresca.

***Alimentos de elección:*** en general, hidratos de carbono complejos, sobre todo cereales integrales y pasta integral.

- Ricos en vitaminas del grupo B: extracto de levadura, cereales integrales, frutos secos, semillas, carne, productos lácteos desnatados, atún y otros pescados, lentejas y otras legumbres, hígado, hortalizas de hoja verde.
- Ricos en vitamina C: cítricos, kiwis, fresas, grosellas, pimientos rojos, hortalizas de hoja, guisantes, melón.
- Fuentes de proteínas bajas en grasa (preferiblemente no cárnicas): productos lácteos desnatados, legumbres, pescado blanco, marisco, tofú.
- Ricos en cinc: ostras y marisco, hígado, germen de trigo, semillas, frutos secos, cordero, ternera.
- Ricos en calcio: productos lácteos desnatados, legumbres, frutos secos, semillas, hortalizas de hoja, pescado en conserva, leche de soja enriquecida y yogur.
- Ricos en magnesio: frutos secos, semillas, lentejas y otras legumbres, trigo, arroz integral, cebada.

**Notas**

* Pueden tomarse suplementos diarios de vitaminas del grupo B y vitamina C.
* Para beber: agua, leche desnatada, zumos frescos de frutas y verduras, infusión de manzanilla, infusión de melisa.
* Tentempiés: extracto de levadura sobre pan integral, frutos secos, semillas, queso fresco y yogur desnatado, paté de atún sobre pan de centeno, fruta fresca con yogur.

## Dieta antiartritis

Puede ayudar a prevenir o aliviar los síntomas de todos los tipos de artritis.

### Guía para comprar

***Alimentos estrella:***
mangos, boniatos, col rizada, melón amarillo, espinacas, brécol, pipas y aceite de girasol, nueces, atún, salmón, sardinas y todos los pescados.

***Alimentos de elección:***
- Ricos en aceites de pescado: caballa, arenque, salmón, trucha, atún.
- Ricos en vitamina C: grosellas, kiwis, fresas, frambuesas, mango, nectarinas, melocotones, papayas, melón amarillo, hortalizas de hoja verde, col rizada, coles de Bruselas, brécol, guisantes, espinacas, boniatos.
- Ricos en vitamina A (betacaroteno): zanahorias, calabaza, boniatos, espinacas, col rizada, hortalizas de hoja verde, brécol, mango, melón amarillo.
- Ricos en vitamina E: aceite de girasol, pasta para untar poliinsaturada, pipas de girasol, aceite de maíz, piñones, boniatos, aguacates, *muesli*, atún, salmón, garbanzos, nueces del Brasil, avellanas, almendras, espinacas.
- Ricos en selenio: nueces, lentejas, atún, calamares, hígado, sardinas, lenguado, bacalao, pez espada, salmón, gambas, mejillones, cerdo, pan integral.
- Antiinflamatorios: jengibre, manzanas, ajo.

***Alimentos no recomendables:***
Aquellos ricos en grasas saturadas, como productos lácteos enteros y cortes grasos de carne roja, cuyo consumo conviene limitar de todos modos.
- Miembros de la familia de las solanáceas (sólo si se agravan los síntomas): patatas, tomates, berenjenas y pimientos.
- Café.
- Alcohol.

**Notas**

* Algunos enfermos de artritis afirman que tienen una reacción negativa a los productos lácteos, el trigo, el maíz, los cítricos y los frutos secos, pero muchos otros pacientes pueden tomar estos alimentos sin problemas; todos aportan nutrientes importantes.
* Tal vez desee tomar un suplemento diario de aceites de pescado omega-3, aceite de hígado de bacalao y/o aceite de onagra.
* Las personas que siguen un tratamiento con esteroides deben incluir abundantes alimentos ricos en calcio y hierro en su dieta.
* Utilice aceite de girasol para cocinar.
* Para beber: agua, té, infusiones, zumos de frutas, leche de soja enriquecida con calcio.
* Una cucharada diaria de pipas de girasol.
* Ideas para tentempiés: zanahoria cruda, un puñado de nueces del Brasil, almendras o avellanas, o de frutos secos mixtos; una rebanada de pan integral con aceite de girasol y miel.

### DIETA ANTIARTRITIS

PRIMER DÍA

***Desayuno***
*Muesli* con leche desnatada, zumo de melocotón, pan integral, aceite de girasol, miel

***Almuerzo***
Sopa de lentejas y cilantro, bollo de pan blanco, mango y yogur desnatado

***Cena***
*Rissotto* con salmón y brécol, ensalada verde grande, cata de melón amarillo

SEGUNDO DÍA

***Desayuno***
Gachas con leche desnatada y miel, zumo de mango, rebanada de pan integral con aceite de girasol y mermelada sin azúcar o miel

***Almuerzo***
*Hummus*, pan pita, ensalada de aguacate y hortalizas de hoja verde con piñones

***Cena***
Chuleta de cerdo con col, zanahoria y boniato, ensalada de frutas salteadas

TERCER DÍA

***Desayuno***
Como día 1

***Almuerzo***
Sopa de espinacas, perejil y ajo, pan francés con aceite de girasol, cata de melón amarillo con jengibre

***Cena***
Sardinas con salsa de grosellas, ensalada verde
Puré de melocotón, plátano y crema

CUARTO DÍA

***Desayuno***
Yogur de leche de cabra, fresas o kiwi, un puñado de frutos secos mixtos

***Almuerzo***
Bocadillo de atún y aguacate con pan integral, mango pequeño

***Cena***
Pollo y verduras de hoja con especias, arroz integral, brécol, manzana

QUINTO DÍA

***Desayuno***
Como día 1

***Almuerzo***
Sopa de calabaza con cebolla y caldo, pan de centeno con una porción pequeña de queso bajo en grasa, manzana

***Cena***
Filete de caballa con jengibre y cilantro, espinacas, cuscús

SEXTO DÍA

***Desayuno***
Como día 2

***Almuerzo***
Mariscos y ensalada de frutas tropicales, 2 galletas de centeno con aceite de girasol, yogur bio de frutas

***Cena***
Arroz con almendras, garbanzos y pasas, guisantes, gratén de frambuesas

## *Dieta anticancerígena*

Esta dieta puede ofrecer protección contra algunos tipos de cáncer y ayudar a controlar el crecimiento del tumor.

### Guía para comprar

***Alimentos estrella:***
tomates, brécol, coles de Bruselas, berros, zanahorias, boniatos, uvas, cerezas, fresas, cítricos, aceite de oliva, pescado azul, ajo, nueces del Brasil, atún, cereales integrales, soja y otras legumbres.

***Alimentos de elección:***

- Todos los alimentos feculentos ricos en fibra, como cereales integrales, tubérculos, legumbres, pan, cereales para el desayuno, pasta.
- Todas las frutas, en especial melón amarillo, mangos, albaricoques, naranjas, papayas, melocotones, nectarinas, cítricos, bayas, cerezas, uvas.
- Todas las verduras, especialmente brécol, coles de Bruselas, col rizada, hortalizas de hoja verde, berros, zanahorias, boniatos.
- Frutos secos, semillas, pescado azul, ajo, setas orientales (frescas).
- Fuentes de proteínas bajas en grasas saturadas y no cárnicas: legumbres, tofú, leche desnatada, yogur desnatado, requesón, leche de soja, yogur de soja, pescado, marisco, frutos secos y semillas.

***Alimentos no recomendables o consumibles en cantidades mínimas:***

- Grasas saturadas y carnes, sobre todo muy hechas, a la barbacoa.
- Alimentos curados con sal, en salmuera y ahumados de todo tipo.
- Alcohol.

### Notas

* Mantenga un peso razonable.
* Para beber: un vaso de vino tinto o de mosto tinto al día, té verde, agua, zumos frescos de frutas y verduras, leche desnatada.
* Ideas para tentempiés: fruta fresca, frutos secos, semillas, frutas secas, pan, zanahorias crudas con *hummus*, yogur de soja, barrita de semillas de sésamo.

### DIETA ANTICANCERÍGENA

PRIMER DÍA

***Desayuno***
*Weetabix* con leche de soja, uvas, pan integral con aceite de girasol y miel

***Almuerzo***
Sopa de zanahoria y naranja, pan integral, nueces del Brasil

***Cena***
*Risotto* con salmón y brécol, ensalada mixta con tomates, melón amarillo

SEGUNDO DÍA

***Desayuno***
Yogur bio o yogur de soja, fresas y limón, *muesli* con frutos secos añadidos, zumo fresco de naranja

***Almuerzo***
Ensalada de atún en aceite escurrido, aguacate, tomate, ajo picado y mayonesa de tofú, pan integral, melocotón

***Cena***
Calabaza con lentejas y jengibre, patata asada, coles de Bruselas, tarta de pasta filo con mango

TERCER DÍA

***Desayuno***
Pomelo, pan integral con aceite de girasol y miel, yogur

***Almuerzo***
Setas *shiitake* adobadas, pan integral y aceite de girasol, plátano y queso fresco, bajo en grasa, con azúcar moreno

***Cena***
Pasta con olivas y sardinas, ensalada de tomates y berros, uvas o cerezas y frutos secos

CUARTO DÍA

***Desayuno***
*Muesli* con frutos secos añadidos y albaricoques secos, leche desnatada o leche de soja, uvas o cerezas, zumo fresco de naranja

***Almuerzo***
Sopa de espinacas, perejil y ajo, pan de centeno con paté de tofú

***Cena***
Arroz con garbanzos, almendras y pasas, brécol, col rizada, compota de frutas

QUINTO DÍA

***Desayuno***
Gachas de trigo, 1 cucharada de pipas de girasol, leche desnatada o leche de soja, fresas o naranja

***Almuerzo***
Ensalada de zanahoria rallada, avellanas y Cheddar, sobre un lecho de berros con vinagreta de aceite de oliva, pan integral

***Cena***
Patatas y verduras mediterráneas al horno, guisantes y lechuga, melón amarillo

## Dieta anticandidiasis

Puede ayudar a prevenir o minimizar los síntomas de la disbiosis intestinal (candidiasis, aftas).

**Guía para comprar**

***Alimentos estrella:***
yogur, ajo, ostras, hortalizas de hoja verde, pimientos, guisantes.

***Alimentos de elección:***

- Ricos en cinc: germen de trigo, hígado de ternera, ostras, cacao en polvo, calabaza, ternera, cangrejos.
- Ricos en vitamina C: brécol, maíz dulce, la mayoría de verduras para ensaladas, espinacas, tomates, chiles, pimientos, hortalizas de hoja verde, coles de Bruselas, guisantes, grosellas negras, kiwis, fresas, cítricos, papayas.
- Ajo.
- Yogur.

***Alimentos no recomendables:***

- Todos los productos de panadería que contengan levadura: pan, panecillos, etc. Todas las bebidas fermentadas: cervezas, vinos, jereces, licores.
- Todos los productos que contengan alcohol; por ejemplo, algunos medicamentos (lea la etiqueta).
- Todos los vinagres, incluidos los de malta y de vino, y los alimentos que contengan vinagre (salsas y condimentos).
- Todos los quesos.
- Todas las bebidas malteadas, los cereales malteados y los dulces.
- Todos los tipos de setas.
- Los frutos secos y las semillas también pueden criar levaduras o moho, por lo que también debería evitarlos.
- Salsa de soja.
- Suplementos de vitamina B y pastillas de levadura de cerveza (las que no llevan levadura sí se pueden consumir).
- Zumos de frutas preparados (los que se exprimen en casa sí se pueden tomar).
- Frutas secas.
- Azúcares, jarabes y productos ricos en azúcar.
- Los ovolactovegetarianos y los vegetarianos estrictos no deberían prescindir de los frutos secos y las semillas, pero conviene tomar preferiblemente anacardos y piñones (se toleran mejor).

**Notas**

* Tal vez desee tomar un suplemento diario de fructooligosacáridos prebióticos (disponibles en algunas tiendas de dietética) y probióticos que contengan *Lactobacillus* y bifidobacterias. Puede tomar varias raciones de yogur al día, puesto que incrementan los niveles de bacterias probióticas.
* Para beber: agua, infusiones, leche desnatada o semidesnatada (al menos 200 ml al día), zumos frescos de frutas y verduras, cacao en polvo con leche desnatada.
* Ideas para tentempiés: yogur, galleta de centeno con un huevo duro, pita con *hummus*.
* Desayuno para cada día: yogur bio, naranja o kiwi; *muesli* mezclado en casa, sin frutas secas.

### DIETA ANTICANDIDIASIS

PRIMER DÍA

***Almuerzo***
Sopa de guisantes, *tzatziki*, pan (preparado con levadura química)

***Cena***
Arroz y judías con un huevo duro picado, brécol

SEGUNDO DÍA

***Almuerzo***
Pasta para untar de judías *cannellini* y albahaca, *Ryvitas*, plátano, ensalada verde

***Cena***
Brochetas de cerdo, cebolla y pimiento, arroz integral, ensalada de tomates

TERCER DÍA

***Almuerzo***
Sopa de espinacas, perejil y ajo (no añada parmesano; en su lugar, utilice un poco de yogur), *chapati*

***Cena***
Patatas y verduras mediterráneas al horno, preparado de mango y melocotón

CUARTO DÍA

***Almuerzo***
*Skordalia*, pan (preparado con levadura química), ensalada mixta aliñada con aceite de oliva y limón

***Cena***
Tortillas de aguacate y pavo, manzana, nueces pecanas

QUINTO DÍA

***Almuerzo***
*Hummus*, pan pita, sopa de tomate, ajo y pimiento

***Cena***
*Baba Ganoush* con crudités, trucha asada a la española con achicoria, guisantes

## *Dieta cardiosaludable*

Puede reducir el riesgo de padecer enfermedades cardíacas y ayudar a mantener un sistema circulatorio sano.

### ■ Guía para comprar

***Alimentos estrella:***

todas las frutas y verduras; en especial, cítricos, manzanas, grosellas negras, mangos, melón amarillo, zanahorias, calabaza, boniatos, brécol, hortalizas de hoja verde, pescado azul, ajo, avena, legumbres, cereales integrales, frutos secos y semillas, aceite de oliva.

***Alimentos de elección:***

■ Ricos en vitamina C y flavonoides: cítricos, grosellas negras, melón, bayas.
■ Ricos en carotenoides: calabaza, zanahorias, tomates, boniatos, espinacas, col rizada, col, brécol, guisantes.
■ Ricos en vitamina E: aceite de germen de trigo, aceite de girasol, grasas poliinsaturadas, pipas de girasol, aceite de maíz, boniatos, aguacates, piñones, *muesli*, garbanzos, atún, salmón, calabaza, espinacas, col rizada, nueces del Brasil, avellanas, almendras.
■ Ricos en folato: extracto de levadura, hígado, legumbres, cereales, *muesli*, hortalizas de hoja.
■ Ricos en vitamina B6: germen de trigo, pescado, legumbres, frutos secos, pollo.
■ Ricos en selenio: nueces, lentejas, pipas de girasol, pan integral, atún, sardinas, salmón, pez espada, bacalao, lenguado.
■ Ricos en ácidos grasos monoinsaturados: aceite de oliva, aceite de cacahuete.
■ Ricos en fibra soluble: avena, legumbres, muchas frutas y verduras.
■ Ricos en grasas omega-3: salmón, caballa, arenque, sardinas, truchas, atún fresco.
■ Fitoquímicos: sandía, pomelo, cebollas, brécol, coles de Bruselas, ajo y soja; vino, cerveza, té.

***Alimentos no recomendables o consumibles en cantidades mínimas:***

■ Alcohol (reducir).
■ Grasas hidrogenadas y saturadas.
■ Alimentos ricos en colesterol (reducir).
■ Tentempiés ricos en calorías (para evitar la obesidad).
■ Sal y alimentos ricos en sal.

### Notas

* No fume.
* Se pueden tomar suplementos de vitamina E, selenio, aceite de ajo.
* Para beber: agua, zumos de frutas y verduras, leche de soja, leche desnatada, té, té verde.
* Se pueden tomar una o dos bebidas alcohólicas al día, sobre todo vino tinto.

### DIETA CARDIOSALUDABLE

PRIMER DÍA

***Desayuno***

*Muesli*,
leche de soja enriquecida con calcio, pomelo

***Almuerzo***

Sopa de tomate, ajo y pimiento,
pan de avena, *rouille*

***Cena***

Pasta con brécol y anchoas,
ensalada mixta grande,
puré de melocotón, plátano y crema

SEGUNDO DÍA

***Desayuno***

Gachas con leche desnatada,
vaso de zumo fresco de naranja,
rebanada de pan integral con aceite de girasol y mermelada

***Almuerzo***

Ensalada de paté de caballa ahumada,
pan de avena, manzana,
melón amarillo o sandía

***Cena***

Patatas y verduras mediterráneas al horno,
guisantes,
fresas y queso fresco

TERCER DÍA

***Desayuno***

Como día 1, pero con melón

***Almuerzo***

Sopa de lentejas y cilantro,
pan de avena, plátano,
caldo vegetal

***Cena***

Trucha asada a la española con achicoria,
brécol, helado de mora

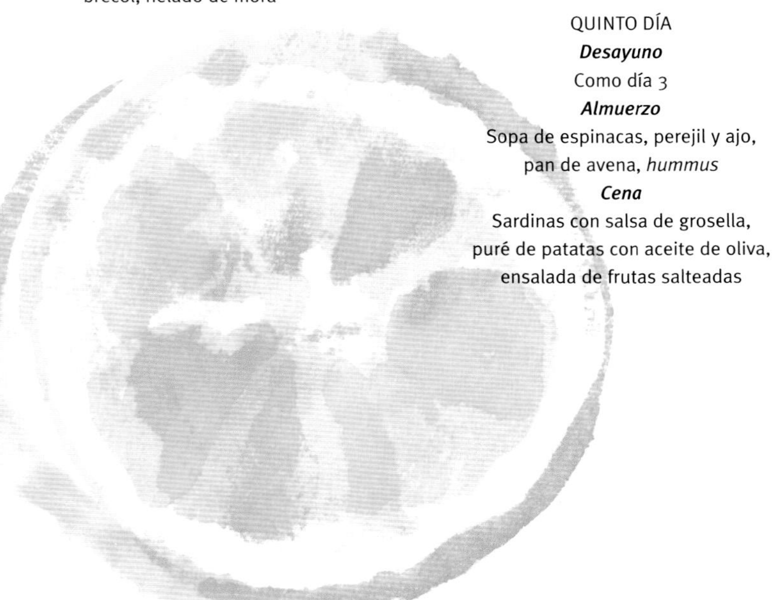

CUARTO DÍA

***Desayuno***

Como día 2

***Almuerzo***

Ensalada tailandesa de salmón, pan de avena

***Cena***

Calabaza con lentejas y jengibre,
col rizada o coles de Bruselas, manzana

QUINTO DÍA

***Desayuno***

Como día 3

***Almuerzo***

Sopa de espinacas, perejil y ajo,
pan de avena, *hummus*

***Cena***

Sardinas con salsa de grosella,
puré de patatas con aceite de oliva,
ensalada de frutas salteadas

## Dieta inmunoestimulante

Ayuda a reforzar el sistema inmunológico y a combatir las enfermedades y las infecciones.

### Guía para comprar

***Alimentos estrella:***

hortalizas de hoja verde, boniatos, nueces del Brasil, nueces, pipas de girasol, atún, brécol.

***Alimentos de elección:***

- Ricos en vitamina C: cítricos, grosellas negras, bayas, melón, pimientos rojos, hortalizas de hoja verde, brécol.
- Ricos en cinc: frutos secos, semillas, germen de trigo, ternera, ostras, cangrejos, cordero, cerdo, cebada.
- Ricos en vitamina A (betacaroteno): zanahorias, calabaza, boniatos, espinacas, col rizada, hortalizas de hoja verde, mangos, melón amarillo, brécol, tomates.
- Ricos en vitaminas del grupo B: cereales integrales, extracto de levadura, carne, frutos secos, semillas, productos lácteos desnatados, atún y otros pescados, lentejas y otras legumbres, hortalizas de hoja verde.
- Ricos en vitamina E: aceite de germen de trigo, aceite de girasol, pasta para untar poliinsaturada, pipas de girasol, aceite de maíz, piñones, boniatos, aguacates, *muesli*, garbanzos, nueces del Brasil, avellanas, almendras, calabaza, col rizada, salmón, atún.
- Ricos en selenio: nueces del Brasil, nueces, lentejas, atún y otros pescados azules, pez espada, bacalao, lenguado, mejillones, pan integral, pipas de girasol.
- Ricos en antioxidantes: ajo, tomillo, cebolla, jengibre, té negro y verde.

***Alimentos no recomendables:***

- Alimentos pobres en nutrientes.
- Alcohol.
- No fume.

### Notas

* Puede tomar suplementos de cinc y equinácea.
* Para beber: agua, zumos de frutas y verduras, extracto de levadura, cacao, té verde, té negro, infusiones.
* Ideas para tentempiés: nueces, pipas de girasol, pan integral, avellanas, piñones, almendras, nueces del Brasil, yogur, salsa pesto extendida en una rebanada de pan.

### DIETA INMUNOESTIMULANTE

PRIMER DÍA

***Desayuno***

Pomelo,
*muesli* con frutos secos y semillas añadidos,
1 cucharadita de germen de trigo

***Almuerzo***

*Tzatziki* y pan pita integral,
lentejas con especias y verduras mixtas,
zumo de zanahoria

***Cena***

Vieiras y mejillones a la cazuela,
salteado de judías verdes, brécol y mazorquitas de maíz, melón amarillo

SEGUNDO DÍA

***Desayuno***

Huevo cocido, pan integral,
nueces del Brasil, almendras y pipas de girasol,
zumo de naranja recién exprimido

***Almuerzo***

*Panzanella* con ajo adicional,
yogur bio con plátano

***Cena***

*Risotto* de marisco con jengibre,
ensalada de lechuga romana, berros
y jaramagos,
compota de frutas

TERCER DÍA

***Desayuno***

Como día 1, pero con melón

***Almuerzo***

Ensalada templada de brécol, pimiento rojo
y sésamo, pan de centeno

***Cena***

Pez espada con hierbas,
boniato,
col rizada salteada,
sorbete de sandía

CUARTO DÍA

***Desayuno***

Como día 1

***Almuerzo***

Ensalada de atún, aguacate y tomate,
pita integral, naranja

***Cena***

Brochetas de cerdo, cebolla y pimiento,
*quinoa*, mango

QUINTO DÍA

***Desayuno***

Como día 2

***Almuerzo***

Sopa de calabaza, patata y judías blancas,
pan de centeno, frutas de baya

***Cena***

Langostinos tigre con fideos de arroz,
salteado de espinacas, brécol y nueces,
*Citrus Granita*

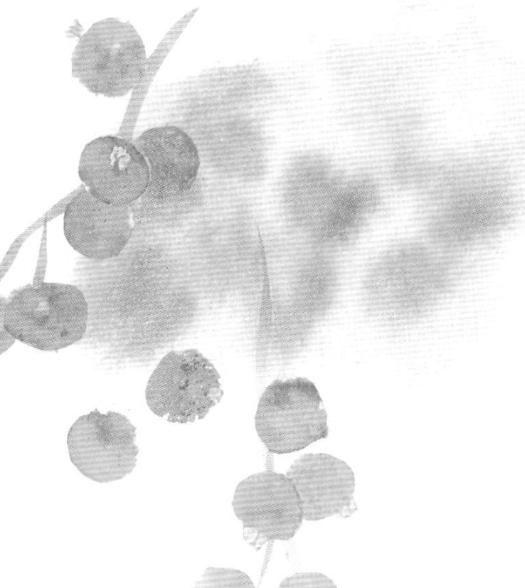

## Dieta antiosteoporosis

Puede ayudar a proteger los huesos contra la osteoporosis.

**Guía para comprar**

***Alimentos estrella:***
productos lácteos desnatados (leche, yogur, queso fresco y requesón), hortalizas de hoja verde, frutos secos, legumbres, soja, germen de trigo, pescado, pan blanco, cereales integrales.

***Alimentos de elección:***

- Fuentes de calcio: productos lácteos desnatados, legumbres, *tilapia*, sardinas en conserva, sardinas grandes, gambas, productos de soja enriquecidos (por ejemplo, leche de soja enriquecida con calcio, yogur de soja enriquecido con calcio), pan blanco, harina blanca, semillas y frutos secos.
- Fuentes de magnesio: frutos secos, semillas, legumbres, trigo *bulgar*, arroz integral, lentejas, cebada.
- Fuentes de vitamina D: sol, aceite de hígado de bacalao, pescado azul, margarina, cereales enriquecidos para el desayuno, huevos.
- Fuentes de cinc: germen de trigo, hígado, pescado, marisco, semillas, frutos secos, cordero, ternera.
- Fuentes de folato: extracto de levadura, hígado de pollo, legumbres, cereales enriquecidos para el desayuno, *muesli*, frutos secos, brécol, coles de Bruselas, col rizada, hortalizas de hoja verde.
- Fuentes de B6: germen de trigo, pescado, legumbres, frutos secos, pollo, patatas.
- Fuentes de potasio: soja y otras legumbres, albaricoques secos, higos secos, tomates, patatas, muchas frutas y verduras.
- Fuentes de ácidos grasos esenciales: aceites vegetales, de semillas, de frutos secos y de cereales; semillas, frutos secos y cereales integrales.

***Alimentos no recomendables:***

- Los ricos en sodio.
- Los ricos en alcohol.
- El exceso de proteína animal.
- Cafeína: café fuerte, té, refresco de cola, guaraná.
- Alimentos ricos en fitatos y oxalatos: salvado de trigo crudo, espinacas, ruibarbo, chocolate y té.
- Bebidas gaseosas, refrescos, alimentos procesados.

**Notas**

* Para beber: dos vasos de leche de soja al día pueden ayudar a prevenir la osteoporosis, pero utilice leche de soja enriquecida con calcio. Tome al menos 450 ml de leche de vaca desnatada o de soja enriquecida con calcio al día.
* Puede utilizar un suplemento diario de aceite de hígado de bacalao para obtener vitamina D, o bien un suplemento de calcio, magnesio y vitamina D.
* Ideas para tentempiés: higos y albaricoques secos, frutos secos, semillas de extracto de levadura sobre pan blanco, fruta fresca.

### DIETA ANTIOSTEOPOROSIS

PRIMER DÍA

***Desayuno***
Judías con tomate sobre una tostada, vaso de leche desnatada o de leche de soja, vaso de zumo fresco de naranja

***Almuerzo***
Ensalada de paté de caballa ahumada, panecillo chapata, ensalada mixta

***Cena***
Arroz y verduras con doble de parmesano (utilice más brécol en lugar de las espinacas), yogur bio, ensalada de frutas salteadas

SEGUNDO DÍA

***Desayuno***
*Muesli* con una cucharadita de germen de trigo y frutos secos, semillas y fruta fresca añadidas, leche desnatada, vaso de zumo fresco de naranja, pan blanco con aceite de girasol y miel

***Almuerzo***
Sopa de calabaza, patata y judías blancas, 25 g de Brie, pan integral, tomate

***Cena***
*Tilapia* a la plancha, brécol, lentejas verdes con hierbas, patatas nuevas

TERCER DÍA

***Desayuno***
Gachas de trigo, melón amarillo, pan blanco con aceite de girasol y mermelada

***Almuerzo***
Bocadillo de lechuga y sardinas (pan integral), yogur desnatado o yogur de soja enriquecido con calcio, compota de frutas

***Cena***
Ñoquis de patata con queso y coliflor, col rizada

CUARTO DÍA

***Desayuno***
Como día 2

***Almuerzo***
Pasta para untar de Feta y pimiento, pipas de girasol, albaricoques secos

***Cena***
Brochetas asadas de cordero, cebolla y pimiento verde, tabulé, ensalada mixta grande, helado

QUINTO DÍA

***Desayuno***
Gachas con leche desnatada, miel, pan blanco con aceite de girasol y mermelada, naranja

***Almuerzo***
Ensalada tailandesa de salmón, yogur de fruta desnatado

***Cena***
Pasta con hígado de pollo, 1 cucharada adicional de queso parmesano, ensalada de lechuga romana y berros

## Dieta antisíndrome premenstrual y diurética

Puede aliviar los síntomas del síndrome premenstrual y reduce la retención de líquidos en cualquier etapa.

### Guía para comprar

*Alimentos estrella:*

Para minimizar la retención de líquidos, éstos son algunos alimentos diuréticos: melón, cítricos, verduras para ensalada (en particular, apio, pepino, berros, lechuga, tomates, pimientos dulces, zanahorias), zumo de tomate, zumo de zanahoria, zumo de verduras mixtas.

Para aliviar otros síntomas: todos los alimentos integrales, frutas y verduras frescas, legumbres, pasta, plátanos, frutos secos, semillas, cereales.

*Alimentos de elección:*

- Ricos en potasio: plátanos, tomates, cebollas, patatas, cereales integrales.
- Ricos en vitamina B6: germen de trigo, legumbres, cereales integrales, pescado azul, plátanos, aves.
- Ricos en vitamina E: la mayoría de aceites vegetales, frutos secos, semillas, aguacates, atún, salmón, sardinas, arroz integral, espárragos.
- Ricos en ácidos grasos esenciales: aceites vegetales, aceites de pescado, aceites de frutos secos y semillas, aceites de cereales, pescado azul, frutos secos, semillas y cereales integrales.
- Ricos en calcio: productos lácteos desnatados, hortalizas de hoja verde oscura, conservas de pescado, semillas, frutos secos.
- Ricos en magnesio: frutos secos, semillas, lentejas y otras legumbres, trigo *bulgar*, arroz integral.

*Alimentos no recomendables:*

- Sal y todos los productos salados.
- Alcohol.
- Tentempiés muy ricos en azúcar.
- Cafeína.
- Féculas refinadas: pasteles, galletas, pan blanco.

### Notas

* Para beber: agua, leche desnatada, zumos de verduras, zumos de frutas, infusiones (algunas, como las de ortiga, perejil y diente de león, ayudan a reducir la retención de líquidos).
* Se pueden tomar suplementos diarios de aceite de onagra, de linaza o de calcio/magnesio.
* Ideas para tentempiés: frutos secos, semillas, yogur desnatado, queso fresco.
* Las comidas ligeras y la inclusión de varios tentempiés a lo largo del día constituyen la clave para afrontar los síntomas del síndrome premenstrual.

### DIETA ANTISÍNDROME PREMENSTRUAL Y DIURÉTICA

***Desayuno para todos los días***

Yogur natural desnatado, un puñado de *muesli* sin sal ni azúcar añadidos, con más frutos secos y semillas, 1 cucharadita de germen de trigo repartida encima del *muesli*, selección de frutas frescas picadas sobre una fruta cítrica (si es posible se incluye melón) y un trozo de plátano

PRIMER DÍA

***Almuerzo***

Rebanada pequeña de pan integral, ensalada de espárragos cocidos, aguacate, tomate, cebolla y atún al natural o en aceite (bien escurrido), aliñada con un poco de aceite de girasol y zumo de limón

***Cena***

Arroz y judías, rodaja de melón, caldo vegetal

SEGUNDO DÍA

***Almuerzo***

Ensalada variada y abundante, que incluya apio, berros, lechuga, tomate, pepino y cebolla, aliñada como la ensalada del día 1, rebanada pequeña de pan integral con aceite de girasol, *hummus*

***Cena***

Trucha asada a la española con achicoria, zumo de zanahoria o de naranja

TERCER DÍA

***Almuerzo***

Ensalada templada de brécol, pimiento rojo y sésamo, preparado de plátano y fresas, manzana

***Cena***

Pollo y verduras con especias, zanahorias, caldo vegetal

CUARTO DÍA

***Almuerzo***

Sopa de zanahoria y naranja
*Crudités* con pasta para untar de Feta y pimiento

***Cena***

Revuelto de garbanzos y verduras, sorbete de sandía

QUINTO DÍA

***Almuerzo***

Rebanada pequeña de pan integral, pasta para untar de judías *cannellini* y albahaca, ensalada mixta como la del día 2, naranja

***Cena***

*Risotto* con salmón y brécol, caldo vegetal, un puñado de albaricoques secos y pipas de girasol

# *Suplementos alimentarios: ¿ayudas eficaces para la salud o gasto inútil?*

Cada año gastamos cifras importantes de dinero en complejos de vitaminas, minerales y suplementos alimentarios (más de lo que invertimos en productos para la salud sin receta, exceptuando los remedios contra el dolor de cabeza). Y eso sin contar las compras por correo y las tiendas de dietética.

Los suplementos más populares son los aceites de pescado, las multivitaminas, el aceite de onagra, las vitaminas individuales y el ajo, aunque se venden cientos de productos en distintas combinaciones. Continuamente aparecen nuevos productos. A continuación, intentaremos desvelar si los suplementos merecen el gasto que suponen.

## *Suplementos de vitaminas y minerales*

Los médicos recetan de manera habitual distintos tipos de suplementos vitamínicos y minerales, ya sea para mantener una buena salud, para prevenir enfermedades o para curarlas. Por ejemplo, es habitual recetar suplementos de hierro para la anemia, folato en las primeras etapas del embarazo, vitamina D para los ancianos, vitamina B12 para los vegetarianos estrictos, etc. Obviamente, los suplementos son una parte necesaria e importante de la salud (al menos, para algunas personas).

Sin embargo, muchos más suplementos de vitaminas y minerales se venden directamente al consumidor, que al comprarlos realiza un autodiagnóstico sobre su estado de salud y sus necesidades nutricionales. Muchos consumidores toman suplementos de forma habitual como «seguro de salud», pero ¿son aconsejables o necesarios?

La mayoría de médicos y de especialistas en nutrición cualificados afirman que, si toma una dieta sana básica (*véase* pág. 53) y se goza de una buena salud, los suplementos de vitaminas y/o minerales son un gasto inútil. También dicen que si la salud no es buena o existe alguna otra razón por la que se crea que se debe tomar un suplemento, se debería visitar al médico para que éste confirmara o negara esa necesidad (y si realmente son necesarios los suplementos, el médico extenderá una receta).

Los suplementos sin el consejo de un profesional pueden provocar tantos problemas como los que son capaces de solucionar; por ejemplo, por sobredosis, por toxicidad, por desequilibrios nutricionales o por favorecer la falsa idea de que no importa lo pobre que sea la dieta siempre que se tomen pastillas de vitaminas. No se pueden transferir todos los beneficios nutricionales de los alimentos a unas pastillas manufacturadas. Algunos estudios han demostrado que ciertos suplementos pensados para aliviar una enfermedad ejercen, a veces, el efecto adverso.

Otros especialistas en nutrición y profesionales de prácticas complementarias afirman que las actuales cantidades diarias recomendadas de vitaminas y minerales son excesivamente bajas y sólo ofrecen protección contra las enfermedades cuando hay deficiencias (por ejemplo, el raquitismo —falta de vitamina D— y el escorbuto —carencia de vitamina C—); que para gozar de una buena salud y protegerse contra las enfermedades se necesitan cantidades mucho mayores de varias vitaminas y minerales; que esas cantidades son difíciles de obtener a través de una dieta sana normal y que los suplementos suelen ser la única opción. Pasemos a examinar estas cuestiones con más detalle.

### ¿Las cantidades diarias recomendadas son demasiado bajas para las personas con una salud normal?

En ciertas épocas y en determinadas situaciones, puede ser necesario aumentar las cantidades diarias recomendadas (*véanse* págs. 22-33), y en ocasiones resulta difícil cubrir las necesidades sólo con la dieta. Por ejemplo, una mujer con anemia ferropénica provocada por menstruaciones abundantes precisa, casi con toda seguridad, un suplemento de hierro para recuperar un nivel normal. Las personas que fuman y beben en exceso presentan muchas veces una deficiencia de vitaminas del grupo B y de vitamina C, por lo que también son adecuados los suplementos. El cuadro de la página 48 muestra algunos usos típicos de los principales suplementos de vitaminas y minerales.

Sin embargo, resulta muy difícil encontrar una respuesta definitiva a la pregunta de si una persona con una salud normal, sin enfermedades ni carencias, se beneficia de los suplementos. Según el resultado de muchas pruebas, los suplementos ayudan a las personas a sentirse mejor. Por ejemplo, alguien con tendencia a sufrir resfriados severos cada invierno puede comenzar a tomar suplementos diarios de vitamina C y cinc; después, si no se resfría, afirma que los suplementos han obrado el milagro. También existen pruebas convincentes de que los suplementos de vitamina C de al menos 1 g diario (mucho más que la cantidad recomendada de 60 mg) pueden minimizar la severidad y la duración de los resfriados. Asimismo, hay quien opina que las dosis elevadas de vitamina B6 alivian los problemas menstruales; sin embargo, apenas existen pruebas científicas de este tipo de efecto.

A pesar de lo dicho, paradójicamente, las personas que pueden beneficiarse más de los suplementos de vitaminas y minerales (los ancianos y los indigentes, dos grupos que consumen cantidades muy bajas de muchos nutrientes en comparación con el resto de la población) tienen menos posibilidades de conseguirlos.

Hay consenso acerca de que una vez que el cuerpo cuenta con la cantidad óptima de vitaminas y minerales, tomar aportes adicionales supone una pérdida de tiempo e incluso puede ser tóxico.

### ¿Las dosis elevadas de suplementos pueden prevenir las enfermedades más importantes?

En el caso de las personas con problemas serios, como una enfermedad coronaria o un cáncer, las pruebas que se han realizado para demostrar que los suplementos pueden ayudar presentan resultados dispares. Por ejemplo, un importante estudio concluyó que los suplementos de vitamina E provocan el descenso de infartos no mortales; también se han utilizado con éxito suplementos de vitamina C. Sin embargo, otros estudios han demostrado efectos negativos (por ejemplo, aumento de los casos de infarto) de la vitamina E y el betacaroteno.

Aunque suele afirmarse que el betacaroteno en la dieta, como antioxidante, protege contra el cáncer y la coronariopatía, hoy los expertos aseguran que no deben tomarse suplementos de betacaroteno con ese objetivo. Otros especialistas afirman que es casi imposible obtener suficiente vitamina E con una dieta normal para proteger la salud, por lo que parece indicado tomar suplementos. El selenio es otro antioxidante que podría faltar en muchas dietas, y algunos expertos recomiendan suplementos. La vitamina B folato también está relacionada con las enfermedades cardíacas, y un suplemento puede ser la solución en este caso.

Cualquier persona que considere la posibilidad de introducir suplementos en su dieta para prevenir o minimizar la severidad de una enfermedad debería consultar con un profesional, ya que las soluciones son variadas.

### ¿Se pueden exceder las dosis de suplementos? ¿Son tóxicos?

En algunos casos, se pueden exceder las cantidades de suplementos. Sobre los niveles de toxicidad, *véase* capítulo uno. Un exceso de vitaminas liposolubles A y D resulta tóxico, ya que los aportes sobrantes se almacenan en el hígado. El exceso de vitamina A es especialmente peligroso para las mujeres embarazadas. El consumo elevado de hierro, cinc y selenio también resulta tóxico, y demasiada vitamina C puede provocar alteraciones gástricas. Si para tratar el síndrome premenstrual se utilizan dosis elevadas de vitamina B6, las megadosis de esa vitamina pueden provocar daños neurológicos. Las pastillas que contienen más de 10 mg se han retirado de la venta en algunos países europeos. Casi todas las vitaminas y minerales provocan algún efecto secundario si se toman dosis muy elevadas.

Ciertos grupos de población pueden padecer efectos adversos debido a algunos suplementos; por ejemplo, las personas que toman anticoagulantes no deberían utilizar suplementos de vitamina E. Los que padecen piedras en el riñón o cáncer deberían prescindir de los suplementos de calcio.

En ocasiones, los suplementos son tóxicos por otras razones. En 1997 se descubrió que algunos aceites de pescado contenían niveles de contaminantes sintéticos más elevados de lo recomendable.

### ¿Los suplementos provocan desequilibrios nutricionales?

Sin duda, pueden provocarlos porque las vitaminas, los minerales y otros nutrientes funcionan conjuntamente en el cuerpo. El exceso de un nutriente determinado puede tener muy diversas repercusiones. He aquí algunos ejemplos:

* Si toma suplementos de calcio, también debe tomar suplementos de magnesio, ya que actúan juntos.
* Los suplementos de hierro pueden reducir la absorción de cinc.
* El consumo elevado de cinc puede provocar la necesidad de tomar suplementos de cobre.
* Los suplementos de vitamina B deben tomarse juntos y nunca una sola vitamina del grupo, ya que actúan juntas y un exceso de una altera el delicado equilibrio.
* Las dosis elevadas de hierro pueden dificultar la absorción de vitamina E.

La mejor solución cuando se trata de suplementos, si no está seguro de qué tomar, de la cantidad o del motivo, pasa por consultar con un profesional de la nutrición o un médico. Conviene evitar las dosis elevadas de cualquier vitamina o mineral, a menos que siga el consejo de un especialista. Una preparación estándar multivitamínica y de minerales probablemente represente el modo más seguro de tomar un suplemento. Lea la etiqueta y asegúrese de que la preparación ofrece hasta el ciento por ciento de las vitaminas y minerales necesarios.

### ¿Los suplementos pueden compensar una dieta pobre?

La mayoría de los expertos en nutrición coinciden en que no hay sustitutos para una dieta sana y que la mejor manera de obtener los nutrientes es a través de la comida. En otras palabras, los nutrientes que se extraen de los alimentos (o que se crean sintéticamente, como muchas vitaminas) no ejercen el mismo efecto en el cuerpo que los nutrientes que se ingieren de forma natural junto con los alimentos. Un buen ejemplo es el betacaroteno, cuyos suplementos parecen incrementar el riesgo de cáncer en los fumadores, tal como ha demostrado un estudio.

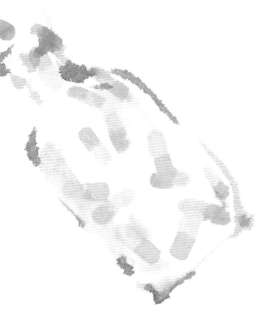

## PRINCIPALES SUPLEMENTOS DE VITAMINAS Y MINERALES Y USOS MÁS COMUNES

| | Dosis diaria media | Dosis diaria máxima** | Usos comunes |
|---|---|---|---|
| ***Vitaminas*** | | | |
| A | 1.000-2.000 µg | 7.500 µg* mujeres 9.000 µg hombres | Piel seca, granos, falta de visión nocturna |
| Betacaroteno | 6-15 mg | n/c | Como la vitamina A. Su uso como suplemento anticancerígeno y contra la enfermedad coronaria es controvertido |
| Grupo B | 100 % CDR | n/c | Estrés y situaciones de nerviosismo; fumadores, bebedores |
| B6 | 10 mg | 50 mg | Síndrome premenstrual, retención de líquidos |
| B12 | 100 µg | n/c | Vegetarianos estrictos |
| Folato | 400 µg | 400 µg | Preconcepción, embarazo (previene las malformaciones congénitas) |
| C | 250-1.000 mg | 2.000-3.000 mg | Antioxidante, antibacteriano, fumadores, bebedores, estrés, problemas de la piel |
| D | 5-10 µg | 10 µg | Ancianos y personas obligadas a permanecer en interiores |
| E | 275 mg | 800 mg | Antioxidante, cicatrizante, problemas de la piel |
| ***Minerales*** | | | |
| Calcio | 800-1.000 mg | 1.500 mg | Historial familiar de osteoporosis, insomnio |
| Hierro | 14 mg | 20 mg | Anemia, períodos menstruales, abundantes, embarazo, fatiga |
| Magnesio | 150 mg | n/c | Consumo elevado de calcio, insomnio, estrés |
| Cinc | 7-15 mg | 50 mg | Consumo elevado de calcio y hierro, refuerza el sistema inmunológico, falta de apetito, cicatrizante, acné |
| Selenio | 100-200 µg | 500 µg | Antioxidante, VIH, cáncer, artritis |
| Multivitaminas/minerales | 50-100 % CDR | n/c | Falta de apetito, dieta pobre |

* Evitar durante el embarazo ** Adultos con una salud normal, no embarazadas

Cuando los nutrientes se obtienen a través de una dieta variada, es imposible excederse. Otro factor importante es que algunos investigadores afirman que los «ingredientes activos» de los alimentos que comemos son muchos otros compuestos, aparte de las vitaminas (por ejemplo, los fitoquímicos de las frutas y las verduras). Sin duda, en el futuro se incluirán fitoquímicos en los suplementos de vitaminas, pero por el momento son pocos los ejemplos (aunque existe vitamina C con bioflavonoides).

Una tercera razón por la que los alimentos «auténticos» son mejores que las pastillas es que la comida tiene calorías, proteínas, grasas esenciales, fibra y un equilibrio completo de todo lo que necesitamos. Si se toma una pastilla de vitamina C en lugar de una naranja, se pierden muchos nutrientes.

Obviamente, hay supuestos en los que es mejor tomar suplementos de vitaminas y/o minerales que nada en absoluto (por ejemplo, en caso de anorexia o pérdida de apetito debido a una enfermedad). No obstante, decantarse por las pastillas en combinación con una dieta pobre no es una solución razonable.

### ¿Se absorben fácilmente en el cuerpo las vitaminas y los minerales en forma de suplementos?

No necesariamente. Se ha comprobado que muchos no se absorben en absoluto. Las vitaminas liposolubles (A, D y E) se incorporan peor cuando se toman sin alimento; las pastillas de hierro son famosas porque apenas se asimilan (se puede contribuir a la absorción con alimentos o bebidas ricas en vitamina C, o con un suplemento de esta vitamina). No tome suplementos de minerales con té o café, ya que dificultan la absorción.

La cápsulas de liberación lenta pueden facilitar la incorporación de las vitaminas. Los suplementos de minerales se venden con el mineral acompañado (o «quelatado») por otros componentes. Los minerales quelatados con compuestos orgánicos, como los aminoácidos, los gluconatos, los picolinatos o los citratos, pueden absorberse más fácilmente que aquellos que van acompañados de compuestos inorgánicos, como sulfatos o fosfatos (lea la etiqueta).

### ¿Hay muchas diferencias entre las vitaminas naturales y las sintéticas?

La vitamina E natural (d-alfa tocoferol) es preferible a la sintética (dl-alfa tocoferol), aunque la vitamina C sintética da tan buenos resultados como el extracto natural.

### ¿Qué incluyen los suplementos además de los «ingredientes activos»?

Las cápsulas pueden ser de gelatina o de un sustituto vegetariano. Las vitaminas liposolubles en cápsula suelen tener como base aceites vegetales. Las pastillas pueden contener aglutinantes, rellenos y otros ingredientes, como azúcar, edulcorantes artificiales, levadura, colorantes o grasa (lea la etiqueta).

## *Suplementos alimentarios*

Se ha creado un gran mercado (en rápida expansión) de suplementos que no se limitan sólo a las tradicionales vitaminas y minerales. Por lo general, se venden en tiendas de dietética, pero cada vez son más habituales en las estanterías de los supermercados y en las farmacias. Estos suplementos abarcan desde productos testados a fondo, como el ajo y el aceite de onagra, hasta remedios más *exóticos* como la infusión de *kombucha* y de *kava kava*. Incluso se pueden comprar cápsulas de frutas y verduras (¡para las personas tan ocupadas que no pueden comer sus cinco raciones diarias!).

Como ocurre con los suplementos de vitaminas y minerales, los reclamos son variados, e incluyen afirmaciones como éstas: aumentan el bienestar, mejoran la salud, protegen contra las enfermedades y diversas dolencias (o las curan), previenen el envejecimiento, etc. La mayoría de estos suplementos no disponen de licencia sanitaria y, por tanto, no deberían incluir reclamos de tipo médico (si tienen licencia, se especifica en la etiqueta).

A continuación, examinaremos algunos suplementos populares y evaluaremos, siempre que sea posible, su eficacia. Muchos no se han testado mediante pruebas clínicas debidamente realizadas, por lo que no se pueden valorar los resultados desde un punto de vista científico. Los beneficios suelen ser anecdóticos, aunque algunos productos (tal vez en su forma original vegetal) se han utilizado durante siglos en sus países de origen. (Las plantas frescas y los remedios con plantas se analizan más adelante.)

**Aceite de borraja**
El aceite de borraja es una fuente de ácido gammalinolénico más rica que el aceite de onagra, ya que contiene aproximadamente el doble (el 20 %; 1.000 mg de aceite de borraja proporcionan 200 mg de ácido gammalinolénico). Aunque los suplementos de este aceite son más caros que los de onagra, se necesitan menos cápsulas para conseguir la misma cantidad de ese ácido. *Véase* Aceite de onagra.

**Aceite de hígado de bacalao**
Rico en vitaminas A y D, y en ácidos grasos esenciales, el aceite de hígado de bacalao se ha utilizado como fuente natural de estos nutrientes a lo largo de muchos años. Además, se afirma que alivia los dolores musculares y la artritis, y que favorece el sistema inmunológico. No conviene exceder las dosis recomendadas, ya que un exceso de vitaminas A y D puede resultar tóxico. Recientemente se ha descubierto que los niveles de productos químicos tóxicos presentes en algunos aceites de hígado de bacalao embotellados podrían ser demasiado elevados para los niños pequeños. Durante el embarazo conviene evitar los suplementos de aceite de hígado de bacalao.

**Aceite de linaza**
Se trata de la fuente más rica de ácido graso esencial omega-3 (N3), el ácido alfalinolénico, y puede convertirse en el organismo en los ácidos grasos EPA y DHA, los que se encuentran presentes en los aceites de pescado. El aceite de linaza resulta útil para los vegetarianos que desean incrementar el consumo de omega-3. Las cápsulas representan la mejor forma de tomarlo (una cápsula de 1.000 mg cubre las necesidades diarias de ácido alfalinolénico, 500 mg aproximadamente, y también proporciona otro ácido graso esencial, el linoleico).

**Aceite de onagra**
El aceite de onagra constituye una de las fuentes más ricas del ácido graso gammalinolénico omega 6 (N6), que el cuerpo necesita para la producción de prostaglandinas; éstas controlan muchos procesos vitales, como el equilibrio de líquidos y el sistema reproductor. Se ha demostrado que el ácido gammalinolénico previene o minimiza el síndrome premenstrual, el dolor de los pechos y la retención de líquidos. Asimismo, se considera que es antiinflamatorio, lo que podría ayudar a los afectados de artritis y eccema.

El cuerpo puede convertir su propio ácido gammalinolénico a partir del ácido graso esencial linolénico, pero en ocasiones este proceso de conversión no es eficaz. En estos casos, el aceite de onagra constituye

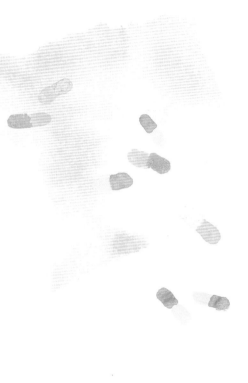

un método adecuado para garantizar los niveles de ácido gammalinolénico. La dosis terapéutica puede llegar a 3.000 mg (1.000 mg de aceite de onagra producirán aproximadamente 100 mg de ácido gammalinolénico). No se tiene noticia de efectos secundarios si se respetan las dosis recomendadas.

**Aceites de pescado omega-3**
Los beneficios de los aceites de pescado se describen en otras partes de este libro (*véase* pág. 16 y Enfermedades cardíacas). Las cápsulas de aceite de pescado ofrecen un método cómodo de tomar los «ingredientes activos» del pescado graso (los ácidos grasos omega-3, el ácido eicosapentaenoico [EPA] y el ácido docosahexaenoico [DHA]).

Por lo general, estos aceites son especialmente útiles para las personas a las que no les gusta el pescado, pero que por recomendación médica han de incrementar el consumo de EPA y DHA. Se ha calculado que para obtener todos los beneficios en los casos de colesterol alto, por ejemplo, se necesitan de dos a tres raciones de

pescado azul a la semana. El equivalente aproximado a dos raciones de pescado azul a la semana es de entre dos y tres cápsulas con 400 mg de EPA/DHA por cápsula al día. Sobrepasar esta cantidad no representa un problema, e incluso podría ser más adecuado. Las últimas investigaciones sugieren que es posible llegar a aumentar el efecto de los aceites de pescado si se toman con ajo. Las personas con el colesterol alto deben tomar los suplementos de omega-3 bajo supervisión médica.

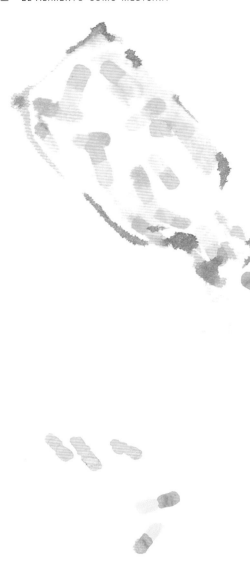

**Acidofilus, *véase* Probióticos**

**Ajo**
Los posibles beneficios del ajo están bien documentados en otros capítulos de este libro (*véase*, especialmente, Enfermedades cardíacas). Sin embargo, hay una cierta polémica sobre las propiedades protectoras de las formas manufacturadas del ajo: pastillas, cápsulas, etc. Algunos expertos afirman que los ingredientes activos del ajo son muy volátiles, e incluso se desactivan al cocer ajo fresco. Según esos especialistas, por tanto, los suplementos de ajo pueden ser mucho menos potentes, e incluso inútiles.

Estas teorías están en investigación, pero hasta que se encuentren las respuestas definitivas, tenga en cuenta que si desea tomar suplementos de ajo conviene evitar los desodorizados, ya que se sabe con certeza que la alicina activa de esos productos habrá perdido su potencia. Evite también los que se hayan tratado con calor, porque igualmente éste destruye los componentes volátiles, y busque las cápsulas que sean más puras, las menos tratadas.

Nadie sabe realmente cuál es la cantidad óptima diaria de ajo, pero algunos expertos afirman que la equivalente a dos dientes de ajo al día es la mínima. Muchas marcas recomiendan dos cápsulas diarias (lea las etiquetas).

**Algas (de color verde azulado)**
Las algas procedentes de lagos de agua dulce y clima suave (hoy también se cultivan en tanques) se secan y se ofrecen en forma de comprimido como suplemento alimentario. La espirulina y la *Chlorella* son dos algas muy conocidas. Estos suplementos contienen una amplia variedad de nutrientes: hierro, betacaroteno, selenio, vitamina B12, ácidos grasos esenciales y proteínas, aunque la cantidad de la mayoría de estos nutrientes (en comprimidos o en polvo, aproximadamente 1 g de alga seca) es pequeña para las dosis que se recomiendan de día. Por ello, constituyen un suplemento caro si se tienen en cuenta los nutrientes que se obtienen.

Por ejemplo, la dosis diaria de una determinada marca contiene sólo 350 μg de hierro, una proporción muy pequeña de la cantidad que se necesita diariamente (14 mg). En ocasiones, se afirma que las algas pueden reforzar el sistema inmunológico, que ayudan a recuperarse con prontitud después de hacer ejercicio, que depuran el cuerpo y mejoran el rendimiento. Sin embargo, las pruebas a que han sido sometidas son más bien anecdóticas. Se cree que apenas provocan efectos secundarios adversos.

**Aloe vera**
El aloe vera se utiliza con fines médicos desde tiempos remotos. Se dice que el principal ingrediente activo de la planta es mucopolisacárido, que puede servir de ayuda en diversas situaciones (como infecciones, alergias e inflamación). Muchos problemas cutáneos (piel seca, picores, sarpullidos, heridas, acné y psoriasis) mejoran con el aloe vera, ya sea tomado por vía oral o aplicado sobre la zona dañada. Esta planta también se ha utilizado contra el síndrome de colon irritable, la candidiasis, la encefalomielitis miálgica, la artritis, las infecciones, como depurativo y contra muchas otras dolencias. Según se afirma, otro componente activo del aloe vera —la aloína— combate el estreñimiento. El zumo fresco de aloe vera puede tomarse como bebida (suele ser amargo) o en forma de cápsula. El aloe vera en polvo, en forma de comprimido, resulta menos eficaz. Durante el embarazo no se deben tomar suplementos de esta planta.

**Aminoácidos**
Los aminoácidos son los componentes de las proteínas completas, y cada uno desempeña un papel en el cuerpo. La cisteína es antioxidante y, en ocasiones, se utiliza para tratar infecciones víricas severas, como el VIH. La lisina combate el virus del herpes y favorece la absorción de hierro. La glutamina fortalece el sistema inmunológico y alivia las alteraciones digestivas. La L-carnitina se vende, sobre todo, como quemagrasas, y la arginina, para el desarrollo de los músculos. Otros aminoácidos también se venden como suplementos para usos muy diversos. Si tomamos suficientes proteínas en la dieta,

sin embargo, es poco probable que necesitemos suplementos individuales. Además, las pruebas científicas de la eficacia de estos productos son escasas.

Los suplementos de aminoácidos no están aconsejados para las mujeres embarazadas, los niños, las personas diabéticas y las hipertensas.

**Bifidus, *véase* Probióticos**

**Cardo mariano**

El cardo mariano (*Silybum marianum*) contiene silimarina y se ha utilizado en Europa durante cientos de años como tratamiento contra las alteraciones hepáticas. Las investigaciones parecen afirmar su eficacia, y los herbolarios modernos utilizan la planta como ayuda en casos de ictericia y hepatitis, y como protección del hígado en los casos de abuso de alcohol o de estrés. El cardo mariano se encuentra disponible en forma de tintura, cápsulas (extracto de *Silybum*) o en polvo, que es menos potente.

**Coenzima Q10**

Se dice que la coenzima Q10 ayuda al cuerpo a convertir los alimentos en energía, fortalece el corazón, actúa como antioxidante e incluso minimiza los sofocos. El cuerpo fabrica su propia Q10 y se encuentra presente en los alimentos de forma natural, pero sus defensores afirman que a medida que envejecemos, o cuando estamos enfermos, los niveles naturales descienden. Es entonces cuando un suplemento puede resultar útil. Muchos especialistas en nutrición opinan que la necesidad de este suplemento está por demostrar.

**Equinácea**

Los beneficios de la equinácea como refuerzo del sistema inmunológico están bien documentados. Un tratamiento breve de tintura o cápsulas a base del principal ingrediente activo, los equinocósidos, dos o tres veces cada invierno, puede ayudar a prevenir los resfriados, la gripe y las infecciones bacterianas, además de favorecer la prevención de los herpes.

La equinácea también contiene mucopolisacáridos (*véase* Aloe vera).

**Espirulina, *véase* Algas**

***Ginkgo biloba***

Las hojas del *ginkgo biloba* ejercen un importante efecto, según se dice, en el mantenimiento de las funciones cerebrales, como la memoria, la atención y la concentración, ya que aseguran el aporte de sangre al cerebro y, por tanto, lo oxigenan. También se dice que el *ginkgo* incrementa el suministro de sangre a las manos y los pies. Por estas razones, es habitual referirse a él como el suplemento ideal para las personas mayores, y se han realizado estudios para comprobar si el *ginkgo* puede ser eficaz para combatir la enfermedad de Alzheimer.

La calidad de los suplementos de *ginkgo biloba* varía: algunos se componen únicamente de hojas secas en polvo, y para que resulten eficaces es preciso tomar al menos 1.000 mg. Otros suplementos ofrecen extractos de la hoja, de donde se obtienen los ingredientes activos (flavonoglicósidos y otros compuestos). Una pastilla de extracto de *ginkgo* de buena calidad contiene aproximadamente 40 mg de extracto (el 24 % corresponde a flavonoglucósidos); entre 1 y 3 pastillas al día es una cantidad suficiente. Los fabricantes afirman que los beneficios pueden pasar desapercibidos hasta un mes después de haber comenzado el tratamiento con suplementos.

***Ginseng***

El suplemento alimentario más famoso de los que proceden de Oriente, la raíz del *ginseng*, se ha utilizado como tónico general durante al menos siete mil años. Hay dos tipos principales de *ginseng* en forma de suplementos: el *panax ginseng*, en ocasiones denominado coreano, y el *ginseng* siberiano. Ambos son miembros de la familia de las aralias, aunque la del *panax ginseng* es una planta perenne y la del *ginseng* siberiano (*Eleutherococcus senticosus)* es un arbusto. Ambos se describen como adaptógenos, lo que significa que pueden ayudar al cuerpo a luchar o a adaptarse a los problemas que padezca. Por ejemplo, si se está estresado, relajan; si se está cansado, estimulan (por lo menos, eso se dice).

Existen algunas ligeras diferencias entre los supuestos efectos de estos dos tipos de *ginseng*. El *panax ginseng* es el *ginseng* clásico, que contiene compuestos ginsenósidos que, según se dice, son similares a las propias hormonas corporales del estrés. Por ser adaptógeno, nos ayuda a enfrentarnos a cualquier tipo de estrés físico o emocional, además de ser un tónico general, e incluso un sedante. Asimismo, puede estimular el sistema inmunológico y favorecer la función del hígado. Estudios recientes demuestran que posee importantes propiedades antibióticas, por lo que favorece la lucha contra las bacterias que provocan daños en los pulmones con fibrosis quística y reduce la severidad de las infecciones de pulmón.

El *panax ginseng* goza de un especial favor en Oriente entre los atletas, los ancianos y los hombres en general. Una dosis estándar es de entre 500 y 600 mg al día en forma de cápsula, aunque es preciso tomarla durante períodos de algunas semanas. Como estimulante, el *panax ginseng* debe tomarse por la mañana. Es preciso evitar su consumo durante el embarazo o si se es hipertenso.

El *ginseng* siberiano es estimulante y un tónico antiestrés con especiales beneficios

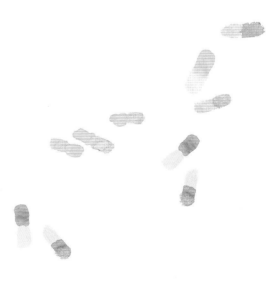

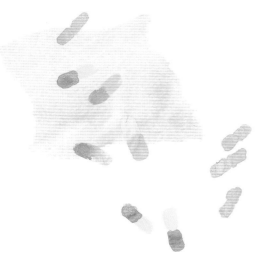

físicos: algunas pruebas han demostrado mejoras en los resultados de atletas en hasta un 9 %. También estimula el sistema inmunológico y resulta útil para la fatiga a largo plazo. Asimismo, hay algunas pruebas que demuestran que es antitóxico. Una dosis estándar, que debe tomarse durante algunas semanas, es de 1.000 mg en cápsula.

Otro tipo de *ginseng* menos conocido es el americano. Al parecer, sus efectos son similares (aunque más suaves) a los del *panax ginseng*. Puede resultar de ayuda para aquellas personas a las que los otros tipos de *ginseng* les parecen demasiado estimulantes.

**Hipérico**

*Hipericum perforatum* se conoce con el nombre común de hipérico. Se trata de una planta silvestre perenne, originaria de Europa. Sus flores amarillas —se toman secas, en tintura o en suplementos— constituyen un tratamiento tradicional en el continente europeo para los casos de depresión leve y estrés. La planta gana popularidad y cada vez se utiliza más en nuevos lugares.

Varias pruebas han demostrado la eficacia del hipérico en el tratamiento de la depresión, y se cree que la planta también es antivírica y puede resultar de ayuda contra el SIDA y en todas las infecciones víricas. El hipérico se utiliza ampliamente para contrarrestar los síntomas de la menopausia, y también puede servir para combatir muchos otros síntomas, aunque los resultados no están probados. Las dosis para tratar la depresión suelen ser de 1.000 μg al día o 10 gotas de tintura en agua.

**Jalea real**

Uno de los suplementos más famosos de los últimos años, la jalea real, es el único alimento que toma la abeja reina; se lo proporcionan las obreras, que no lo toman. La reina vive mucho más tiempo que las obreras (entre tres y cinco años la primera; entre seis y ocho semanas las segundas), hecho que los «devotos» de la jalea real atribuyen a la alimentación de la reina. Sin embargo, apenas existen pruebas de la importancia de la jalea real en la alimentación humana (aumento de la resistencia, de la fertilidad y de la longevidad). El único nutriente inusual que se ha encontrado en la jalea real es un ácido graso llamado ácido decenoico trans I hidroxidelta 2, que no se halla en ningún otro alimento (los defensores afirman que éste es el «ingrediente mágico», pero no hay pruebas). Algunos fabricantes de cápsulas de jalea real dicen que se necesitan 150 mg de jalea durante dos o tres meses para notar algún efecto, y recomiendan la jalea fresca, que puede resultar bastante cara.

***Kava kava***

La raíz de este arbusto de una isla del Pacífico es un conocido relajante, que puede aliviar la ansiedad, favorecer el sueño y crear una sensación de bienestar. El principal ingrediente activo, la kawaína, es un sedante. Otros usos del *kava kava* son como antiséptico y analgésico. Existe en forma de cápsulas, y no es conveniente sobrepasar las dosis recomendadas, ya que en exceso puede resultar tóxico.

***Kombucha***

Originaria de Rusia y China, esta infusión se ha utilizado durante muchos años como tónico, y se dice que proporciona diversos beneficios. Al parecer, es anticancerígena, antibacteriana, inmunoestimulante, depurativa; alivia la artritis, las cataratas, el asma, la caspa, los picores, la falta de libido. Por desgracia, las pruebas de su eficacia son, de nuevo, más anecdóticas que científicas. La *kombucha* se puede preparar en casa o adquirirse en forma de infusión. Las personas que han utilizado este remedio durante mucho tiempo afirman haber tenido efectos secundarios, como ictericia, náuseas y reacciones alérgicas.

***Lactobacillus*, *véase* Probióticos**

**Mejillón de labios verdes**

Las personas afectadas de artritis toman suplementos de este molusco desde hace varios años, y parece que se obtienen beneficios. Las investigaciones han identificado el componente que podría ejercer ese efecto: el liprinol, de propiedades antiinflamatorias (reduce el dolor y la hinchazón de las articulaciones). El liprinol es un mucopolisacárido, un compuesto que también se halla en el aloe vera y en la glucosamina.

Los suplementos de mejillón de labios verdes pueden tomarse en forma de cápsula. Los resultados aparecen al cabo de entre cuatro y ocho semanas.

**Mucopolisacáridos, *véase* Aloe vera, Mejillón de labios verdes**

**Pasionaria**

La pasionaria (*Passiflora)* constituye un excelente remedio contra el insomnio, y es un sedante suave. En forma de comprimido, resulta relativamente barata y no crea adicción. Como suplemento, suele combinarse con otras plantas sedantes, como el lúpulo, la manzanilla y la valeriana.

**Polen de abeja, *véase* Propóleos**

**Prebióticos**

Cuando se toman antibióticos para acabar con las infecciones bacterianas, no sólo se consigue terminar con las bacterias «malas», sino también con las «buenas» que equilibran la flora corporal y evitan enfermedades como las aftas, la candidiasis y la cistitis. Si se reduce el número de bacterias buenas, es preciso favorecer su recuperación. Los prebióticos son componentes alimentarios llamados oligosacáridos, una fuente de fibra soluble que estimula el desarrollo de las bifidobacterias al proporcionar una fuente de alimento para esas bacterias. Los fructooligosacáridos presentes en las patacas, las cebollas y la achicoria parecen especialmente beneficiosos, y también se encuentran disponibles en forma de pastilla. Entre 5 y 10 g es una dosis normal diaria, durante una o dos semanas tras tomar los antibióticos.

**Probióticos**
La tarea de los prebióticos se puede potenciar con suplementos alimentarios que contengan probióticos (las bacterias intestinales buenas, como *Lactobacillus acidofilus* y *Lactobacillus bifidus*). Esas bacterias se encuentran en algunos yogures, pero si se toman en forma de comprimido se garantiza mejor el consumo de un número suficiente (se ha demostrado que algunos yogures contienen cantidades bajas). Los prebióticos y los probióticos deben comprarse en un establecimiento donde los mantengan refrigerados, ya que las bacterias se destruyen fácilmente con la luz y el calor.

**Propóleo**
El propóleo (también llamado propóleo de abeja o polen de abeja) lo producen las abejas para esterilizar las colmenas. Se dice que, tomado en forma de suplemento, proporciona protección antibiótica y antivírica a los humanos. Asimismo, puede ser antiinflamatorio y curar las enfermedades de las encías o acelerar su mejoría. Casi todas las personas pueden tomar suplementos de propóleo, pero no las que padezcan fiebre del heno o asma. Las pastillas de propóleo alivian el dolor de garganta.

**Remedios depurativos**
Se conocen varios remedios depurativos (en ocasiones, en forma de suplementos líquidos, o en un paquete con dos o más remedios diferentes, por lo general para tomar durante tres días o hasta tres semanas). Se dice que limpian el sistema digestivo, purifican la sangre y favorecen la eliminación de residuos tóxicos al mejorar la función hepática y, en ocasiones, de la vesícula. (Para más información sobre la depuración, *véase* pág. 156.) Por lo general, estos remedios contienen una gama de preparaciones de plantas y hierbas con esas propiedades, y algunos incluyen instrucciones para seguir un semiayuno o una dieta específica. En pruebas objetivas estos productos ofrecen resultados diversos, aunque merece la pena probarlos.

**Sargazo vejigoso (*kelp*)**
El sargazo vejigoso (*kelp*) (*Fucus vesiculosus*) es un alga también conocida como fuco. Es rico en yodo y, posiblemente, tiene propiedades estimulantes del sistema inmunológico y de tiroides. Algunas personas creen que el sargazo vejigoso favorece la pérdida de peso, y por eso se vende como coadyuvante en las dietas de adelgazamiento, pero apenas hay pruebas científicas que demuestran su eficacia. El sargazo vejigoso se vende en comprimidos, y se recomienda una dosis diaria aproximada de 150 µg. Es preciso evitar el exceso de sargazo vejigoso (y de yodo), sobre todo si se tiene una tiroides hiperactiva.

**Silimarina, *véase* Cardo mariano**

**Trigo verde**
Los granos del trigo se dejan brotar hasta que se convierten en hierbas jóvenes, y después se reducen a puré. Se dice que es antioxidante, inmunoestimulante, tónico y depurativo, ya que contiene muchos nutrientes y clorofila, que limpia el sistema. Algunos estudios realizados en Estados Unidos sugieren que puede ser anticarcinógeno, aunque las pruebas todavía no lo han confirmado.

**Uña de gato**
Derivada de un arbusto peruano, la uña de gato en cápsulas o en infusión se utiliza como planta curativa, ya que se afirma que es antivírica, inmunoestimulante, antiinflamatoria y antioxidante, además de una panacea para las alteraciones digestivas. Utilizada por las tribus peruanas durante siglos, apenas se ha probado en Occidente.

**Valeriana**
Otro suplemento popular contra el insomnio; suele combinarse con pasionaria o lúpulo.

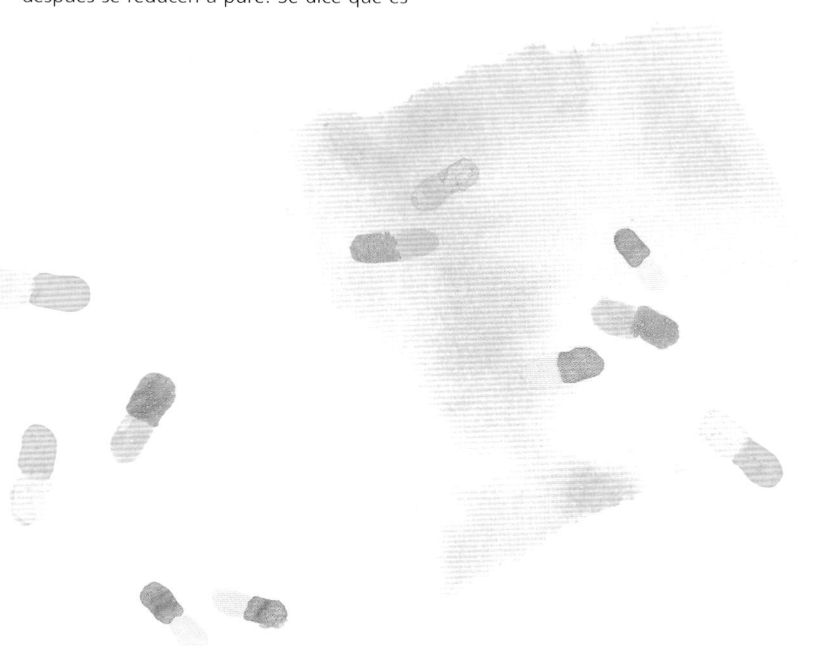

# Hierbas y salud

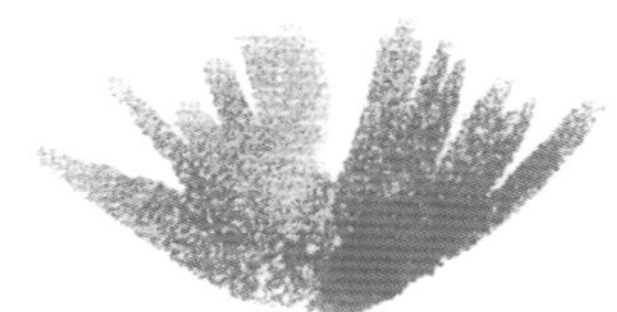

En Occidente tendemos a considerar las hierbas simplemente como recursos para dar sabor, similares a la sal y la pimienta. Las compramos en tarros pequeños, secas y picadas, para utilizarlas una o dos veces, y después las dejamos en la despensa durante meses hasta que, finalmente, las tiramos. Sin embargo, las hierbas frescas no sólo suponen una maravillosa aportación a la dieta diaria, sino que también son algunos de los medicamentos más potentes que existen.

Si dispone de una ventana con alféizar, un patio en el que pueda colocar una o dos macetas, o incluso un terreno que pueda convertir en un herbario, merece la pena cultivar algunas hierbas para cocinar o para emplearlas de otros modos que mejoren su salud. Otras hierbas pueden recogerse en un seto, en el campo o incluso en zonas descuidadas de su jardín. ¡Y son gratuitas!

Los principales ingredientes activos de las plantas son sus aceites esenciales y diversos fitoquímicos, que ofrecen una enorme gama de beneficios terapéuticos. Algunas son sedantes, otras digestivas, las hay antibióticas, estimulantes, etc.

Las hierbas se emplean frescas en ensaladas o como guarnición, y en infusión; otra opción es secarlas y congelarlas para utilizarlas en la cocina, o bien para preparar tinturas, que duran mucho tiempo. Por supuesto, los fabricantes también las secan o extraen sus aceites para convertirlos en suplementos (*véanse* páginas anteriores para más detalles).

Casi todas las plantas (lo que incluye las hojas, las flores, los brotes, las semillas, las raíces y la corteza) con un uso medicinal o terapéutico pueden describirse como «hierbas medicinales», aunque para el propósito que perseguimos, al referirnos a una hierba hablaremos de una planta anual, bienal o perenne, o un pequeño arbusto, cuyas hojas puedan emplearse y que se pueda cultivar en una zona reducida y/o que encaje en un herbario (con la excepción de las dos malas hierbas que incluimos, la ortiga y el diente de león, que tal vez no sean tan bienvenidas entre el romero y el tomillo). Lo mejor es recoger la ortiga y el diente de león en una zona silvestre, ya sea en el interior de su jardín o fuera de éste.

## Recolectar y almacenar hierbas frescas

La mejor hora para recogerlas es muy temprano, cuando se encuentran más frescas y sus ingredientes son más potentes. Una vez recogidas, es preciso llevarlas a un espacio interior inmediatamente, sobre todo si hace calor, ya que pronto se marchitan. Las hojas se pueden recoger en cualquier momento del año, siempre que estén verdes y sanas (algunas plantas, como el tomillo y el romero, son perennes y se pueden recoger todo el año), en especial si son para cocinar. Con el fin de conservar al máximo sus propiedades medicinales, sin embargo, es mejor recoger las hojas antes de que la planta florezca.

Si es posible, recoja la cantidad que necesite para su uso inmediato. Si coge más de lo que precisa para utilizar en fresco en otro momento, corte pedúnculos completos (no sólo las hojas), póngalos en agua y manténgalos en un lugar seco hasta que necesite las hojas (cambie el agua cada día). Las plantas recogidas sin pedúnculo también se conservan bien en una bolsa de plástico, en la nevera. No corte las plantas frescas hasta el momento en que vaya a usarlas.

## Secar hierbas frescas

Recolecte las hierbas como se indica en el apartado anterior. Si dispone de una habitación seca, cálida y ventilada, puede colgar las plantas para secarlas. Si lo prefiere, puede atar bolsas de papel alrededor de los ramos, para que las hojas que caigan vayan a parar a las bolsas.

También puede secar pedúnculos pequeños sobre una bandeja de horno, en un horno muy fresco o en un armario ventilado. Gírelas de vez en cuando y retírelas tan pronto como parezcan completamente secas (los pedúnculos se rompen fácilmente si están bien secos). A continuación, cuelgue los pedúnculos formando ramos, o bien quíteles las hojas y guárdelas en recipientes herméticos, en un lugar fresco y oscuro.

## Congelar hierbas secas

A algunas plantas simplemente se les quita el pedúnculo, se guardan en bolsas para congelar y se congelan tal como están. El perejil puede tratarse de este modo (una vez congelado, se machaca, lo que ahorra el trabajo de picarlo después de la descongelación). Las plantas de hojas más delicadas, como la menta y el cilantro, pueden congelarse en cubiteras con un poco de agua y emplearse en la cocina simplemente poniendo un cubito en la olla o la sartén. La albahaca no se congela bien; es mejor secarla.

## Infusiones

Puede preparar infusiones de hojas frescas o secas con fines medicinales, tal como haría con una infusión normal. Las infusiones no deben guardarse; es preciso tomarlas el mismo día de su preparación. NOTA: los remedios con hierbas no deben tomarse más de algunas semanas cada vez.

## Aceites en infusión

Las hierbas también se pueden picar y cubrirse con aceite de oliva de buena calidad; se guardan en un recipiente hermético, en un lugar cálido, durante dos o tres semanas. Después se cuela el aceite y se utiliza con fines terapéuticos, o incluso para cocinar o aliñar ensaladas (depende de la hierba que haya utilizado).

Por ejemplo, los aceites de tomillo, romero y estragón son excelentes para cocinar.

## *Algunas hierbas populares para cuidar la salud*

**Albahaca dulce** *Ocimum basilicum:*
Anual semirresistente; hasta 50 cm. Lugares secos, protegidos, soleados; adecuada para macetas y ventanas.
*Usos culinarios*: las hojas se utilizan en ensaladas, acompañadas de tomates. Es el principal componente de la salsa italiana *pesto* y del *pistou* francés; adecuada para la mayoría de platos de pasta.
*Usos medicinales*: la infusión de hojas puede favorecer la circulación y aliviar la flatulencia, las náuseas y el dolor de estómago; es ligeramente sedante. El aceite se emplea como repelente de insectos y para disminuir el dolor de las picaduras.

**Angélica** *Angelica archangelica*:
Bienal resistente; hasta 2,5 m. Suelo húmedo; necesita mucho espacio.
*Usos culinarios*: los tallos se pueden cristalizar; las hojas se pican y se añaden a las ensaladas.
*Usos medicinales*: la raíz y las semillas, así como el tallo y las hojas, se emplean como potentes digestivos, tónicos, expectorantes y estimulantes de la circulación.

**Cebollino** *Allium schoenoprasum:*
Perenne resistente; 30 cm. Arriates o macetas, ventanas; lugar soleado y buen drenaje.
*Usos culinarios*: picado en ensaladas, sopas, salsas, tortillas; se utiliza como las cebollas. Se añade al final de la cocción.
*Usos medicinales*: es de la misma familia que los ajos y las cebollas, y tiene compuestos similares a los del ajo (aunque menos potentes). Rico en vitamina C y hierro, actúa como digestivo y reduce los niveles de colesterol si se consume con frecuencia.

**Diente de león** *Taraxacum officinale:*
Perenne resistente; hasta 30 cm. Crece casi en cualquier parte.
*Usos culinarios*: las hojas son excelentes en ensaladas; la raíz molida se utiliza como «café».
*Usos medicinales*: diurético potente, rico en potasio, depurativo de la sangre. La raíz favorece la función hepática y también se ha empleado para tratar la artritis, el eccema y el estreñimiento.

**Ligústico** *Levisticum officinale:*
Perenne resistente; hasta 2 m. Necesita mucho espacio y un lugar soleado y bien drenado.
*Usos culinarios*: sabrosa adición para ensaladas; bueno en guisos y sopas.
*Usos medicinales*: tónico que, al dar calor, estimula la circulación; digestivo, diurético, puede ayudar contra la cistitis y los dolores menstruales.

**Melisa** *Melissa officinalis*:
Perenne resistente; hasta 60 cm.
*Usos culinarios*: excelente para infusiones, las hojas se pueden emplear en ensaladas.
*Usos medicinales*: calmante, antivírico (la infusión es buena para tratar los herpes). También puede ayudar en caso de hipertiroidismo.

**Menta** *Mentha spicata*:
Perenne resistente; hasta 90 cm. Maceta o arriate (invasiva).
*Usos culinarios: M. piperita* y *M. rotundifolia* tienen un uso similar: en salsas, condimentos, como aderezo para verduras y frutas, en infusión y en bebidas frías.
*Usos medicinales*: la menta contiene mentol, que se utiliza ampliamente como remedio para la indigestión. También se emplea para despejar la congestión en caso de resfriados e infecciones de las vías respiratorias. asimismo, purifica el aliento; una infusión aplicada sobre la piel alivia el dolor, y el aceite puede emplearse para dar un masaje.

**Ortiga** *Urtica dioica*:
Perenne resistente; hasta 90 cm.
*Usos culinarios*: las hojas tiernas (ricas en hierro, potasio, vitamina C y carotenoides) se pueden usar como verdura similar a las espinacas, ligeramente hervidas o en sopa. La infusión de ortiga también resulta beneficiosa.
*Usos medicinales*: diurética, limpiadora y depurativa; alivia el dolor de la artritis, las picaduras y los sarpullidos o irritaciones producidas por las propias ortigas o por el uso del pañal en los bebés. Favorece la excreción de ácido úrico en el caso de sufrir gota; calma la fiebre del heno y la rinitis. La raíz de ortiga se utiliza para tratar la hipertrofia prostática.

**Perejil** *Petroselinum crispum:*
Bienal resistente; hasta 30 cm. Tolera la mayoría de situaciones, excepto la sombra. Crece bien en alféizares y jardineras.
*Usos culinarios*: el perejil es rico en hierro, carotenoides y vitamina C, y sus usos son múltiples (salsas, sopas, ensaladas, mezclas de hierbas y con pasta).
*Usos medicinales*: diurético y estimulante de las funciones renales; refrescante del aliento; en algunos casos, alivia la artritis y la gota.

**Romero** *Rosmarinus officinalis:*
Arbusto semirresistente, hasta 1,25 m. En lugares protegidos, secos, soleados, arriates o macetas.
*Usos culinarios*: hierba aromática ideal para cocinar con carnes, pollo y pescados; también para pan de hierbas.
*Usos medicinales*: tónico y estimulante de la circulación; se dice que incrementa la memoria y ayuda contra la depresión leve, los dolores de cabeza y la migraña.

**Salvia** *Salvia officinalis:*
Arbusto; hasta 60 cm. Lugares secos y soleados, arriates, macetas.
*Usos culinarios*: ideal con platos de pato, oca y cerdo. Ingrediente sabroso como relleno y para mezclar con otras hierbas en tortillas y en platos acompañada de otras verduras.
*Usos medicinales*: antiséptica, digestiva y estimulante, pero también calmante. Se dice que es tónica para el hígado, la memoria y los nervios. La infusión se utiliza para realizar enjuagues bucales y gárgaras contra el dolor de garganta y los problemas de encías.

**Tomillo** *Thymus vulgaris*:
Subarbusto; hasta 30 cm. Márgenes secos y soleados, macetas, jardineras de ventana.
*Usos culinarios*: hierba muy utilizada en la preparación de platos de carne, para rellenos, mezclas de hierbas, tortillas y platos a base de huevos.
*Usos medicinales*: potente antiséptico; la infusión atenúa la bronquitis y las infecciones respiratorias, el asma y las aftas; alivia la flatulencia. El aceite disminuye el ardor de las picaduras y los problemas de la piel de origen micótico. El tomillo es antioxidante y tónico.

# *Desmitificar la depuración*

Todos nos deshacemos de las toxinas. Una dieta «depurativa» puede ser la respuesta del milenio como alternativa a los balnearios o la combinación de alimentos. Para todo aquel que se sienta agotado, cansado o falto de energía, la desintoxicación parece ser la solución. ¿Qué es realmente una dieta depurativa? ¿En verdad funciona?

Los elementos tóxicos pueden penetrar en el cuerpo o en los alimentos que consumimos (por ejemplo, a través de pesticidas, herbicidas, hormonas, conservantes, etc.), e incluso una dieta sana puede contener muchos más extras ocultos de lo que se imagina. También los alimentos sanos en cantidades inadecuadas pueden convertirse en tóxicos: por ejemplo, el exceso de zanahorias o de aceite de hígado de bacalao. Asimismo, es posible que tenga una intolerancia leve a un alimento sin saberlo.

Los organismos víricos y bacterianos también pueden penetrar en el cuerpo o en los alimentos, o a través de la piel y los pulmones, y son tóxicos porque el cuerpo lucha contra ellos. Las dolencias menores frecuentes o recurrentes pueden indicar la incapacidad del sistema inmunológico para afrontarlas. Los ganglios linfáticos inflamados cuando no se está enfermo, pero uno no se siente del todo bien, indican que es necesaria una depuración intensiva.

El humo del tabaco contiene toxinas que inspiramos, incluso si no fumamos. El alcohol en grandes cantidades resulta tóxico (o en cantidades moderadamente grandes cuando se toman de forma frecuente). Los fármacos pueden ser tóxicos (por ejemplo, consumir analgésicos sin receta puede producir efectos secundarios en el estómago, el hígado, etc.).

El estrés (tanto físico como emocional) agrava con frecuencia los problemas. Por tanto, si no se siente bien y está sujeto a más de uno de estos factores, es muy posible que se sienta animado a depurarse.

### ¿Cómo puede funcionar una dieta depurativa?

La tarea del sistema linfático (una red de ganglios y conductos) consiste en eliminar el exceso de líquido de todos los tejidos corporales. En los nódulos linfáticos (ganglios), el material extraño y todos los microorganismos no deseados, como las infecciones, se filtran al exterior antes de que la linfa se una con la sangre. Por tanto, es importante gozar de un sistema linfático sano para depurar el cuerpo. Los síntomas externos de una linfa lenta son ojos apagados e hinchados, tobillos hinchados y piel apagada.

Tal vez, la tarea depurativa más importante sea la que lleva a cabo el hígado, probablemente el órgano que más trabaja y el más versátil del cuerpo. Uno de sus cometidos es convertir los materiales de desecho del cuerpo (por ejemplo, el amoníaco, un veneno producido cuando las proteínas del cuerpo se descomponen) y las toxinas externas, como los fármacos, el alcohol, las toxinas inhaladas y las que se encuentran en los alimentos, en componentes inofensivos, o menos dañinos, para su excreción.

A fin de favorecer este proceso, una vesícula biliar y un sistema urinario sanos también son importantes. Además, un programa de comidas y ejercicio que favorezca la aceleración de la eliminación de residuos del cuerpo a través de la orina debe considerarse asimismo parte importante de una rutina depurativa. Los materiales de desecho del cuerpo también se eliminan a través de los intestinos, por lo que resulta vital un tránsito intestinal regular. Finalmente, el material de desecho se excreta mediante el sudor y la respiración, dos procesos que igualmente se pueden potenciar con la dieta y el ejercicio.

Una dieta depurativa útil tiene como objetivo proporcionar los productos que favorezcan el procesado y la eliminación de toxinas (y evitar los productos sospechosos de ser tóxicos). Por último, una dieta rica en fitoquímicos antioxidantes ayuda a desoxidar el cuerpo y a neutralizar los radicales libres dañinos que se producen durante un régimen desintoxicante. El ejercicio regular también ayuda, ya que aumenta la actividad linfática (el flujo de linfa crece hasta quince veces durante el ejercicio), produce orina, anima a los intestinos a trabajar e incrementa la circulación sanguínea, la actividad del hígado, la sudoración y la espiración.

**ALIMENTOS Y HIERBAS PARA DEPURAR:**

Para favorecer la función del hígado y/o la vesícula: raíz de diente de león, caléndula (flores y hojas), perejil, bardana (hojas o raíz), cardo mariano (se puede tomar en forma de suplemento), menta, raíz de acedera, alcachofa, manzana, aceite de oliva, pepino, cebolla.

Para estimular el sistema linfático y la circulación: angélica, ligústico, caléndula, orégano, romero, raíz de acedera, equinácea, jengibre, cayena.

Para favorecer la eliminación de líquidos: diente de león, ligústico, ortiga, perejil, estragón, manzana, pepino, cebolla, raíz de acedera.

Para purificar la sangre: ajo, cebollino, cebolla, puerro, diente de león, ortiga, equinácea.

Efecto laxante: aceite de oliva, bardana, raíz de acedera, jugo de aloe vera.

Para incrementar el calor corporal / la transpiración: caléndula, tomillo, ajo, cebolla, cebollino, mostaza, té verde.

NOTA: los regímenes con hierbas no deben seguirse más de seis semanas sin una pausa de seis semanas, a menos que se sigan los consejos de un profesional cualificado.

**EJEMPLO DE COMIDA PARA UN DÍA DE UNA DIETA DEPURATIVA A CORTO PLAZO:**

Seis vasos de agua al día

*Al levantarse*
Agua y zumo fresco de manzana;
dos comprimidos de cardo mariano

*Desayuno*
Ensalada de fruta fresca, con yogur y semillas de sésamo
Decocción de diente de león y bardana

*A media mañana*
Jugo de aloe vera

*Almuerzo*
Ensalada mixta grande, que incluya pétalos de caléndula, pepino, cebolla y hojas de ortiga; aliñada con aceite de oliva y zumo de limón.
Nueces y almendras
Decocción de diente de león y barbana

*Media tarde*
Té verde

*Cena*
Alcachofas aliñadas con aceite de oliva y zumo de lima
Selección de crudités y una salsa de yogur, cayena y cebollino
Manzana y pipas de girasol
Decocción de diente de león y bardana

*Antes de dormir*
Infusión de manzanilla
Rebanada pequeña de pan integral orgánico (opcional)

Nota: para dietas depurativas de más de unos pocos días, añada hortalizas feculentas y/o cereales integrales en al menos dos comidas al día

EJERCICIO: dé un paseo o nade dos veces al día, veinte minutos cada vez; concéntrese en la respiración

**¿Qué tipo de dieta conviene seguir?** Algunas dietas depurativas son poco más que un ayuno con agua. Este tipo de dietas evitan el consumo de toxinas, pero son peligrosas si se siguen más de un día.

Un buen programa es aquel que se puede seguir durante más de uno o dos días. Por tanto, para la mayoría de personas, que deben continuar con su actividad cotidiana, la dieta debe contener una gama más amplia de alimentos y más calorías. Una dieta de estas características resulta más beneficiosa si contiene alimentos que ayuden al organismo a eliminar toxinas.

En la página anterior aparece una lista de alimentos y hierbas: elija uno o dos de cada categoría para comer o beber de forma regular mientras sigue la dieta depurativa.

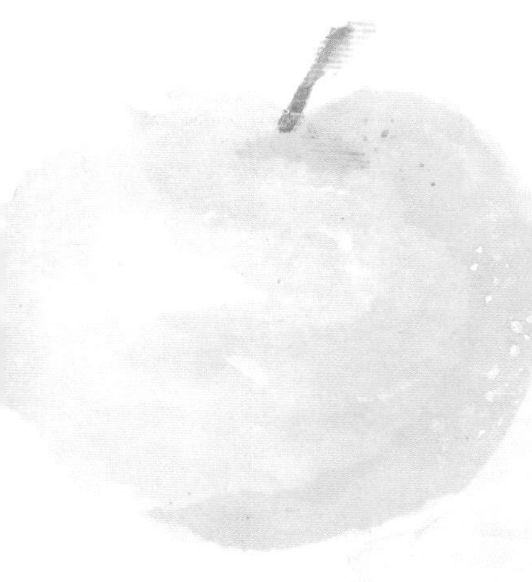

Los alimentos que se pueden tomar libremente son todos los frescos y de cultivo biológico, zumos frescos, ensaladas y hortalizas no feculentas; hierbas frescas, aceite de oliva y otros aceites vegetales y de semillas puros, yogur orgánico, frutos secos y semillas crudas.

Una dieta de este tipo se puede seguir durante algunos días siempre que el trabajo no exija esfuerzo y se realice un ejercicio suave; además, proporciona abundantes antioxidantes. Para una depuración más a largo plazo, añada cereales integrales y hortalizas feculentas (por ejemplo, arroz integral, quinoa y pequeñas cantidades de pan integral, patatas, etc.).

Los alimentos cuyo consumo debe limitar (o prescindir) son: los productos de origen animal, los lácteos (excepto el yogur), la cafeína, el alcohol y los productos procesados. Evite los fármacos y no fume.

Beba abundante agua mineral (entre 1,75 y 2,5 litros al día) y zumos de frutas y verduras recién exprimidas. También puede tomar infusiones de plantas orgánicas o cultivadas en casa y té verde.

Váyase a dormir temprano y hágalo con una ventana abierta o utilice un ionizador para purificar el aire. Debe pasar algún tiempo cada día en el ambiente más puro que pueda encontrar; respire profundamente.

**¿Cuándo se notan los resultados?** Si tiene intolerancia hacia uno o más alimentos y lleva a cabo una dieta depurativa en la que los haya eliminado, tal vez experimente dolor de cabeza debido a la abstinencia o se sienta como si tuviese gripe. Los adictos a la cafeína pueden experimentar un dolor de cabeza de moderado a severo durante cuatro o cinco días. Si los niveles de toxinas (por ejemplo, de pesticidas) acumuladas en la grasa corporal son considerables, un ayuno sólo a base de agua puede liberar grandes cantidades de toxinas de una vez, aunque provoca otros síntomas.

Ésta es una buena razón por la que no debe seguir durante mucho tiempo un ayuno estricto sin pasar antes por algunos días de preparación, en los que se introducirá gradualmente en el régimen. Una dieta baja en calorías y en hidratos de carbono también puede provocar dolor de cabeza. Después de sentirse peor y cansadas durante algunos días, tal vez con un mal sabor en la boca, la mayoría de las personas afirman que notan un mayor bienestar y mucha más vitalidad y concentración transcurrida una semana.

**¿Cuándo debe terminar la dieta?** En lugar de dar por finalizada de manera drástica una dieta depurativa, es mejor reintroducir algunos alimentos cada día, hasta que, de nuevo, su dieta sea sana y variada. Si la depuración le ha beneficiado, resulta aconsejable seguir sus principios básicos: utilizar alimentos y bebidas frescos, naturales y orgánicos, y en la medida de lo posible evitar las fuentes de toxinas

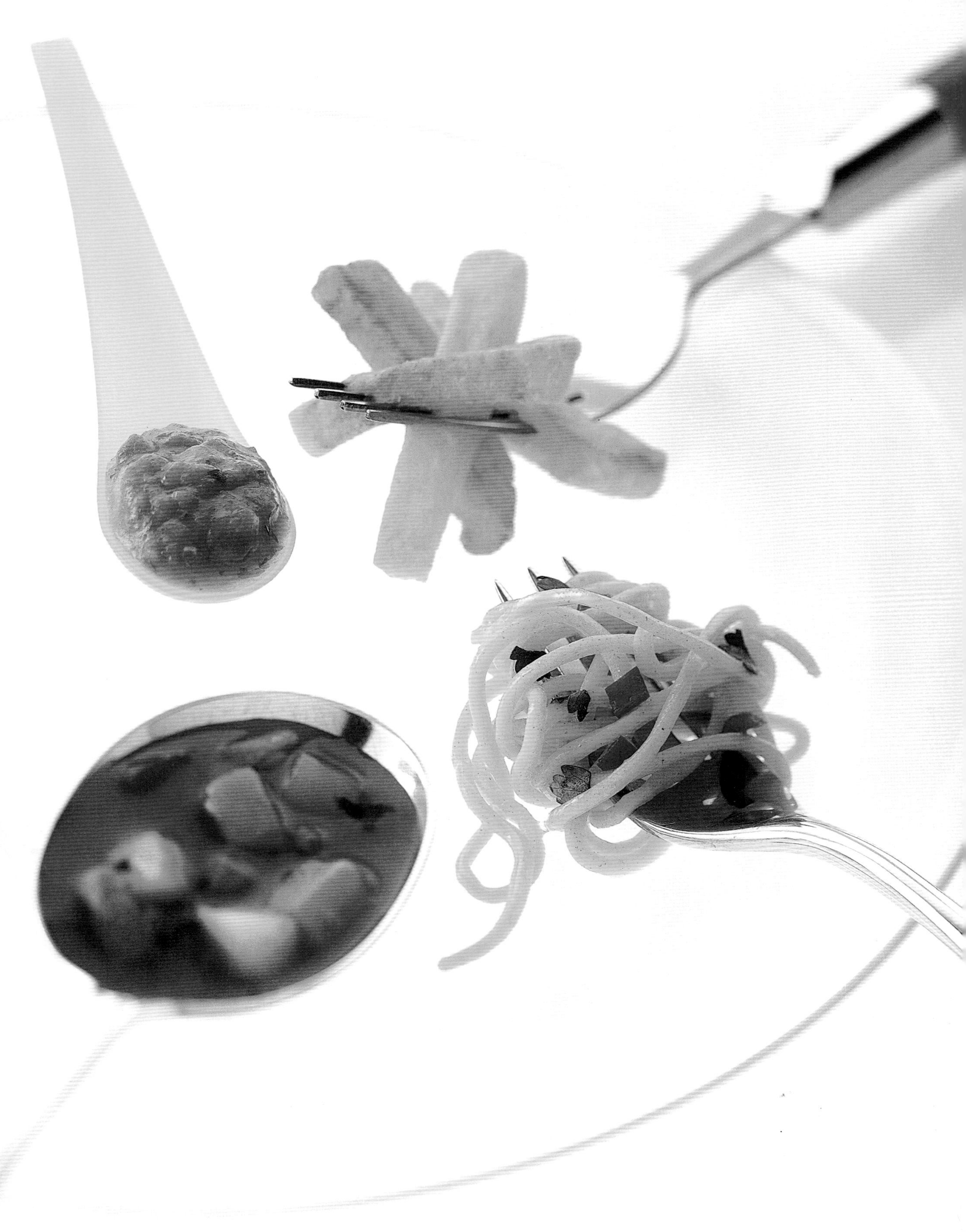

# CAPÍTULO TRES

# Alimentación para cada etapa de la vida

Todos sabemos que un niño pequeño precisa alimentos distintos a los de un adulto, y que las mujeres embarazadas tienen unas necesidades dietéticas especiales. Sin embargo, comer bien y conforme a la etapa en que uno se encuentra es importante a cualquier edad. Aproximadamente cada dos décadas, desde el nacimiento hasta la vejez, se presentan los mismos problemas de nutrición. Lo que ahora necesita tal vez no sea lo más adecuado para su salud dentro de unos años. Por tanto, aquí examinaremos todas esas necesidades diversas. Por ejemplo, trataremos los principales problemas a que se enfrentan los padres para conseguir que sus hijos coman bien. Después veremos los típicos problemas de alimentación de los adolescentes (con sus manías y sus dietas erróneas).

De los veinte a los treinta años, muchas personas no tienen en cuenta su alimentación, pero dan por sentado que gozan de buena salud. Sin embargo, con un poco de atención se puede mejorar lo excelente (y los adultos pueden prepararse mejor para el futuro). En esta etapa se incluye el embarazo, y el hecho de comer bien antes, durante y después del nacimiento es una de las mejores cosas que una mujer puede hacer por su cuerpo (y por su bebé).

Llegamos así a la edad adulta, y en el caso de las mujeres, a la menopausia. Muchos de los síntomas más temidos de estos años se pueden reducir o evitar con una dieta adecuada. A los hombres también les afecta una especie de menopausia. Un gran número de médicos creen que existe la menopausia masculina, de modo que veremos qué deben hacer los hombres para atenuar sus síntomas.

Asimismo, examinaremos la importancia de la dieta en la mediana edad para evitar los problemas que acosan a las personas mayores. Demostraremos que todas aquellas personas de más de sesenta y cinco años que alguna vez hayan pensado «ya es demasiado tarde, no importa demasiado lo que coma o beba» están equivocadas. Nunca es tarde para empezar a comer bien.

# *INFANCIA Y ADOLESCENCIA*

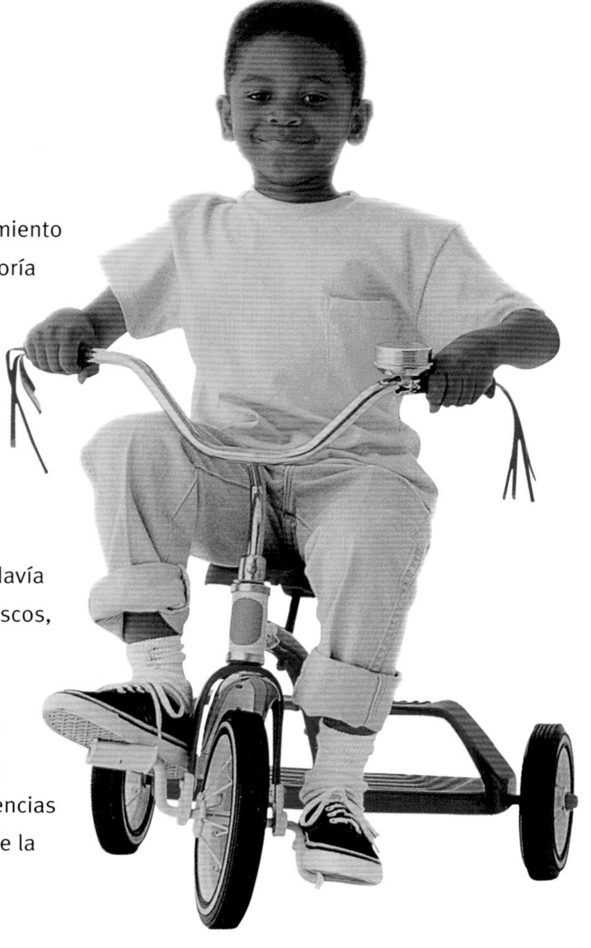

¿En qué grado afecta la dieta de su hijo a su salud, su crecimiento y su futuro bienestar? ¿Cómo es una dieta sana para la mayoría de los niños? La importancia de una dieta adecuada en la infancia está reconocida por todos los profesionales de la salud y, sin embargo, las personas que más deberían preocuparse —los padres— en ocasiones parecen no darse cuenta. En España, menos del 50 % de madres amamantan a sus hijos hasta los seis meses. A la edad de cuatro años y medio, un reducido porcentaje de los niños comen verdura, excepto guisantes, y un tanto por ciento todavía menor toman ensaladas. Sin embargo, las galletas, los refrescos, las patatas fritas y los pasteles se consumen por parte de la mayoría de niños en edad preescolar. Los niños de entre cinco y catorce años compran una media de 60 g de bollería y toman cuatro raciones de patatas fritas cada semana. Una alarmante proporción de niños y adolescentes sufren deficiencias de los principales minerales, mientras toman casi el doble de la cantidad recomendada de sal.

## *Del nacimiento a los cuatro meses*

En esta etapa, la mayoría de los bebés no necesitan más que leche materna, además de vitamina K, que se administra de forma rutinaria mediante una inyección tras el nacimiento. Algunos bebés precisan suplementos de vitaminas u otro tipo de alimento (siempre hay excepciones, sobre todo si la alimentación durante el embarazo ha sido inadecuada). La lactancia materna es beneficiosa para el bebé por las siguientes razones:

* La leche materna contiene lactoferina, IgA y lisozoma, unos compuestos beneficiosos que reducen el riesgo de sufrir gastroenteritis e infecciones de oído y de las vías respiratorias.
* Proporciona protección contra el asma, el eccema y la ictericia.
* Puede ofrecer protección contra otros problemas de salud, como alergia o intolerancia a las proteínas de la leche de vaca, y contra otras alergias alimentarias a más largo plazo, ya que favorece la inmunidad del bebé. (En las familias atópicas, se recomienda prolongar la lactancia materna durante seis meses o más tiempo.) Asimismo, la leche materna puede proteger contra la diabetes, y se cree que podría retrasar la aparición de la enfermedad celíaca.
* La leche de la madre es rica en ácidos grasos poliinsaturados omega-3 (por ejemplo, DHA, presente en los aceites de pescado), factor que podría ejercer algún efecto en el desarrollo cognitivo (del cerebro). Por esta razón (y tal vez por otras, aún sin descubrir), los niños que han sido amamantados parecen tener un coeficiente intelectual superior a los niños que han tomado leches adaptadas.
* La leche materna es natural y gratuita; se digiere fácilmente y presenta un equilibrio perfecto de nutrientes. Por ejemplo, el hierro de la leche materna se absorbe en un 70 %, mientras que el de una leche adaptada sólo se absorbe en un 10 %.

La alimentación con biberón, no obstante, es necesaria en algunos casos y no requiere ir acompañada de otros alimentos (por lo general, hasta que el niño tiene cuatro meses). Sin embargo, un informe señala que los niños alimentados exclusivamente con leches maternizadas podrían correr el riesgo de padecer deficiencia de selenio. Es preciso utilizar una fórmula aprobada (no leche normal de vaca o de cabra). Aproximadamente, el 2 % de los bebés desarrollan una alergia a la proteína de la leche de vaca, lo que puede provocar vómitos, diarreas y problemas de la piel y de las vías respiratorias. Algunos niños no toleran la lactosa de la leche de vaca, factor que igualmente puede provocar alteraciones intestinales.

Las alternativas en estos casos son las fórmulas infantiles basadas en leche de cabra (a la cual algunos niños también son intolerantes o alérgicos) o de soja (hasta el 10 % de los niños que no toleran la leche de vaca también rechazan la de soja). La leche de soja es más rica en estrógenos naturales que la leche adaptada, por lo que sólo debe ser administrada a bebés por consejo del pediatra. La intolerancia a la leche de vaca en los bebés puede ser temporal, y es preciso consultar con el médico.

## ALIMENTOS INFANTILES PREPARADOS

**Un niño destetado puede cubrir todas sus necesidades nutricionales con una dieta basada en alimentos comerciales preparados (o secos) y leche de continuación. Por lo general, en estos alimentos no se permite incluir potenciadores del sabor y otros aditivos artificiales, y el contenido de azúcar debe figurar en la etiqueta. También existen productos orgánicos para bebés.**

**Sin embargo, la Unión Europea reconoce la importancia de la alimentación casera para el bebé, y sugiere que resulta ideal introducir pronto en la dieta los alimentos preparados en casa. Algunas pruebas señalan que los niños que se alimentan sólo, o casi únicamente, de productos comerciales son reticentes a aceptar la comida preparada en casa a medida que crecen. Asimismo, es probable que la gama de fitoquímicos presentes en los productos frescos, y cuya importancia para la salud hoy conocemos, sea igualmente importante a cualquier edad.**

## Destete

Las autoridades sanitarias recomiendan el destete entre los cuatro y los seis meses. El destete antes de esa edad se relaciona con el desarrollo de la enfermedad celíaca, con infecciones y, posiblemente, con obesidad infantil. El hecho de introducir alimentos sólidos a una edad más temprana no representa ningún beneficio para la mayoría de bebés. No obstante, entre los cuatro y los seis meses (cuando un bebé ha duplicado su peso de nacimiento), la leche materna proporciona unas cantidades de hierro, cinc, cobre, vitaminas A y D, proteínas y energía que podrían no ser suficientes para el niño en crecimiento, y a los seis meses todos los bebés necesitan alimentos sólidos.

Las investigaciones indican que hay una relación entre la baja tasa de crecimiento durante la infancia y las enfermedades en la etapa adulta. Por ejemplo, los niños de poco peso a la edad de un año tienen mayor riesgo de sufrir coronariopatía. La lactancia puede prolongarse, dadas sus ventajas, hasta que el niño tiene un año o incluso más, pero si en el momento del destete se prescinde por completo de la leche materna, el bebé debe tomar una fórmula infantil hasta los seis meses y, después, seguir con una leche de continuación. La leche de vaca no debe administrarse como bebida principal hasta el año de edad, aunque se puede introducir en pequeñas cantidades como parte de la alimentación del bebé.

Los primeros alimentos tras el destete suelen ser suaves: papillas de cereales sin gluten, arroz, patatas y algunas verduras. Se pueden cocinar en casa o comprarlos ya preparados, y es posible introducir una gran variedad de productos día a día: yogur, natillas, frutas, legumbres y otras verduras, cereales y carne, todo en purés y papillas. El agua o la leche deben ser las comidas principales; los zumos de frutas (aunque la mayoría contienen una buena cantidad de vitamina C) encierran azúcares extrínsecos, por lo que es preciso limitar su consumo y ofrecerlos diluidos junto con una comida (la vitamina C favorece la absorción del hierro de los alimentos). Los bebés no deben tomar refrescos, té o café, ni tampoco bebidas «dietéticas», que contienen edulcorantes artificiales. Las bebidas dulces no deben administrarse en biberón: los bebés pueden beber de un vaso una vez cumplidos los seis meses; así se evitan las caries. Los biberones con bebidas dulces nunca deben ofrecerse en el momento de dormir al bebé.

Los alimentos de la segunda etapa del destete (de seis a nueve meses) pueden ser aquellos que el bebé pueda coger con la mano y productos con más textura, para que el pequeño aprenda a masticar. También se pueden introducir alimentos que contengan trigo y pan.

En la tercera etapa (de nueve a doce meses), los bebés pueden empezar a tomar una dieta similar a la del resto de la familia, con tres comidas al día más tentempié. Conviene animar a los niños a que coman solos en la medida de lo posible. Sin embargo, la dieta de un bebé no debe ser exactamente igual a la de un adulto sano: es preciso posponer el incremento de fibra y la reducción de grasas. Hay que prescindir de la sal en las comidas de los niños a esta edad.

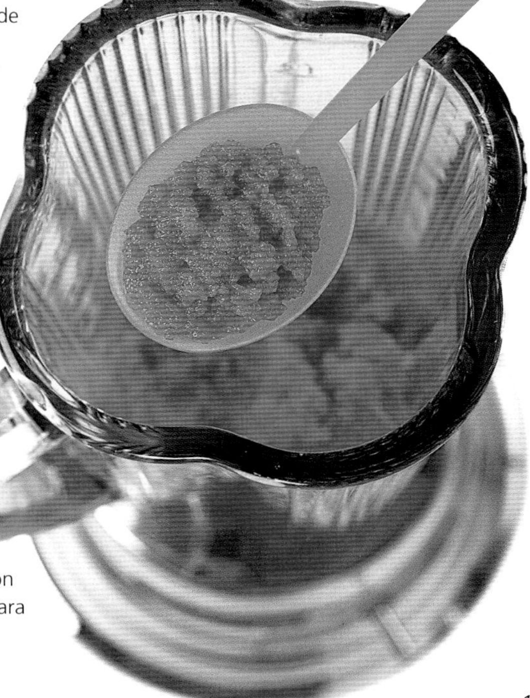

## *Niños en edad preescolar*

Desde el destete hasta los cinco años, los niños necesitan más cantidad de determinados nutrientes que los adultos y menos cantidad de otros. Requieren:

* Más grasa. La leche materna tiene más del 50 % de grasa; las leches de continuación contienen aproximadamente un 42 % de grasa. Los niños deben reducir progresivamente la cantidad de grasa de su dieta hasta alcanzar el nivel recomendado para los adultos (30-35 %). Entre las edades de uno y dos años pueden tomar leche entera, y de los dos a los cinco semidesnatada; la leche desnatada se pospone hasta cumplidos los cinco años.

También son preferibles los yogures y los quesos enteros. Es preciso que los niveles de grasa sean elevados debido a las grandes necesidades de energía de los niños (la grasa es el elemento más rico en calorías, y proporciona las vitaminas liposolubles A, D, E y K). Los niños de hasta dos años también pueden tomar cantidades moderadas de alimentos feculentos.

* Menos fibra. Los sistemas digestivos jóvenes no están preparados para afrontar grandes cantidades de alimentos ricos en fibra. Las dietas con mucha fibra pueden dificultar la absorción de minerales vitales, como el hierro y el calcio. Además, y dado que los alimentos ricos en fibra tienden a masticarse más y parecen satisfacer el apetito con mayor rapidez que aquellos que no contienen tanta fibra, un niño puede tener problemas para consumir la cantidad suficiente de alimento en cada comida a fin de obtener las calorías adecuadas.
* Los niños pequeños no deben tomar frutos secos hasta los cinco años. Se pueden atragantar, y las alergias a los frutos secos (sobre todo, a los cacahuetes) son cada vez más frecuentes entre los niños.

Por encima de todo, los niños pequeños deben disfrutar de la comida y recibir estímulo para que tomen la máxima variedad posible de alimentos. Los niños pequeños, en ocasiones, muestran más voluntad de hacer esto que los niños en edad escolar. Todos los niños sienten rechazo por algún alimento, pero en el primer capítulo encontrará sustitutos de todos los nutrientes. Por lo general, en cuestión de algunas semanas o de meses, el alimento rechazado pasará a ser aceptado. Es importante no convertir en un problema el alimento que se rechaza o la comida cuando el niño parece no tener hambre. Las asociaciones negativas con los alimentos pueden comenzar cuando un niño se siente «malcriado» o culpable a consecuencia del rechazo.

¿Cómo saber si un niño recibe todos los nutrientes que necesita? Si el niño crece, tiene buen apetito, parece fuerte y activo, y no está ni gordo ni delgado, significa que la dieta es correcta. Un niño que parece no desarrollarse, que sólo toma unos cuantos alimentos y que tiene problemas de falta o exceso de peso, está enfermo o sufre algún problema que podría estar relacionado con una intolerancia alimentaria. Es preciso visitar al pediatra y, tal vez, a un dietista. La falta de crecimiento en los niños pequeños se ha relacionado con la enfermedad coronaria, el accidente vascular cerebral y la diabetes en etapas avanzadas de la vida. Un estudio llevado a cabo entre niños ingleses en edad preescolar reveló que el 8 % de los pequeños tomaban menos cantidad de la recomendada de vitamina A; el 20 % tomaba poco hierro (uno de cada doce niños menores de cinco años padecía anemia), y el 14 % de los niños menores de cuatro años presentaba deficiencia de cinc.

## *De cinco a once años*

En esta etapa, el niño debería disfrutar de una amplia variedad de comidas, incluidas abundantes frutas y verduras. Un niño de esta edad con una salud normal suele tener muy buen apetito, y si realiza mucha actividad puede comer tanto como un adulto para lograr el peso y el crecimiento correctos. La lista inferior relaciona las necesidades nutritivas de los niños de edades comprendidas entre uno y once años.

### Comida preparada en casa versus comida escolar

El contenido y el valor nutritivo de las comidas escolares es muy variado: no sólo depende de la política de la zona y de la escuela, sino también de las elecciones que hacen los niños. Los planes gubernamentale para obligar a seguir unos estándares nutricionales estrictos para las comidas escolares no se han puesto en práctica todavía. Para estar seguro de lo que come s hijo, un comida preparada en casa supone una alternativa asequible.

Una comida preparada debe ser similar a la que se recomienda para un adulto (*véase* pág. 47), con al menos un producto a base de hidratos de carbono (por ejemplo, un bocadillo, pasta), proteínas (queso, atún), fruta, algo dulce pero nutritivo (una barrita de malta, una rebanada de pastel de frutas), y una bebida a base de leche o de zumo puro. Además, puede añadir aquello que su hijo necesite para satisfacer su apetito (por ejemplo, fruta seca, un huevo duro). En invierno, un tarro pequeño de sopa resulta adecuado. También es importante variar las comidas cada día tanto como sea posible; de lo contrario, el niño se aburre.

Recuerde que los niños pequeños no necesitan una dieta muy baja en grasas, por lo que no debe sentirse culpable de contribu al contenido calórico con grasa (por ejemplo untando el pan con mantequilla, añadiendo mayonesa a un bocadillo, incluso una galleta de chocolate si la escuela lo permite). Lo que debe hacer es preparar una comida que contenga abundantes productos frescos y no demasiados muy refinados, con colorantes y aditivos.

**SELECCIÓN DE LOS NUTRIENTES NECESARIOS EN LA INFANCIA** (niñas/niños)

| | Calorías | Proteínas | Folato | C | A | D | Calcio | Hierro | Cinc |
|---|---|---|---|---|---|---|---|---|---|
| Edad | | g | µg | mg | µg | µg | mg | mg | mg |
| 1-3 | 1.165/1.230 | 14,5 | 70 | 30 | 400 | 7 | 350 | 6,9 | 5,0 |
| 4-6 | 1.545/1.715 | 19,7 | 100 | 30 | 500 | * | 450 | 6,1 | 6,5 |
| 7-10 | 1.740/1.970 | 28,3 | 150 | 30 | 500 | * | 550 | 8,7 | 7,0 |
| 11 | 1.845/2.220 | 42 | 200 | 35 | 600 | * | 1.000/800 | 14,8/11,3 | 9 |

## Control de peso

Los padres suelen preocuparse si sus hijos engordan demasiado, pero las estadísticas demuestran que hay más niños malnutridos, por debajo del peso ideal, que niños con sobrepeso. A pesar de que los niños son aproximadamente 2,5 cm más altos a los cinco años que en la década de los sesenta, y de que el peso medio ha aumentado, hasta el 5 % de los ingresos hospitalarios de niños están relacionados con la malnutrición (ésta no consiste únicamente en la falta de peso, sino también en una deficiencia de nutrientes).

**PESOS Y ALTURAS MEDIAS EN LOS NIÑOS**

| Edad | Peso | | | Altura | | |
|---|---|---|---|---|---|---|
| | Inferior | Medio | Superior | Inferior | Medio | Superior |
| Niñas | | | | | | |
| 5 | 13,05 kg | 18,00 kg | 27,00 kg | 0,94 m | 1,06 m | 1,18 m |
| 6 | 14,40 kg | 19,80 kg | 31,05 kg | 1,01 m | 1,13 m | 1,26 m |
| 7 | 15,75 kg | 22,95 kg | 36,90 kg | 1,05 m | 1,19 m | 1,33 m |
| 8 | 17,55 kg | 25,20 kg | 43,65 kg | 1,10 m | 1,25 m | 1,39 m |
| 9 | 18,90 kg | 28,35 kg | 50,40 kg | 1,15 m | 1,30 m | 1,46 m |
| 10 | 20,70 kg | 31,95 kg | 57,60 kg | 1,19 m | 1,36 m | 1,53 m |
| 11 | 22,95 kg | 35,55 kg | 64,35 kg | 1,23 m | 1,42 m | 1,60 m |
| Niños | | | | | | |
| 5 | 13,95 kg | 18,45 kg | 26,10 kg | 0,95 m | 1,08 m | 1,19 m |
| 6 | 14,85 kg | 20,70 kg | 30,60 kg | 1,00 m | 1,08 m | 1,27 m |
| 7 | 17,10 kg | 22,95 kg | 35,55 kg | 1,06 m | 1,20 m | 1,33 m |
| 8 | 18,45 kg | 25,20 kg | 41,40 kg | 1,11 m | 1,26 m | 1,40 m |
| 9 | 19,80 kg | 27,90 kg | 48,60 kg | 1,16 m | 1,31 m | 1,46 m |
| 10 | 22,05 kg | 30,60 kg | 56,70 kg | 1,20 m | 1,36 m | 1,53 m |
| 11 | 23,85 kg | 34,65 kg | 63,45 kg | 1,23 m | 1,41 m | 1,58 m |

Datos de la Child Growth Foundation, 1995

Si su hijo parece gordo (compare con los niños de su clase), lo mejor que puede hacer es reducir ligeramente el tamaño de las raciones, limitar un poco los productos ricos en grasa y azúcar (pasteles, galletas, chocolates y dulces) y ofrecerle alimentos ligeramente más bajos en calorías, como yogur, fruta fresca, etc. No mencione la palabra dieta a su hijo; no hay ninguna necesidad. A lo largo de los meses, la mayoría de los niños ganan en altura mientras conservan el mismo peso o pierden un poco (y, por tanto, parecen mucho más delgados).

En lugar de mostrarse angustiado por el sobrepeso de un niño, lo más razonable es tomar medidas cuanto antes, de la manera más relajada posible, y no dejar el problema de lado y esperar a que el niño crezca.

Las elevadas necesidades energéticas de los niños en relación con su edad no deben convertirse en una excusa para alimentarlos exclusivamente a base de alimentos ricos en grasas saturadas y azúcares, y con pocos productos frescos.

Más importantes son el ejercicio y una nutrición correcta, que le ayudarán a prevenir la enfermedad coronaria y otros problemas de salud al llegar a la edad adulta. Aunque el peso bajo al nacer y durante la infancia puede incrementar el riesgo de sufrir coronariopatías, las investigaciones demuestran que los niños de entre seis y nueve años con sobrepeso tienen diez veces más probabilidades de ser obesos de adultos, y en los niños con sobrepeso entre los diez y los catorce años se incrementa el riesgo hasta veintiocho veces.

El cuadro que muestra los pesos y las alturas medias en los niños es sólo una guía, ya que se constatan grandes variaciones según los individuos. El peso en relación con la altura es una guía mucho más fiable que el peso en función de la edad. Utilice el sentido común para interpretar el cuadro: si su hijo se encuentra entre las cifras más altas y más bajas, no hay ningún problema; si está en la medida máxima, podría darse un problema de peso. Si el niño presenta el peso mínimo, es preciso tomar precauciones para que no pierda más.

## *Problemas de alimentación en la infancia*

Las necesidades nutricionales de los niños, como ya se ha subrayado en la página anterior, son bastante sencillas. Para muchos padres, sin embargo, poner en práctica esas necesidades (en forma de una dieta cotidiana, que sus hijos realmente coman) está lejos de ser fácil.

Desde la infancia hasta los doce años, ¿cómo convencer a su hijo de que coma lo que usted quiere, en lugar de la «comida basura» que parece desear? ¿Qué se puede hacer con un niño que sólo come uno o dos tipos de alimentos durante semanas, o con aquél que apenas come?

### El dilema de la «comida basura»

Usted quiere que su hijo coma pescado fresco, verduras, cítricos y pasta integral, pero él o ella odia todo eso y sólo quiere hamburguesas preparadas, pizzas, patatas fritas, helados, chocolates y dulces. En realidad, sus ideas y las de su hijo sobre los buenos alimentos son tan distintas que no sabe cómo llegar a un acuerdo, pero lo hará. Sólo tiene que entender por qué a los niños les gusta la «comida basura» y aplicar los mismos criterios, en caso necesario, al tipo de alimentos que deben tomar para gozar de una buena salud. Y es que casi todo lo que tachamos de «basura» constituye una parte perfectamente aceptable de la dieta de un niño (*véase* recuadro, página siguiente).

En primer lugar, examinemos las razones por las que a la mayoría de los niños les gusta la «comida basura» y el modo de tratar el problema:

* Están familiarizados con ella. A los niños les gusta experimentar con nuevos alimentos hasta un cierto punto, al tiempo que desean encontrar en el plato algo que les resulte familiar cada vez que comen. No se puede esperar que los niños alimentados a base de hamburguesas y patatas fritas se olviden de ellas de la noche a la mañana y comiencen a tomar lentejas y arroz integral.

***Solución:*** «empiece como tiene intención de seguir» representa un buena idea para alimentar a la familia. Los niños que se crían con una dieta sana y variada, con abundantes frutas, verduras y ensaladas frescas, siguen comiendo así sin problemas, incluso si más adelante dan muestras de que les apetece tomar «comida basura».

Si en el caso de su hijo es demasiado tarde, debe introducir los alimentos sanos muy lentamente y en pequeñas cantidades, disimulados si es necesario (*véase* siguiente punto).

* Es fácil comer si no cuesta masticar. Muchos niños odian todo aquello difícil de masticar o de tragar (trozos de carne, verduras o frutas fibrosas, incluso trozos de pan). Esto resulta comprensible, ya que los niños pequeños se encuentran en una etapa muy cercana a la de los bebés, cuya dieta es principalmente líquida.

***Solución:*** todos los alimentos sanos pueden servirse de manera que a los niños les resulten agradables. Si quiere que su hijo coma carne, ofrézcasela picada en forma de hamburguesa casera, pasteles de carne, lasaña, sopa, salsa para pasta, etc. La mayoría de verduras y frutas se pueden reducir a puré; los trozos más duros se pueden quitar (los niños no los necesitan para obtener fibra). Es posible conseguir que la mayoría de los niños coman fruta fresca en forma de zumos y refrescos caseros, batidos, helados y purés. También puede quitarle la corteza al pan y utilizarla para dar de comer a los pájaros, o bien

*LAS HAMBURGUESAS DE CARNE MAGRA, PREPARADAS A LA PLANCHA, CONSTITUYEN UNA EXCELENTE FUENTE DE HIERRO, VITAMINAS B Y PROTEÍNAS PARA LOS NIÑOS. ES MEJOR PREPARARLA EN CASA QUE COMPRARLA HECHA.*

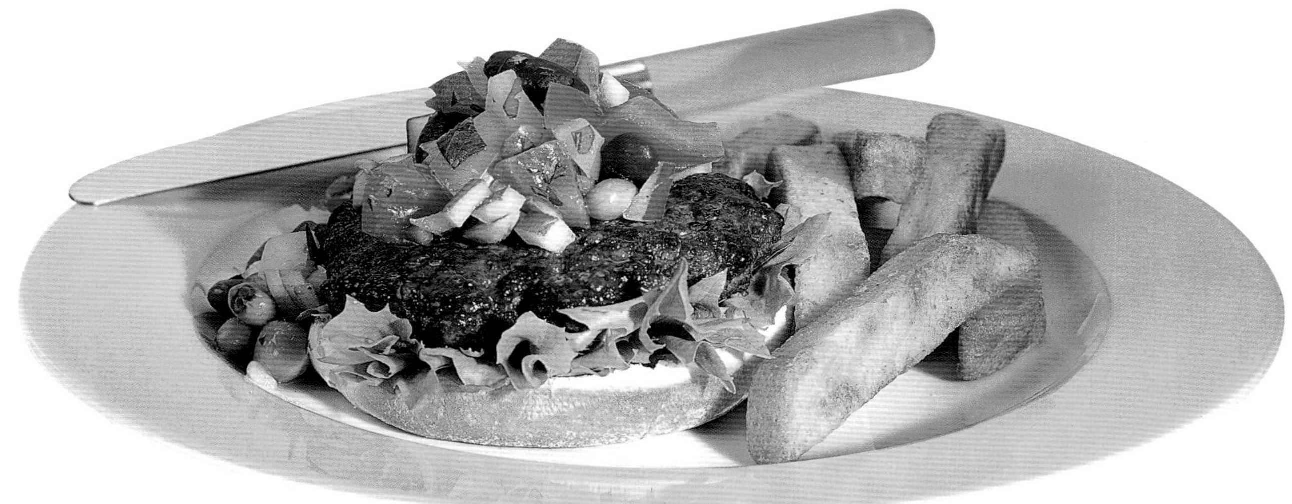

molerla y congelarla para cubrir determinados platos.

* A los niños les gusta la comida colorida y atractiva (la «comida basura» no siempre es así, pero muy a menudo sí: patatas doradas, *ketchup* rojo, palitos de pescado dorados, bebidas y postres de vivos colores).
***Solución:*** intente dar una presentación atractiva a todas sus comidas y utilice abundantes frutas y verduras de colores llamativos, cortadas en trozos pequeños. No sirva verduras excesivamente hervidas: además de resultar por completo insípidas y carecer de atractivo, apenas conservan los nutrientes.

* A los niños les gusta la comida sabrosa. Les apetece todo aquello que realmente impacta el paladar y aprenden rápidamente a identificar el contenido elevado en sal de la mayoría de «comidas basura» y el de azúcar de la mayoría de dulces; para ellos, eso es sabor.
***Solución:*** haga que sus comidas sean lo más sabrosas posible utilizando sabores naturales y productos sanos. Emplee en abundancia frutas dulces, frutas secas, azúcar de caña, yogur griego o bio y miel para los postres caseros. Cuando limite los productos salados y dulces, hágalo poco a poco. Es posible reeducar el paladar del niño para que aprenda a aceptar menos sal y menos azúcar en cuestión de semanas.

## «Comida basura»: los hechos

Lo cierto es que muchos de los alimentos que consideramos totalmente basura contienen abundantes nutrientes, valiosos para los niños en crecimiento. Los niños necesitan mucha energía (calorías), proteínas y calcio. De hecho, cuando la comida sana se hizo tan popular durante los años ochenta, los hijos de muchos «conversos» comenzaron a sufrir deficiencias de nutrición y calóricas porque la supuesta dieta sana de los padres los privaba de esos nutrientes necesarios.

También hay muchos casos documentados de niños que han subsistido durante meses a base de uno, dos o tres tipos de alimentos (por ejemplo, bocadillos de jamón y leche, o plátanos y zumo de naranja), y que en un examen posterior han demostrado que gozaban de una salud perfecta y que se desarrollaban con normalidad.

Por tanto, en lugar de luchar contra un niño porque pide una hamburguesa y patatas fritas para merendar, la solución más razonable tal vez sea buscar el modo de que esos alimentos le resulten más aceptables; por ejemplo, preparando la hamburguesa en casa con cerdo o cordero extramagros; utilizando patatas alargadas hechas en el horno, apenas sin aceite; añadiendo una pequeña y colorida ensalada, o un vaso de zumo de cítricos o un postre de fresas frescas si el niño rechaza la ensalada.

Los helados constituyen una buena fuente de calcio y proteínas. Cúbralos con un puré de frutas casero, y así serán más sanos.

Lo cierto es que existen pocos alimentos que realmente se puedan calificar de «basura». Las excepciones son los dulces y los productos azucarados, que apenas ofrecen beneficios nutritivos y sí muchos

*EL HELADO ES UNA BUENA FUENTE DE CALCIO Y PROTEÍNA. CUBIERTO CON UN PURÉ DE FRUTAS RESULTA IDEAL.*

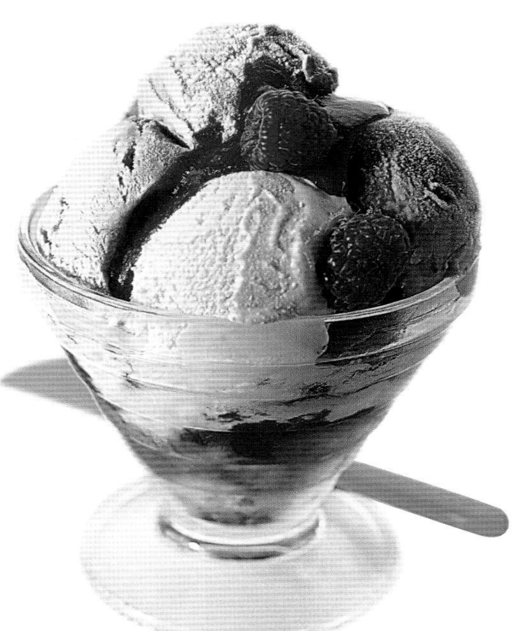

### «COMIDA BASURA»: ¿REALMENTE LO ES?

*Patatas fritas.* Pueden ser una buena fuente de vitamina C, calorías y un poco de fibra. Si se preparan en aceite fresco (o apenas se rocían y se asan en el horno) no presentan ningún inconveniente, a menos que su hijo tenga tendencia al sobrepeso, en cuyo caso es preciso limitar las patatas fritas debido a las calorías que contienen.

*Hamburguesas.* Si se preparan con carne magra y a la plancha, suponen una excelente fuente de hierro, vitaminas B y proteínas. Es mejor hacerlas en casa que comprarlas hechas, ya que éstas suelen tener más grasa. Si las elige de ternera, puede optar por carne de crianza biológica.

*Pan blanco.* Buena fuente de calcio; es ideal para los niños porque normalmente no necesitan tanta fibra como los adultos. Intente comprar pan de buena calidad, hecho con trigo duro.

*Chocolate.* Contiene hierro y calcio. Si el niño no tiene sobrepeso, representa un tentempié ocasional más adecuado que los dulces.

*Pizza.* Buen alimento para los niños, ya que contiene calcio, vitamina C y fibra. Prepare pizzas vegetales en lugar de las versiones de carne y salami, ricas en grasa.

*Helados.* Buena fuente de calcio y proteínas. Cúbralos con un puré casero de frutas para conseguir un postre más sano.

*Pasta blanca.* Apta para los niños, que no necesitan la fibra adicional de la pasta integral.

números E (refrescos con colorantes, bolsitas de dulces de colores vivos, helados comerciales y postres preparados, que llenan las estanterías de los supermercados). No los compre y no inculque a su hijo la idea de que esas «tentaciones» son para ocasiones especiales: explíquele en términos sencillos que son alimentos que carecen de sustancia.

Asimismo, resulta aconsejable limitar la cantidad de tartas, empanadas, galletas, pasteles y bollería comercial que dejamos comer a nuestros hijos, sobre todo las variedades más baratas. Por lo general, se trata de productos extremadamente ricos en grasas saturadas y/o margarinas solidificadas (grasas hidrogenadas) y en azúcar (en el caso de los productos dulces), muy pobres en nutrientes. Además, también suelen ser ricos en sal (tanto los salados como los dulces). Los niños activos pueden comer estos productos y permanecer delgados y aparentemente sanos, pero una dieta rica en grasas saturadas está relacionada con las enfermedades coronarias y la obesidad en la edad adulta. Algunos estudios han demostrado que los niños de diez años que siguen una dieta de este tipo muestran señales de arteriosclerosis (acumulación de residuos grasos en las arterias, una señal temprana de una posible cardiopatía coronaria). Por tanto, es mejor limitar las grasas saturadas en la dieta del niño desde los primeros años.

Aparte de esos productos, los niños pueden comer y disfrutar de la mayoría de los otros alimentos como parte de una dieta variada, sin que los padres deban sentirse culpables; únicamente han de añadir fruta fresca y verduras frescas o congeladas a cada comida del día.

Piense en la dieta de su hijo como en algo que intenta mejorar constantemente. Tal vez ahora no sea perfecta, pero los gustos del niño evolucionan y pueden manipularse con paciencia y un enfoque cauteloso.

## *Adolescencia*

Los adolescentes (en especial los de edades comprendidas entre los catorce y los dieciocho años) tienen mayores necesidades nutritivas que cualquier otro grupo de edad en cuanto a calorías, proteínas, vitaminas y minerales. Ésta es la etapa crucial para el desarrollo de la altura y los músculos, para producir masa ósea y para el desarrollo sexual. Los problemas de salud en etapas más avanzadas de la vida, como la osteoporosis y la cardiopatía coronaria, pueden deberse a lo que se haya comido durante la adolescencia. Sin embargo, y por desgracia, muchos adolescentes siguen una dieta más pobre que la mayoría del resto de grupos sociales. A continuación, veremos los principales puntos problemáticos de la dieta de los adolescentes y ofreceremos soluciones.

### Chicas y consumo de hierro

La cantidad recomendada de hierro para las adolescentes es casi el doble que para los chicos de la misma edad (*véase* recuadro, pág. 167), ya que en cada período menstrual se pierde hierro, y las muchachas tienden a tener menstruaciones más abundantes que las mujeres de entre veinte y cuarenta años. Sin embargo, las investigaciones sugieren que muy pocas chicas realizan la ingesta adecuada de hierro. Como media, las adolescentes sólo toman el 60 % de la cantidad recomendada, y una de cada cuatro chicas de entre once y quince años sufre anemia.

Toda la información general sobre la importancia del hierro en la dieta (*véase* pág. 30) también es aplicable a los adolescentes, pero la deficiencia resulta especialmente importante, porque en más de una prueba científica se ha demostrado que el déficit de hierro en esta etapa puede influir negativamente en el rendimiento académico.

Un estudio realizado en 1989 demostró que los niños en edad escolar con una anemia ferropénica moderada mejoraban su rendimiento físico y académico de forma considerable tras un tratamiento de tres meses con suplementos de hierro. Otra prueba llevada a cabo en 1997 llegó a la conclusión de que las adolescentes con deficiencia de hierro poseen un coeficiente intelectual casi diez puntos por debajo del de sus compañeras, y que un tratamiento de diez semanas con suplementos acababa con esa diferencia.

### SUGERENCIAS PARA MANTENER LA SALUD DE LOS NIÑOS MEDIANTE LA ALIMENTACIÓN

*Ser goloso.* Los niños suelen ser golosos por naturaleza, probablemente porque la leche materna y las adaptadas son dulces. Intente satisfacerlos a lo largo de la infancia con frutas, y evite en la medida de lo posible los productos dulces refinados. Es mejor deshacerse de la idea de que los dulces, el chocolate y los postres son alimentos de recompensa. Los dulces constituyen una de las principales causas de la caries.

*Asma.* El asma, la tos y la disnea en la infancia se reducen en los niños que toman suficientes frutas y verduras frescas. Asimismo, algunos estudios concluyen que una dieta baja en vitaminas E y A puede incrementar el riesgo de sufrir enfermedades de tipo asmático. En las páginas 24 y 22 encontrará las listas de alimentos ricos en estas vitaminas.

*Desayuno.* Constituye una comida muy importante para los niños, según demuestran diversos estudios. La energía, la concentración y la actividad cerebral son mejores en los niños que toman un buen desayuno. Asimismo, estos niños son más creativos y tienen más resistencia física. Si un niño va a comer en el colegio una comida preparada en casa, resulta aconsejable que tome un desayuno caliente a base de judías con tomate sobre una tostada, gachas o un huevo duro y una tostada. Un cuenco pequeño de cereales refinados y muy ricos en azúcar no proporciona las calorías necesarias.

*Nutrientes.* Los nutrientes que más faltan en la dieta de los niños de hasta once años son el folato y el cinc. A esa edad, la deficiencia de calcio y hierro es bastante habitual.

*Leche de soja.* La leche de soja y, en general, los productos de soja se consideran adecuados como parte de una dieta variada para los niños, a pesar del reciente descubrimiento en estudios con animales de la relación entre las fórmulas infantiles a base de soja y los problemas en el desarrollo reproductor.

**NECESIDADES ENERGÉTICAS Y CANTIDADES DIARIAS RECOMENDADAS DE NUTRIENTES EN LA ADOLESCENCIA**

| Edad | Calorías | Proteínas | Calcio | Hierro | Cinc | A | Folato | C |
|---|---|---|---|---|---|---|---|---|
| | g | mg | mg | mg | µg | µg | mg | |
| Chicos | | | | | | | | |
| 12-14 | 2.220 | 42,1 | 1.000 | 11,3 | 9,0 | 600 | 200 | 35 |
| 15-18 | 2.755 | 55,2 | 1.000 | 11,3 | 9,5 | 700 | 200 | 40 |
| (a partir de 19 como un adulto) | | | | | | | | |
| Chicas | | | | | | | | |
| 12-14 | 1.845 | 41,2 | 800 | 14,8* | 9,0 | 600 | 200 | 35 |
| 15-18 | 2.110 | 45,0 | 800 | 14,8* | 7,0 | 600 | 200 | 40 |
| (19 plus as adult) | | | | | | | | |

* El 10 % de las chicas puede necesitar una cantidad mayor.

(Basado en información del Ministerio de Sanidad)

¿Por qué tantas chicas no toman suficiente hierro en la dieta? Al parecer, existen tres razones: primera, siguen dietas bajas en calorías y no comen lo bastante como para obtener el hierro necesario; segunda, muchas son vegetarianas o semivegetarianas, y algunas de las fuentes de hierro más ricas y que se absorben con más facilidad son la carne y los productos cárnicos; tercera, muchas toman «comida basura», apenas sin variedad y casi sin verduras (otra buena fuente de hierro).

Esas dietas «basura» también afectan a la absorción de hierro: el té, el café, las bebidas con cafeína y la falta de vitamina C en la dieta provocan el descenso de la cantidad de hierro que puede ser absorbido. Finalmente, en un análisis se descubrió que las comidas escolares contenían sólo el 60 % de la cantidad recomendada de hierro, y para muchos adolescentes la comida en el colegio es la principal comida del día.

Sería conveniente introducir alimentos ricos en hierro (*véase* recuadro inferior y pág. 30) en cada comida con el fin de prevenir la anemia en la adolescencia. Si sospecha que su hija ya sufre anemia, acuda al médico para que le haga un análisis de sangre y le recete comprimidos de hierro si lo considera necesario. Estos comprimidos deben tomarse con alimentos ricos en vitamina C, como fruta o zumos de frutas.

Por supuesto, los problemas a que hemos hecho referencia implican que la tarea puede ser difícil.

**ALIMENTOS RICOS EN HIERRO**

Menudillos, carne roja, paté de hígado, hortalizas de hoja verde, pan integral, semillas, cereales para el desayuno enriquecidos, algas, cacao soluble, carne picada de soja, hamburguesa vegetal, lentejas, legumbres, anacardos, cebada, albaricoques y melocotones secos, cereales integrales, huevos, judías con tomate, curry en polvo.

### Otras deficiencias nutricionales de la adolescencia

Los adolescentes con hábitos alimentarios pobres o insuficientes tienen muchas probabilidades de carecer de toda una gama de nutrientes importantes. Los estudios indican que muchos adolescentes (tanto chicos como chicas) presentan deficiencias significativas de calcio, que es vital en esta etapa de la vida para acumular masa ósea durante el período de gran crecimiento (entre los doce y los dieciséis para las chicas y entre los trece y los dieciocho para los chicos). La ingestión de ácido fólico también es baja en ambos sexos, tanto en los adolescentes como en niños más pequeños, y este importante nutriente también se encuentra en muchos alimentos similares a aquellos que son ricos en hierro (por ejemplo, los menudillos y las hortalizas de hoja verde). La deficiencia de folato y sus mejores fuentes se han comentado en la página 28.

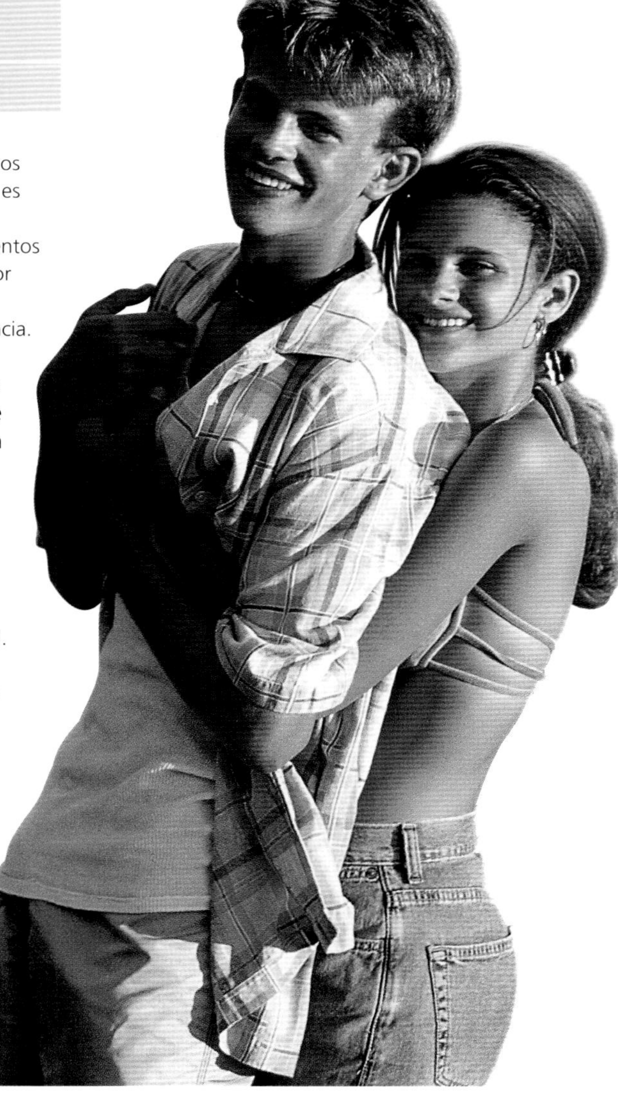

**PESO MEDIO EN LA ADOLESCENCIA**

| Chicos | |
|---|---|
| Edad | Peso medio |
| 12,5 | 39 kg |
| 13,5 | 45,5 kg |
| 14,5 | 52 kg |
| 15,5 | 56,5 kg |
| 16-19 | 64,5 kg |
| **Chicas** | |
| 12,5 | 41 kg |
| 13,5 | 47 kg |
| 14,5 | 50,5 kg |
| 15,5 | 52,5 kg |
| 16-19 | 55,5 kg |

(Basado en información del Ministerio de Sanidad)

## Problemas de peso

La ingesta de calorías también es demasiado baja en muchas dietas de adolescentes. Según los resultados de un estudio, el 25 % de los adolescentes mayores y las mujeres jóvenes tienen un IMC (índice de masa corporal; *véase* pág. 188) menor de 20, lo que significa que están clínicamente por debajo de su peso, mientras que en todos los grupos de mujeres de edad adulta sólo el 12 % estaba por debajo de 20.

No obstante, aproximadamente el 6 % de los adolescentes están clínicamente por encima de su peso, con un IMC de más de 30; es probable que sea debido a la falta de ejercicio (sobre todo en las chicas). Este problema es más común en los adolescentes que siguen una dieta rica en grasa, con «comidas basura». Los adolescentes con sobrepeso tienen pocas probabilidades de convertirse en adultos delgados y en forma a menos que hagan más ejercicio y sigan una dieta sana. Para más información, *véase* capítulo cuatro.

## Vegetarianismo

Según un estudio llevado a cabo en el Reino Unido, el 19 % de los adolescentes son vegetarianos, y los de edades comprendidas entre los dieciséis y los veinticuatro años muestran una mayor proporción de vegetarianos que cualquier otro grupo de edad. Las pautas para seguir una dieta vegetariana sana y agradable que aparecen en las páginas 60-63 son válidas también para los adolescentes. Los puntos a los que hay que prestar especial atención si su hijo decide no comer carne son:

* Asegúrese de que el contenido de proteínas de la dieta es razonable: sustituya la carne por productos lácteos (en ocasiones, es mejor optar por las variedades desnatadas, sobre todo si el adolescente tiene inclinación al sobrepeso), legumbres y otras fuentes aceptables (para consultar la lista de las mejores fuentes de proteínas, *véase* pág. 21).
* Si se trata de una chica, preste especial atención a la inclusión en la dieta de abundantes alimentos ricos en hierro y en folato.
* Averigüe si en el colegio de su hijo tienen cabida las comidas vegetarianas. Si se sirven, pero no son adecuadas, sería conveniente que el adolescente se llevase la comida de casa.
* Asegúrese de que su hijo es consciente de lo que supone una dieta sana para los vegetarianos y que sabe cómo preparar comidas nutritivas y sencillas sin carne.

## Anorexia y problemas de la alimentación

La incidencia de la anorexia, la bulimia y las dietas muy estrictas es elevada entre los adolescentes, sobre todo entre las chicas. En el capítulo dos (*véase* pág. 107) se incluye un extenso apartado sobre estos problemas. Si cree que su hijo adolescente puede tener un trastorno de la alimentación, siempre es mejor que intente solucionarlo a la primera oportunidad. Empiece por discutir con el adolescente

*UNA FIAMBRERA IDEAL PARA UN ADOLESCENTE VEGETARIANO: PITA INTEGRAL CORTADA,* HUMMUS, *CRUDITÉS, PAN DE MALTA, PIPAS DE GIRASOL, ALBARICOQUES SECOS, PLÁTANO, BATIDO DE LECHE Y KIWI.*

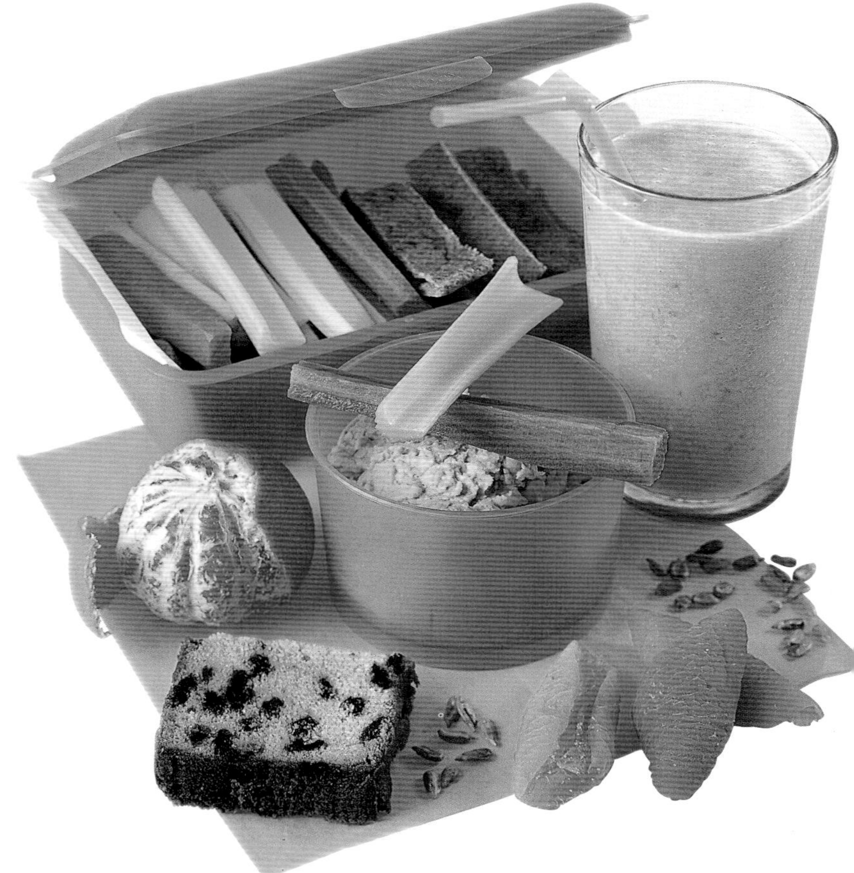

lo que usted percibe como una actitud problemática y siga por acudir al médico o tomar otras iniciativas adecuadas (por ejemplo, buscar consejo sobre nutrición). Las asociaciones también pueden prestar mucha ayuda. Las siguientes señales de peligro le ayudarán a decidir si su hijo tiene, o podría tener en breve, un trastorno alimentario:

* Deseo de seguir una dieta aunque no haya sobrepeso.
* Preocupación por las calorías y la comida.
* Comer muy poco y poner excusas para no comer.
* Fluctuación del peso corporal.
* Hiperactividad.
* Desaparece tras las comidas (podría tratarse de bulimia).
* Actitud recelosa, mal humor.
* Deseo de ocultar su cuerpo.

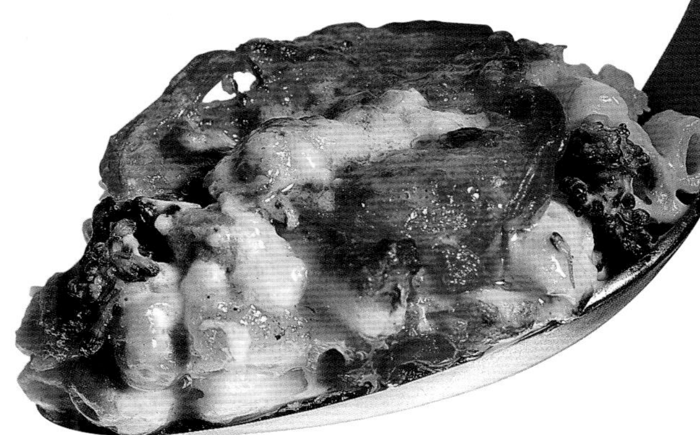

*ESTOS MACARRONES CON QUESO, PREPARADOS CON LECHE SEMIDESNATADA Y ACOMPAÑADOS DE BRÉCOL LIGERAMENTE HERVIDO, GUISANTES Y TOMATE EN RODAJAS, CONSTITUYEN EL NÚCLEO DE UNA CENA DE LA QUE CASI CUALQUIER ADOLESCENTE VEGETARIANO DISFRUTARÁ. SÍRVALOS CON UNA ENSALADA FRESCA, Y COMO POSTRE, MACEDONIA DE FRUTA FRESCA Y HELADO.*

### Rechazo a seguir una dieta sana y variada

Por cada adolescente que muestra alguna manía en cuanto a la dieta (por ejemplo, que rechaza la carne roja y come muchas ensaladas) hay otro que tiende a no comer otra cosa que patatas fritas, alimentos fritos, tartas, empanadas, dulces y bebidas carbónicas, y se muestra reacio a comer verduras frescas, ensaladas y frutas.

Gran parte de lo que se ha dicho en la página 164 sobre la «comida basura» también es aplicable a los adolescentes. Sin embargo, éstos no se muestran tan dóciles a las resoluciones paternas como los niños pequeños. Los adolescentes, además, pasan más tiempo fuera de casa, disminuye el control de los padres y disponen de más dinero para gastar en el tipo de productos que más les apetecen.

Apelar a la vanidad puede dar resultados («te saldrán caries si sigues comiendo tantos dulces»), o también puede funcionar el enfoque oficial (coger folletos de la escuela o de las autoridades sanitarias con información sobre la importancia de una dieta sana en la adolescencia, o visitar a un dietista con su hijo para que le señale los peligros de una dieta pobre).

La clave tal vez radique en potenciar los puntos en los que se esté de acuerdo. Si es posible, cocine usted los platos preferidos de su hijo (por ejemplo, le encantan las tartas y las patatas fritas; seguramente, las que usted prepare en casa serán mucho mejores que las que se compran en el supermercado). Las investigaciones demuestran que los niños que reciben una elevada proporción de alimentos preparados en casa eligen una dieta más correcta para ellos mismos al llegar a adultos.

Finalmente, si todo esto falla, asegúrese de que el adolescente tome un comprimido diario de multivitaminas y minerales.

### Acné

El acné es muy habitual entre los adolescentes; pocos son los que se escapan por completo. El tema se trata en el capítulo dos.

### Comportamiento antisocial

Algunos resultados indican que el comportamiento violento y antisocial entre la juventud guarda cierta relación con la dieta, sobre todo con las vitaminas, los minerales y los ácidos grasos esenciales.

Ciertos estudios realizados en distintos países apoyan esa teoría: en la sangre de los delincuentes se detecta una falta de diversos nutrientes, y la incidencia de actos criminales desciende en picado cuando se aportan nutrientes adicionales. Todavía no se pueden dar consejos exactos sobre cómo alimentar a un adolescente potencialmente violento, pero parece que una dieta sana y variada puede mejorar el comportamiento de los niños y los adultos jóvenes.

### Rendimiento académico

Como ya hemos visto, la falta de hierro en las jóvenes adolescentes puede provocar un descenso de la capacidad y el rendimiento mental. Otras pruebas han demostrado que podría existir una relación entre la falta de una gama más amplia de vitaminas y minerales, y el bajo rendimiento escolar, aunque los resultados varían considerablemente.

La conclusión más probable es que si los niños y los adolescentes tienen déficit de nutrientes, su rendimiento puede verse afectado, pero si toman una dieta sana y las cantidades recomendadas de todos los nutrientes no es preciso ofrecerles suplementos. Además, como ocurre con cualquier grupo de edad, es mejor obtener los nutrientes de una dieta sana en lugar de recurrir a los suplementos.

# EDAD ADULTA

El período comprendido entre la adolescencia y el comienzo de la madurez, hacia los cuarenta y cinco años, es una época en la que mucha gente prescinde de su salud, o incluso abusa de ella: comen mal, beben demasiado alcohol, se enfrentan al estrés, a la falta de sueño, a un estilo de vida ajetreado, etc. Sin embargo, el modo en que tratamos a nuestro cuerpo en esta época tiene una enorme importancia en la salud en etapas más avanzadas de la vida. Éste es el momento ideal para cuidarse y cuidar la dieta, y así llegar a la madurez y la vejez disfrutando de una salud robusta, con pocas enfermedades y sin apenas problemas físicos.

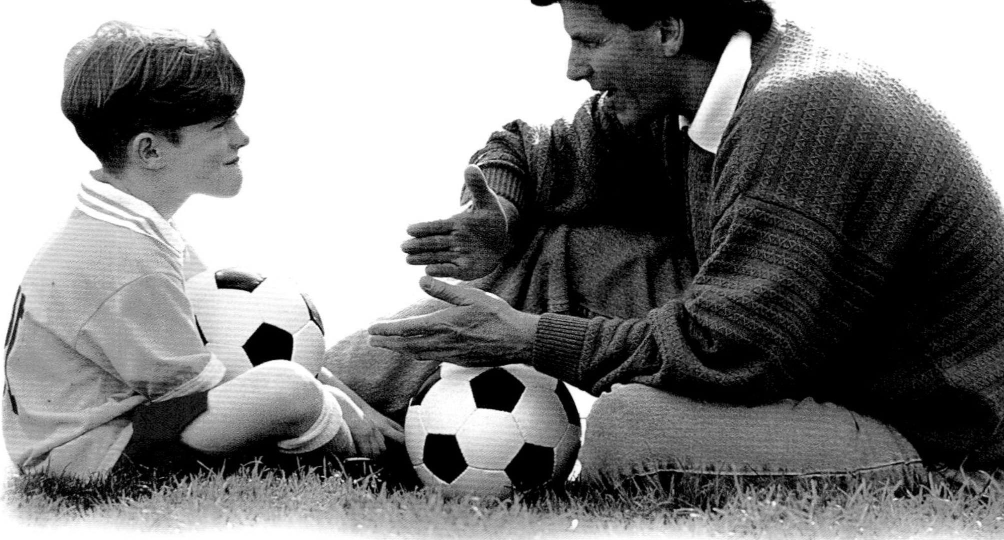

## De veinte a treinta y cinco años

Ésta es la etapa en que las personas tienden a dar por sentadas la buena forma y la salud y, sin embargo, resulta conveniente prepararse para lograr un cuerpo sano, en forma, capaz de afrontar cualquier cosa (incluidos, en el caso de las mujeres, el embarazo y el cuidado de los hijos).

La dieta sana básica y las pautas de comida sana garantizan la satisfacción de estas necesidades, pero debemos insistir en algunos de los puntos sobre nutrición más importantes para los adultos jóvenes:

***Desarrollo de los huesos.*** En esta etapa todavía se desarrollan los huesos, que alcanzan la máxima masa ósea alrededor de los treinta y cinco años. El nivel óptimo de masa ósea significa que los efectos de la osteoporosis más adelante quedarán minimizados. Por tanto, resulta vital tomar suficiente calcio en la dieta y absorber también el calcio necesario. ¡Después ya no habrá más oportunidades! Los ejercicios regulares en los que se arrastra el propio peso, como los paseos, ayudan a desarrollar los huesos. Tome abundantes productos lácteos desnatados, tofú, legumbres, hortalizas de hoja verde, frutos secos y semillas.

***Control del peso.*** Muchas personas que siempre han sido delgadas empiezan a ganar peso en esta etapa, sobre todo en el abdomen, al llegar al período que va de los veinticinco a los treinta años. Por lo general, esto se debe al descenso de los niveles de actividad (por ejemplo, muchos hombres dejan de hacer deporte de forma habitual), al matrimonio y al mayor consumo de comidas preparadas en casa, al tiempo que se dispone de más dinero para comer fuera con frecuencia, con lo que se incrementa el consumo de calorías.

Un aumento de peso muy gradual y ligero desde los veinte hasta los treinta y cinco años aproximadamente resulta aceptable (hasta 6,5 kg), pero es conveniente vigilar la dieta y hacer ejercicio si el peso aumenta con rapidez, ya que mantener un peso adecuado constituye un modo muy sencillo de prevenir muchas enfermedades (cardiopatía coronaria, artritis, diabetes, cáncer de mama, etc.). Asimismo, resulta más fácil mantener el peso que perder el ganado tiempo atrás.

Hasta los treinta años aproximadamente, la actividad metabólica permanece constante, pero después de esa edad comienza a hacerse más lenta. Se ha calculado que se necesitan 50 calorías menos al día por cada cinco años que sobrepasen los treinta. Por ejemplo, a los cuarenta precisará 100 calorías menos al día que cuando tenía treinta años, y a los cincuenta, 200 menos. *Véase* capítulo cuatro, donde aparece más información sobre el control de peso y el adelgazamiento.

***Planificación familiar.*** Entre los veinte y los treinta años, muchas parejas planean tener familia. Para las mujeres, esto implica seguir una dieta sana y mantener un peso razonable, ya que un IMC bajo puede incrementar el riesgo de sufrir amenorrea y, por tanto, se reduce la fertilidad. Antes de intentar la concepción, las mujeres deberían tener en cuenta los cuidados previos para que la madre y el bebé gocen de una salud óptima durante y después del embarazo. En el caso de los hombres, se ha demostrado que una dieta sana rica en cinc, selenio y vitaminas E y C contribuye a una buena fertilidad. Un estudio realizado en España en 1997 demostró que las mujeres que toman más de cinco tazas de café fuerte al día tardan mucho más en quedarse embarazadas que las mujeres que prescinden de esta bebida, y que los grandes consumidores de café tienen un 45 % más de probabilidades de tardar nueve meses o más en concebir.

***Necesidades femeninas.*** La menstruación implica que, durante todos los años reproductivos, la mujer siempre necesita más hierro que el hombre con el fin de evitar las enfermedades relacionadas con el déficit de hierro, incluida la anemia. Algunas mujeres también se enfrentan a problemas como el síndrome premenstrual, otras afecciones relacionadas con la menstruación y la retención de líquidos. Todos estos temas se tratan con detalle en el capítulo dos. Aquí incluimos algunos puntos más que las mujeres adultas deben tener en cuenta:

* La dieta debe ser adecuada en cuanto a calorías y nutrientes. No resulta aconsejable seguir una dieta demasiado baja en grasas, ya que el papel de los ácidos grasos esenciales (presentes en numerosos alimentos de origen vegetal) es importante no sólo para la salud, sino también para mantener la piel suave y lisa, y el cabello en buenas condiciones.
* Las mujeres que toman la píldora anticonceptiva pueden aumentar hasta 3 kg de peso. Esto se debe en parte a la retención de líquidos. La dieta antisíndrome premenstrual y diurética (*véase* pág. 145) ayuda a minimizar este problema, al igual que el ejercicio.
* Tomar más de una bebida con alcohol al día puede incrementar el riesgo de sufrir cáncer de mama en las mujeres jóvenes.

## De treinta y cinco a cuarenta y cinco años

A medida que el ritmo metabólico comienza a descender, es importante vigilar el consumo de alimentos pobres en nutrientes, como muchos postres, empanadas, dulces y grasas animales, y practicar ejercicio. Un aumento de peso de entre 3 y 6,5 kg por encima del peso que se tenía entre los veinte y veinticinco años es aceptable.

Es preciso seguir tomando la dieta sana básica y prestar especial atención a los «superalimentos» que se resaltan en la lista de alimentos del final del libro. Se trata de los alimentos que parecen ofrecer más protección contra las principales enfermedades de la madurez y la vejez, y contra el proceso de envejecimiento. Resulta vital tomar abundantes frutas y verduras frescas, no sólo por los famosos antioxidantes, las vitaminas C y E, el betacaroteno y el selenio que contienen, sino también por los otros fitoquímicos que igualmente ejercen una función protectora (*véase* pág. 34).

Asimismo, una dieta sana en esta etapa de la vida ofrece un importante estímulo a la función cerebral. Las investigaciones demuestran que los diferentes factores dietéticos pueden influir en el funcionamiento del cerebro. Una dieta baja en grasas saturadas favorece la circulación de la sangre en el cerebro, y el consumo de calorías ligeramente por debajo de la media ayuda a evitar que el cerebro se deteriore a medida que se envejece, además de mejorar el estado de ánimo, la memoria y otros factores.

La actividad cerebral también puede verse afectada negativamente por tomar una comida muy abundante, o por las dietas de choque, que provocan un descenso excesivo de los niveles de azúcar en sangre. Como se explica con detalle en el primer capítulo, la capacidad mental también puede mejorar con un desayuno rico en proteínas y una comida sin demasiados hidratos de carbono. Finalmente, «comer poco y a menudo» constituye el mejor modo de beneficiar al cerebro y mantenerse en situación de ventaja.

El buen descanso nocturno también adquiere una gran importancia a partir de los treinta años, ya que ayuda al cuerpo a descansar y repararse, y a mantener el cerebro despierto. Si tiene problemas para dormir, consulte la información que se refiere al insomnio, en el capítulo dos.

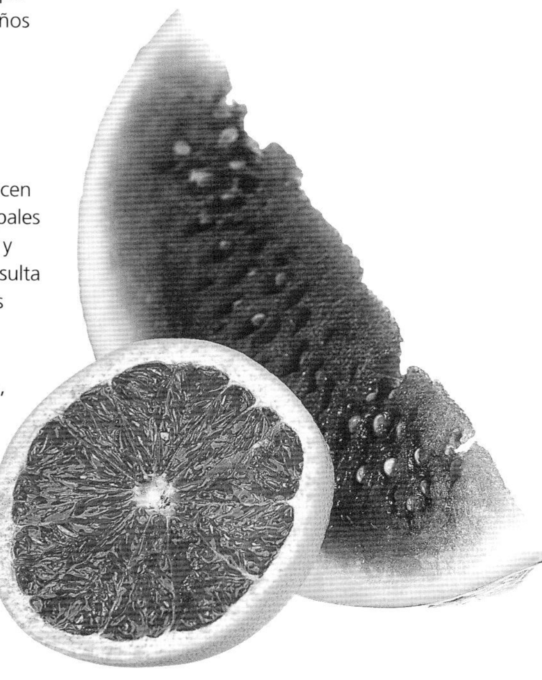

## *Embarazo y cuidados en la preconcepción*

Ya sabemos que la salud y el estado nutritivo antes y durante el embarazo pueden repercutir no sólo en la salud del bebé en su infancia, sino también durante toda su vida.

### Cuidados en la preconcepción

Si se está planificando un embarazo, resulta aconsejable que la futura madre se prepare con una dieta adecuada, suplementos de folato, ejercicio y control del peso. Asimismo, debe dejar de fumar si lo hace y reducir al máximo el consumo de alcohol. La razón de la importancia de los cuidados anteriores al embarazo es que con ellos se reduce el riesgo de malformaciones congénitas y de dar a luz un bebé con poco peso, un factor que, según se ha probado, se relaciona con diferentes problemas de salud a lo largo de la vida. A continuación examinaremos los diferentes elementos que pueden influir en la facilidad para concebir y en tener un embarazo y un bebé sanos.

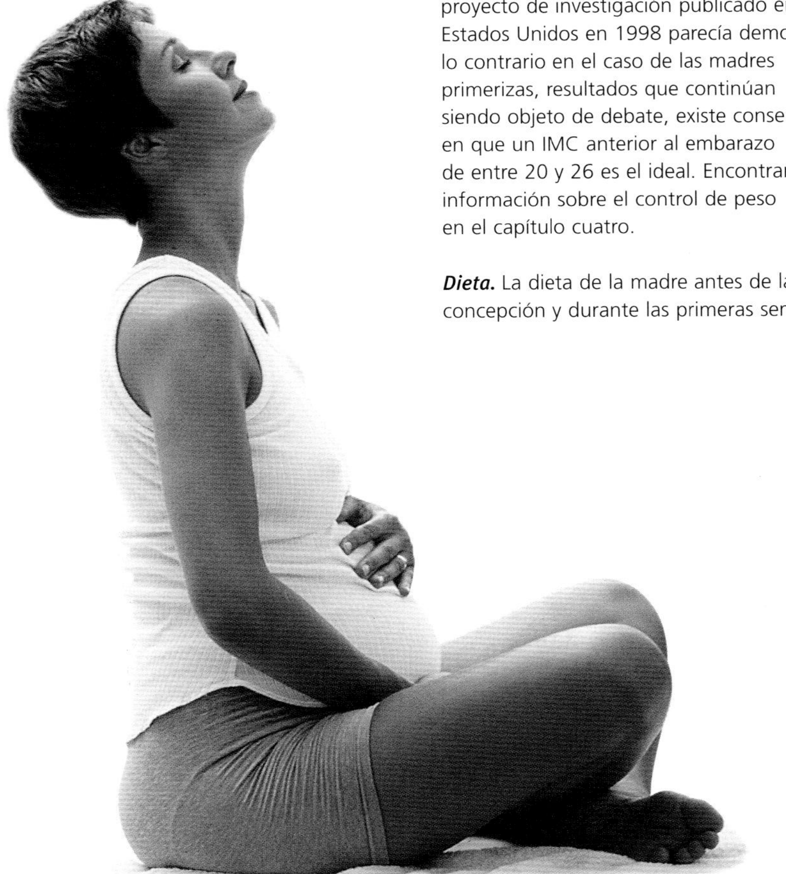

***Peso.*** Si su IMC (índice de masa corporal; *véase* pág. 188) está dentro de los parámetros normales de entre 20 y 25, tendrá más probabilidades de quedarse embarazada. Los IMC de menos de 20 o más de 30 reducen las probabilidades de concepción. Las investigaciones también demuestran que las madres con un peso bajo antes del embarazo (IMC por debajo de 19) tienen más riesgo de engendrar un bebé de poco peso, incluso si alcanzan un peso satisfactorio durante el embarazo. Aunque un importante proyecto de investigación publicado en Estados Unidos en 1998 parecía demostrar lo contrario en el caso de las madres primerizas, resultados que continúan siendo objeto de debate, existe consenso en que un IMC anterior al embarazo de entre 20 y 26 es el ideal. Encontrará información sobre el control de peso en el capítulo cuatro.

***Dieta.*** La dieta de la madre antes de la concepción y durante las primeras semanas de embarazo (cuando muchas mujeres todavía no saben que están embarazadas) es importante para el crecimiento y el correcto desarrollo del embrión, ya que durante esas primeras semanas crece más rápidamente que en cualquier otra etapa del embarazo. Al parecer, los desarrollos celulares anormales también se producen en esta etapa.

Para evitar las malformaciones neurológicas, como la espina bífida, es preciso tomar la cantidad adecuada de la vitamina B folato. La cantidad recomendada para una mujer adulta no embarazada es de 200 µg al día, pero cuando se planifica un embarazo y durante los tres primeros meses de gestación se recomienda tomar un suplemento de 400 µg además de incrementar en 100 µg la cantidad de folato presente en la dieta. (A las mujeres que ya han dado a luz un bebé con una malformación neurológica se les receta una cantidad todavía mayor.)

Para obtener este nutriente es preciso tomar una dieta sana básica, que contenga abundantes alimentos ricos en folato natural, como hortalizas de hoja verde, extracto de levadura, legumbres, frutos secos, frutas, patatas y cereales enriquecidos para el desayuno. (Para una lista más detallada de fuentes ricas en folato, *véase* pág. 28.) Incluso si se sigue una dieta sana es conveniente tomar este suplemento. Algunas pruebas indican que los suplementos de inositol también pueden reducir las posibles malformaciones neurológicas.

Durante la época de la preconcepción, asimismo es conveniente tomar calcio y hierro adicionales. Por un lado, las mujeres con reservas bajas de hierro al principio del embarazo pueden contraer anemia y, por otro, según algunos estudios, el feto absorbe masa ósea de la madre si no se toma suficiente calcio durante el embarazo.

***Forma física.*** La futura madre debe estar en forma antes del embarazo; puede conseguirlo dando paseos regulares o con alguna actividad similar, y dejando de fumar (una de las principales causas de peso bajo en los bebés).

***Alcohol.*** El Real Colegio de Obstetras y Ginecólogos del Reino Unido afirmó en 1997 que el consumo moderado de una unidad de alcohol al día en las mujeres embarazadas no daña al feto, y que no existen pruebas de que 15 unidades a la semana provoquen un efecto dañino. Un estudio sobre cinco mil embarazos publicado en Estados Unidos a finales de 1997 también concluía que el consumo moderado de alcohol antes del embarazo no incrementaba el riesgo de aborto, pero, en cambio, el consumo moderado (sólo 3 unidades a la semana) durante las diez primeras semanas de embarazo sí aumentaba el riesgo de aborto en cuatro veces. La mujer concienciada probablemente optará por evitar el alcohol, al menos durante la época de la concepción y en los tres primeros meses de embarazo.

## Embarazo

Una vez confirmado el embarazo, es importante seguir un estilo de vida saludable, con un dieta equilibrada, sana y adecuada. Esto no sólo beneficia al feto en desarrollo, sino también a la salud de la madre, que así evitará problemas potenciales, como el cansancio excesivo, el estreñimiento, las náuseas, etc.

Sorprendentemente, durante el embarazo no aumentan las cantidades necesarias de la mayor parte de nutrientes, aunque sí es preciso incrementar algunos de ellos. Las listas que aparecen en el extremo superior relacionan el consumo recomendado de los principales nutrientes durante el embarazo y la lactancia.

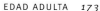

**NECESIDADES ADICIONALES DIARIAS DE NUTRIENTES DURANTE EL EMBARAZO**

(Para los nutrientes que no aparecen aquí, las necesidades son las mismas que para las mujeres adultas no embarazadas.)

| | |
| --- | --- |
| Calorías | +200* |
| Proteínas | +6 g |
| Vitamina A | +100 µg |
| Vitamina B1 | +0,1 mg* |
| B2 | +0,3 mg |
| Folato | +400 µg** |
| Vitamina C | +10 mg |
| Vitamina D | +10 µg |

* Sólo durante los últimos tres meses

** Antes de la concepción y hasta la semana duodécima de embarazo.

Las listas que aparecen entre las páginas 22 y 33 muestran fuentes ricas de todos los nutrientes extra que se necesitan según las tablas que se muestran en esta página. Algunas omisiones pueden parecer sorprendentes: por ejemplo, no es preciso tomar hierro o calcio extra durante el embarazo. Esto se debe a que la absorción del hierro y el calcio aumenta durante la gestación. Además, desaparece la pérdida de hierro durante la menstruación (aunque si las reservas de este mineral son bajas al principio del embarazo, es muy posible que se necesiten suplementos).

Asimismo, durante la gestación se excreta menos calcio en la orina, con lo que se conservan las reservas, y si se necesita más calcio lo proporciona la masa ósea de la madre. No obstante, el consumo adicional de calcio está recomendado en el caso de embarazos en la adolescencia.

La idea de «comer por dos» durante gran parte del embarazo es errónea. Sólo se necesitan 200 calorías más al día en los tres últimos meses en la mayoría de los casos (lo que representa una patata asada pequeña o 300 ml de leche desnatada y un trozo pequeño de queso).

**NECESIDADES ADICIONALES DIARIAS DE NUTRIENTES DURANTE LA LACTANCIA**

(Para los nutrientes que no aparecen aquí, las necesidades son las mismas que para las mujeres adultas no embarazadas.)

| | |
| --- | --- |
| Calorías: | |
| hasta 1 mes | +450 |
| 1-2 meses | +530 |
| 2 a 3 meses | +570 |
| 4-6 meses | +480-570* |
| más de 6 meses | +240** |
| Proteínas | +11 g*** |
| Vitamina B1 | +0,2 mg |
| Vitamina B2 | +0,5 mg |
| Vitamina B3 | +2 mg |
| Vitamina B12 | +0,5 µg |
| Folato | +60 µg |
| Vitamina C | +30 mg |
| Vitamina A | +350 µg |
| Vitamina D | +10 µg |
| Calcio | +550 mg |
| Fósforo | +440 mg |
| Magnesio | +50 mg |
| Cinc | +6 mg**** |
| Cobre | +0,3 mg |
| Selenio | +15 µg |

* Depende de la cantidad de alimentos que se ofrezcan en el destete; si se alimenta al bebé principalmente de leche materna, se puede llegar al límite superior.

** Suponiendo que gran parte de la dieta del bebé la forman alimentos que no son la leche materna.

*** De cuatro meses en adelante, reducir a +8 g (debido al destete).

**** De cuatro meses en adelante, reducir a +2,5 mg.

Se cree que parte de la razón por la que una mujer embarazada no necesita comer mucho más es que el ritmo metabólico desciende durante el embarazo y la mujer también se torna menos activa por naturaleza. Sin embargo, las mujeres que están muy por debajo de su peso al principio del embarazo sí deben comer bastante más.

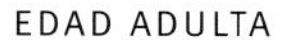

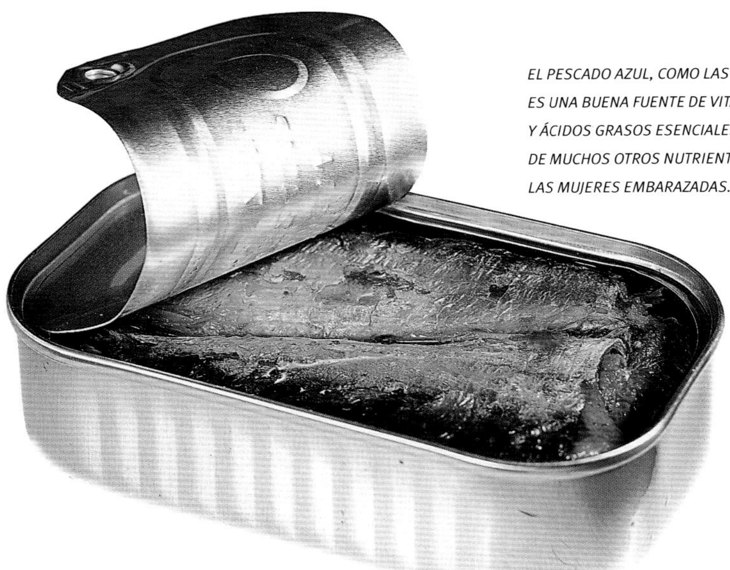

*EL PESCADO AZUL, COMO LAS SARDINAS, ES UNA BUENA FUENTE DE VITAMINA D Y ÁCIDOS GRASOS ESENCIALES (ADEMÁS DE MUCHOS OTROS NUTRIENTES) PARA LAS MUJERES EMBARAZADAS.*

Aunque es preciso incrementar la cantidad de vitamina A durante el embarazo (sobre todo, en los tres últimos meses), la mayoría de las mujeres ya toman suficiente en la dieta; además, la vitamina A (en forma de retinol, no la provitamina A betacaroteno) en exceso (por encima de 3.300 µg al día) es tóxica en el embarazo y puede provocar defectos congénitos. Por esta razón, las mujeres embarazadas no deben comer hígado o productos a base de hígado, ya que contiene cantidades potencialmente tóxicas de vitamina A. Asimismo, no deben tomar suplementos que contengan retinol (por ejemplo, aceite de hígado de bacalao) a menos que se lo recete el médico.

En el embarazo se necesita vitamina C adicional, sobre todo en los tres últimos meses, y también se recomienda un suplemento de 10 µg de vitamina D, ya que resulta difícil obtener esta cantidad de la dieta (a no ser que se tomen muchas grasas, ya que la vitamina D se encuentra en la mantequilla, los huevos, el pescado azul, los productos lácteos enteros y los alimentos enriquecidos, como los cereales y las margarinas).

Durante el embarazo no se producen necesidades adicionales de grasa o hidratos de carbono, excepto como medio de incrementar el consumo de calorías durante al menos los tres últimos meses. No obstante, los ácidos grasos esenciales y sus derivados, como el ácido gammalinolénico, el EPA y el DHA, presentes en aceites vegetales y de pescado, pueden ser muy importantes para tener un embarazo y un bebé sanos. Las investigaciones han relacionado una dieta rica en ácidos grasos esenciales con embarazos más largos (y, por tanto, con bebés con más peso al nacer), reducción del riesgo de hipertensión en la madre, y desarrollo óptimo del cerebro y los ojos en el bebé. Se cree que el consumo de ácidos grasos esenciales en los tres últimos meses de embarazo, cuando el cerebro del feto aumenta de peso cuatro o cinco veces, es el más importante.

No existen recomendaciones oficiales sobre el aumento de fibra en el embarazo, pero muchas mujeres embarazadas sufren de estreñimiento. Aumentar el consumo de fibra (para consultar la lista de las mejores fuentes, *véase* pág. 14) y de agua mejora la situación, así como el ejercicio regular suave.

## Embarazo sano y la importancia del peso del bebé al nacer

Casi todas las investigaciones realizadas hasta la fecha demuestran que el peso del bebé al nacer tiene una gran importancia en su futura salud, tanto a corto como a largo plazo. Los bebés de poco peso al nacer corren más riesgos de sufrir cardiopatía coronaria, hipertensión, accidente vascular cerebral y diabetes en etapas más avanzadas de la vida. Al parecer, también presentan una función cognitiva menos eficaz en la infancia. Los bebés con poco peso también tienen más probabilidades de morir en el momento del parto o de tener peor salud en la infancia. Algunos de estos puntos podrían estar relacionados con el crecimiento fetal restringido. Un peso bajo al nacer es de 2,5 kg o menos. Los factores relacionados con la nutrición que pueden producir un peso bajo en un bebé son:

* Consumo excesivo de alcohol durante el embarazo. De una a dos bebidas al día es el máximo recomendado.
* Fumar: conviene dejarlo.
* Consumo inadecuado de calorías. Muchos investigadores coinciden en que las madres delgadas y aquellas que no aumentan de peso lo suficiente o las que no toman bastantes calorías durante el embarazo pueden correr más riesgo de tener un bebé con poco peso. El peso ideal que se debe ganar varía en función del peso de la madre al principio del embarazo (*véase* recuadro inferior). Así, cuanto más pese la mujer al principio, menos peso necesita ganar.

### PAUTAS DE AUMENTO DE PESO DURANTE EL EMBARAZO

| IMC al principio del embarazo | Peso total óptimo que se debe ganar |
|---|---|
| menos de 20 | 12,5-18 kg |
| 20-26 | 11,5-16 kg |
| 26-30 | 7-11,5 kg |
| más de 30 | mínimo de 6 kg<br>máximo: ha de decidirse en una consulta individual. |

Ganar mucho peso no es aconsejable: el aumento por encima del peso que aquí se indica está relacionado con varias complicaciones durante el embarazo, como la hipertensión y el parto prolongado, además de acarrear sobrepeso después del embarazo.

## CONSEJOS DIETÉTICOS PARA UN EMBARAZO SIN PROBLEMAS

A continuación se mencionan las tres molestias más comunes entre las embarazadas y se expone el modo de afrontarlas:

*Mareos matutinos*. Los mareos pueden presentarse en cualquier momento del día, pero suelen ser peores por la mañana. Se deben, probablemente, a un descenso de los niveles de azúcar en sangre, y por ello es tan importante tomar varios tentempiés ligeros y ricos en hidratos de carbono a lo largo del día, ya que pueden acabar con el problema o al menos minimizar las náuseas. Es posible evitar los mareos al levantarse tomando uno de esos tentempiés nada más salir de la cama (téngalo preparado en la mesita de noche). Tentempiés ideales: un plátano; una rebanada de pan integral con mermelada; una galleta de jengibre; una galleta de avena.

*Cansancio*. Especialmente habitual en los tres primeros meses del embarazo, suele ser el primer síntoma de éste. Los cuidados adecuados en la preconcepción sirven de ayuda, y deben incluir una dieta sana y energética, y un programa de ejercicios para incrementar la capacidad cardíaca y pulmonar. Además, ponga en práctica la dieta sana durante el embarazo y asegúrese de obtener las calorías suficientes. Están completamente prohibidas las dietas restringidas. El alcohol y la cafeína incrementan la fatiga. Es esencial descansar. Sométase a un análisis para descartar una deficiencia de hierro.

*Antojos*. Muchas mujeres sienten el deseo de comer cosas que normalmente no comen. Estos antojos pueden contemplar cualquier alimento, desde cebollas en vinagre hasta naranjas, y algunas mujeres sienten deseos de combinaciones extrañas. Apenas existe base científica para la idea de que la causa de los antojos radica en la necesidad de un alimento rico en un nutriente determinado del que la madre carece (por ejemplo, si le apetecen las naranjas, tal vez se deba a que le falte vitamina C).

Si los antojos se dirigen hacia un alimento razonablemente nutritivo, no hay problema (a menos que ese alimento se tome con tanta frecuencia que se prescinda de otros productos, lo que crearía deficiencias nutricionales, o de que se gane mucho peso, en el caso de que se trate de alimentos muy ricos en calorías).

Si se tienen antojos por alimentos menos nutritivos y/o productos «basura», es conveniente informar al dietista prenatal para que proponga una estrategia adecuada, que podría incluir suplementos.

No hay un método garantizado para acabar con los antojos, pero una dieta sana básica, que tenga en cuenta todos los puntos tratados en estas páginas, y tomar tentempiés, a menudo reducen, en cierta medida, el problema.

* Dieta pobre. Un déficit de todos los nutrientes necesarios puede provocar el nacimiento de un bebé con poco peso. La falta de vitaminas B, magnesio, hierro, fósforo y cinc en los tres primeros meses de embarazo está relacionada con el bajo peso al nacer.

### Evitar las intoxicaciones alimentarias

Cuando se está embarazada, es especialmente importante evitar las intoxicaciones alimentarias. Bacterias como la *Salmonella* y la listeria pueden afectar gravemente al feto.

* Evite los quesos blandos como el Brie y el Camembert, los quesos sin pasteurizar (casi todos los parmesanos) y los quesos azules, como el Stilton y el azul danés, que pueden albergar la bacteria de la listeria. El Cheddar y el requesón sí se pueden tomar.
* Evite las ensaladas preparadas, las que llevan salsas y otros productos a granel procedentes de neveras.
* Evite los huevos crudos o ligeramente cocidos y cualquier alimento que los contenga (mayonesa, tiramisú, etc.): podrían contener *Salmonella*.
* Evite el paté, a menos que sea pasteurizado, para huir de la listeria. (El paté de hígado no se recomienda en ningún caso debido al elevado nivel de vitamina A que contiene.)
* Evite la carne cruda o poco hecha, la leche sin pasteurizar, las frutas y verduras sucias, todo ello con el fin de no contraer toxoplasmosis.

*Véase* pág. 68 para más información sobre la seguridad de los alimentos.

*LOS PLÁTANOS Y EL PAN INTEGRAL CONSTITUYEN UN TENTEMPIÉ IDEAL PARA TOMAR POR LA MAÑANA, A PRIMERA HORA, CON EL FIN DE ALIVIAR LOS MAREOS.*

# MADUREZ

Para la mayoría de las personas de edades comprendidas entre los cuarenta y cinco y los sesenta y cinco años, la buena salud de la juventud comienza a deteriorarse y aparecen problemas como la artritis, la arteriosclerosis, la obesidad, la diabetes y el deterioro físico en general. Con cambios en la dieta y en el estilo de vida, sin embargo, nunca es demasiado tarde para lograr mejoras significativas en la salud a largo y corto plazo, y mantener a raya muchas de las señales típicas de envejecimiento. Los expertos también desentrañan los secretos del incremento de la esperanza de vida mediante la dieta.

Cuando llega la madurez, algunos cambios (como la menopausia en las mujeres) son naturales e inevitables, mientras que otros que muchas personas consideran normales son, en realidad, poco deseables y posiblemente evitables. La salud en la llamada «madurez» depende, en parte, del estado que se haya tenido hasta el momento y, obviamente, de una buena dieta, suficiente ejercicio y un estilo de vida sano en los años anteriores. Sin embargo, muchas personas no se cuidan hasta que la juventud desaparece. Cuando llegan a los cuarenta o los cincuenta años empiezan a darse cuenta de que tal vez su cuerpo se merezca un mantenimiento regular, al igual que su coche. A pesar de todo, es posible obtener grandes beneficios si se empieza a prestar atención a lo que se come y a otros factores que intervienen en el estilo de vida, aunque sea tarde.

Un estudio internacional realizado durante veinte años y publicado en el *British Medical Journal* que examinaba la relación entre la dieta de hombres de entre cincuenta y setenta años y la tasa de mortalidad llegó a la conclusión de que una dieta sana (como subraya la OMS) está asociada con una reducción del 13 % en todas las causas de muerte en los hombres de esas edades.

Otros importantes estudios realizados en Estados Unidos y el Reino Unido con ratones, ratas, moscas de la fruta y monos han concluido que la esperanza de vida puede aumentar hasta en un 50 % con una dieta baja en calorías pero nutritiva. Además, de este modo, se reduce el riesgo de cardiopatía coronaria, cáncer, accidente vascular cerebral y diabetes, y se favorece el funcionamiento del sistema inmunológico (*véase* Antienvejecimiento, página siguiente).

En un nivel más prosaico, hoy sabemos que todos los problemas de salud y los signos de envejecimiento (desde el Alzheimer y la osteoporosis hasta la caída del cabello y la falta de deseo sexual) se pueden minimizar, o incluso evitar, mediante dietas o alimentos específicos. La madurez es la etapa en que realmente hay que prestar atención a la dieta.

### ANTIENVEJECIMIENTO Y RESTRICCIÓN DE LAS CALORÍAS

Si desea llegar a los ciento veinte años (o más), las investigaciones apuntan a que para conseguirlo hay que restringir el consumo de calorías de forma permanente. Tres estudios diferentes (dos llevados a cabo en Estados Unidos y uno en el Reino Unido) han descubierto que si se limita la ingesta de calorías entre el 30 % y el 70 % de la cantidad normal, la esperanza de vida de ratones, ratas, moscas de la fruta y monos aumenta entre un 20 % y un 50 %.

Al parecer, una dieta baja en calorías también puede ejercer muchos efectos beneficiosos en la salud, incluida una gran reducción del riesgo de ciertos tipos de cáncer, enfermedad coronaria y accidente vascular cerebral, así como el aumento de los niveles de energía y la mayor eficacia del sistema inmunológico. Los científicos que llevaron a cabo estos experimentos no ven por qué esos mismos efectos no podrían aplicarse a los humanos. El gobierno americano está tan impresionado con los resultados de la investigación que ha organizado un estudio oficial con 120 voluntarios cuyo papel será restringir el consumo de calorías a una media aproximada de 1.800 al día (hombres) y reducir el peso entre un 10 y un 20 %.

La restricción de calorías no carece de riesgos, y las personas con un peso normal no deben disminuir las calorías hasta que los resultados de las pruebas salgan a la luz y se evalúen (se tardarán varios años). Los riesgos incluyen malnutrición (aunque las personas del experimento se alimentarán cuidadosamente para evitar que esto ocurra), aumento del riesgo de sufrir osteoporosis y amenorrea y esterilidad en las mujeres más jóvenes.

Tal vez en el futuro la restricción de calorías sea un método seguro para prolongar la vida de cualquier persona. Mientras tanto, el mensaje para la mayoría de personas maduras es éste: hay que pensar en términos de delgadez, ¡pero no demasiado!

### Punto de partida

Si no sabe por dónde empezar, hágalo por la dieta sana básica (*véase* pág. 53). Un chequeo completo también resulta aconsejable, ya que revelará cualquier problema de salud que pueda tener. Si ya tiene algún problema y usted es consciente de ello, siga la dieta que mejor se adapte a su dolencia. Encontrará toda la información y las dietas especiales para las principales enfermedades en el capítulo dos.

En la actualidad se goza, en general, de mejor salud, pero algunas personas presentan factores de riesgo más que altos de una enfermedad o dolencia determinada. Éstos son los principales factores de riesgo de las enfermedades más habituales en la madurez y la vejez:

***Artritis:*** historial familiar; obesidad; falta de ejercicio.

***Cardiopatía coronaria y accidente vascular cerebral:*** fumar; beber mucho; obesidad; historial familiar de cardiopatía coronaria; dieta rica en grasa saturada y pobre en frutas y verduras frescas; estrés; falta de ejercicio.

***Cáncer:*** fumar; beber mucho; dieta pobre en frutas y verduras frescas; historial familiar de cáncer; posiblemente, dieta rica en carne o grasa animal; posiblemente, obesidad (nexo entre cáncer de mama y obesidad en las mujeres menopáusicas).

***Diabetes:*** obesidad.

***Alzheimer:*** fumar; beber mucho; dieta pobre.

***Osteoporosis:*** IMC bajo a lo largo de la vida; historial familiar; calcio, magnesio y vitamina D insuficientes en la dieta; falta de ejercicio; ser mujer.

***A.*** Si tiene uno o más factores de riesgo, aparte de la obesidad, de alguna dolencia, la dieta correspondiente del capítulo dos puede ser adecuada para usted, aunque es preciso que visite a su médico de cabecera para hablar sobre esos factores de riesgo.

***B.*** Si es usted una persona obesa, sin otros factores de riesgo, debe perder peso con una dieta planificada. La obesidad, e incluso el sobrepeso moderado, constituye un factor de riesgo de tantas enfermedades y problemas que realmente merece la pena perder peso cuanto antes. Toda la información que necesita sobre el peso y la salud, el peso ideal y el adelgazamiento se encuentra en el capítulo cuatro (*véase también* recuadro superior).

***C.*** Si padece obesidad, sin otros factores de riesgo, debe perder peso como se indica en B. Después de perder peso, ponga en práctica el plan A.

***D.*** Si no tiene factores de riesgo, siga la dieta sana básica y tenga en cuenta cualquier otra información de este capítulo que le afecte; en el caso de las mujeres menopáusicas, pueden probar la dieta de la página 181.

### La menopausia masculina y otros problemas

Hasta el 40 % de los médicos creen que realmente existe la menopausia masculina. Muchos más hombres maduros saben que es así. No siempre va acompañada de síntomas clínicos, al contrario que la menopausia femenina, pero sí se pueden presentar algunos. Éstos son los más frecuentes:

* Disminución de la libido.
* Depresión y/o negatividad o cambios de humor.
* Letargo/fatiga.
* Aumento de peso.
* Pérdida de cabello y del tono de la piel.
* Problemas para conseguir o mantener una erección.
* Pérdida de tono/fuerza muscular.

Muchos de estos problemas se pueden minimizar con la dieta sana básica (*véase* pág. 53). También es posible encontrar información adicional en las entradas de la sección dedicada a «Dolencias y soluciones» (*véase* capítulo dos). El exceso de peso se puede regular poniendo en práctica los consejos del capítulo cuatro, y es posible mejorar y/o mantener el tono muscular y el de la piel mediante la práctica frecuente de ejercicio con peso. El tono de la piel mejora todavía más con una dieta adecuada, que incluya abundantes frutas y verduras frescas, ácidos grasos esenciales y agua. Al mejorar el bienestar general, el aspecto, el estado de ánimo y el deseo sexual también tienden a mejorar. Los niveles de estrés se pueden reducir con la dieta adecuada (si el estrés representa una molestia importante en su vida, pruebe los consejos de la dieta antiestrés, *véase* pág. 138).

Una elevada proporción de hombres maduros comienzan a tener problemas de próstata (la prostatitis puede provocar molestias, y las pruebas demuestran que una dieta rica en cinc y en vitamina E resulta de ayuda; para consultar las listas de las mejores fuentes, *véanse* págs. 31 y 24). Para prevenir el cáncer de próstata, evite el consumo elevado de alcohol y el exceso de grasas animales saturadas en la dieta.

Un aspecto de la salud que se suele olvidar en los años de madurez es el cuidado de los dientes y las encías. Las revisiones dentales regulares, la limpieza a fondo dos veces al día y una dieta baja en azúcar y en productos refinados, y rica en frutas y verduras crujientes evitan problemas posteriores. No hay nada que envejezca tanto a una persona como una dentadura postiza.

### La menopausia

Los años de menopausia (cuando los cambios hormonales provocan el declive gradual de la fertilidad y el final de la capacidad de procrear) son inevitables para todas las mujeres. En general, la menopausia comporta una serie de síntomas, que van desde las molestias leves hasta trastornos tan severos que impiden una vida normal.

La mayor parte de esos síntomas (sofocos, cansancio, cambios de humor, depresión, problemas de deseo sexual e insomnio) se alivian con una dieta correcta, o todo lo contrario, empeoran con una dieta inadecuada. A continuación, se examinan las opciones dietéticas y también se consideran los efectos en la salud a largo plazo de lo que se come en esta etapa. Asimismo, se proporcionan soluciones para el problema de la «menopausia masculina».

Dado que el 50 % de la población mundial se enfrentará algún día a la menopausia, es difícil entender por qué existe tan poca información sobre la prevención de los síntomas por medios naturales y las consecuencias de la menopausia femenina. La intervención médica mediante la terapia de sustitución hormonal (y, con frecuencia, con antidepresivos y tranquilizantes) puede proporcionar alivio a muchas mujeres, pero los efectos secundarios de la TSH son, para muchas, casi tan desagradables como los de la propia menopausia, y los efectos a largo plazo todavía se desconocen (aunque hoy la opinión general es que la TSH no incrementa la probabilidad de sufrir cáncer de mama).

Uno de los principales beneficios de la TSH es que previene la pérdida de densidad ósea; ésta se acelera considerablemente en las mujeres menopáusicas y posmenopáusicas, y provoca osteoporosis. La TSH funciona principalmente en sustitución de la hormona femenina estrógeno, lo que permite una absorción más eficaz del calcio. Sin embargo, hay varios métodos dietéticos para ralentizar la pérdida de masa ósea en las mujeres propensas. Se ha demostrado que una dieta rica en soja y productos de soja imita los efectos del estrógeno en el mantenimiento de la densidad ósea. Otros alimentos que pueden ejercer un efecto similar al del estrógeno son los frutos secos, el boniato, las semillas de lino, las legumbres y los cereales, así como la mayoría de frutas y verduras frescas.

El consumo adecuado de calcio durante la menopausia y después resulta esencial (idealmente, 1.500 mg al día). Las mejores fuentes de calcio son los productos lácteos (que deben ser desnatados y no enteros, ya que algunas pruebas demuestran que la grasa saturada «se adhiere» al calcio e inhibe su absorción), la leche y el yogur de soja enriquecidos, el tofú, las algas y otras hortalizas de hoja verde, las pipas de girasol, la harina blanca, la harina de soja, las legumbres, las sardinas, los chanquetes y el marisco.

Incluso si el consumo de calcio es adecuado, la absorción resulta afectada por varios factores. El salvado tomado en la misma comida dificulta la absorción, así como el ácido oxálico de las espinacas y el ruibarbo; el consumo elevado de alcohol; la cafeína, presente en el té, el café, los refrescos de cola, el cacao, el chocolate y algunos suplementos de plantas; el tabaco, la grasa saturada y, posiblemente, una dieta rica en alimentos «basura» muy procesados.

Asimismo, parece ser que el consumo elevado de proteínas (sobre todo, de origen animal) provoca un descenso de calcio en los huesos, por lo que resulta aconsejable elegir más proteínas de origen vegetal y no sobrepasar la cantidad de proteínas que el cuerpo necesita para gozar de una buena salud (para más información, *véase* pág. 20).

La absorción resulta favorecida con el consumo adecuado de vitamina D. El cinc (presente en el marisco, los frutos secos, el germen de trigo, las semillas, la soja, los cereales integrales, las legumbres y el queso) y el magnesio (se encuentra en los frutos secos, los cereales integrales, la soja y otras legumbres, las semillas, el germen de trigo, las frutas y las verduras) son importantes para mantener los huesos en buen estado. La absorción de todos los minerales, incluidos el calcio y el cinc, mejora considerablemente tomando alimentos ricos en vitamina C en la misma comida.

El calcio también es importante en la dieta de las mujeres menopáusicas porque ayuda a mantener sanos el sistema nervioso, el corazón y la presión sanguínea.

### Sofocos y otros síntomas de la menopausia

En Occidente, aproximadamente la mitad de las mujeres menopáusicas sufren sofocos severos o prolongados (rojez en el rostro y el cuello, una sensación de calor sofocante y sudores, por lo general seguidos de frío). Sin embargo, en Japón y en China apenas se conocen los sofocos y otros síntomas de

#### ALCOHOL, TABACO Y MENOPAUSIA

El consumo moderado de alcohol puede retrasar la menopausia hasta en dieciocho meses, y en las mujeres posmenopáusicas un poco de alcohol puede proteger contra las enfermedades cardíacas.

El tabaco adelanta la menopausia.

la menopausia. Las investigaciones indican que esto se debe a que las mujeres japonesas y chinas toman productos de soja de forma habitual (como el tofú), que contienen potentes fitoestrógenos, y otros alimentos estrogénicos, como los boniatos, las semillas de lino, las judías germinadas y otras verduras frescas. Un destacado experto británico afirma que dos vasos de leche de soja al día pueden reducir los sofocos en un 50 %. Las mujeres japonesas y chinas también toman abundantes alimentos ricos en el aminoácido triptófano, una sustancia que provoca la producción de serotonina (el elemento químico «relajante» por parte del cerebro). Asimismo, se dice que la vitamina E contribuye a minimizar los sofocos.

El aumento de peso no es una consecuencia inevitable de la menopausia, pero afecta a muchas mujeres (la cintura y la grasa en la parte central del cuerpo se incrementan debido a los niveles alterados de hormonas). Es importante no intentar el mantenimiento de un peso muy bajo, ya que la delgadez ejerce un efecto negativo en la pérdida de masa ósea. El consumo de calorías debe ser lo bastante amplio como para que aporte al cuerpo todos los nutrientes que necesita. Por otro lado, también es importante que no aumente demasiado la grasa corporal durante y después de la menopausia, ya que la obesidad en las mujeres posmenopáusicas está relacionada con un incremento del riesgo de sufrir cáncer de mama y cardiopatías (la principal causa de muerte entre mujeres mayores de cincuenta años), hipertensión, diabetes y artritis en las articulaciones que soportan peso. Las mujeres de constitución delgada en la adolescencia y hasta los treinta años deberían no sobrepasar en más de 6,5-9,5 kg el peso que tenían a los cincuenta años. El mejor modo de mantener un peso razonable consiste en tomar una dieta sana y reducir el consumo de todos los alimentos muy procesados.

La falta de deseo sexual puede mejorar si la dieta y el estilo de vida mejoran y los síntomas de la menopausia disminuyen (el cansancio y la depresión acaban con la pasión a cualquier edad). Se dice que la dieta rica en cinc favorece el deseo sexual. El selenio, el mineral «antienvejecimiento», también puede resultar de ayuda, y la ingesta adecuada de ácidos grasos esenciales y vitamina E minimiza la sequedad vaginal.

Los cambios de humor, la depresión y el insomnio mejoran con el consumo adecuado de vitaminas del grupo B, cinc, magnesio y triptófano. Un tentempié rico en calcio antes de acostarse favorece el sueño.

Es posible minimizar los dolores de cabeza realizando comidas y tentempiés regulares, que deben incluir hidratos de carbono complejos (como cereales integrales) y alimentos ricos en vitaminas del grupo B.

La retención de líquidos se puede evitar en gran parte con una dieta baja en sodio, evitando «comidas basura» y alimentos muy refinados, y rica en diuréticos naturales, como el perejil, el apio y los espárragos.

La piel seca y el cabello en mal estado mejoran tomando abundantes antioxidantes: selenio (marisco, productos lácteos —especialmente la mantequilla—, aguacates, cereales integrales, legumbres y hortalizas de hoja), vitamina E (aceites vegetales, semillas, frutos secos, germen de trigo, col, atún en aceite y espárragos), ácidos omega-3 (aceites de pescado y aceite de linaza) y aceites con ácido gammalinolénico (aceite de onagra y aceite de borraja).

## SUPLEMENTOS PARA LA MENOPAUSIA

Si uno o más síntomas menopáusicos son severos, tal vez merezca la pena considerar la posibilidad de tomar un suplemento junto con la dieta de la página 181. Las pruebas científicas de su eficacia son bastante escasas, pero parece que el sistema realmente funciona.

*Sofocos*: suplementos de vitamina E (compruebe en la etiqueta que contengan d-alfa tocoferol, la vitamina E natural, en lugar de la sintética, que es menos eficaz; mínimo: 200 mg al día). Hierbas: pruebe con serpentaria, caléndula, espino y salvia.

*Depresión, cambios de humor*: *ginseng* coreano, triptófano (disponible en tiendas de dietética), hipérico (*Hypericum perforatum*).

*Nervios*: agripalma, calcio, complejo de vitaminas B.

*Insomnio*: raíz de *kava kava* (en tiendas de dietética), melatonina, manzanilla.
*Véase también* el capítulo «Dolencias y soluciones», pág. 86.

*Retención de líquidos*: espino, agripalma, diente de león.

*Deseo sexual*: hipérico.

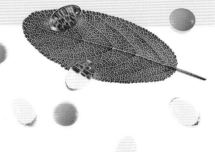

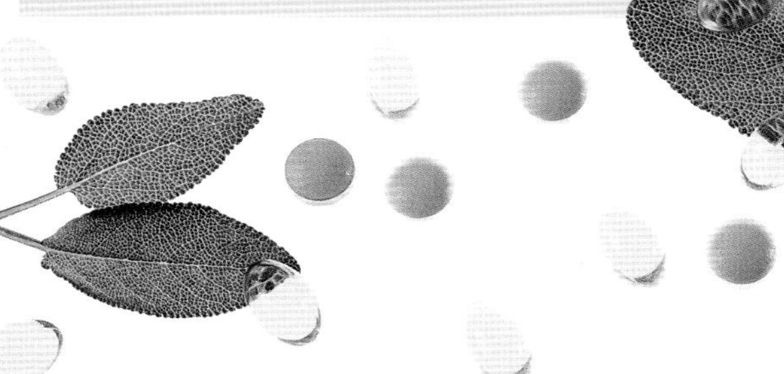

## Dieta para la menopausia

Esta dieta es una muestra del tipo de comidas que pueden reducir los síntomas de la menopausia y minimizar la pérdida de masa ósea. Una vez finalizado el proceso de la menopausia se puede seguir con una dieta similar.

***Instrucciones:***

* Sustituya la leche de vaca por leche de soja enriquecida con calcio (al menos en un 50 %). Cuando consuma leche de vaca, intente que sea siempre desnatada.
* Si toma té y café, que sean descafeinados; evite los refrescos de cola y el cacao. Reserve todos los tipos de chocolate sólo para un capricho muy ocasional.
* Tome un máximo de 1 o 2 vasos de vino al día.
* Beba mucha agua, zumos de frutas y verduras recién exprimidos, y leche de soja.
* Coma tantas frutas y verduras frescas y variadas como le sea posible.
* Evite las «comidas basura» (todo tipo de alimentos muy procesados ricos en grasas saturadas, azúcar y fosfatos; lea las etiquetas).
* Limite al máximo el consumo de sal (utilice sal marina).

***Sin límite:***

Las bebidas mencionadas; frutas y verduras (cocinadas sin nada o con aceites vegetales puros); hierbas y especias frescas y secas.

***Desayuno para cada día:***

Tome leche de soja enriquecida o yogur con una porción de cereales integrales bajos en sal.

Añada una naranja, algunos frutos secos picados (preferiblemente, nueces del Brasil), una cucharadita de semillas de sésamo o de girasol, y una cucharadita generosa de germen de trigo.

Para introducir alguna variante, tome un pomelo, o 1 o 2 mandarinas, u otros cítricos en lugar de la naranja.

Si se queda con hambre, tome una rebanada de pan integral con un poco de mantequilla y miel.

***Tentempiés para cada día:***

Dos veces al día, entre comidas, tome un pequeño tentempié de entre cualquiera de los siguientes:

Frutos secos frescos; semillas; fruta fresca; fruta seca; leche de soja enriquecida; galleta de centeno baja en sal con un poco de mantequilla de cacahuete baja en sal o *hummus*.

*SALTEADO DE ESPINACAS, BRÉCOL Y NUECES*

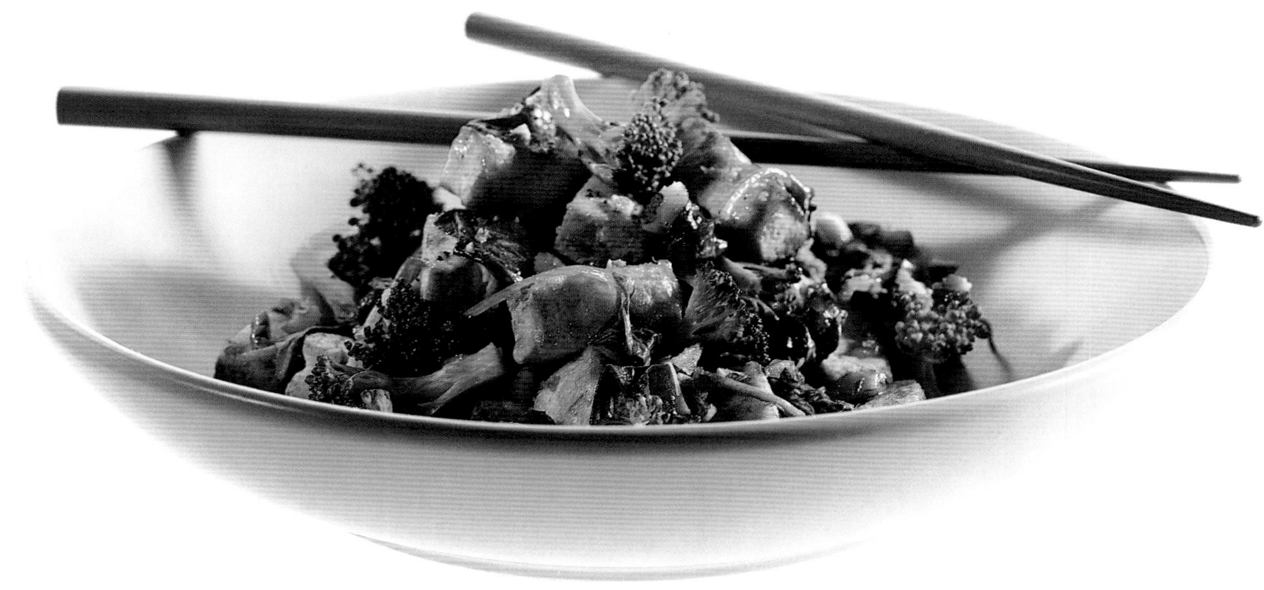

## DIETA PARA LA MENOPAUSIA

PRIMER DÍA

***Almuerzo***

Ensalada mixta de verduras de hoja (algunas oscuras, como jaramago, canónigos, berros), apio, pepino, tomate, un huevo duro y dos anchoas, aliñada con aceite de oliva y vinagre,
pan integral de centeno o pan blanco
1 plátano

***Cena***

Pollo *cacciatore*,
arroz integral,
coles de Bruselas o verdura,
fruta y yogur de soja

SEGUNDO DÍA

***Almuerzo***

Ensalada de atún en aceite escurrido con judías, tomate, cebolla roja y puntas de espárragos ligeramente hervidos, aliñada con perejil picado, aceite de oliva y vinagre de vino tinto
Pan francés

***Cena***

Tofú salteado,
salteado de espinacas, brécol y nueces,
arroz integral,
frutas de baya con yogur

TERCER DÍA

***Almuerzo***

Sopa de lentejas y verduras,
pan de centeno,
albaricoques secos

***Cena***

Tortilla francesa,
ensalada de pimiento y cebolla,
1 plátano

CUARTO DÍA

***Almuerzo***

Paté de caballa ahumada, ensalada,
pan de centeno,
ensalada de col blanca, zanahoria, cebolla, albaricoques secos y frutos secos, aliñada con yogur bio desnatado, zumo de limón, miel y pimienta negra

***Cena***

Pasta con brécol y anchoas,
ensalada mixta con aliño de vinagre balsámico,
1 naranja

QUINTO DÍA

***Almuerzo***

*Hummus*,
pan pita,
ensalada de pepino, olivas, tomates, cebolla, hojas oscuras de lechuga

***Cena***

Sardinas a la plancha o arenques con jengibre y cilantro,
guisantes,
patatas nuevas,
fruta fresca

SEXTO DÍA

***Almuerzo***

Ensalada de aguacate maduro, tomate y queso *halumi* con aceite de oliva y vinagre de vino tinto, horneada durante un minuto,
pan chapata,
selección de semillas y frutas secas (por ejemplo, piñones, pipas de girasol, higos secos, melocotones secos)

***Cena***

Salmón con una capa de hierbas y jengibre,
arroz integral,
guisantes,
lentejas verdes con hierbas

SÉPTIMO DÍA

***Almuerzo***

Queso Feta salteado en aceite de girasol y servido con olivas negras deshuesadas y zumo de limón,
ensalada de judías germinadas frescas, zanahoria, apio, berros, espinacas y frutos secos con una vinagreta clásica,
pan blanco

***Cena***

Ración muy pequeña de ternera orgánica extramagra, cortada en tiras y salteada en aceite de sésamo, con una selección de verduras frescas, jengibre, ajo y salsa de soja,
fideos al huevo,
fruta fresca con yogur

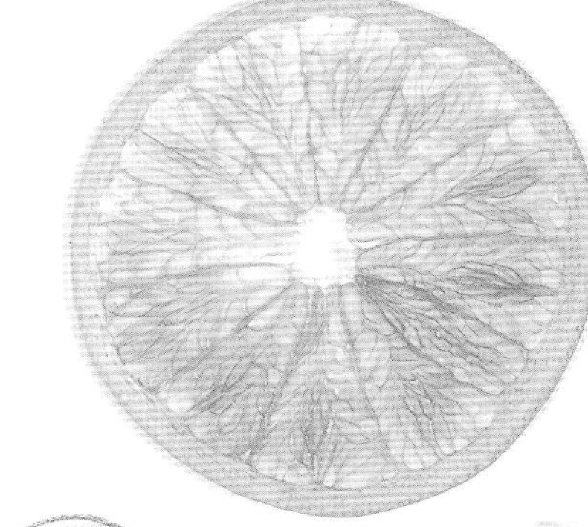
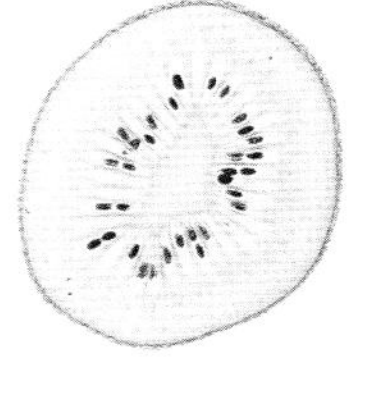
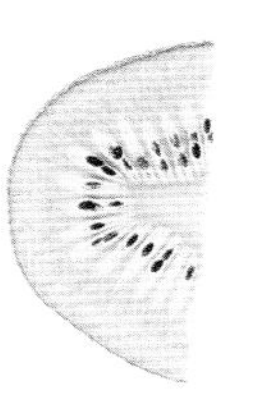

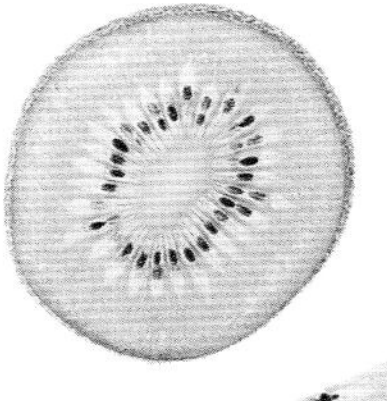
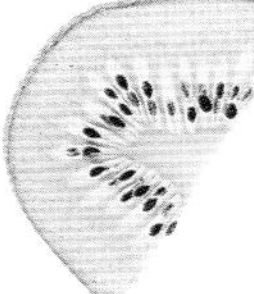
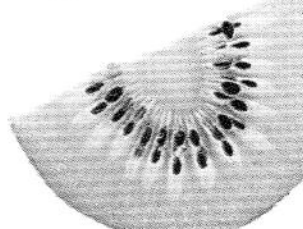
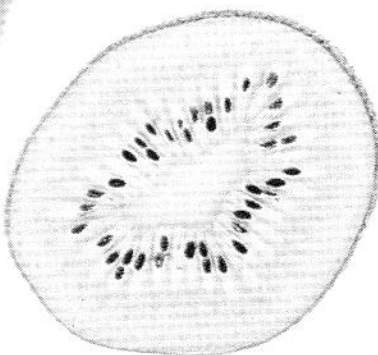
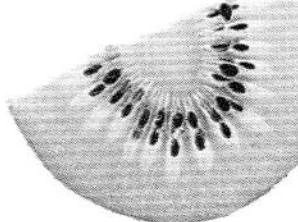

# DE LOS SESENTA EN ADELANTE

Las necesidades nutritivas de las personas mayores no son muy diferentes de las de los adultos jóvenes. Sin embargo, el hecho de seguir una dieta equilibrada resulta cada vez más difícil según se envejece. Esto significa que muchas personas mayores sufren deficiencias de algún tipo. En este apartado examinaremos la dieta sana para esta etapa de la vida y ofreceremos algunos consejos a fin de mejorar la dieta (y disfrutar más de la comida).

Las necesidades medias nutricionales de las personas mayores son similares a las de los adultos jóvenes. Las principales diferencias son que los ancianos necesitan menos calorías (2.330 para los hombres y 1.900 para las mujeres de entre sesenta y cinco y setenta y cuatro años; 2.100 para los hombres y 1.810 para las mujeres de más de setenta y cinco años) porque la masa corporal disminuye y el estilo de vida se vuelve más sedentario. Las mujeres mayores también necesitan menos hierro (8,7 mg al día frente a los 14,8 mg de las mujeres jóvenes) debido a la menopausia. La mayoría de las personas, sin embargo, precisan vitamina D en la dieta (la cantidad recomendada es de 10 µg al día para las personas mayores de sesenta y cinco años).

## Energía y nutrientes

Las necesidades energéticas descienden ligeramente con la edad porque el ritmo metabólico corporal también baja; sin embargo, y en términos generales, las necesidades de micronutrientes permanecen igual. Esto puede suponer un problema, ya que la absorción de algunas vitaminas y minerales parece descender en las personas mayores, además de que muchas personas de esta edad toman fármacos que en algunos casos también dificultan la absorción.

Esto significa que si no se presentan deficiencias es preciso seleccionar cuidadosamente los alimentos de la dieta baja en calorías que la persona de edad avanzada debe tomar.

Las grasas, las proteínas y los hidratos de carbono se pueden tomar en proporciones similares a las de los adultos jóvenes: hasta el 35 % de calorías procedentes de las grasas, el 15 % de las proteínas y el resto de hidratos de carbono.

## Vitamina D

La vitamina D resulta esencial para mantener la salud de los huesos en la vejez. En el caso de los adultos más jóvenes, esta vitamina se obtiene a través de la luz solar que entra en contacto con la piel, pero las personas mayores tienden a salir con menos frecuencia y la absorción de la vitamina a través de la piel puede ser menos eficaz. Por estas razones, las personas mayores de sesenta y cinco años necesitan tomar vitamina D en la dieta. Se recomiendan 10 µg al día, una cantidad difícil de conseguir con una dieta normal, por lo que tal vez sea necesario un suplemento diario (por ejemplo, una cucharada de aceite de hígado de bacalao). Son buenas fuentes de vitamina D la margarina, los huevos y el pescado azul.

### Problemas de nutrición en la vejez

Aunque las necesidades pueden parecer modestas, muchas personas ancianas sufren deficiencias nutricionales, según afirma una investigación, porque sus hábitos alimentarios difieren considerablemente de los de las personas más jóvenes. Según un estudio del National Food Survey llevado a cabo en el Reino Unido en 1996, las personas mayores de sesenta y cinco años toman mucho menos pescado, frutas, verduras, carne y queso que los adultos jóvenes acomodados, pero considerablemente más productos de panadería, muchas más bebidas y el doble de la cantidad de azúcar.

Otros estudios indican que las principales áreas de deficiencia parecen ser las vitaminas del grupo B (sobre todo, la B6, la B12 y el folato). El estudio citado (NFS, 1996) afirma que existe deficiencia de magnesio y potasio en los mayores de sesenta y cinco años; otros mayores carecen de vitamina C, hierro y betacaroteno, y el 7 % muestra síntomas de deficiencia de vitamina D.

En el recuadro de la derecha se examinan las razones por las que las dietas de muchas personas mayores son inadecuadas y se ofrecen soluciones.

### Mantener a raya las enfermedades

Cáncer, cardiopatía coronaria y accidente vascular cerebral: el 64 % de los cánceres afectan a personas mayores de sesenta y cinco años, y la proporción de nuevos casos de cardiopatía coronaria y accidente vascular cerebral es similar. Esto significa que merece la pena seguir el tipo de dieta que puede ayudar a prevenir estas enfermedades o a minimizar sus efectos, tanto si se tienen cuarenta años como ochenta. Se trata de una dieta rica en antioxidantes, frutas y verduras frescas, aceites vegetales, fibra y pescado azul, y baja en grasas de origen animal. Es preciso mantener el peso.

### HÁBITOS ALIMENTARIOS TÍPICOS Y SOLUCIONES SANAS

| *Hábitos alimentarios* | *Razones* | *Problemas que se pueden agravar* | *Soluciones* |
|---|---|---|---|
| Exceso de azúcar | Fácil de tomar, buen sabor, barata, se conserva mucho tiempo, no precisa preparación | Aumento de peso y síntomas asociados; por ejemplo, hipertensión, deficiencia de nutrientes,* problemas dentales | Educación sobre nutrición, suplementos, consejos de un dentista |
| Alimentos procesados pobres en fibra | Fáciles de masticar y de tragar; baratos | Deficiencia de vitaminas, minerales y fibra. Estreñimiento, hemorroides, aumento del riesgo de sufrir cáncer de colon | *Véase* «Comidas fáciles», pág. 184 |
| Gama muy limitada de alimentos | Costumbre; miedo al cambio, falta de interés por la comida, falta de apetito; dificultades para hacer la compra | Deficiencias nutricionales, posible deficiencia de energía (falta de peso) | *Véase* «Comidas fáciles» y «Productos socorridos para la despensa», pág. 184 |
| Dieta rica en grasa | Barata, fácil de comer, costumbre, freír es más barato que cocinar al horno | Deficiencia de nutrientes,** obesidad, aumento del riesgo de cardiopatía coronaria/accidente vascular cerebral | Más pan y patatas, utilizar productos bajos en grasa,** ejercicio si es apropiado |
| Pobre en frutas y verduras | Caras, problemas para hacer la compra/ guardarlas, pueden ser difíciles de masticar/ tragar/digerir | Deficiencias de vitaminas (por ejemplo, C y betacaroteno) y de fibra. Estreñimiento, hemorroides, aumento del riesgo de sufrir cardiopatía coronaria y algunos tipos de cáncer | Zumos de fruta de larga conservación, albaricoques secos, judías con tomate en lata; *véase también* «Comidas fáciles», pág. 184. |

* Una dieta rica en azúcares y grasas deja menos «espacio» para otros alimentos más nutritivos, a menos que la persona coma en exceso (en cuyo caso la obesidad se convertirá en un problema).

** *Véase* capítulo cuatro, consejos sobre el modo de cambiar los alimentos ricos en grasa por otros con menos grasa. Las personas mayores delgadas pueden tomar una dieta más rica en grasa, pero deben incluir sobre todo grasas de origen vegetal (por ejemplo, aceites vegetales para cocinar).

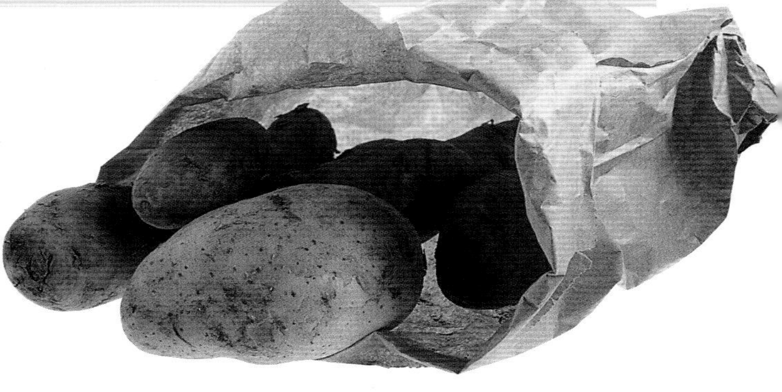

Algunas pruebas indican que el sistema inmunológico se debilita con la edad, de manera que también pueden bajar las defensas contra el cáncer. Una dieta rica en cinc (para consultar la lista de fuentes ricas en este mineral, *véase* pág. 31) ayuda a reforzar el sistema inmunológico.

Osteoporosis: el consumo adecuado de calcio (tal vez con suplementos, sobre todo para las mujeres, que son cuatro veces más propensas a la osteoporosis que los hombres) y de vitamina D evita o minimiza la osteoporosis, que puede provocar una fractura de cadera o de otro tipo en los ancianos. El tabaquismo es un factor determinante en la pérdida de densidad ósea entre las mujeres posmenopáusicas (aumenta el riesgo de fractura de cadera en un 50 %). Fumar antes de la menopausia, sin embargo, apenas tiene efectos en este sentido. El peso también contribuye: las personas delgadas tienen más riesgo de sufrir fracturas. Asimismo, la falta de ejercicio aumenta el riesgo (si es posible, un paseo mantiene intacta la masa ósea).

Enfermedad de Alzheimer: se trata con detalle en el capítulo dos. Las investigaciones indican que una dieta rica en antioxidantes y estrógenos, con un consumo moderado de vino, y la dieta indicada para las enfermedades cardíacas (que ayuda a bajar los niveles de colesterol LDL) pueden ayudar a detener el progreso de la enfermedad.

Alcohol: como en el caso de los adultos jóvenes, beber con moderación no representa ningún riesgo. Todos los consejos sobre el alcohol (*véanse* págs. 66 y 68) son válidos para las personas mayores, aunque debido al descenso de masa corporal y de líquido corporal total que se produce con la edad, la tolerancia del alcohol también puede descender. Si es necesario, es preciso mantenerse en el extremo mínimo de los niveles de seguridad de consumo de alcohol, sobre todo si se toma a expensas de otros alimentos nutritivos.

## PRODUCTOS SOCORRIDOS PARA LA DESPENSA

***Baratos:***

* Sardinas, atún, caballa, arenques, todo en conserva.
* Judías, legumbres, zanahorias, tomates, todo en conserva.
* Frutas en conserva.
* Leche, nata, natillas, yogur, todo de larga conservación.
* Pan parcialmente cocido.

***Fuentes concentradas de energía y nutrientes:***

* De proteínas y calcio: leche, queso, huevos, yogur, natillas.
* De vitamina C: zumos de frutas.
* De hierro y vitaminas B: carne roja, huevos.
* De calorías: leche entera, Cheddar, queso en crema, huevos, yogur entero, carne roja, pescado azul.

## COMIDAS FÁCILES

***Para personas que necesitan incrementar el consumo de frutas y verduras:***

* Purés de verduras hervidas (colinabo, chirivía, nabo, zanahoria), mezcladas con otras verduras (guisantes, espinacas, col).
* Tomates en conserva.
* Purés de frutas crudas, peladas en caso necesario, y con azúcar glas añadido (sólo si es preciso): fresas, frambuesas, melocotones, etc.
* Zumos de frutas, de larga conservación si es necesario.
* Macedonia de frutas en conserva.
* Frutas al horno o en compota (manzanas, peras, según la temporada).
* Verduras añadidas a guisos y cocidos.

***Para personas que necesitan incrementar el consumo de fibra:***

* Judías con tomate sobre una tostada o con patatas trituradas.
* Legumbres en conserva añadidas a guisos y cocidos o en puré con carne.
* Albaricoques secos.
* Ciruelas en compota (conserva) o ruibarbo.
* Líquidos adicionales para activar la fibra.

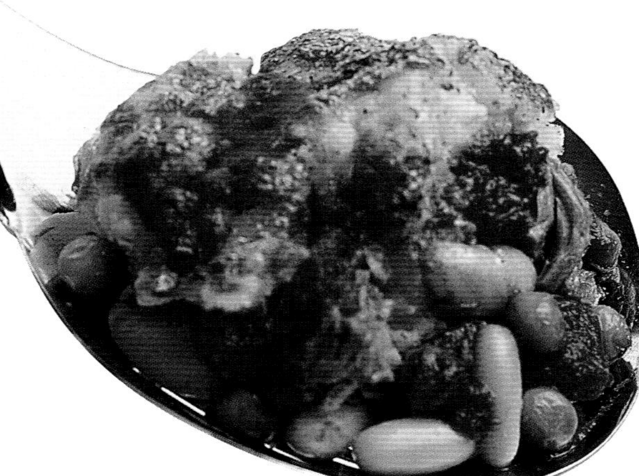

*PASTEL DE PESCADO CON PESCADO AZUL (COMO ATÚN), SALSA DE TOMATE, LEGUMBRES Y VERDURAS, TODO CUBIERTO DE PURÉ DE PATATA: UN PLATO EXCELENTE.*

## EJEMPLO 3: MENÚ DIARIO PARA UNA PERSONA ANCIANA

Este plan representa un menú ideal para una mujer de más de setenta y cinco años, siempre que su peso sea razonable. Todas las raciones son medianas, a menos que se indique lo contrario. Las mujeres con sobrepeso pueden elegir versiones con menos grasa de los alimentos marcados con un asterisco. Los hombres de esta edad pueden incrementar el tamaño de las raciones y añadir un tentempié al día.

***Cada día***

Complemento de 250 ml de leche semidesnatada o entera.* Agua sin límite, zumos de fruta diluidos. Permitidas varias tazas de té o café al día, con leche del complemento y azúcar (prescindir de éste en caso de obesidad). No hay límite para los ingredientes de las ensaladas, para las frutas y las verduras además de las que aquí se mencionan, aunque las cantidades deben ser las adecuadas para aportar vitamina C, fibra, etc.

* Si se utiliza mantequilla en lugar de margarina, tome 1 cucharadita de aceite de hígado de bacalao al día.

### PRIMER DÍA

***Desayuno***

Vaso de zumo de naranja
Un cuenco mediano de gachas preparadas con leche* y agua a partes iguales
Leche del complemento
Espolvorear con azúcar o miel de caña
1 rebanada de pan integral con margarina y mermelada

***Almuerzo ligero (al mediodía o por la noche, como se prefiera)***

2 huevos medianos revueltos con leche y un poco de margarina sobre 1 rebanada de pan integral tostado. (Se puede añadir tomate picado al final de la cocción si se desea)
O
Bocadillo de huevo duro y tomate
1 plátano mediano

***Almuerzo principal (al mediodía o por la noche, como se prefiera)***

Guiso de pollo preparado con tomates picados, puré de tomate, caldo de pollo y cebolla
Guisantes congelados
Patata asada
Yogur de frutas*

***Tentempié***

Bollito tostado con margarina
Uvas o manzana

### SEGUNDO DÍA

***Desayuno***

Vaso de zumo de naranja
1-2 *Weetabix* con leche del complemento y azúcar
1 rebanada de pan integral con margarina y mermelada

***Almuerzo ligero (como primer día)***

Medio cuenco de sopa de lentejas (preferiblemente verdes o pardas) preparada o hecha en casa
1 bollo pequeño
O
Judías con tomate sobre una tostada
Porción de fresas con nata líquida* y azúcar o 1 mandarina con un trozo pequeño de queso Cheddar

***Almuerzo principal (como primer día)***

1 porción de bacalao en salsa de mantequilla (preparada, congelada)
Puré de patata con leche del complemento y margarina
Ración de judías verdes o espinacas
Plátano, miel suelta y nata líquida*

***Tentempié***

Puñado de ciruelas deshuesadas
Rebanada de pan

### TERCER DÍA

***Desayuno***

Vaso de zumo de naranja
1 huevo duro
2 rebanadas de pan integral tostado con margarina y mermelada

***Almuerzo ligero***

Bocadillo de pan integral con margarina, sardinas en conserva O atún en aceite (escurrido), berros y pepinos (opcionales)
Yogur de frutas

***Almuerzo principal***

Cordero* picado y guisado con verduras, caldo de cordero y puré de tomate, con 40 g de pasta (añadida al final de la cocción)
Zanahorias
Manzanas asadas y natillas

***Tentempié***

Rebanada pequeña de pastel de frutas
Uvas o manzana

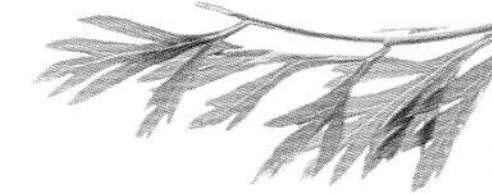

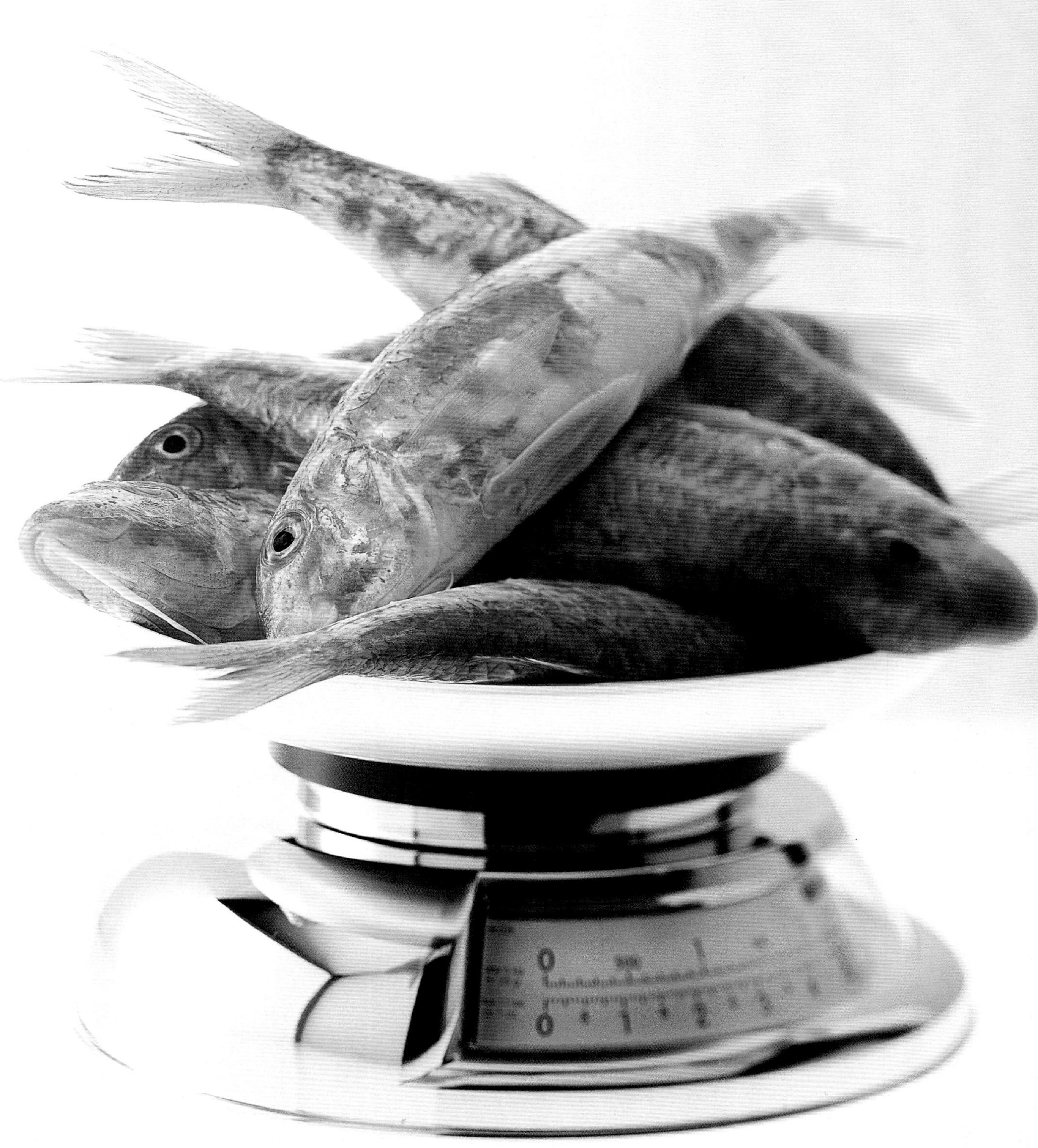

# CAPÍTULO CUATRO

# El control de peso

El peso medio en el mundo occidental aumenta desde la década de 1950. En muchos países desarrollados, desde 1980, la proporción de las personas clínicamente con sobrepeso ha aumentado notablemente. Siete de cada diez adultos presentan exceso de peso cuando llegan a los cincuenta años, y el hombre medio de mediana edad está casi 13 kg por encima de su peso. Estas cifras resultan preocupantes porque el sobrepeso y la obesidad están relacionados con diversos problemas de salud y el aumento de la mortalidad. De hecho, la obesidad ha sido declarada enfermedad endémica por la OMS y está reconocida como una de las principales causas evitables de muerte.

Por tanto, y teniendo en cuenta la abundancia de información sobre la salud, ¿por qué hay tantas personas con sobrepeso? Al parecer, no se toman más calorías al día que antes. En cambio, somos mucho más sedentarios que nuestros antepasados; realizamos una tercera parte menos de ejercicio que en los años cincuenta (sobre todo, por el notable descenso de la cantidad de tareas físicas cotidianas). Nuestras aficiones también se han vuelto más sedentarias: pasamos una media de cuatro horas al día viendo la televisión en lugar de pasear o practicar algún deporte. El descenso de la actividad implica que no necesitamos tantas calorías, pero no hemos reducido su cantidad para compensar. Así, el exceso de alimentos se almacena en forma de grasa corporal.

La solución, por tanto, consiste no sólo en tomar menos calorías, sino también en hacer más ejercicio para conseguir el equilibrio. Sólo se necesita un ajuste regular relativamente pequeño entre la energía que entra y la que se gasta para conseguir una pérdida de peso continuada y sana. En las siguientes páginas examinaremos el modo de conseguir este objetivo y responderemos a las preguntas más frecuentes sobre las dietas y el control de peso.

Asimismo, veremos los problemas de la minoría (que, no obstante, abarca a millones de personas) con el dilema opuesto: cómo ganar peso.

# Las veinte preguntas más importantes sobre el control de peso

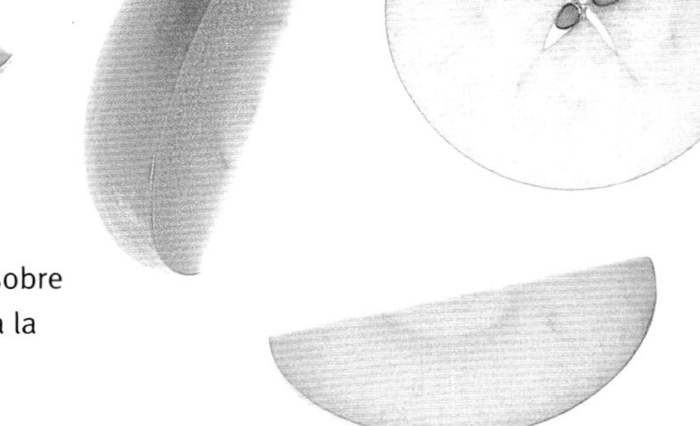

En este apartado se responderá a algunas de las preguntas más frecuentes sobre el controvertido tema del control de peso. De este modo, se incluye casi toda la información de fondo necesaria para entender el tema.

**1 ¿Cuál es la definición aceptada del sobrepeso?**

Existe una franja bastante amplia de «peso aceptable» según la altura y dentro de la cual no se presenta clínicamente sobrepeso o se está por debajo del peso. El método utilizado por la mayoría de profesionales para determinar el peso aceptable es el índice de masa corporal (IMC). Resulta sencillo calcular el IMC con la siguiente fórmula: IMC = peso (kg) ÷ altura $(m)^2$.

El resultado se interpreta así:
menos de 20 = poco peso
20-25 = peso aceptable
25-30 = sobrepeso clínico
30-40 = obesidad clínica
más de 40 = obesidad mórbida.

La franja aceptable de entre 20 y 25 permite, por ejemplo, que una mujer de 1,65 m de altura pese entre 54,5 y 68 kg. Un peso máximo aceptable para gozar de buena salud, por tanto, es mayor de lo que muchas personas creen y significa que mucha gente que se considera con sobrepeso en realidad no lo tiene, y que muchas personas que intentan hacer dieta podrían tener dificultades porque sus expectativas son demasiado bajas.

Otra buena indicación del auténtico sobrepeso es la prueba de la «circunferencia de la cintura», ya que el exceso de peso alrededor de esta zona del cuerpo (distribución central de grasa) está más relacionado con problemas de salud (en especial cardiopatía coronaria y diabetes no insulinodependiente) que el exceso de peso en las caderas, el glúteo y los muslos.

Una medida de cintura de menos de 94 cm para los hombres y 80 cm para las mujeres es correcta. Entre 94 y 101, y 80 y 87 cm, respectivamente, indica que es preciso evitar el aumento de peso y tal vez perder algunos kilos. Las medidas superiores a 101 y 87 cm apuntan la necesidad de perder peso. Si está en el límite del sistema IMC (es decir, en 25 o ligeramente por encima), la teoría de la circunferencia de la cintura le puede ayudar a decidirse.

**2 ¿Cómo es posible que tenga sobrepeso si no como en exceso?**

Existe la idea de que las personas con sobrepeso son glotonas, pero en muchos casos está muy lejos de la realidad. La mayoría de las personas llevan una vida bastante sedentaria, por lo que las necesidades calóricas (de energía) no son muy elevadas. Comer sólo una pequeña cantidad más de la que se necesita provoca un lento pero uniforme aumento de peso.

Por ejemplo, las autoridades sanitarias afirman que una mujer media necesita 1.940 calorías al día para mantener un peso razonable. Tomar sólo 100 calorías más al día (por ejemplo, un plátano o una galleta grande de chocolate) provoca un aumento de peso anual de 4,7 kg.

A medida que envejecemos, el ritmo metabólico desciende de forma gradual (*véase* pregunta 5), lo que puede provocar un lento aumento de peso a partir de los treinta años.

**3 ¿Mi problema de peso puede deberse a algún otro motivo que no sea el exceso de comida (quizá la herencia)?**

«¡Son los genes!»: una excusa para el sobrepeso que habitualmente escuchan los médicos (con cierto grado de escepticismo). En la actualidad se llevan a cabo más investigaciones para determinar si la tendencia a ganar peso puede ser una cuestión de herencia.

Tras extensos estudios realizados con gemelos, hoy se sabe que la distribución de la grasa corporal se hereda al menos en un 60 % (lo que significa que la mayoría de las personas mantienen su forma corporal básica y su «perfil de grasa» de por vida). Asimismo, parece posible que nuestros genes controlen otros factores relacionados con el equilibrio del peso, como la respuesta del cuerpo ante el ejercicio. Un importante experto británico en obesidad afirma que el 25 % de los casos de obesidad podrían estar provocados por defectos menores de los genes.

Sin embargo, todo esto no significa que sea imposible mantener un peso razonable, incluso si se tienen más problemas que la mayoría de las personas para estar delgado. Lo que significa es que hay que equilibrar la ecuación de cada uno (más ejercicio, menos calorías) hasta alcanzar un peso aceptable, que puede ser mayor que el que se considera normal para otras personas.

En el futuro podría ser posible reprogramar los genes «erróneos» para que permanecer delgado deje de ser un problema. Ciertos científicos californianos ya han aislado un gen (UCP2) que ayuda a quemar el exceso de calorías en lugar de permitir que se conviertan en grasa. Actualmente también se investiga la hormona leptina, el producto de un gen defectuoso en ratones obesos.

Finalmente, es preciso apuntar que muchas personas sin la tendencia heredada a ganar peso engordan con facilidad, simplemente porque no equilibran la energía que toman y la que gastan (*véase* pregunta 2).

**4 ¿Puede ser que mi metabolismo sea lento?**

Muchas personas con sobrepeso creen que su problema radica en un metabolismo lento (es decir, que queman las calorías con mayor lentitud que las personas delgadas). En realidad, normalmente ocurre lo contrario. El factor más importante que rige el metabolismo energético es el peso: cuanto más pesado, más trabajo tiene que hacer el cuerpo, mayor es el ritmo metabólico y mayores sus necesidades calóricas. Ésta es la razón por la que una mujer de 100 kg necesita comer mucho más que una mujer de 60 kg para mantener su peso. Cuando la mujer de 100 kg comienza a perder peso, su ritmo metabólico desciende gradualmente, y si llega a 60 kg, su ritmo metabólico será similar al de una mujer delgada que siempre haya pesado 60 kg.

Las investigaciones también demuestran que no es el metabolismo lento el que provoca que la mayoría de las personas engorden, sino simplemente comer más que las personas que no engordan.

**5 ¿Es normal ganar peso a medida que envejecemos?**

Nuestro ritmo metabólico basal (la velocidad con que quemamos calorías cuando no realizamos ninguna actividad física) comienza a descender de manera muy gradual a medida que pasan los años, a partir de los treinta aproximadamente. Se calcula que por cada cinco años a partir de los treinta necesitamos 50 calorías menos al día para mantener el peso que teníamos entonces. Esto significa que a los sesenta años, si no ha restado 300 calorías diarias con respecto a las que consumía cuando tenía treinta años, habrá ganado peso lentamente. (Después de los sesenta, el porcentaje de grasa corporal tiende a descender de forma natural.)

En parte, la razón de este descenso es que perdemos masa muscular a medida que envejecemos. Los músculos son metabólicamente más activos que la grasa y otros tejidos corporales. Otra razón es que tendemos a gastar menos energía en actividades físicas a medida que los años pasan. Asimismo, se produce un descenso natural debido al mismo proceso de envejecimiento.

El único modo de detener o minimizar este descenso del metabolismo consiste en incrementar la actividad física e incluir ejercicios de tonificación y estiramiento para mantener la masa muscular. Se puede hacer, pero parece que pocos siguen este consejo.

Perder algunos kilos del peso que tenía al principio de la edad adulta no le hará ningún daño, siempre y cuando siga una dieta sana y se mantenga en forma (aunque nuevas investigaciones indican que la restricción de calorías es la clave para vivir muchos años). Intentar el mantenimiento del peso más bajo al que llegó en su juventud podría ser un objetivo poco realista.

**6 Estoy gordo... y contento con mi talla. ¿Por qué cambiar?**

Los movimientos feministas y políticamente correctos han desempeñado un destacado papel en años recientes para intentar convencer a muchas mujeres de que las personas con sobrepeso no deben doblegarse a lo que consideran una presión social para perder peso. Muchas personas con sobrepeso se someten a pruebas de estado físico, las superan y no ven razón para cambiar. Sin embargo, una aplastante mayoría de pruebas demuestran claramente que un IMC elevado (sobre todo, por encima de 30) constituye una importante causa de falta de salud, enfermedades y muerte prematura. Cuando las personas son jóvenes y padecen sobrepeso, los riesgos resultan menos evidentes y, por supuesto, siempre habrá personas obesas que gocen de una vida sana, feliz y larga.

**7 ¿Cuál es la mejor dieta para perder peso?**

La mejor dieta es aquella que no parece una dieta, variada y con al menos tres comidas al día, más tentempiés. Debe ser sana, con todos los nutrientes principales, fibra, etc. Como guía general, los hombres necesitan entre 1.500 y 1.750 calorías al día y las mujeres entre 1.250 y 1.500. Las personas con un gran sobrepeso pueden tomar más calorías y perder peso igualmente, sobre todo si se incrementan los niveles de actividad.

**8 ¿Cómo perder peso rápidamente?**

Todas las investigaciones recientes han llegado a la misma conclusión: no hay un método rápido para perder peso de forma permanente. Y se conocen tres razones principales. En primer lugar, para seguir una dieta es necesario que ésta contenga suficientes calorías que garanticen que no se pasará hambre, no se llegará al aburrimiento o no será muy restringida. En estos niveles de calorías no se puede perder peso rápidamente, pero se ha demostrado que aquellas personas que se permiten una cantidad de calorías más generosa tienen más éxito en la pérdida de peso a largo plazo.

En segundo lugar, para obtener todos los nutrientes necesarios mientras se pierde peso se necesita una cantidad considerable de comida, lo que de nuevo significa que no es posible adelgazar rápidamente.

Por último, diversas investigaciones demuestran que las personas que pierden peso rápidamente tienen más probabilidades de volver a ganarlo o de practicar dietas «yoyó» de manera habitual que las que adelgazan más lentamente. Asimismo, algunas investigaciones han demostrado que las personas que realizan dietas de choque son más propensas a la depresión y a una actividad mental menos eficaz.

**9 ¿Debo contar las calorías o sólo eliminar las grasas?**

Viene a ser lo mismo. Para perder peso es preciso crear un déficit de calorías, es decir, quemar más energía (calorías) de la que se toma en forma de alimentos. En una buena dieta basada en el cálculo de calorías se limitan o eliminan los alimentos ricos en calorías (pasteles, empanadas, postres, carnes grasas, mayonesa, azúcar, alcohol, etc.). No tiene sentido reducir los alimentos bajos en calorías, como las frutas y las verduras, porque no se ahorran las calorías suficientes como para adelgazar y, además, se trata de alimentos sanos que el cuerpo necesita. Tampoco resulta razonable reducir los hidratos de carbono feculentos, como el pan, las patatas, la pasta y el arroz, ya que también son alimentos sanos (aunque si cuenta las calorías puede reducir un poco las raciones).

En una buena dieta basada en la eliminación de las grasas, simplemente se evitan los alimentos ricos en grasa (pasteles, empanadas y carnes grasas).

**10 ¿Tendré más éxito con una dieta especializada, como la rica en proteínas, o con el sistema Hay (combinación de alimentos)?**

En las páginas 202-203 aparece una valoración de algunas de las dietas más populares. En resumen, tanto una dieta rica en proteínas como la de combinación de alimentos ayudan a perder peso porque ocasionan un déficit de calorías. Un análisis de una dieta típica de cada versión demuestra que son muy bajas en calorías totales (en ocasiones, rozan niveles peligrosos). Una dieta rica en proteínas puede resultar peligrosa en sí misma (*véase* pág. 202), con el agravante de la baja cantidad de hidratos de carbono permitidos. No hay pruebas científicas que apoyen la teoría de la combinación de alimentos. Para la mayoría de las personas, se trata de dietas poco recomendables.

**11 ¿Qué puedo hacer para controlar los ataques de hambre cuando estoy a dieta?**

A menudo se confunde el hábito con el hambre: tendemos a comer antes de que la verdadera hambre se manifieste si el reloj nos dice que es la hora. Si éste no es el caso, sin embargo, y sigue las pautas para adelgazar correctamente (y el programa de cuatro semanas de la página 192), el hambre no debería suponer un problema.

Disminuir las calorías muy ligeramente reduce también la sensación de hambre, así como seguir una dieta rica en alimentos con un índice glucémico bajo. En las páginas 194-195 aparece más información sobre esta cuestión, pero básicamente se trata de tomar hidratos de carbono con un elevado «valor saciante» porque se descomponen en azúcares en la sangre más lentamente que otros hidratos de carbono y producen una sensación de saciedad más prolongada que los alimentos con un índice glucémico alto. Estos alimentos son la pasta, las legumbres, la avena, los cítricos y el yogur natural. Cada comida debe incluir un poco de grasa y de proteínas, ambas con efectos similares en cuanto a la reducción de la velocidad de absorción de los alimentos. Una dieta rica en fibra natural también ayuda a controlar los ataques de hambre.

Las mujeres suelen sentir más hambre en la semana anterior a la regla. Se trata de un fenómeno natural. Estas mujeres deberían comer un poco más (alimentos sanos) durante esos días, en caso necesario, y después seguir una dieta de mantenimiento en lugar de una de adelgazamiento.

**12 ¿Qué puedo hacer para controlar los caprichos, por ejemplo el chocolate?**

Se puede incluir una pequeña cantidad de cualquier alimento en una dieta sana, de manera que no hay que renunciar completamente a alimentos que nos gustan. Sin embargo, los dulces deberían tomarse después de una comida. Una chocolatina o una *mousse* de chocolate, por ejemplo, después de un plato principal bajo en grasa resultan aceptables, incluso en una dieta de adelgazamiento.

Cuando se desea adelgazar, es importante no saltarse comidas, no pasar mucho tiempo sin comer y no llevar un control estricto de calorías. Estas situaciones provocan un descenso de los niveles de azúcar en sangre que, a su vez, termina en «antojos» por alimentos dulces y/o ricos en hidratos de carbono, como chocolate o galletas, con el efecto de una rápida subida de azúcar. Estos antojos no deben satisfacerse con un tentempié dulce, ya que se puede liberar un exceso de insulina para afrontar la presencia de azúcar, y el resultado podría ser una bajada incluso mayor de los niveles de azúcar (¡y más antojos de dulces!).

El modo de terminar con este círculo vicioso de antojo-satisfacción-antojo consiste en tomar comidas ligeras y regulares, ricas en alimentos sanos y con un índice glucémico bajo (*véase* pregunta 11). De este modo, se mantienen más uniformes los niveles de azúcar en sangre y se evitan los antojos. Asegúrese de que cada comida incluye una pequeña cantidad de proteínas.

**13 ¿Hay alimentos que ayudan a quemar grasas?**

Se han escrito libros enteros sobre los llamados alimentos «quemagrasas», que liberan enzimas que queman las grasas, según se dice. Asimismo, han corrido ríos de tinta sobre alimentos milagrosos que necesitan más calorías de las que aportan para ser digeridos. Sin embargo, ninguna de estas teorías tiene una base científica.

**14 ¿Existe algún modo rápido de perder peso sin ponerse a dieta?**

A menos que se someta a cirugía (por ejemplo, una liposucción, que consiste en absorber la grasa para extraerla del cuerpo), la respuesta actualmente es negativa (a pesar de la publicidad que reciba indicándole lo contrario).

Los fármacos que reducen el apetito pueden ayudar a perder peso, pero la mayoría de médicos sólo los recetan como último recurso, y hoy existen normas muy estrictas sobre su uso (y, además, es necesario hacer dieta). En Estados Unidos ha aparecido un nuevo producto llamado Orlistat (en espera de ser aprobado) que provoca la excretación del 30 % de la grasa de la dieta sin absorberla. Sin embargo, los efectos secundarios pueden ser desagradables y se ve afectada la absorción de vitaminas.

**15 ¿Cómo puedo comer fuera y perder peso?**

Gran parte de lo que toma cuando come o cena fuera no es esencial para la ocasión o el ambiente. Ésta es la mejor actitud si el trabajo o su agitada vida social le obligan a comer fuera con mucha frecuencia. Si sólo lo hace de forma ocasional, únicamente tiene que reducir las cantidades el resto del día y disfrutar de la comida mientras intenta comer de manera razonable.

Las páginas del primer capítulo dedicadas a las comidas sanas fuera de casa (*véanse* págs. 64-65) resultan útiles para aportar más información básica.

**16 ¿Cómo puedo seguir una dieta si echo de menos mis alimentos favoritos?**

El programa de modificación de hábitos alimenticios de las siguientes páginas le ayudará a adaptarse a sabores más sanos. Por ejemplo, los alimentos sabrosos ricos en grasa suelen ser también ricos en sal (quesos, galletas saladas, patatas fritas, tentempiés y tartas). Sólo se necesitan dos semanas para acostumbrar las papilas gustativas a prescindir de los alimentos muy salados. Los alimentos ricos en azúcar suelen serlo en calorías y grasa; también son necesarias sólo dos semanas para prescindir de los alimentos demasiado dulces.

Si sus alimentos favoritos no son los ricos en azúcar y sal, es casi indudable que pueden formar parte de su dieta sana de adelgazamiento. Si el programa de modificación de hábitos no le resulta adecuado, otro método para incorporar alimentos favoritos en una dieta consiste en permitirse un cierto número de calorías procedentes de «caprichos» al día y utilizarlas como más le apetezca. Para que esta situación no acabe en un atracón, *véase* pregunta 12.

**17 ¿Son recomendables los nuevos productos grasos sin calorías?**

Los sustitutos de la grasa, como Olestra, se utilizan en lugar de la grasa en alimentos tradicionalmente muy grasientos, como helados, postres, pasteles y galletas. Debido a la formulación de Olestra, el cuerpo no lo absorbe y, por tanto, se ahorran calorías.

Olestra se ha permitido en varios productos en Estados Unidos. En otros lugares todavía no se ha dado luz verde a su consumo debido a una posible reducción de las vitaminas liposolubles A, D, E y K, carotenoides y a los posibles efectos secundarios como las deposiciones sueltas.

Olestra es un poliéster de sacarosa, pero también existen otros tipos de sustitutos de la grasa. Simplesse se compone de proteína de leche y se utiliza en una amplia gama de productos para conseguir un sabor suave y cremoso. No es un sustituto acalórico, pero sí es mucho más bajo en calorías que la grasa (9 calorías por gramo) o el azúcar (3,75 calorías por gramo). Existen otros productos en distintos países, y es muy probable que aparezcan más de continuo.

Sin embargo, algunas pruebas indican que, en conjunto, estos productos bajos en grasa y muy procesados no nos ayudan a comer menos o a estar delgados debido al bajo contenido de ácidos grasos esenciales (grasas naturales presentes en productos de origen vegetal y pescados). Esto también es aplicable a los productos bajos en grasa procesados en general, no sólo a los que contienen sustitutos de la grasa.

**18 ¿Por qué se pierde menos peso después de un tiempo haciendo régimen?**

A corto plazo, se debe a que cuando se empieza una dieta de adelgazamiento, en las dos primeras semanas se pierden varios kilos que son líquido, no grasa. Pasada esta etapa, la pérdida de peso se debe, sobre todo, a la eliminación de grasa.

Para las personas que desean adelgazar a largo plazo, la primera razón de este fenómeno es que cuando se pierde peso el ritmo metabólico desciende de forma gradual simplemente porque se pierde volumen. Como se ha explicado en la pregunta 4, cuando se tiene sobrepeso se come más de la media para mantener ese peso. Por ejemplo, una mujer de 76 kg podría haber consumido 2.500 calorías al día en lugar de la media de 1.940. Sólo tendrá que bajar a 1.750 calorías al día para conseguir un déficit diario de 750, lo que resultará en una pérdida de peso semanal de 0,5 kg. Si, en cambio, pesa 63,5 kg, tendrá un peso bastante aceptable y una dieta diaria de 1.750 calorías estaría ligeramente por debajo del consumo normal (1.940) para una mujer de su peso. Para continuar con una pérdida de peso satisfactoria, una dieta de 1.250 calorías, aproximadamente, sería más adecuada. Así se conseguiría un déficit calórico de 690 calorías y una pérdida de 0,5 kg, aproximadamente, a la semana.

Para perder peso de manera continuada con cualquier dieta, por tanto, es preciso reducir gradualmente el contenido calórico de la dieta. En términos prácticos, probablemente lo mejor sea conformarse con una pérdida de peso más gradual a medida que se consiguen los objetivos e incrementar la actividad física para compensar.

Otras razones por las que la pérdida de peso es menor son alcanzar un peso razonable (sus expectativas podrían ser demasiado bajas; calcule su IMC) o haber empezado a ingerir más calorías otra vez (revise cuidadosamente su dieta). Asimismo, el peso fluctúa de un día a otro y de una semana a otra por muy diversas razones, lo que incluye las hormonas, los niveles de líquidos, etc. La mayoría de las mujeres en la semana anterior a la regla no pierden ni un gramo de peso e incluso podrían ganarlo; esta situación vuelve a la normalidad en cuestión de días, una vez que ha comenzado la menstruación.

**19 ¿Con qué frecuencia debo pesarme?**

Como ya hemos visto en la pregunta 18, el peso fluctúa de un día a otro, por lo que no se aconseja pesarse con frecuencia: los resultados pueden no ser fiables. Para los hombres, pesarse una vez a la semana es suficiente. En el caso de las mujeres en edad fértil, resulta más razonable limitarse a pesarse una vez al mes, inmediatamente después del período menstrual.

**20 ¿Por qué es tan difícil mantener el peso después de adelgazar?**

Es cierto que, en general, mantener el peso después de adelgazar resulta más difícil que perderlo. Las investigaciones indican que un elevado porcentaje de personas que consiguen adelgazar vuelven a ganar el peso perdido. Sin embargo, este fenómeno parece tener una relación más directa con factores sociales, de estilo de vida y psicológicos que con ser una consecuencia, como muchas personas creen, del descenso artificial del ritmo metabólico debido a la dieta.

Los estudios llevados a cabo en un importante centro de investigación sobre la obesidad, el Dunn Clinical Nutrition Centre (Reino Unido), demuestran, sin lugar a dudas, que las personas que tienen sobrepeso y adelgazan presentan un ritmo metabólico similar al de otras personas con el mismo peso (normal) que nunca han sido gordas.

Sin embargo, el ritmo metabólico basal de una persona delgada, como se explica en las preguntas 4 y 18, siempre es más bajo que el de una persona con exceso de peso. En otras palabras, una vez que se está delgado no se puede comer tanto como cuando se estaba obeso. Las personas que consiguen mantener su peso durante un período largo después de adelgazar son aquellas que han seguido una dieta sana para perder peso lentamente, que han modificado sus hábitos y que practican ejercicio, además de que comen de manera saludable y realizan una actividad física cuando han alcanzado su peso ideal.

# Programa de cuatro semanas para modificar los hábitos alimentarios

Para todas aquellas personas que han luchado contra su peso durante algún tiempo, y para quienes otra dieta fija tampoco va a ser la respuesta, este sencillo programa de modificación de hábitos en cuatro semanas podría ser lo que necesitan para dar un giro al problema.

El programa de cuatro semanas está diseñado para que al final la mayoría de las personas que lo hayan puesto en práctica apenas tengan problemas para seguir un programa sano de reducción de calorías hasta lograr un peso razonable. Cada semana se examinan diferentes aspectos de la comida para el control de peso, lo que incluye estrategias de modificación de hábitos y consejos dietéticos prácticos. Al final de las cuatro semanas se ofrecen dos dietas como ejemplo de lo que puede comer para adelgazar.

Para seguir el programa sólo tiene que disponer de suficiente tiempo, una libreta y entusiasmo. Cuando termine el programa y haya alcanzado un peso adecuado, la dieta sana básica y toda la información del primer capítulo (además de la modificación de hábitos que aprenderá con el programa) le ayudarán a mantener el peso conseguido.

## Primera semana: manos a la obra

***Objetivos para la semana:***

* Lea el capítulo uno y compruebe en qué consiste una dieta sana.
* Impóngase objetivos realistas.
* Lea el recuadro sobre la motivación (extremo derecha).
* Recorte el consumo de calorías y grasas de los tentempiés.

Si ha intentado perder peso, y no lo ha conseguido, mediante dietas «de moda» o «de choque», no desista. La base de una buena dieta de adelgazamiento consiste en comer variado y sano. Cualquier dieta que no se base en estos principios tiene muchas probabilidades de fallar a largo plazo.

Durante la primera semana no piense en la idea de «ponerse a dieta». Todo lo que tiene que hacer es leer el capítulo uno y prepararse desde los puntos de vista práctico y mental para comenzar a modificar sus hábitos alimentarios. Organice la despensa y compre productos más sanos. Hojee el capítulo de recetas y seleccione algunas que se adapten a sus gustos (pruebe una o dos).

Mientras tanto, calcule su IMC (*véase* pregunta 1, pág. 188), piense en el peso que necesita alcanzar para lograr un IMC razonable y decida el tiempo necesario para conseguirlo.

Ejemplo: mide 1,65 m y pesa 75,5 kg; su IMC es de 28. Decide que estará satisfecho con un IMC de 24, al que llegará cuando pese 64,8 kg. Tiene que perder 11 kg. Puede ajustar este objetivo más adelante (una buena guía para un peso razonable es la prueba de la circunferencia de la cintura; *véase* pregunta 1, pág. 188).

Lleva una vida ajetreada y come fuera con frecuencia, por lo que parece razonable conseguir esa pérdida de peso en algo más de tiempo de lo normal. Si pierde entre 0,5 y 1,5 kg a la semana tardará entre dieciséis y veinticuatro semanas en conseguir el peso ideal.

### Revise sus hábitos en cuanto a tentempiés

Una de las principales causas de aumento de peso lento pero seguro es el hábito de satisfacer los caprichos por medio de tentempiés. Vivimos en una época en la que comer sobre la marcha se ha convertido en algo normal; el ajetreo nos hace pensar que parece más fácil comerse una tarta o una bolsa de patatas que preocuparse por la comida sana. En otras ocasiones, un tentempié rápido llena los huecos entre comidas y no nos paramos a pensar en la importante contribución que esos productos pueden hacer al número de calorías totales. Sólo un tentempié poco recomendable al día puede hacerle ganar 250 g a la semana (y perjudicar una dieta de adelgazamiento mucho más de lo que podría pensar). Revise sus hábitos en cuanto a los tentempiés: utilice una libreta

**DATO:**

Para ganar 0,5 kg de peso tiene que tomar alrededor de 3.500 calorías más de las que necesita. Estas calorías se encuentran, por ejemplo, en siete chocolatinas y siete bolsas de patatas fritas.

**MOTIVACIÓN**

Utilice esta semana para confeccionar una lista de razones por las que desea alcanzar un peso razonable. Divídalas en cuestiones de salud (consulte en el índice las dolencias relacionadas con el sobrepeso), cuestiones prácticas (por ejemplo, vestirse con prendas atractivas, practicar mejor su deporte favorito), cuestiones sociales y otras razones. La mayoría de las personas llenarán una lista de al menos veinte motivos por los que les gustaría perder peso.

Si ya ha intentado perder peso o mantenerse y no lo ha conseguido, realice estas tres afirmaciones:

* Yo no he fallado a las dietas, las dietas me han fallado a mí.
* No pensaré en las decepciones pasadas.
* Estoy dispuesto a responsabilizarme de lo que como.

para confeccionar una lista de todos los alimentos que toma fuera de las comidas esta semana. Analice las razones por las que toma esos productos (por ejemplo, no dispone de otra cosa cuando tiene hambre, la prisa, la facilidad para comérselos) y piense en alternativas mejores para cada ocasión.

No obstante, no intente dejar los tentempiés por completo; simplemente, cámbielos por otros mejores. Una o dos «minicomidas» ligeras pero nutritivas al día le ayudarán a mantener el hambre a raya (*véase* segunda semana) y le proporcionarán nutrientes valiosos. En el cuadro inferior se ofrecen diez tentempiés bajos en calorías pero nutritivos. La fruta fresca, la fruta seca y los frutos secos sin cáscara siempre son fáciles de comer (organícese y lleve siempre consigo alguno de estos tentempiés).

El recuadro de la derecha muestra tres ejemplos del elevado contenido calórico de algunos tentempiés. La mayoría son ricos en calorías porque también contienen mucha grasa (y, en ocasiones, azúcar), y dado que no los considera una comida (y no debe hacerlo, ya que el contenido de nutrientes útiles tiende a ser bajo), se toman como extras. En lugar de estos tentempiés (que se comen de unos cuantos bocados), podría tomar una comida completa, como se muestra en la ilustración. Como alternativa, y con muchas menos calorías, puede tomar un tentempié más equilibrado, que encaje bien en una dieta con pocas calorías. (*Véase* «Diez tentempiés sanos y bajos en calorías», recuadro inferior.)

## CALORÍAS Y GRASAS EN TENTEMPIÉS HABITUALES

| Tentempié rico en calorías | Comida de régimen baja en calorías |
|---|---|
| 1 barrita de Mars (65 g) | 1 plátano mediano; 50 g de melocotones secos; 1 galleta de centeno integral con 15 g de paté de levadura Tartex, con finas hierbas |
| 295 calorías y 11,4 g de grasa | 229 calorías y 6 g de grasa |
| 1 ración de pastel de carne de cerdo | 1 bollo integral de 50 g; 22 g de queso Camembert; 80 g de ensalada de col blanca (40 g), zanahoria rallada (10 g), cebolla (10 g), sultanas (5 g) y una cucharada de mayonesa 70 % sin grasa; 75 g de ensalada de tomate, pepino y apio; 1 manzana roja pequeña |
| 275 calorías y 20 g de grasa | 275 calorías y 8 g de grasa |
| 1 bolsa de cacahuetes salados (50 g) | Bocadillo de pan integral con 7 g de pasta para untar baja en grasa; 1 huevo duro pequeño cortado en láminas, 10 g de mayonesa (70 % sin grasa); lechuga y otras verduras para ensalada, tomate |
| 295 calorías y 24 g de grasa | 265 calorías y 10,5 g de grasa |

## DIEZ TENTEMPIÉS SANOS Y BAJOS EN CALORÍAS

(Todos contienen entre 100 y 150 calorías, y ninguno tiene más de 6 g de grasa.)

* 2 galletas integrales de centeno con 25 g de *hummus*; 1 mandarina.
* 1 rebanada pequeña de pan integral con un poco de pasta para untar baja en grasa y Marmite; 5 mitades de albaricoques secos.
* 1 yogur bio; 10 g de nueces.
* 1 galleta de avena; 1 manzana.
* 6 almendras peladas; 1 kiwi, 1 ciruela.
* 1 naranja; 1 *Weetabix* con leche desnatada.
* Macedonia de fruta fresca; 1 yogur bio.
* 1 plátano pequeño; 1 galleta integral de centeno con 1 cucharada de requesón.
* Porción de *Baba ganoush* (pág. 215) con pan pita mini.
* Batido de mango y melocotón.

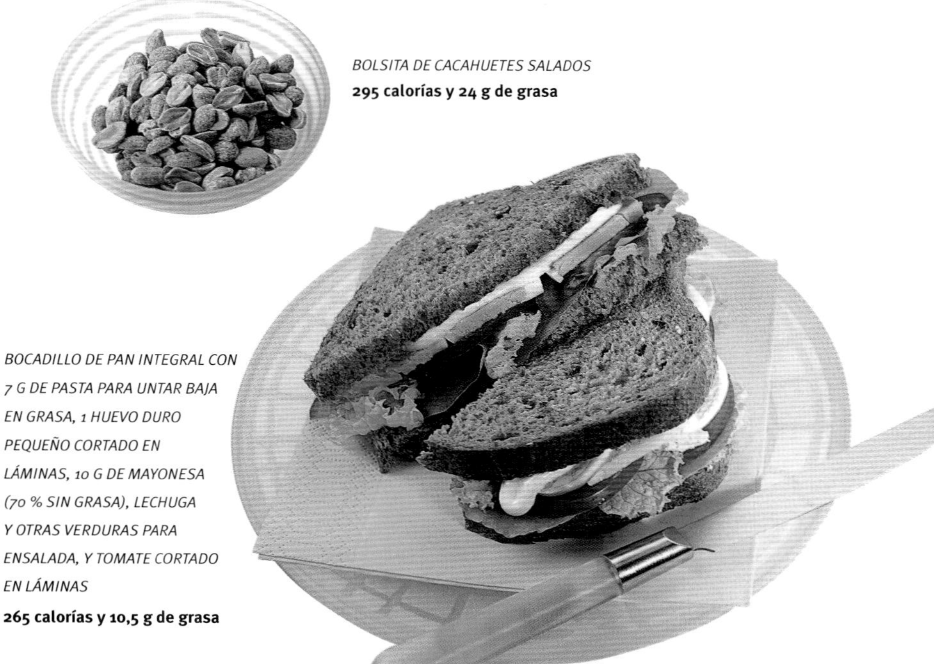

*BOLSITA DE CACAHUETES SALADOS*
**295 calorías y 24 g de grasa**

*BOCADILLO DE PAN INTEGRAL CON 7 G DE PASTA PARA UNTAR BAJA EN GRASA, 1 HUEVO DURO PEQUEÑO CORTADO EN LÁMINAS, 10 G DE MAYONESA (70 % SIN GRASA), LECHUGA Y OTRAS VERDURAS PARA ENSALADA, Y TOMATE CORTADO EN LÁMINAS*
**265 calorías y 10,5 g de grasa**

## Segunda semana: tomar las riendas

***Objetivos para la semana:***

* Aprender que usted, y sólo usted, tiene el control sobre lo que come a pesar de las influencias externas.
* Aprender a evitar el hambre mientras se reduce el consumo total de calorías.
* Comenzar a reeducar el paladar para acostumbrarlo a menos sal.
* Empezar a introducir más actividad en su vida.

Si desea estar más delgado, debe controlar lo que come. Nadie puede hacerlo por usted. Sin embargo, a menudo parece que casi todo el mundo intenta influir en lo que come, cuándo, dónde y cuánto, y es precisamente por esta razón que debe tomar la decisión de que va a comer lo que usted quiera, lo que es bueno para usted.

Esta semana debe tomar nota de todas las ocasiones en que le ofrecen comida o bebida fuera de sus planes. Se sorprenderá de la frecuencia con que eso ocurre. También se sorprenderá de lo común que es aceptar el ofrecimiento.

Esta semana comience a decir no a los alimentos que no quiera, a los que no necesite y a los que no vayan a resultar beneficiosos para su organismo. Disponga de una libreta en la que deberá apuntar sus éxitos.

Asimismo, anote las ocasiones durante la semana en que come algo que no había pensado comer porque el hambre le ha pillado por sorpresa. En estas ocasiones se comen, sobre todo, tentempiés ricos en grasa. Durante el proceso para controlar lo que come, resulta de ayuda planificar con antelación todo lo que pueda. Decida dónde y qué va a comer. Asegúrese de que está bien provisto de productos sanos y fáciles de preparar para evitar las tentaciones.

Finalmente, tome nota de todas las ocasiones en que come simplemente porque tiene comida delante (razones de costumbre y disponibilidad; por ejemplo, si trabaja en un quiosco, si prepara comida para otras personas, etc.). Esa comida tampoco es necesaria. Cuando se dispone de tiempo, es muy fácil comer más de la cuenta. Está esperando en una estación y el tren se retrasa: saca una chocolatina de una máquina expendedora. Está en casa esperando a los invitados: no para de picar frutos secos salados.

### DATO:

**Si elimina de su dieta toda la comida que toma sin sentir hambre realmente y sin que responda a una decisión planificada, en una semana se ahorrará las calorías suficientes como para perder peso de manera uniforme sin necesidad de hacer nada.**

### LOS ALIMENTOS «ANTIHAMBRE»

Muchas personas rechazan la idea de adelgazar porque temen pasar hambre. En realidad, siguiendo una dieta razonable como la que se indica en la pregunta 11 de la página 190, el hambre tiene muchas menos probabilidades de representar un problema que si sigue una dieta de moda o demasiado baja en calorías.

Una dieta antihambre, al igual que una dieta sana normal, debe contener abundantes hidratos de carbono complejos, las proteínas adecuadas y una pequeña proporción de grasa. Una dieta normal, no de adelgazamiento, debe contener entre un 30 y 35 % de grasa; para adelgazar se puede reducir esta cantidad en un 25 %, y el resto de la dieta estará compuesta por un 20 % de proteínas y un 55 % de hidratos de carbono, aproximadamente. Una dieta muy baja en grasas, como se recomienda en ocasiones, puede aumentar la sensación de hambre y, por tanto, resulta muy difícil de seguir.

Es muy importante que una dieta para no pasar hambre contenga abundantes hidratos de carbono con un índice glucémico bajo. El índice glucémico fue inventado para ayudar a los profesionales a tratar a los enfermos de diabetes, y mide el ritmo a que ascienden los niveles de glucosa en sangre cuando se toma un alimento rico en hidratos de carbono. Dado que la glucosa en sí misma tiene un índice glucémico de 100, cuanto más cerca de esta cifra se encuentre el ritmo de un alimento, más rápidamente se absorbe; cuanto más baja sea la cifra, la absorción es más lenta. Los alimentos con un índice glucémico bajo ayudan a sentir saciedad durante más tiempo que los alimentos con el índice alto, además de mantener constantes los niveles de azúcar en la sangre.

Las proteínas y la grasa no se miden con el índice glucémico, pero ambas provocan un descenso del índice glucémico cuando se toman al mismo tiempo, razón por la que cada comida y tentempié que tome debe contener una cantidad de pequeña a moderada de proteínas y una proporción de grasa.

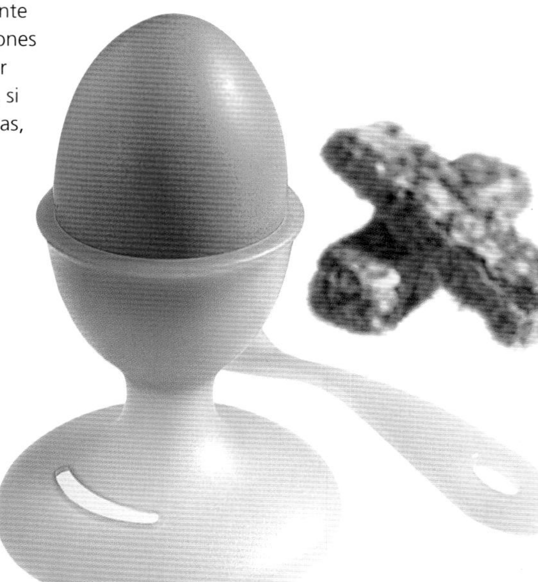

*HUEVO DURO; 1 REBANADA DE PAN INTEGRAL CON PASTA PARA UNTAR BAJA EN GRASA*

## Reducir la sal

La mayoría de nosotros tomamos mucha más sal de la que necesitamos (*véase* pág. 33), y muchos alimentos ricos en sal también lo son en grasa. Para que el paladar aprenda a disfrutar del sabor natural de los alimentos, debe reeducarlo. Resulta muy sencillo.

* Esta semana, deje de servir sal en la mesa y reduzca a la mitad la sal que añade al cocinar. Si encuentra versiones bajas en sal de productos que compra habitualmente, cómprelas.

## Desayunar mejor

La media mañana puede resultar un momento difícil para muchas personas que hacen régimen. Los ataques de hambre acechan y un donut puede resultar muy tentador. Esto suele ocurrir porque muchas personas descuidan el desayuno cuando intentan perder peso.

Como vimos en el capítulo uno, el desayuno es importante para todo el mundo, pero en especial para controlar el peso y evitar el hambre. Un desayuno razonable para las personas que intentan adelgazar debe contener entre 250 y 300 calorías, y componerse de hidratos de carbono, proteínas y un poco de grasa. Los siguientes desayunos, sanos y bajos en calorías, ayudan a mantener el hambre a raya hasta la hora del tentempié o de la comida. Los desayunos a base de hidratos de carbono exclusivamente, basados en pan blanco o integral y mermelada, tienen un índice glucémico alto y conviene evitarlos. Esta semana, mejore sus hábitos al desayunar y la calidad de sus desayunos.

* 175 g de judías en tomate sobre una rebanada mediana de pan integral, con un poco de pasta para untar baja en grasa.
* Medio pomelo; yogur natural desnatado; una cucharadita de fructosa; media rebanada de pan integral con un poco de pasta para untar baja en grasa; extracto de levadura.
* Gachas (avena, leche desnatada y agua); una cucharadita de miel; naranja o nectarina.
* Macedonia de cítricos, manzana y uvas; yogur desnatado; 2 cucharadas de *muesli*.
* Huevo duro; 1 rebanada de pan de centeno con un poco de pasta para untar baja en grasa; manzana.

## Empezar a hacer ejercicio

Comience con un paseo diario de al menos veinte minutos. Intente introducir más actividad en su vida cotidiana: por ejemplo, subir escaleras, lavar el coche a mano, utilizar las escaleras en lugar del ascensor. Un programa de adelgazamiento no puede dar buenos resultados a largo plazo si no se practica ejercicio regular.

*GACHAS PREPARADAS CON COPOS DE AVENA, LECHE DESNATADA Y AGUA; CUCHARADITA DE MIEL; RODAJAS DE NECTARINA*

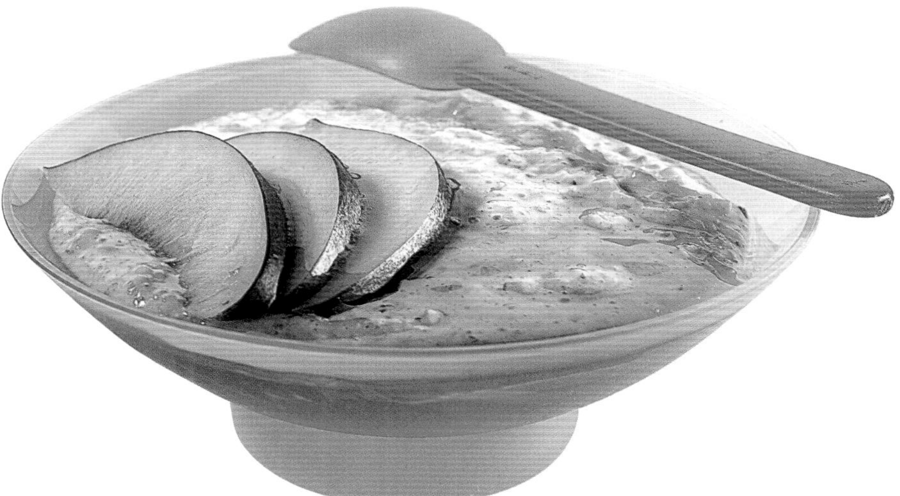

### EL ÍNDICE GLUCÉMICO

Alimentos con un IG bajo (energía a largo plazo: intente incluir muchos alimentos de este grupo en su dieta):

Todas las legumbres, como lentejas, soja, judías, garbanzos, judías con tomate.
Cebada.
Manzanas, albaricoques secos, melocotones, pomelos, ciruelas, cerezas.
Aguacates, calabacines, espinacas, pimientos, cebollas, setas, verduras de hoja, puerros, guisantes, judías verdes, habas, coles de Bruselas, brécol, coliflor.
Yogur natural, yogur azucarado, leche, cacahuetes.

Alimentos con un IG medio (energía a medio plazo; se pueden tomar sin límite):

Boniatos, patatas cocidas, ñame, zanahorias crudas, maíz dulce, guisantes.
Pasta blanca, pasta integral, avena, gachas, galletas de avena, fideos.
Pan integral de centeno, pan pita, trigo sarraceno, bulgur, arroz blanco e integral.
Uvas, naranjas, kiwis, mangos, remolacha, dátiles frescos, higos, barritas de manzana y dátiles.

Alimentos con un IG elevado (energía de liberación rápida, a corto plazo; comer como parte de una comida que contenga proteínas, grasas y alimentos con un IG bajo):

Glucosa, azúcar, miel, piña, plátanos, uvas pasas, sandía.
Patatas asadas, puré de patatas, chirivías, zanahorias cocidas, calabaza, colinabo.
Galletas de centeno, pan integral, pan blanco, tortas de arroz, cuscús, palitos de pan.
Cereales para el desayuno, palomitas de maíz, galletas de trigo, bollos, panecillos tostados.
Calabaza naranja, sandía, dátiles secos.

## Tercera semana: comer para adelgazar

***Objetivos para la semana:***
* Aprender a escuchar las señales del cuerpo sobre la alimentación.
* Aprender con más detalle a reducir las calorías de forma razonable.
* Reeducar el paladar para acostumbrarlo a menos azúcar.
* Examinar las comidas principales y comprobar cómo se pueden reequilibrar para que aporten menos calorías.
* Continuar con el ejercicio y las técnicas de control.

Si durante años ha comido guiado por la costumbre, tomando más alimentos de los necesarios sólo porque la comida está a su alcance, comiendo sin prestar atención a lo que hacía, esta semana tendrá que atender a lo que su cuerpo le dice sobre sus necesidades.

Pocos de nosotros llegamos a sentir auténtica hambre (las comidas y los tentempiés se toman mucho antes de que el hambre aparezca). Esta semana intentará retrasar un poco las horas de las comidas y sentir una ligera sensación de hambre. Si llega la hora de comer y todavía no siente esa sensación, pero no puede comer más tarde, tome muy poca cantidad y deje una parte de la comida para media tarde.

Muy pocas personas identifican en qué momento se sienten llenas y cuándo deben dejar de comer. Por el contrario, nos comemos todo lo que hay en el plato porque está ahí, y por lo general hay más cantidad de la que necesitamos realmente para satisfacer el hambre.

Esta semana debe prestar atención al acto de comer. Mastique bien los alimentos, tómese su tiempo y decida parar cuando se sienta satisfecho. Si realiza esta operación unas cuantas veces y descubre que siempre ha dejado comida en el plato, sírvase raciones más pequeñas (sobre todo de los platos ricos en grasa).

Si no prescinde de las señales que su cuerpo le envía, pronto estará en sintonía con sus necesidades reales, y la pérdida de peso resultará mucho más natural.

### Reducir las calorías sin sufrir

Al eliminar el exceso de grasa de la dieta (en forma de tentempiés ricos en grasa, carnes grasas, productos lácteos enteros y exceso de grasa para cocinar), y siguiendo las técnicas sobre hábitos que ya ha aprendido, es muy probable que pueda ahorrar suficientes calorías para perder peso de forma regular sin necesidad de hacer mucho más. Si no es éste el caso, el siguiente paso consiste en limitar el consumo de azúcares y alcohol, ya que proporcionan calorías sin apenas nutrientes.

Puede reeducar un paladar goloso del mismo modo que se reeduca uno al que le gusta lo salado: recortando gradualmente el consumo de esos productos (primero, el azúcar añadido a bebidas y cereales; después, a las bebidas dulces, a continuación, el de productos dulces como pasteles, galletas y bollería). Las personas que deseen adelgazar deben evitar los postres ricos en calorías (tienen que quedar restringidos a muy contadas ocasiones). Los postres nutritivos basados en frutas y productos lácteos desnatados son ideales. Los edulcorantes ahorran calorías al sustituir el azúcar, pero apenas sirven de ayuda a los golosos a largo plazo.

Si todavía tiene que reducir las calorías, debe examinar la cantidad de proteínas y alimentos feculentos presentes en su plato. Una ligera reducción global de la cantidad de comida puede ayudar a ahorrar suficientes calorías en un día.

Recuerde que muchos alimentos proteínicos también son ricos en grasa (reduzca su consumo). No debe añadir grasa a los hidratos de carbono (mantequilla a una patata asada, etc.).

El recuadro de la derecha muestra el reparto ideal de calorías y de grasa a lo largo del día para dos dietas de adelgazamiento. Una dieta de aproximadamente 1.250 calorías, como la de la página 200, es adecuada para las personas que tengan que perder menos de 6 kg, para la mayoría de las mujeres, para hombres poco corpulentos y cuando se finaliza una dieta. La dieta de unas 1.500 calorías al día (*véase* pág. 201) está indicada para personas que necesitan perder mucho peso, para la mayoría de hombres y al principio de la mayor parte de las dietas.

No es necesario respetar al pie de la letra estas cantidades (en cualquier caso, sería muy difícil), pero proporcionan una guía útil. El contenido de calorías y de grasa de muchos alimentos aparece en la lista del final del libro, y también hallará más información en el capítulo uno. Las recetas del capítulo cinco también son adecuadas por su contenido reducido en calorías y grasas, y están indicadas para las personas que desean adelgazar.

### Sal

Esta semana debe intentar reducir un poco más la sal en la dieta: limite la cantidad que añade al cocinar a sólo algunos granos. La adición de hierbas frescas y especias puede ayudarle a no echar de menos la sal. Consulte la lista de alimentos ricos en sal (*véase* pág. 33) y comience por reducir la cantidad que toma de esos alimentos. En general, los productos procesados contienen mucha sal.

#### DISTRIBUCIÓN DE LAS CALORÍAS Y LAS GRASAS

1.250 calorías al día

| | Calorías | Grasa (g)* |
|---|---|---|
| Desayuno | 250 | 5 |
| Almuerzo | 350 | 8 |
| Comida principal | 350 | 12 |
| Tentempié | 100 | 5 |
| Tentempié/capricho | 100 | 5 |
| Complemento (leche) | 100 | trazas |
| | 1.250 | 35 |

1.500 calorías al día

| | Calorías | Grasa (g) |
|---|---|---|
| Desayuno | 300 | 6 |
| Almuerzo | 400 | 10 |
| Comida principal | 400 | 14 |
| Tentempié | 150 | 6 |
| Tentempié/capricho | 150 | 6 |
| Complemento (leche) | 100 | trazas |
| | 1.500 | 42 |

* cifras basadas en un 25 % de las calorías totales.

## COMIDA PRINCIPAL BAJA EN CALORÍAS - POLLO

*Pollo preparado a la manera tradicional*

Muslo de pollo (peso total de 300 g, porción comestible de 150 g), a la plancha; 125 g de patatas nuevas; 10 g de mantequilla; 115 g de ensalada de lechuga, pepino y tomate (50 g de lechuga, 20 g de pepino y 40 g de tomate); 10 g de mayonesa.

530 calorías y 26 g de grasa. Peso total de la comida: 410 g.

*Pollo bajo en calorías* ★★★★★

1 ración de pollo al limón (pág. 230); 175 g de fideos al huevo (peso una vez cocidos); 165 g de verduras mixtas (50 g de zanahoria, 25 g de calabacín, 20 g de judías verdes, 50 g de brécol, 20 g de brotes de judías) rehogadas con una cucharadita de aceite.

382 calorías y 12 g de grasa. Peso total de la comida: 470 g.

El pollo es un alimento favorito de las personas que hacen dieta, pero una comida principal a base de pollo en una dieta de adelgazamiento no siempre es tan baja en calorías como se supone. La comida descrita en esta columna puede parecer inofensiva, con su pequeña porción de patatas y ensalada. Sin embargo, contiene casi un tercio más de calorías que el plato de la derecha, de aspecto más lleno y con más peso.

## COMIDA PRINCIPAL BAJA EN CALORÍAS - FILETE

*Comida rica en calorías y en grasas*

225 g de filete (cuarto trasero; incluida parte de la grasa); 200 g de patatas fritas congeladas; 50 g de champiñones fritos; 50 g de guisantes.

1.152 calorías y 62 g de grasa. Peso total de la comida: 525 g.

*Comida baja en calorías y en grasas* 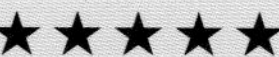

200 g de filete (del cuarto trasero), sin grasa; 200 g de patatas asadas, ligeramente rociadas con aceite; 1 tomate mediano asado; 60 g de guisantes.

599 calorías y 20 g de grasa. Peso total de la comida: 540 g.

Una comida generosa a base de un filete no tiene por qué quedar prohibida en el menú de una persona que desea adelgazar. El plato de la derecha contiene aproximadamente la mitad de calorías y un tercio de la grasa que el plato de la izquierda, simplemente porque la cantidad de grasa se ha reducido de forma drástica. Recuerde que al eliminar la grasa debe añadir más verduras; así podrá seguir comiendo más variedad de alimentos.

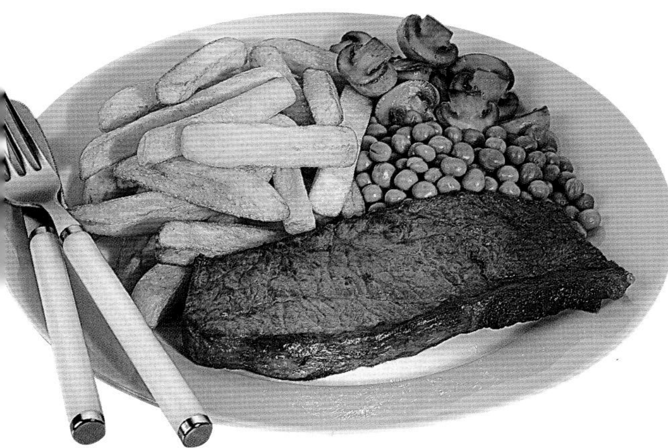

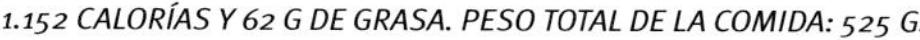

*1.152 CALORÍAS Y 62 G DE GRASA. PESO TOTAL DE LA COMIDA: 525 G.*

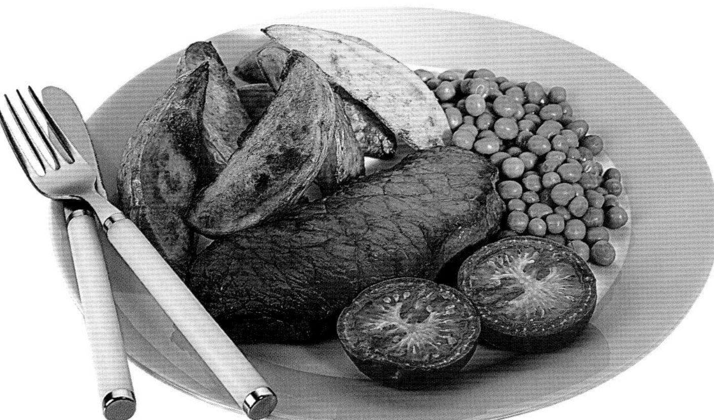

*599 CALORÍAS Y 20 G DE GRASA. PESO TOTAL DE LA COMIDA: 540 G.*

## Cuarta semana: vuelta a la naturaleza

***Objetivos para la semana:***

* Tratar a su cuerpo con respeto y darle combustible de primera calidad.
* Descubrir el gusto por los alimentos naturales.
* Aprender a tratar los «caprichos» en la dieta.
* Preparar la comida.
* Considerar el éxito a largo plazo.

Resulta difícil comer en exceso cuando se sigue una dieta rica en alimentos integrales naturales, y ésta es la razón por la que las dos claves principales para conseguir el peso deseado a largo plazo son:

**1** Reconocer que su cuerpo es importante y que merece el mejor combustible que pueda ofrecerle.

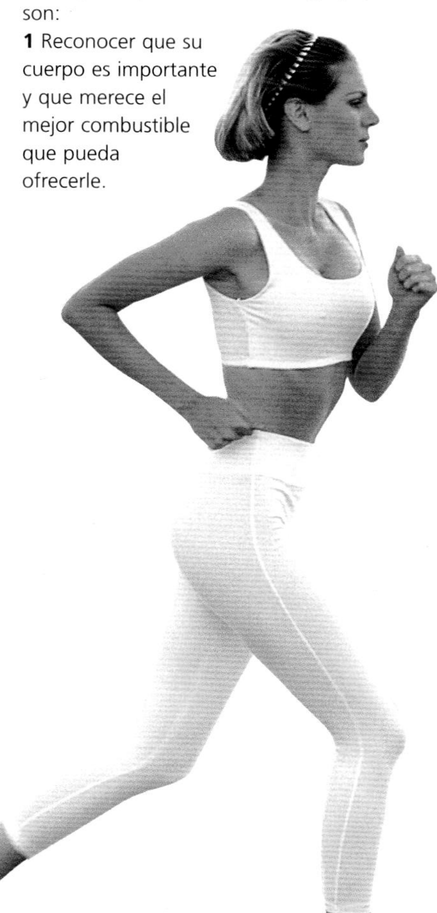

**2** Tomar alimentos de buena calidad, nutritivos y frescos.

En esta última semana del programa de modificación de hábitos debe apreciar al máximo el sabor, la textura y el color de los diferentes alimentos. En lugar de percibir sólo los sabores salados o dulces, debe disfrutar de las sutilezas de cada tipo de alimento que elija. Esta semana, intente:

* Comer tantos alimentos frescos sin adulterar como le sea posible. Coma frutas y verduras crudas o muy ligeramente hervidas.
* Probar diversos alimentos nuevos, como otros tipos de pan, pescados, frutas, verduras para ensaladas.
* Ampliar la idea de que «darse un capricho» no significa hacer una «travesura» (como tomarse un pastel de crema o chocolate), sino disfrutar simplemente de algo nutritivo y ligero (una rodaja de melón amarillo, seis ostras de primera calidad).
* Tener en cuenta los alimentos de primera calidad pero baratos, como las lentejas pardas, el bulgur, la cebada, los garbanzos, y disfrutar de ellos tanto como pueda disfrutar de las ostras u otro marisco.
* Aportar más calidad, no cantidad, a su dieta. Piense en tomar un vaso de vino exquisito en lugar de varios vasos de vino «peleón». Piense en un filete de crianza biológica pequeño en vez de en un gran plato de carne de origen dudoso.
* Considerarse más un sibarita que un glotón.
* A largo plazo, prométase a sí mismo que no tomará nada que no sirva a un propósito útil para su cuerpo, o que no le proporcione un placer puro y no adulterado.

Al seguir estos consejos podrá controlar su peso sin sentirse deprimido (como puede haber ocurrido antes, razón por la que sus dietas no funcionaban), además de notar que tiene el control, que disfruta de su dieta diaria y de sentirse orgulloso de cuidar su cuerpo.

Las dietas que siguen a continuación son ejemplos de lo que se puede comer para adelgazar ahora que el plan de cuatro semanas ha llegado a su fin. (*Véase* recuadro, pág. 196, para obtener más información sobre la dieta de 1.250 calorías y la de 1.500 calorías.)

### Comidas sanas y bajas en calorías

* Cualquiera de las sopas del capítulo de recetas (*véanse* págs. 216-219) con unas rebanadas de pan integral y una fruta mediana.
* Ensalada de garbanzos con pimientos y tomates (*véase* pág. 220); manzana.
* Ensalada de salmón tailandesa (*véase* pág. 222).
* *Panzanella* (*véase* pág. 222); plátano.
* *Hummus*; pan pita integral mini; naranja.
* Medio aguacate en rodajas con cangrejo y aceite de oliva; rebanada de pan integral; ensalada verde.

### CONTROLAR LOS «CAPRICHOS»

La mayoría de las personas que siguen un programa de cuatro semanas similar al que aquí se plantea descubren que, aunque al principio les gustaban mucho los pasteles, las patatas fritas, etc., al final de las cuatro semanas sus gustos han cambiado y esos alimentos ya no presentan ningún atractivo.

Sin embargo, si todavía desea incluir alguno de esos productos en su dieta, puede hacerlo y seguir adelgazando. La dieta de 1.250 calorías diarias le permite 100 calorías al día para un «capricho», y la de 1.500 deja un margen de 150 calorías. Los caprichos deben tomarse con una comida o después de ésta, no por separado o cuando se tiene hambre (es más fácil entonces comer más de la cuenta). Aquí tiene algunas sugerencias:

caprichos de 100 calorías: un vaso de vino (140 ml); 1 galleta de chocolate; 1 medida doble de licor; 2 galletas digestivas de chocolate pequeñas.

caprichos de 150 calorías: 1 bolsa pequeña de patatas fritas; 1 rebanada pequeña de bizcocho; 25 g de cacahuetes salados o anacardos.

* Ensalada tropical de frutas y langostinos (*véase* pág. 224); ración media de arroz integral hervido (frío).

## Mantener el peso a largo plazo

Una vez alcanzado el peso deseado, manténgalo poniendo en práctica los consejos que ha aprendido en las semanas anteriores. Puede comer más que cuando seguía el plan de adelgazamiento (aproximadamente, 1.940 calorías al día para las mujeres y 2.500 para los hombres). Como hemos visto en el apartado de preguntas y respuestas, es muy probable que su ritmo metabólico sea normal para una persona de su complexión y su edad.

La dieta sana básica de la página 53 constituye un buen modelo a seguir; la lista de alimentos y el apartado de recetas le ayudarán a mantener una dieta placentera y satisfactoria de por vida.

El ejercicio regular resulta vital para controlar el peso a largo plazo. Intente dar paseos, montar en bicicleta o nadar de manera habitual, además de introducir más actividad en su vida cotidiana.

Trate de combinar ejercicios aeróbicos con otros para tonificar los músculos (por ejemplo, limpiar las ventanas o hacer una tabla de gimnasia), ya que cuanto mayor sea la proporción de músculo en relación con la grasa, más calorías quemará.

### PREPARAR LA COMIDA

En una vida ajetreada, el almuerzo suele ser la única comida del día que se toma sin planificar ni pararse a pensar en su contenido. La mayoría de las personas creen que apenas comen en el almuerzo y, en realidad, si se analiza lo que han comido, resulta ser una comida mucho más rica en calorías y grasas de lo que habrían imaginado.

El ejemplo inferior es típico. El queso y las galletas contienen más calorías y mucha más grasa que la satisfactoria, sana y sabrosa (y, a pesar de todo, rápida) comida de la derecha. Una comida así mantendrá a raya los ataques de hambre y proporcionará una gama de nutrientes mejor que la del tentempié a base de queso.

| Tentempié rico en calorías | Comida baja en calorías ★★★★★ |
|---|---|
| *60 g de queso Cheddar;*<br>*3 galletas saladas;*<br>*7 g de margarina.* | *100 g de atún (al natural, escurrido) con 1 tomate mediano picado, 70 g de judías cocidas, 4 cebolletas picadas, 1 cucharadita de aliño a base de vinagre, mostaza y aceite de oliva; 35 g de pan integral de centeno; 1 melocotón* |
| *391 calorías y 29,7 g de grasa.* | *360 calorías y 10 g de grasa* |

*A FIN DE DEMOSTRAR QUE NO ES NECESARIO PASAR HAMBRE PARA ADELGAZAR, ESTE PLATO PESA MÁS QUE EL TENTEMPIÉ INFERIOR Y SACIA MÁS.*

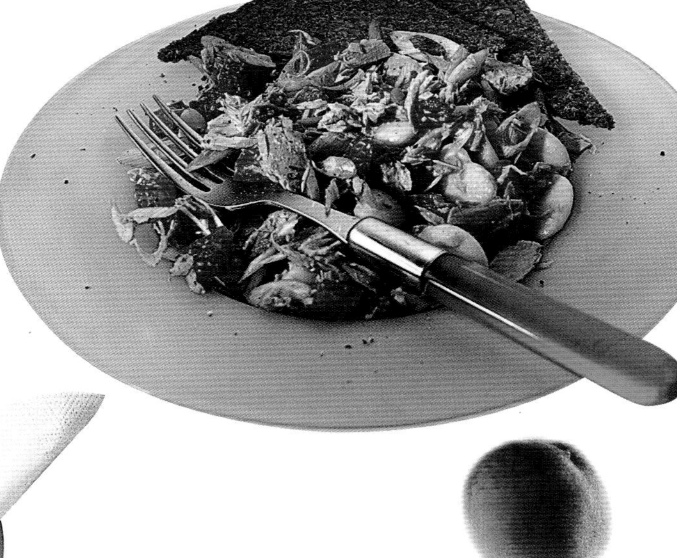

*LO QUE MUCHAS PERSONAS CONSIDERAN UN PEQUEÑO TENTEMPIÉ CONTIENE TANTAS CALORÍAS COMO UNA COMIDA DE RÉGIMEN.*

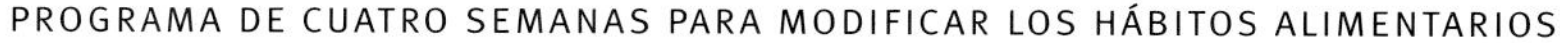

## DIETA DE 1.250 CALORÍAS

Coma todo lo que se indica en la dieta más:

* 275 ml diarios de leche desnatada sola o añadida al té o al café.
* Un tentempié/capricho extra de 100 calorías (con una comida o después de ésta).
* Sin límite: ensaladas frescas, hortalizas de hoja verde, zumo de limón, hierbas frescas y especias, agua, agua mineral.
* Té y café: hasta cuatro tazas al día. Sin azúcar ni edulcorantes.

Las comidas deben realizarse a la misma hora, aproximadamente, cada día. El tentempié ha de tomarse a media mañana, a media tarde o antes de acostarse. El contenido aproximado de calorías es de 1.250 al día y el de grasa, 35 g como máximo.

PRIMER DÍA

***Desayuno***

125 ml de yogur bio natural
25 g de *All Bran*
125 g de fruta fresca

***Almuerzo***

Sopa de habas
2 rebanadas de pan de avena, con un poco de pasta para untar baja en grasa

***Cena***

Pollo *cacciatore*
175 g de pasta (peso una vez cocida)
Ensalada verde grande

***Tentempié***

60 g de albaricoques secos

SEGUNDO DÍA

***Desayuno***

25 g de gachas (avena, mitad de agua y mitad de leche del complemento)
1 naranja
1 rebanada de pan de avena con 1 cucharadita de miel

***Almuerzo***

Pasta para untar de Feta y pimiento
1 pita integral
1 manzana

***Cena***

Arroz y judías
Ensalada mixta grande, aliñada con vinagre y mostaza, sin aceite

***Tentempié***

1 plátano grande

TERCER DÍA

***Desayuno***

Medio pomelo
1 huevo de granja mediano, duro o escalfado
1 rebanada y media de pan de avena o pan integral con un poco de pasta para untar baja en grasa

***Almuerzo***

Ensalada de garbanzos con pimientos y tomates
1 manzana

***Cena***

Atún (dorado rápidamente a fuego fuerte) con melisa, ración grande de judías verdes, 75 g de patatas nuevas

***Tentempié***

1 rebanada de pan integral (25 g)
O pan de avena con un poco de pasta para untar baja en grasa y 1 cucharadita de miel

CUARTO DÍA

***Desayuno***

40 g de *muesli* sin azúcar añadido
125 ml de leche desnatada, una manzana rallada con el *muesli*

***Almuerzo***

Bocadillo de 80 g de pan integral de centeno con un poco de pasta para untar baja en grasa, abundantes verduras de hoja, 1 ración de pasta para untar de judías *cannellini* y albahaca

***Cena***

Berenjenas a la turca
Ensalada verde grande con 1 cucharadita de vinagre, mostaza y aceite de oliva
Compota de frutas de verano

***Tentempié***

Batido de plátano y frambuesa

QUINTO DÍA

***Desayuno***

Como día 1

***Almuerzo***

Rodaja mediana de melón amarillo
50 g de jamón parmesano o serrano
100 g de pan chapata
Ensalada verde

***Cena***

Tabulé
Brochetas de setas y pimiento rojo

***Tentempié***

60 g de albaricoques secos

SEXTO DÍA

***Desayuno***

Como día 2

***Almuerzo***

*Baba ganoush*
1 pita integral
1 manzana

***Cena***

1 filete pequeño de pechuga de pollo, aliñada con pimienta negra y hierbas, a la plancha o asada
Judías *cannellini* con vinagreta caliente de tomate
Ensalada verde grande

***Tentempié***

1 plátano grande

SÉPTIMO DÍA

***Desayuno***

Como día 3

***Almuerzo***

Sopa de espinacas, perejil y ajo
50 g de pan francés
1 manzana

***Cena***

200 g de filete de tiburón, a la plancha
*Coulis* de pimiento fresco
75 g de pan bulgur, brécol

***Tentempié***

1 rebanada de pan de avena con 1 cucharadita de miel

## DIETA DE 1.500 CALORÍAS

Coma todo lo que se indica en la dieta más:

* Complemento diario de leche de 275 ml para utilizar sola o con el té o el café.
* Un tentempié o capricho diario de 150 calorías, con una comida o después de ésta.
* Los productos sin límite son los mismos que para la dieta de 1.250 calorías.
* Hasta 4 tazas al día de té o café.

Instrucciones: las mismas que para la dieta anterior. Proporciona una media de 1.500 calorías al día y 42 g de grasa.

### PRIMER DÍA

***Desayuno***

40 g de cacahuetes con leche desnatada del complemento
1 naranja
1 rebanada de pan integral (30 g), con un poco de pasta para untar baja en grasa y 1 cucharadita de miel

***Almuerzo***

*Skordalia*, selección de crudités
2 rebanadas de pan integral de centeno (30 g cada una) o de pan de avena

***Cena***

Paquetitos de *tilapia,* tomates y olivas
125 g de pasta (peso una vez cocida)
Ensalada verde grande

***Tentempié***

30 g de albaricoques secos
1 plátano grande

### SEGUNDO DÍA

***Desayuno***

1 huevo de granja mediano, duro o escalfado
2 rebanadas de pan de avena o pan integral con un poco de pasta para untar baja en grasa
1 melocotón o 1 naranja

***Almuerzo***

Sopa de zanahoria y naranja
1 bollo mediano integral o de centeno
2 cucharadas rasas de requesón

***Cena***

Patatas y verduras mediterráneas al horno
Ensalada verde

***Tentempié***

1 plátano mediano; 1 galleta de avena

### TERCER DÍA

***Desayuno***

1 barrita de manzana y dátiles, medio pomelo
100 g de queso fresco natural

***Almuerzo***

1/4 de aguacate en rodajas con tomate, cebolla y lechuga iceberg, aliñado con vinagre y mostaza
1 bollo integral mediano
1 kiwi

***Cena***

Pollo con especias y verduras
75 g de arroz integral (peso una vez hervido)

***Tentempié***

2 galletas de avena con 1 cucharadita de miel

### CUARTO DÍA

***Desayuno***

25 g de gachas (avena, mitad de agua y mitad de leche), 1 plátano mediano

***Almuerzo***

Ensalada de marisco y frutas tropicales
100 g de yogur bio natural

***Cena***

Pasta con salsa milanesa
Ensalada verde grande

***Tentempié***

1 galleta de avena

### QUINTO DÍA

***Desayuno***

40 g de *muesli* sin azúcar añadido
125 ml de leche desnatada (no del complemento), 1 manzana picada con el *muesli*

***Almuerzo***

Sopa de tomate asado, ajo y pimiento
90 g de pan chapata
1 naranja

***Cena***

100 g de filete de pavo con pimienta, a la plancha, salsa de mango
125 g de arroz integral (peso una vez hervido), porción mediana de judías verdes

***Tentempié***

125 g de yogur bio natural

### SEXTO DÍA

***Desayuno***

Como día 1

***Almuerzo***

Sopa de pepino y menta
Bocadillo de 60 g de pan integral de centeno con un poco de pasta para untar baja en grasa y 1 cucharada de requesón, más ensalada abundante

***Cena***

Garbanzos y verduras, brécol

***Tentempié***

*Citrus granita*

### SÉPTIMO DÍA

***Desayuno***

Como día 3

***Almuerzo***

175 g de pasta (peso una vez hervida) fría mezclada con 175 g de verduras crudas muy picadas y aliñadas con 1 cucharada de mayonesa de tofú
1 manzana

***Cena***

90 g de filete de salmón
Salsa de tomate y judías
125 g de patatas nuevas

***Tentempié***

1 galleta de avena, 45 g de uvas

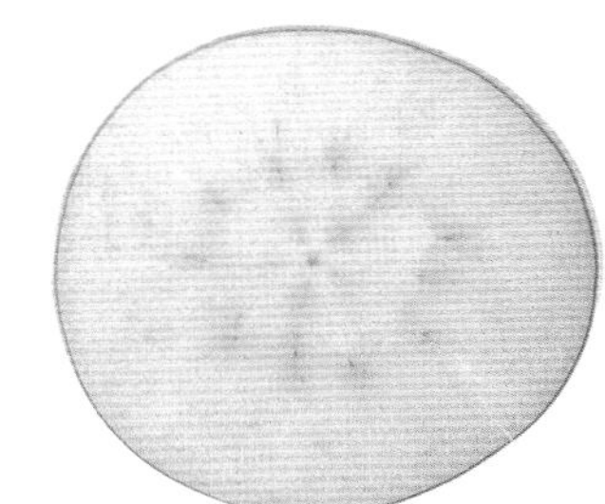

# Evaluación de los métodos de adelgazamiento más populares

Tal vez se haya sentido tentado de seguir uno o más métodos de los que reciben tanta publicidad. A continuación se examina la teoría que forma la base de cada método, se valoran sus ventajas e inconvenientes y se puntúan por apartados (cuantos más círculos en negro, mejor).

## La dieta Hay (combinación de alimentos)

***Teoría:*** afirma que si mezclamos proteínas e hidratos de carbono en la misma comida, esos nutrientes no se digieren del todo y provocan problemas de toxicidad y de peso. Las verduras y las frutas forman una gran parte de la dieta, pero las frutas deben tomarse por separado. Sólo se pueden comer alimentos feculentos integrales o sin procesar. Deben transcurrir cuatro horas entre las comidas. La leche está restringida. Además de éstas, hay otras muchas normas.

***Ejemplo de almuerzo:*** queso con ensalada verde; yogur.

***Valoración:*** no existen pruebas o razones científicas para creer la teoría de que «las proteínas combaten los hidratos de carbono». Nuestro sistema digestivo puede afrontar sin problemas una comida que contenga proteínas y féculas. La teoría se viene abajo, de cualquier manera, porque muchos alimentos contienen ambos nutrientes (por ejemplo, los productos feculentos como las legumbres, los cereales y las patatas también tienen proteínas). Para muchas personas, las complicadas normas pueden ser muy difíciles de seguir; en otros casos, no se adaptan a los hábitos alimentarios. La pérdida de peso se consigue sencillamente porque el método restringe las calorías.

***Puntuación:*** Facilidad ●○○○ Agradable al paladar ●○○○ Saciedad ●●○○ Seguridad ●●●○ Eficacia a corto plazo ●●●○ Eficacia a largo plazo ●●○○ Saludable ●●○○ Base científica ○○○○

***Puntuación total:*** 14/32

## Dieta rica en proteínas

***Teoría:*** el contenido proteínico de la dieta se duplica, o más, hasta alcanzar el 30 % o más de calorías totales. Los hidratos de carbono y las grasas están restringidos. Existen varias dietas muy conocidas basadas en el principio de la abundancia de proteínas; cada una varía en la explicación de su funcionamiento. Por ejemplo, una de estas dietas afirma que las dietas ricas en hidratos de carbono bloquean la utilización de calorías y grasas debido a las distintas reacciones hormonales. Por tanto, la restricción del consumo de hidratos de carbono producirá la pérdida de grasa.

***Ejemplo de comida:*** pollo a la plancha sin piel, brécol.

***Valoración:*** la dieta rica en proteínas y baja en hidratos de carbono hace caso omiso de todo el conocimiento sobre nutrición actual. La restricción de los hidratos de carbono también restringe el consumo de fibra, lo que puede provocar estreñimiento, cáncer de colon y otros problemas. Una dieta rica en proteínas puede dañar el hígado e incrementar la excreción de calcio del cuerpo (lo que podría conducir a un aumento del riesgo de padecer osteoporosis). Las dietas ricas en proteínas adelgazan porque restringen el consumo total de calorías en lugar de responder a reacciones hormonales. Cuando se sigue una dieta rica en proteínas y baja en hidratos de carbono puede aparecer cetosis (se caracteriza por un aliento con olor a acetona).

***Puntuación:*** Facilidad ●●○○ Agradable al paladar ●●○○ Saciedad ●●○○ Seguridad ●○○○ Eficacia a corto plazo ●●●○ Eficacia a largo plazo ●●○○ Saludable ○○○○ Base científica ●○○○

***Puntuación total:*** 13/32

## Recuento de calorías

***Teoría:*** todos los alimentos contienen calorías (energía); la pérdida de peso se basa en la restricción de calorías: al tomar menos de las que el cuerpo necesita para mantener su peso, la grasa almacenada se utiliza para generar energía y así se produce la pérdida de peso. Con una guía del contenido calórico de todos los alimentos es posible incluir cualquier producto dentro de una dieta, siempre y cuando encaje en el nivel calórico elegido (por lo general, entre 1.000 y 1.500 calorías al día).

***Ejemplo de comida:*** bocadillo de gambas con mayonesa baja en calorías; manzana, una galleta pequeña de chocolate.

***Valoración:*** aunque la perspectiva de incluir cualquier alimento en una dieta de control de calorías puede parecer sorprendente, el sistema no enseña necesariamente hábitos de comida sana. Por lo general, es preciso pesar los alimentos para asegurarse de las cantidades, lo cual puede convertirse en una pérdida de tiempo y una tarea aburrida. Con los consejos dietéticos adecuados, sin embargo, se puede adaptar una dieta de control de calorías a cualquier persona, y con buenos resultados.

***Puntuación:*** Facilidad ●●○○ Agradable al paladar ●●●● Saciedad ●●○○ Seguridad ●●●○ Eficacia a corto plazo ●●●○ Eficacia a largo plazo ●●○○ Saludable ●●○○ Base científica ●●●●

***Puntuación total:*** 22/32

## Dieta rica en fibra y en hidratos de carbono

***Teoría:*** una dieta rica en fibra e hidratos de carbono ayuda a sentirse lleno durante más tiempo mientras se toman menos calorías, ya que los alimentos ricos en fibra necesitan más masticación y más digestión,

y mantienen los niveles de azúcar en sangre más constantes que muchos otros tipos de dietas. Las calorías se restringen en esta dieta, ya que los niveles de grasa también se controlan.
***Valoración:*** un enfoque razonable. Se trata de una teoría que da buenos resultados y es similar a la dieta sana básica. Tiende a proporcionar más éxito a largo plazo que otras dietas, pero los resultados pueden ser lentos. Una dieta rica en fibra también puede ayudar a prevenir ciertas dolencias, e incluso se ha relacionado con el menor riesgo de sufrir cáncer de colon.
***Ejemplo de comida:*** judías con tomate sobre una tostada integral; naranja, ciruelas.
***Puntuación:*** Facilidad ●●●○ Agradable al paladar ●●○○ Saciedad ●●●● Seguridad ●●●● Eficacia a corto plazo ●●○○ Eficacia a largo plazo ●●●● Saludable ●●●● Base científica ●●●○
***Puntuación total:*** 26/32

### Dieta muy baja en grasas

***Teoría:*** la grasa constituye el nutriente más rico en calorías (9 por gramo, comparadas con las 4 de las proteínas y las 3,75 de los hidratos de carbono). Por tanto, se pueden ahorrar más calorías evitando la grasa en vez de cualquier otro método. Asimismo, una dieta rica en grasa está relacionada con algunas enfermedades, por lo que su reducción también resulta saludable.

El contenido de grasa de todos los alimentos se especifica en diversas guías, y la teoría afirma que si se evita la grasa en la medida de lo posible, pero se mantienen las cantidades de hidratos de carbono y proteínas bajas en grasa, la consecuencia inmediata debe ser la pérdida de peso sin necesidad de contar las calorías.
***Valoración:*** una dieta baja en grasas puede resultar sana si las que se reducen son, sobre todo, las saturadas, pero algunas dietas muy pobres en grasas también prohíben las grasas sanas presentes en productos como los frutos secos, los aceites vegetales y el pescado azul. Por tanto, esas dietas pueden llevar a una carencia de ácidos grasos esenciales y de las vitaminas liposolubles A, D, E y K. Existen pruebas de que los ácidos grasos esenciales pueden ayudar a perder peso y no dificultar dicho proceso.

Una dieta muy baja en grasas puede resultar muy poco agradable al paladar (con un total aproximado del 25 % de las calorías, resulta inviable para la mayoría de las personas). Asimismo, existen algunas pruebas de que las personas que siguen una dieta de este tipo tienden a tomar más hidratos de carbono para recuperar las calorías perdidas; por tanto, no se trata de un camino garantizado hacia el éxito. No obstante, muchas personas consideran que reducir las grasas resulta menos molesto que contar las calorías, y que esta dieta encaja bien en una dieta sana global.
***Ejemplo de comida:*** sopa vegetal sin grasa añadida; bocadillo de pechuga de pavo sin piel con ensalada; queso fresco desnatado.
***Puntuación:*** Facilidad ●●●○ Agradable al paladar ●●○○ Saciedad ●●●○ Seguridad ●●○○ Eficacia a corto plazo ●●○○ Eficacia a largo plazo ●●●○ Saludable ●●●○ Base científica ●●○○
***Puntuación total:*** 20/32

### Sustitutivos de comidas

***Teoría:*** una, dos o las tres comidas del día se sustituyen con un producto manufacturado bajo en calorías, como un batido o una barrita que contiene proteínas, vitaminas, minerales, fibra, etc. La idea consiste en que con este método se evita tener que preparar comidas bajas en calorías y proporciona todos los nutrientes que la persona a dieta necesita, además de contar con muy pocas calorías (en la etiqueta se especifica la cantidad exacta).
***Valoración:*** muchas personas obtienen buenos resultados si se acostumbran a sustituir una o dos comidas al día y el resto de comidas son sanas y equilibradas.

A largo plazo, las dietas de sustitución pueden resultar aburridas. Los que las critican afirman que estos preparados no proporcionan fitoquímicos, y que es casi imposible tomar las cinco raciones recomendadas al día de frutas y verduras, así como de suficientes hidratos de carbono. Además, los sustitutivos de comidas no ayudan a reeducar los hábitos sanos a largo plazo y pueden favorecer la práctica de dietas «yoyó». Muchos productos son ricos en azúcar (en algunos casos, más del 60 %). Aunque en los paquetes se incluyen las instrucciones de uso, podría producirse una pérdida de peso debido a la falta de alimento si se utilizan para sustituir demasiadas comidas.
***Ejemplo de comida:*** batido de chocolate, vaso de agua.
***Puntuación:*** Facilidad ●●●● Agradable al paladar ●●○○ Saciedad ●○○○ Seguridad ●●○○ Eficacia a corto plazo ●●●○ Eficacia a largo plazo ●●○○ Saludable ●○○○ Base científica ●●●○
***Puntuación total:*** 18/32

### Ayuno

***Teoría:*** subsistir únicamente a base de agua (algunos «ayunos» permiten zumos de frutas y verduras) durante días o semanas provoca una rápida pérdida de peso; los ataques de hambre desaparecen en dos o tres días, y la persona que ayuna puede sentirse con una gran energía, muy despejada y tranquila.
***Valoración:*** durante un ayuno se puede perder un gran porcentaje de tejido muscular, incluido el de órganos vitales como el corazón. Esto significa que este régimen puede resultar peligroso, sobre todo si se lleva a cabo una actividad vigorosa durante el ayuno. Algunos efectos secundarios son los dolores de cabeza, mareos, debilidad, estreñimiento y mal aliento. Si se realiza con frecuencia o durante varias semanas, el ayuno provoca deficiencia de diversas vitaminas y minerales.
***Ejemplo de comida:*** agua.
***Puntuación:*** Facilidad ●●○○ Agradable al paladar ○○○○ Saciedad ○○○○ Seguridad ○○○○ Eficacia a corto plazo ●●●● (peligroso a largo plazo) Saludable ○○○○ Base científica ●●○○
***Puntuación total:*** 8/32

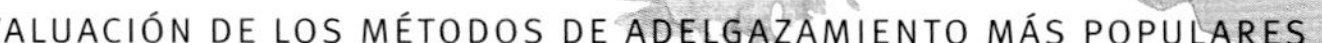

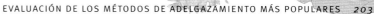

# Ganar peso

**Aunque la falta de peso apenas se menciona debido a la gran preocupación por la obesidad, también está relacionada con la falta de salud. Según las investigaciones, cuanto más por debajo del peso normal se está, mayor es el riesgo de sufrir desnutrición, infartos, problemas sexuales y reproductivos, osteoporosis y reducción de la esperanza de vida.**

Las nuevas investigaciones que relacionan la restricción de calorías con el aumento de la esperanza de vida contradicen gran parte de esas estadísticas tradicionalmente aceptadas, y por ello es preciso seguir investigando. Sin embargo, parece demostrado que un IMC en el extremo inferior de la media (es decir, de 20 o 21) es sano, mientras que por debajo de 20 no lo es.

¿Por qué algunos adultos tienen problemas para mantener su grasa corporal? Como ocurre con las personas obesas, los factores hereditarios son la respuesta en algunos casos. Estos factores provocan una predisposición a quemar las calorías más rápidamente de lo normal. Aunque no se han realizado muchas investigaciones con personas con poco peso, parece que la principal razón de su problema es la más obvia: hacen más ejercicio y/o toman menos calorías.

En un estudio reciente se alimentó a personas que se consideraban delgadas por naturaleza con una dieta controlada rica en calorías y, para su sorpresa, todas ganaron el peso que se esperaba. Simplemente, no comían tanto como pensaban. Al parecer, las personas delgadas prefieren los alimentos bajos en calorías, como las frutas y las verduras, y muestran menos tolerancia hacia las comidas abundantes y muy calóricas.

Algunas personas delgadas tienden a ser más activas que aquellas con un peso normal, más inquietas, e incluso algunas duermen menos horas y muestran una inclinación natural por las aficiones activas.

Por último, prácticamente cualquier persona puede adelgazar mucho durante una enfermedad o como consecuencia de ésta.

En todos los casos, una dieta rica en calorías ayuda a recuperar el IMC adecuado. La clave consiste en seguir una dieta cuyos componentes se coman realmente y que no resulte demasiado desalentadora.

### TENTEMPIÉS PARA GANAR PESO

*Tentempiés sanos ricos en grasa:* frutos secos, semillas, *muesli*, yogur griego.
*Tentempiés sanos ricos en hidratos de carbono:* barritas de *muesli*, pan, galletas de avena.
*Bebidas sanas ricas en calorías:* leche entera o semidesnatada, batidos de leche malteada; chocolate caliente, zumo de fruta, 1 o 2 vasos de vino o cerveza negra al día.

*Ejemplos de cómo añadir 500 calorías a la dieta diaria:*

* 1 rebanada grande de pan blanco con un poco de mantequilla y mermelada; 300 ml de leche semidesnatada; 1 plátano grande
* 2 rebanadas pequeñas de pan de malta con un poco de mantequilla; 100 g de helado de vainilla; ración mediana de copos de maíz con un poco de leche semidesnatada
* 1 porción de *Complan*; 2 galletas digestivas; 1 galleta de avena

## La dieta para ganar peso

Los especialistas en nutrición han descubierto que un incremento de 500 calorías al día ayuda a la mayoría de personas a ganar peso. Superar esta cantidad puede ser excesivo para la mayoría de las personas; menos implicaría un aumento de peso lento. Esta cantidad es sólo una guía: depende del peso de partida y de otros factores. Por ejemplo, una persona muy delgada que no llegue a las 1.000 calorías diarias probablemente ganará peso con una dieta más baja en calorías que la media (1.940 para las mujeres y 2.550 para los hombres), pero una persona que esté delgada porque practica mucho ejercicio podría necesitar más de 500 calorías adicionales al día.

Las calorías adicionales deben añadirse a la dieta de manera que el equilibrio de nutrientes siga siendo sano (sin exceso de grasa, con abundantes hidratos de carbono y suficientes proteínas). Aunque la grasa es el nutriente más calórico (9 calorías por gramo), no resulta adecuado que las 500 calorías adicionales sean exclusivamente a base de alimentos ricos en grasa, ya que así se incrementaría el contenido de grasa hasta niveles inaceptables. En cambio, resulta razonable seguir una dieta un poco más rica en grasa de lo normal (sobre todo, en forma de ácidos grasos esenciales), ya que las personas delgadas con poco apetito suelen tener dificultades para digerir los alimentos ricos en fibra (como los hidratos de carbono feculentos) que proporcionen suficientes calorías adicionales, aunque los azúcares son fáciles de comer y de digerir.

### CALORÍAS IDEALES PARA GANAR PESO

| | |
|---|---|
| Complemento diario de leche y zumo de frutas: | 280 calorías |
| Desayuno: | 400 calorías |
| Tentempié a media mañana: | 200 calorías |
| Comida (o cena): | 550 calorías |
| Tentempié a media tarde: | 150 calorías |
| Cena (o comida): | 700 calorías |
| Tentempié antes de acostarse: | 150 calorías |
| Total: | 2.430 calorías |

## Ejemplo de dieta para ganar peso (para mujeres)

Esta muestra de dieta proporciona una media de 2.450 calorías diarias, divididas aproximadamente como se indica en el recuadro de la página anterior.
***Complemento diario:*** 275 ml de leche entera; 275 ml de zumo de naranja o de otra fruta.
***Sin límite:*** verduras frescas o congeladas; ensaladas; fruta fresca.

PRIMER DÍA

***Desayuno***
2 *Weetabix* con 1 cucharadita de azúcar moreno y 1 cucharadita de pipas de girasol sobre 140 ml de leche semidesnatada (no del complemento)
1 rebanada mediana de pan blanco con un poco de mantequilla y 1 cucharadita de miel
1 manzana o 1 melocotón

***Media mañana***
1 porción de helado

***Almuerzo***
Paté de caballa ahumada, ensalada

***Media tarde***
1 galleta de avena

***Cena***
Pasta con albahaca y Ricotta
Ensalada de tomate
1 plátano

***Antes de acostarse***
1 galleta

SEGUNDO DÍA

***Desayuno***
Huevo escalfado sobre una rebanada grande de pan tostado con un poco de mantequilla
1 rebanada grande de pan tostado y mantequilla con mermelada
1 mandarina

***Media mañana***
20 g de nueces del Brasil (peso sin cáscara) y 5 mitades de albaricoques secos

***Almuerzo***
Sopa de calabaza, patata y judías blancas
Bollo integral con un poco de mantequilla

***Media tarde***
*Risotto* de marisco con jengibre
Macedonia de fruta fresca con 1 cucharadita de nata

***Antes de acostarse***
Una taza de leche semidesnatada caliente
Galleta digestiva de chocolate

TERCER DÍA

***Desayuno***
Como día 1

***Media mañana***
Como día 1

***Almuerzo***
Arroz integral y ensalada de cítricos

***Media tarde***
1 galleta de avena

***Cena***
Tortillas de aguacate y pavo
Puré de melocotón, plátano y crema

***Antes de acostarse***
Como día 1

CUARTO DÍA

***Desayuno***
Como día 2

***Media mañana***
Como día 2

***Almuerzo***
Judías con tomate
Rebanada grande de pan crujiente con un poco de mantequilla

***Media tarde***
Como día 2

***Cena***
Salteado de ternera y espinacas
Gratén de frambuesas

***Antes de acostarse***
Como día 2

QUINTO DÍA

***Desayuno***
50 g de *muesli* con 15 g de almendras picadas
125 ml de leche semidesnatada
1 pera o 1 nectarina

***Media mañana***
Como día 1

***Almuerzo***
Ensalada de atún, aguacate y tomate
1 rebanada grande de pan integral
1 manzana

***Media tarde***
Como día 1

***Cena***
Arroz con almendras, garbanzos y uvas pasas (*pilaf)*
Ensalada verde

***Antes de acostarse***
1 taza de leche semidesnatada caliente
1 rebanada pequeña de pan de malta

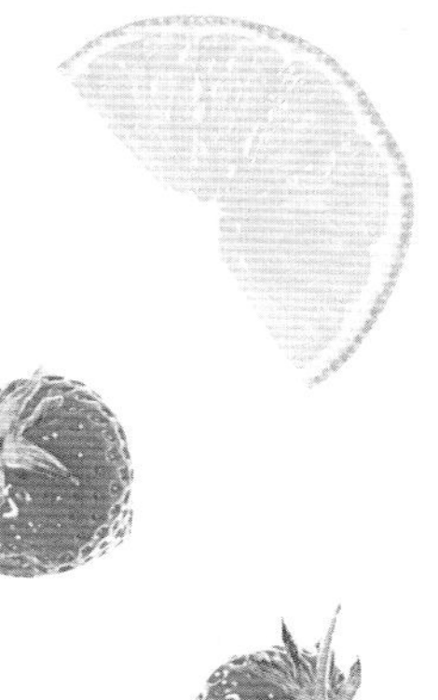

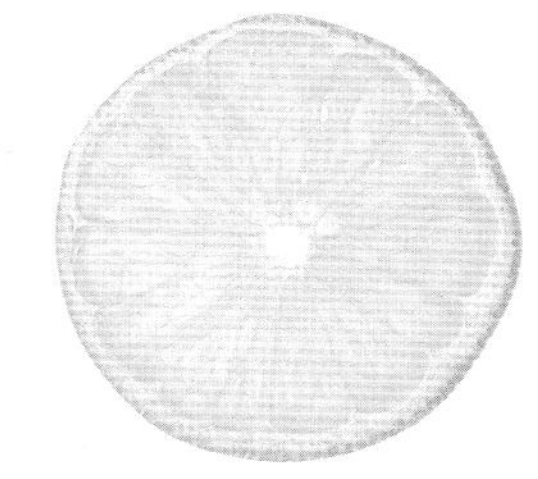

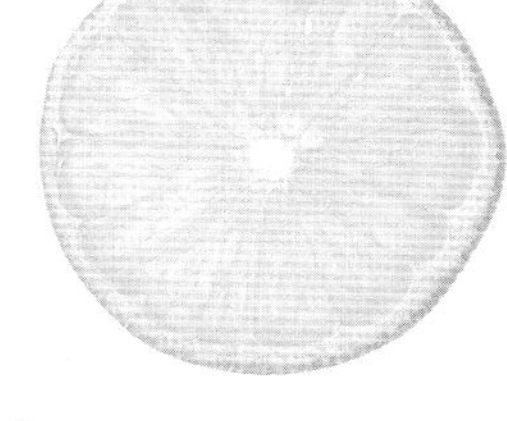
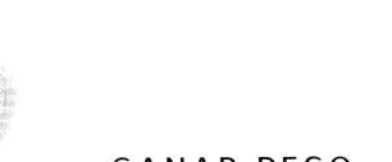

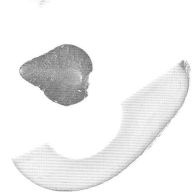

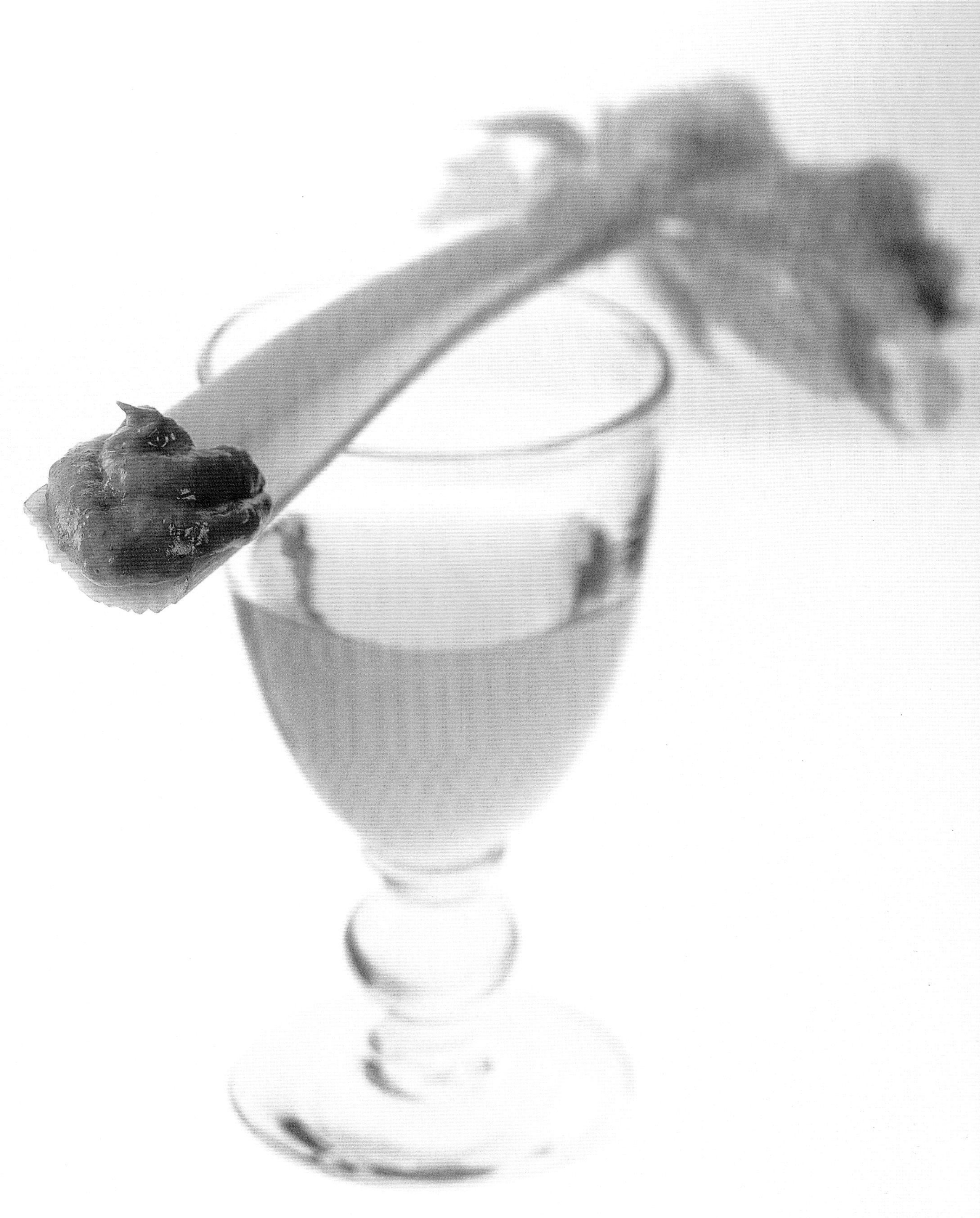

## CAPÍTULO CINCO

# Salud y placer por medio de la alimentación

Saber qué alimentos debe comer para disfrutar de una buena salud es, naturalmente, el propósito de este libro. Casi tan importante como ello es saber cómo combinarlos. Además de aquellas ocasiones en que coma fuera, la cocina es el lugar donde pondrá en práctica todos sus conocimientos. Cocinar bien es importante por dos razones principales. Primero, es perfectamente posible convertir ingredientes básicos saludables en comidas poco recomendables, por lo que resulta vital disponer de conocimientos básicos para cocinar de forma saludable. Segundo, necesita preparar comidas que usted y su familia deseen comer. Ninguna teoría dietética funcionará a no ser que pueda convertirla en platos apetitosos, que realmente pueda disfrutar y que se adapten a su presupuesto y estilo de vida.

Este capítulo desea proporcionarle un buen número de ideas en forma de consejos, gráficos para cocinar de manera saludable y recetas cuidadosamente pensadas para conseguirlo.

## *Pautas para una cocina sana*

El contenido nutritivo de los ingredientes saludables y los básicos puede realzarse mediante una cocción cuidadosa, y estropearse si se aborda con negligencia. Así, por ejemplo, algunos métodos de cocción destruyen las vitaminas vitales de los alimentos, mientras que otros ayudan a conservarlas. Un ejemplo clásico es la pérdida de vitamina C cuando se hierven hortalizas (si se hace en exceso), mientras que otros métodos la conservan casi por completo.

Las personas que han de cocinar para otros con problemas específicos de salud deben saber qué métodos de cocción son los más indicados. Si se tiene que cocinar para alguien que debe adelgazar, las frituras, ya sean por inmersión o en sartén, son métodos que han de restringirse.

Otro ejemplo es el caso de personas con trastornos digestivos, convalecientes o pacientes con una enfermedad crónica, a quienes les puede ser difícil seguir una dieta con alimentos crudos e integrales y que pueden beneficiarse con otra más variada si se les ofrece un amplio abanico de alimentos reducidos a puré y convertidos en sopas y cacerolas.

A lo largo de este libro se han dado pautas detalladas sobre alimentos y dietas apropiados para diferentes dolencias y estados de salud. El recuadro de la derecha muestra los beneficios e inconvenientes de los diferentes métodos de cocción.

### COMPARACIÓN DE LOS MÉTODOS DE COCCIÓN HABITUALES

* **Crudo.** Conserva el máximo de nutrientes, que normalmente se pierden durante la cocción, a excepción de las zanahorias.
No es apropiado para una amplia gama de alimentos; puede ser indigesto. Las superficies cortadas pierden rápidamente la vitamina C, por lo que deben prepararse en el último minuto.

* **Hervir.** No se incorpora grasa. Las hortalizas hervidas pierden hasta el 70 % de sus vitaminas B y C solubles en agua. Se conservan más vitaminas si se utiliza un mínimo de agua y se cuecen sólo hasta que están tiernas.

* **Cocer al vapor.** Conserva más nutrientes que el hervido, pero incluso así se pierde un 30 % aproximadamente de vitaminas solubles. Utilice el agua de cocción en salsas y otras preparaciones para aprovechar las vitaminas.

* **Microondas.** Retiene la mayor parte de nutrientes solubles en agua si ésta se utiliza en poca cantidad.
Es muy fácil sobrepasar la cocción o dejar los alimentos poco cocidos, a no ser que se tomen precauciones. Un termómetro para alimentos es muy útil. Los alimentos recalentados deben removerse y servirse muy calientes.

* **Hornear/asar.** No es preciso añadir grasa a las carnes; utilice papel de aluminio y unte los alimentos con aceite de oliva.
El calor destruye la vitamina C. Las aves deben cocerse a fondo. Los jugos de las carnes asadas contienen vitamina B; úselos en salsas.

* **Brasear, cacerolas, guisos.** Ablanda las carnes de segunda; las vitaminas permanecen en el plato cocinado.
Pueden presentar un elevado contenido de grasas si los platos no se enfrían y desgrasan a continuación. Método ideal para legumbres y hortalizas de raíz.

* **Asar a la parrilla y a la barbacoa.** Método de cocción poco graso; no se añaden grasas, y además éstas se derriten y se desprenden de la carne. Las carnes quemadas y asadas en exceso están relacionadas con diferentes tipos de cáncer. No sirva alimentos quemados.

* **Freír por inmersión y en sartén.** Alto contenido en grasas porque la superficie de los alimentos absorbe grasa; método de cocción desaconsejado para aquellas personas que deseen adelgazar.
Conserva las vitaminas solubles en agua.
Freír con aceites vegetales puede ser una buena idea si se desea engordar.
Utilice aceite de cacahuete; el aceite de oliva se descompone a temperaturas elevadas. (Cambie frecuentemente los aceites de fritura; los aceites reutilizados se oxidan y pueden ser carcinogénicos.)

* **Salteado.** Conserva las vitaminas solubles en agua; se requiere poca grasa. Método apropiado para cocinar para dos o tres personas, pues no puede saltearse demasiada comida a la vez. Las superficies cortadas de las hortalizas pierden rápidamente la vitamina C; prepárelas justo antes de usarlas.

### Cocinar y disfrutar: una guía para utilizar las recetas

Las aproximadamente cien recetas que siguen se han incluido para proporcionarle una amplia selección de ideas a fin de que pueda incorporar todos los alimentos saludables en la dieta familiar.

La mayoría de las recetas aparecen en las diferentes dietas especializadas del libro (así, por ejemplo, la sopa de zanahorias y naranja se menciona en el menú de la dieta anticancerígena; *véase* pág. 140). Pueden utilizarse de la misma forma que en un libro de recetas de cocina. Para facilitarle la labor, cada una está encabezada por un panel de símbolos que le ayudarán a decidir si la receta es adecuada para sus propósitos. Si, por ejemplo, necesita recetas apropiadas para alguien con niveles de colesterol elevados, debe buscar el símbolo 💔 que aparece en muchas de las recetas.

Todas las recetas son apropiadas para una dieta básica saludable (de la que aparece una muestra en el capítulo uno, pág. 53), así como para aquellas dedicadas a los niños, embarazo, menopausia y tercera edad, aunque le proporcionamos información detallada en dichos supuestos, y se sugieren las recetas que consideramos especialmente indicadas para estos estadios de la vida en el capítulo tres.

## CONSEJOS CULINARIOS

Cocine de la forma más saludable posible, teniendo en cuenta los siguientes consejos:

* No sobrecueza ningún alimento, especialmente frutas y hortalizas.
* No cueza por defecto aquellos alimentos, como aves, huevos y carnes, que puedan llevar bacterias, ya que se destruyen mediante el calor.
* Compre siempre alimentos frescos.
* Compre siempre ingredientes de calidad.
* Una vez adquiridos, llévelos a casa enseguida y guárdelos de forma apropiada cuanto antes.
* No recongele alimentos que ya hayan sido congelados y descongelados.
* Establezca un sistema de rotación para consumir los ingredientes de su despensa. Deseche latas y frascos que tengan más de un año.

## Tablas sobre nutrición

Cada receta lleva una tabla sobre nutrición que proporciona información acerca del contenido nutritivo de la receta por comensal. Estos datos hablan por sí mismos, pero incluimos más explicaciones como guía:

* Calorías por ración: variarán ligeramente de acuerdo con el tamaño de los ingredientes crudos empleados (por ejemplo, hortalizas). Se ha intentado simplificar el trabajo en la cocina no haciéndole pesar o medir todos y cada uno de los ingredientes, por lo que su idea de una cebolla «mediana» quizá no coincida con la que aquí se ha considerado.
* La grasa total se entiende en gramos de grasa. El capítulo uno proporciona toda la información que precisa sobre cuánta grasa debe ingerir y qué tipos de la misma. A veces quizá pueda pensar que una receta tiene mucha grasa, pero se dan sugerencias de presentación en algunos casos, que, si se siguen, aportarán a toda la comida un buen equilibrio de macronutrientes, por ejemplo, proteínas, grasas e hidratos de carbono.

Así, la receta los champiñones macerados a las hierbas puede parecer que tiene un elevado contenido en grasa (la mayoría insaturada), pero si los acompaña con pan con corteza, pasteles de avena o pan crujiente de centeno, el contenido porcentual de grasas de la comida baja, y su contenido total porcentual en hidratos de carbono aumenta, con lo que se equilibra de acuerdo con los consejos del capítulo uno.

Tenga también en cuenta que son las grasas saturadas las que la mayoría de personas deberían limitar en sus dietas y que las recetas que parecen tener un elevado contenido en grasa contienen, de hecho, niveles altos de grasas protectoras insaturadas, y bajos de las saturadas.

* Las grasas saturadas por ración se indican en gramos. Para más información sobre las grasas saturadas que debe aportar la dieta, *véase* el capítulo uno.
* Las proteínas por ración se indican como pocas, medias o elevadas. Pocas significa que menos del 35 % de las calorías totales del plato se encuentran en forma de hidratos de carbono; medias, entre el 35 y 50 %; y elevadas, por encima del 50 %.

En el capítulo uno se ha proporcionado abundante información sobre la forma de equilibrar su consumo de proteínas e hidratos de carbono, pero, si elige un menú con un alto contenido en proteínas para el almuerzo, el de la cena puede ser bajo o medio en proteínas, y si escoge una comida baja en hidratos de carbono debe asegurarse de que la próxima debe tener un elevado contenido de los mismos.

En la práctica, muchas de las recetas están pensadas como parte de una comida y no como plato único, por lo que los acompañamientos o guarniciones con que se sirven equilibran perfectamente la comida. Una salsa con elevado contenido proteínico y baja en hidratos de carbono puede servirse, por ejemplo, con una pasta que tiene un elevado contenido en hidratos de carbono; un plato de pescado con gran contenido proteínico y pocos hidratos de carbono puede acompañarse con patatas, que contienen muchos hidratos de carbono.

* El contenido en fibra por ración se proporciona en gramos. El capítulo uno explica la cantidad de fibra que debe ingerirse diariamente.

## SÍMBOLOS

- Anticoronariopatía/antitrastornos circulatorios/antihipercolesterolemia
- Anticáncer
- Potenciador del sistema inmunológico
- Antiartritis
- Huesos fuertes
- Sin productos lácteos
- Sin gluten ni trigo
- Sin levaduras
- Vegetariano
- Bajo contenido calórico
- Rápida
- Económica

**Todas las recetas están calculadas para dos personas, a no ser que se indique lo contrario.**

**Tenga en cuenta que las recetas son bajas en sal y colesterol dietético, y que proporcionan no más de un tercio de la cantidad máxima diaria recomendada de ambos, siempre que no se indique lo contrario.**

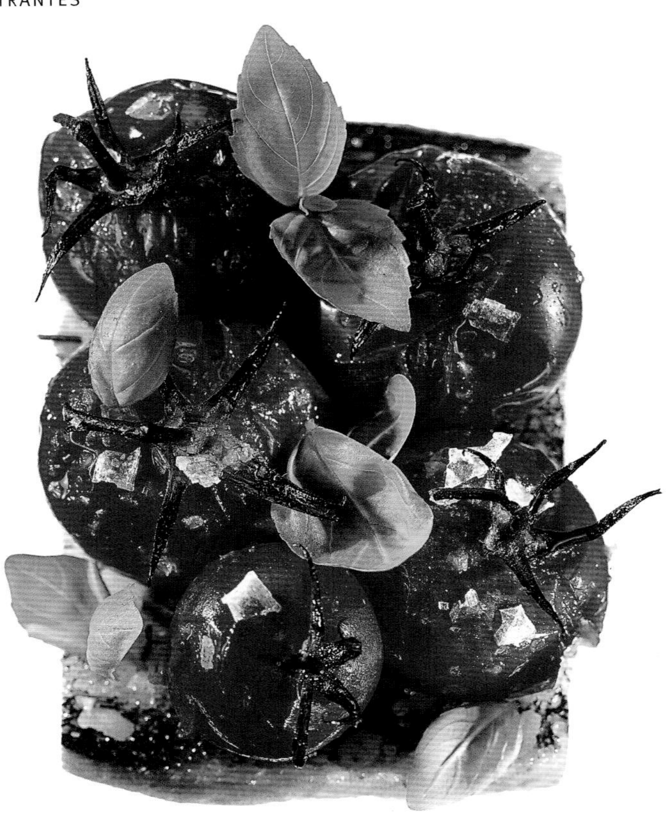

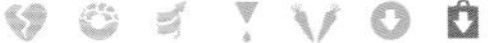
TOMATES MINI HORNEADOS CON ALBAHACA

## Setas chinas *shiitake* adobadas

**Calorías:** 261
**Grasa total:** 22 g
**Grasas saturadas:** 3,3 g
**Fibra:** 1,6 g
**Proteínas:** pocas
**Hidratos de carbono:** pocos
**Vitaminas:** C
**Minerales:** cobre

*225 g de setas chinas* shiitake
*4 cucharadas de aceite de oliva*
*2 dientes de ajo picados*
*1 chile rojo pequeño, sin semillas y picado*
*2 escalonias finamente picadas*
*1 cucharada de vinagre de vino blanco*
*1 cucharadita de vinagre balsámico*
*2 cucharadas de perejil picado*
*1 cucharada de estragón picado*
*1 cucharadita de tomillo picado*
*1 cucharadita de sal marina*
*pimienta negra*

**Corte las setas en trozos pequeños.** Caliente la mitad del aceite en una sartén antiadherente y sofría el ajo, el chile y las escalonias durante uno o dos minutos, o hasta que las escalonias se hayan ablandado. Añada las setas y saltéelas con el resto de los ingredientes y el aceite sin dejar de remover. Sirva caliente o frío.

## Tomates mini horneados con albahaca

**Calorías:** 228
**Grasa total:** 13 g
**Grasas saturadas:** 1 g
**Fibra:** 1,6 g
**Proteínas:** pocas
**Hidratos de carbono:** medios
**Vitaminas:** C, E, carotenos

*325 g de tomates mini (unos 12)*
*1 diente de ajo fresco y jugoso, picado*
*2 cucharadas de aceite de oliva*
*1 cucharadita de sal marina*
*pimienta negra*
*1 cucharadita de hojas de romero*
*un puñado de hojas de albahaca frescas, troceadas si fuesen grandes*
*2 rebanadas de 40 g de pan francés*

**Precaliente el horno** a 200 °C (gas 6).

Coloque los tomates en una fuente refractaria pequeña. Espolvoréelos con el ajo y rocíelos con la mitad del aceite de oliva, la sal, la pimienta y el romero. Hornee 25 minutos, o hasta que estén blandos.

Póngalos con el líquido de cocción en los platos de servicio. Rocíelos con el resto del aceite y las hojas de albahaca. Acompañe con pan.

## Paté de caballa ahumada sobre ensalada

**Calorías:** 571
**Grasa total:** 40 g
**Grasas saturadas:** 8,5 g
**Fibra:** 2,4 g
**Proteínas:** elevadas
**Hidratos de carbono:** pocos
**Vitaminas:** B1, B2, ácido nicotínico, B6, B12, D, E, folato
**Minerales:** selenio, yodo, calcio, magnesio, potasio, hierro, cobre

*225 g de filetes de caballa ahumada al calor*
*140 ml de yogur bio descremado*
*2 cucharadas de tomate concentrado o pasta de tomate*
*un chorrito de salsa Worcester*
*1 cucharada de perejil fresco picado, más unas ramitas de perejil para adornar*
*50 g de hojas de ensalada variadas*
*4 pasteles de avena para acompañar*

**Mezcle en un cuenco grande** la caballa desmenuzada con ayuda de un tenedor. Agregue el yogur, el tomate concentrado, la salsa Worcester, el perejil picado y pimienta negra al gusto. Mezcle bien.

Coloque las hojas de ensalada y ramitas de perejil en los platos. Distribuya por encima el paté y acompañe con los pasteles de avena.

## Broquetas de champiñones y pimientos rojos

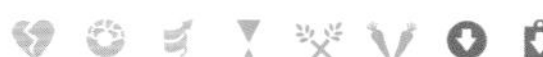

**Calorías:** 111
**Grasa total:** 6,4 g
**Grasas saturadas:** 1 g
**Fibra:** 3,2 g
**Proteínas:** medias
**Hidratos de carbono:** medios
**Vitaminas:** A, ácido nicotínico, B6, folato, C
**Minerales:** cobre

*2 pimientos rojos medianos, cortados por la mitad y sin semillas (unos 200 g)*
*1 cucharada de aceite de oliva*
*1 diente de ajo fresco y jugoso*
*1 cucharadita de sal marina*
*½ chile rojo fresco, pequeño, sin semillas y picado*
*2 cucharaditas de vinagre balsámico*
*8 champiñones castaña pequeños o comunes (unos 115 g)*

**Precaliente el grill** a temperatura media-alta y coloque las mitades de pimiento sobre la placa con la piel hacia arriba. Pincele con un poco de aceite de oliva y ase ambas caras hasta que se hayan ablandado; no deben oscurecerse.

Retire las mitades de pimiento de la placa y, en cuanto se hayan enfriado un poco, córtelas a trozos regulares.

Maje el ajo y la sal en un mortero hasta obtener una mezcla cremosa. Incorpore, batiendo, el resto del aceite de oliva, el chile y el vinagre.

Ensarte los trozos de pimiento y champiñones alternándolos en dos broquetas (remójelas en agua si son de madera), y pincele con la mezcla de ajo y aceite.

Ase las broquetas bajo el grill a fuego moderado; déles la vuelta unas veces y rocíelas con el resto de la salsa unos cinco minutos, o hasta que los champiñones estén cocidos por completo. Sirva caliente.

## Berenjenas a la turca

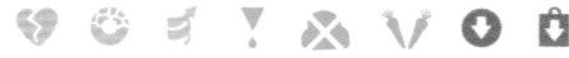

**Calorías:** 186
**Grasa total:** 7,1 g
**Grasas saturadas:** 1,1 g
**Fibra:** 12 g
**Proteínas:** medias
**Hidratos de carbono:** elevados
**Vitaminas:** A, B1, ácido nicotínico, B6, folato, C, E
**Minerales:** potasio

*1 cucharada de aceite de oliva, más un poco para la placa del horno*
*1 berenjena grande (unos 250 g)*
*1 pimiento rojo mediano, sin semillas y finamente picado*
*1 cebolla roja, finamente picada*
*1 cucharadita rasa de comino molido*
*1 cucharadita de sal marina*
*pimienta negra*
*2 tomates medianos, cortados por la mitad*
*25 g de cuscús (peso en seco)*
*4 cucharadas de agua hirviendo*

**Precaliente el horno** a 180 °C (gas 4) y unte con aceite la placa del horno.

Corte la berenjena por la mitad y retire su carne; deje una pared de 1 cm de grosor como mínimo. Ponga las mitades de berenjena boca abajo sobre la placa aceitada y hornéelas 25 minutos, o hasta que las cáscaras casi estén tiernas.

Mientras, caliente el resto del aceite de oliva en una sartén antiadherente. Pique la carne de la berenjena y agréguela al recipiente junto con el pimiento rojo, la cebolla, el comino, la sal y la pimienta. Sofría unos minutos, sin dejar de remover, hasta que las hortalizas se ablanden.

Exprima las mitades de tomate para retirar las semillas; píquelas groseramente y agréguelas a la mezcla de berenjena.

Remoje el cuscús en agua hirviendo entre de 10 y 15 minutos, o hasta que la haya absorbido. Mezcle la preparación de berenjena con el cuscús y rectifique la condimentación.

Llene las mitades vacías de berenjena con la mezcla y caliéntelas en el horno. Sirva enseguida.

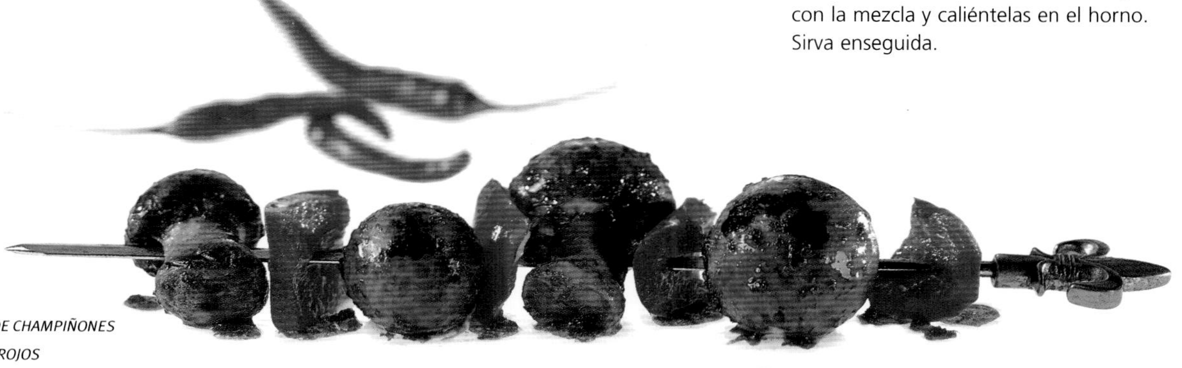

*BROQUETAS DE CHAMPIÑONES Y PIMIENTOS ROJOS*

Las ocho recetas que explicamos a continuación son muy versátiles, ya que tanto pueden utilizarse como mojos para hortalizas crudas, para untar sobre panes blandos y crujientes, para tostadas, para pan italiano y para rellenar bocadillos. Resultan excelentes para acompañar carnes y pescados; también pueden incorporarse, a cucharadas, a sopas y cacerolas para enriquecerlas de forma saludable. En algunas recetas aparece una nota explicativa cuando se ha considerado apropiado.

Nota sobre las RACIONES: no vale la pena preparar estas recetas para dos personas; se obtiene una cantidad suficiente para entre cuatro y seis personas, según el apetito de los comensales.

**Todas las recetas se conservan bien varios días si se tapan y guardan en la nevera.** Si pincela la superficie con un poco de aceite de oliva no se resecarán y prolongará su vida.

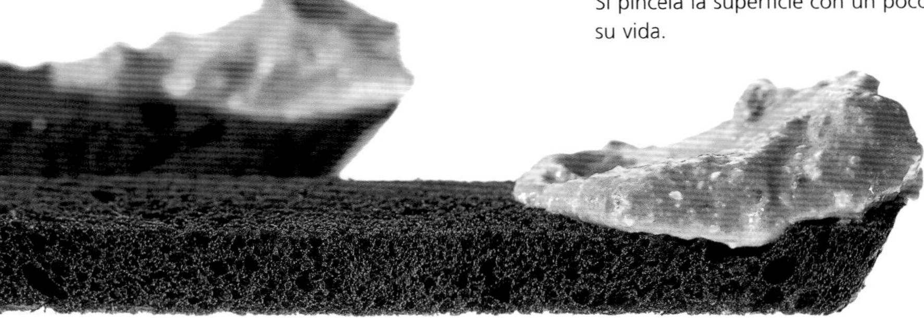

*PASTA DE FETA Y PIMIENTOS*

## Pasta de feta y pimientos

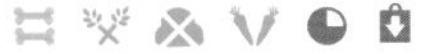

**Calorías:** 179
**Grasa total:** 15 g
**Grasas saturadas:** 7,5 g
**Fibra:** 0,7 g
**Proteínas:** elevadas
**Hidratos de carbono:** pocos
**Vitaminas:** ácido nicotínico, B12, C, A, carotenos
**Minerales:** calcio

*1 ½ cucharadas de aceite de oliva*
*1 pimiento rojo mediano, sin semillas y picado*
*½ chile rojo fresco, sin semillas y picado*
*un chorrito de salsa picante (tabasco, por ejemplo)*
*200 g de queso feta griego, groseramente aplastado*

**Caliente el aceite** en una sartén antiadherente y saltee los pimientos y el chile, remuévalos hasta que estén blandos, pero no dorados. Agregue la salsa chile.

Coloque el queso en el recipiente de la batidora mezcladora o robot eléctrico, añada el contenido de la sartén y accione el aparato hasta que obtenga una pasta homogénea. Sírvala a temperatura ambiente.

**Esta receta, de bajo contenido calórico** y rica en calcio, es una buena alternativa para rellenar sándwiches en vez del queso habitual.

## *Hummus*

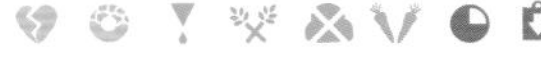

**Calorías:** 186
**Grasa total:** 13 g
**Grasas saturadas:** 1,8 g
**Fibra:** 3,3 g
**Proteínas:** medias
**Hidratos de carbono:** pocos

*400 g de garbanzos de calidad, enjuagados y escurridos*
*el zumo de 1 limón*
*3 cucharadas de aceite de oliva extravirgen*
*1 cucharada de tahina (pasta de sésamo)*
*1 diente de ajo picado*
*1 cucharadita de sal marina*
*pimienta negra o pimentón al gusto*

**Ponga todos los ingredientes** en el recipiente de la batidora mezcladora o robot eléctrico, y accione el aparato hasta obtener un puré homogéneo, pero con textura. Rectifique la condimentación.

# Pasta de judías blancas y albahaca

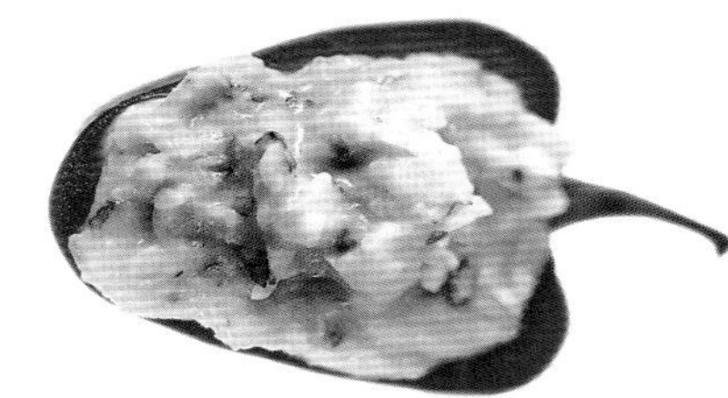

PASTA DE JUDÍAS BLANCAS Y ALBAHACA

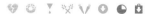

**Calorías:** 86
**Grasa total:** 3 g
**Grasas saturadas:** 0,5 g
**Fibra:** 4,3 g
**Proteínas:** elevadas
**Hidratos de carbono:** medios

*400 g de judías blancas, enjuagadas y escurridas*
*2 dientes de ajo, picados*
*1 cucharada de aceite de oliva*
*2 cucharaditas de zumo de limón*
*1 cucharadita de sal marina*
*pimienta negra*
*1 sobre de hojas de albahaca frescas*

**Ponga todos los ingredientes,** excepto la albahaca, en el recipiente de la batidora mezcladora o robot eléctrico, y amalgámelos hasta obtener una especie de paté de consistencia algo gruesa; no lo mezcle en exceso.

Añada las hojas de albahaca, mézclelas con la preparación anterior y accione el aparato dos segundos. Rectifique la condimentación.

**Puede utilizar** judías mantequeras para obtener unos resultados parecidos.

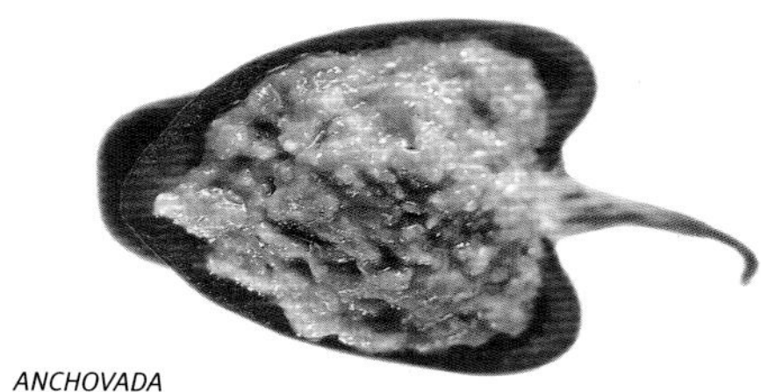

ANCHOVADA

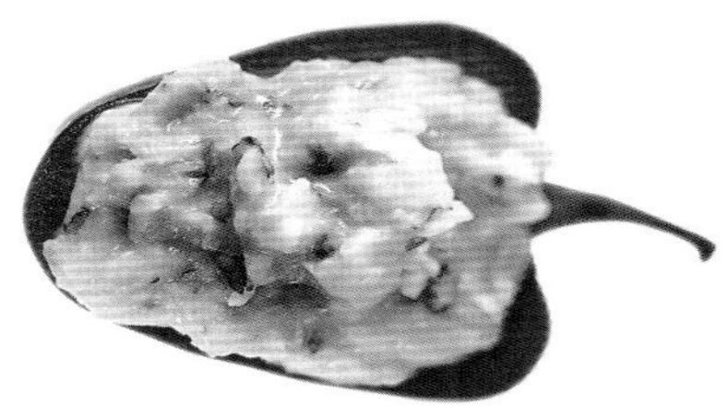

# Anchovada

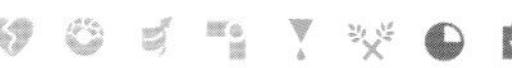

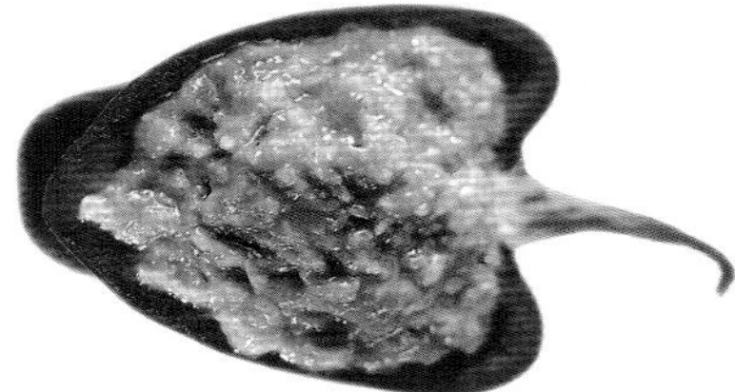

**Calorías:** 195
**Grasa total:** 20 g
**Grasas saturadas:** 2,9 g
**Fibra:** 0,4 g
**Proteínas:** pocas
**Hidratos de carbono:** pocos
**Vitaminas:** B12

*4 dientes de ajo, frescos y jugosos, pelados*
*12 filetes de anchoas en aceite, escurridos*
*12 aceitunas verdes, grandes y carnosas, deshuesadas*
*100 ml aproximadamente de aceite de oliva extravirgen*
*un chorrito de vinagre de vino blanco*

**Ponga el ajo**, las anchoas y las aceitunas en el recipiente de la batidora mezcladora o robot eléctrico y redúzcalos a puré. Vierta la mitad del aceite y el vinagre, y mezcle de nuevo.

Añada el aceite de oliva necesario para obtener una pasta, puré o salsa, de acuerdo con su uso posterior.

**Adecuada como mojo,** se trata de una salsa rápida para pasta, para untar tostadas o como salsa para huevos.

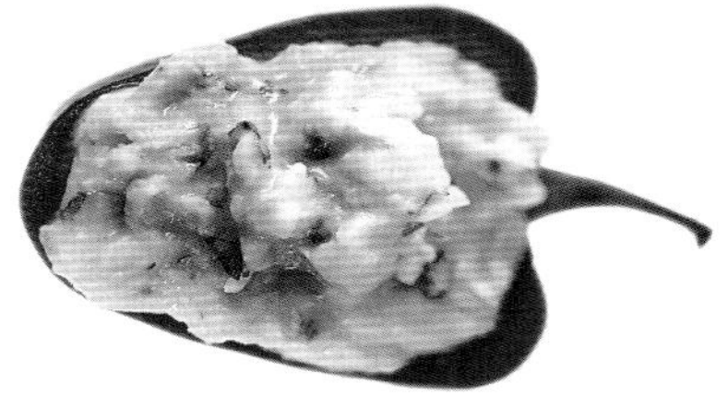

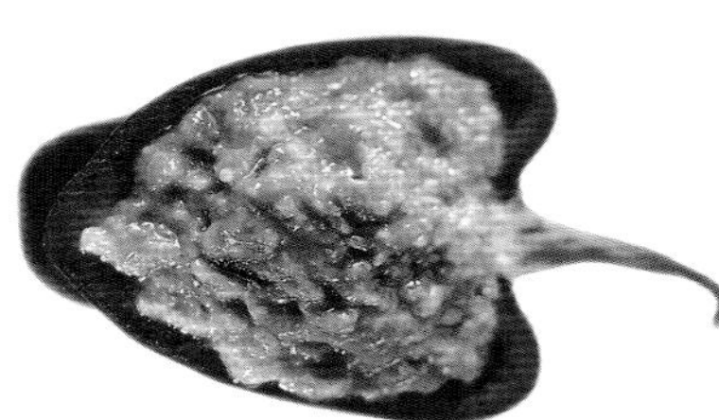

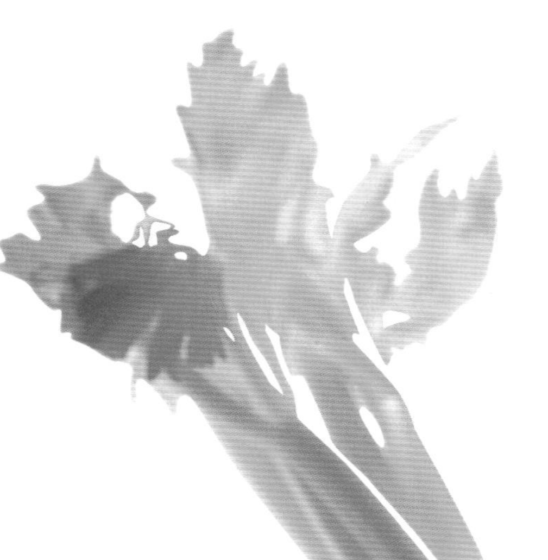

## *Rouille*

| | |
|---|---|
| **Calorías:** 129 | |
| **Grasa total:** 8,5 g | |
| **Grasas saturadas:** 1,2 g | |
| **Fibra:** 0,3 g | |
| **Proteínas:** pocas | |
| **Hidratos de carbono:** pocos | |

*50 g de migas de pan blanco, ligeramente seco*
*100 ml de leche semidescremada*
*una pizca de azafrán*
*un poco de agua caliente*
*2 dientes de ajo, frescos y jugosos, majados*
*1-2 chiles rojos frescos, sin semillas y picados*
*1 cucharadita de sal marina*
*3 cucharadas de aceite de oliva*

**Mezcle en un cuenco** la leche con el pan y deje que repose unos minutos. Ponga el azafrán en un cuenco pequeño y déjelo en infusión cubierto con agua caliente. Exprima el exceso de leche del pan.

Maje en un mortero los dientes de ajo, los chiles y la sal. Añada el pan remojado y exprimido, y la infusión de azafrán. Maje con la mano de mortero, incorporando gradualmente el aceite de oliva para obtener un puré bien amalgamado.

## *Tzatziki*

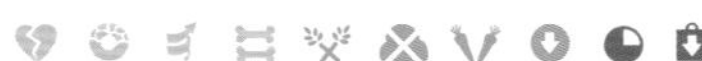

- **Calorías:** 96
- **Grasa total:** 6,9 g
- **Grasas saturadas:** 3,9 g
- **Fibra:** 0,5 g
- **Proteínas:** elevadas
- **Hidratos de carbono:** pocos
- **Vitaminas:** B2

*½ pepino muy fresco*
*4 dientes de ajo muy frescos y jugosos, picados*
*300 g de yogur griego tamizado*
*2 cucharadas de vinagre de vino blanco*

**Pele el pepino** y rállelo con un rallador mediano. Envuélvalo en un lienzo y exprima la mayor cantidad posible de humedad.

Ponga el pepino en un cuenco. Añada el ajo picado y la sal, y mezcle bien. Agregue el yogur y el vinagre, y remueva de nuevo. Sirva frío.

**Ideal como mojo** o con carnes asadas. Puede utilizar más ajo si lo desea.

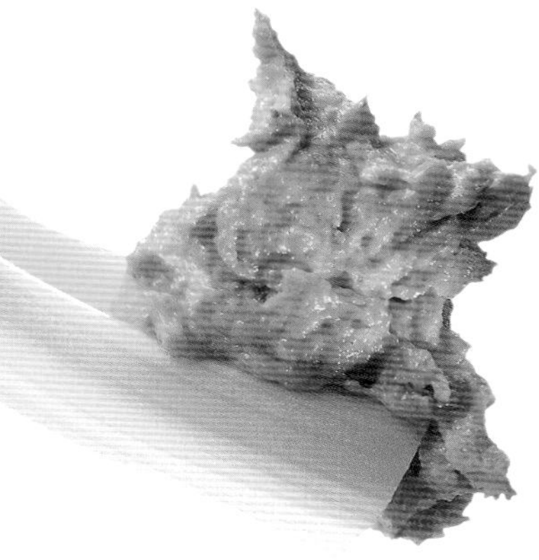

ROUILLE

## *Skordalia*

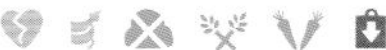

**Calorías:** 204
**Grasa total:** 18 g
**Grasas saturadas:** 2,5 g
**Fibra:** 3,3 g
**Proteínas:** pocas
**Hidratos de carbono:** pocos
**Vitaminas:** folato, C

*sal marina*
*300 g de apionabo, pelado y cortado en dados pequeños*
*125 g de patatas para hervir, cortadas en dados*
*3 dientes de ajo, frescos y jugosos, picados*
*100 ml de leche descremada o semidescremada*
*100 ml de aceite de oliva*

**Ponga a hervir** agua, ligeramente salada, en una cacerola. Añada el apionabo y la patata, y hiérvalos unos 20 minutos, o hasta que estén tiernos. Escúrralos de manera que queden bien secos.

Ponga el apionabo y la patata en el recipiente de la batidora mezcladora o robot eléctrico, y redúzcalos a un puré homogéneo. Añada el ajo, una cucharadita de sal y mezcle de nuevo.

Caliente la leche, mézclela con el aceite de oliva y vierta lentamente la preparación en el robot mientras todavía esté funcionando. El puré resultante debe tener una consistencia homogénea y un aspecto sedoso. Rectifique la condimentación.

## *Baba ganoush* (puré de berenjenas)

**Calorías:** 76
**Grasa total:** 5,7 g
**Grasas saturadas:** 0,9 g
**Fibra:** 4 g
**Proteínas:** medias
**Hidratos de carbono:** pocos
**Vitaminas:** folato

*2 berenjenas grandes (unos 675 g en total)*
*1 cucharadita de semillas de comino recién molidas*
*1-2 dientes de ajo picados*
*1 cucharada de tahina ligera (pasta de semillas de sésamo)*
*2 cucharadas de aceite de oliva*
*el zumo de ½ limón*
*1 cucharadita de sal marina*
*pimienta negra*

**Precaliente el horno** a 200 °C (gas 6). Pinche las berenjenas y hornéelas unos 40 minutos, o hasta que estén blandas.

Deje que se enfríen un poco. Córtelas por la mitad, retire la carne y póngala en el recipiente de la batidora mezcladora o robot eléctrico.

Agregue el resto de ingredientes y accione el aparato hasta obtener un puré. Rectifique la condimentación.

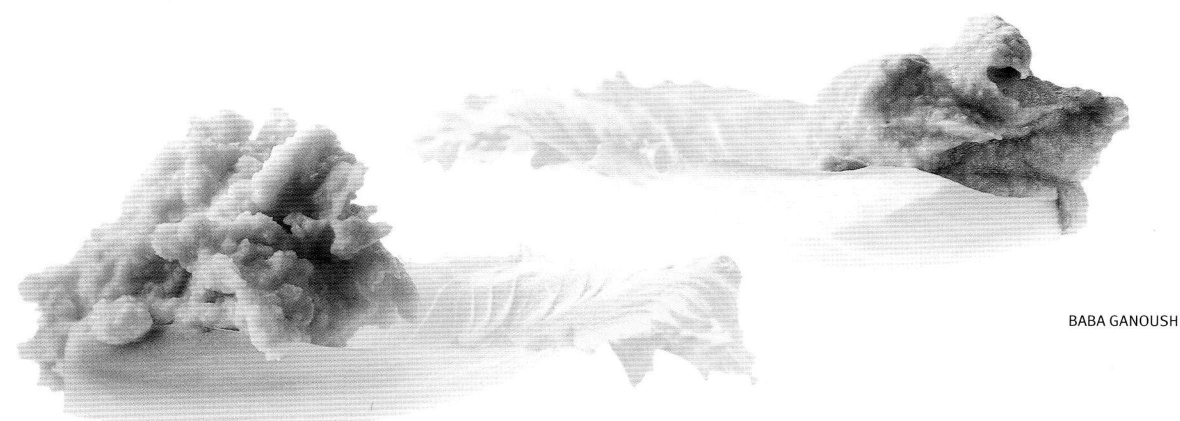

SKORDALIA

BABA GANOUSH

## Sopa de pepino y menta

**Calorías:** 131
**Grasa total:** 8,4 g
**Grasas saturadas:** 1,8 g
**Fibra:** 1,8 g
**Proteínas:** medias
**Hidratos de carbono:** pocos
**Vitaminas:** E

*½ pepino (unos 250 g)*
*1 cucharada de aceite de girasol*
*1 cebolla mediana, finamente picada*
*450 ml de caldo vegetal de calidad*
*unas ramitas de menta fresca*
*1 cucharadita de sal marina*
*pimienta negra*
*2 cucharadas de yogur griego con bajo contenido en grasa*

**Retire un trozo de pepino** de 2 cm; córtelo y resérvelo. Pele el resto del pepino, córtelo por la mitad y retire las semillas. Pique la carne.

Caliente el aceite en una sartén y saltee la cebolla hasta que se ablande. Agregue el pepino y remueva. Vierta el caldo, un par de hojas de menta y los condimentos. Cueza 15 minutos a fuego lento.

Reduzca la sopa a puré en el recipiente de la batidora mezcladora o robot eléctrico y deje que se enfríe.

Pique el resto de las hojas de menta. Antes de servir, incorpore a la sopa la menta picada y el yogur, y adórnela con el resto del pepino picado reservado.

## Sopa de zanahorias y naranja

**Calorías:** 109
**Grasa total:** 4,8 g
**Grasas saturadas:** 0,7 g
**Fibra:** 3,6 g
**Proteínas:** pocas
**Hidratos de carbono:** elevados
**Vitaminas:** B6, folato, A, C, E, carotenos

*2 cucharaditas de aceite de maíz o cacahuete*
*1 cebolla pequeña (unos 75 g), finamente picada*
*1 diente de ajo pequeño, picado*
*225 g de zanahorias peladas y picadas*
*125 g de tomates enlatados, picados (con su líquido)*
*el zumo de 1 naranja grande, recién exprimido*
*½ cucharadita de comino molido*
*1 cucharadita de sal marina*
*pimienta negra*
*200 ml de caldo vegetal*
*hierbas frescas como perejil, para adornar*

**Caliente** el aceite en una cacerola y saltee la cebolla hasta que se ablande. Añada el ajo al finalizar el tiempo de cocción.

Incorpore las zanahorias y remueva un minuto. A continuación, agregue el resto de ingredientes, excepto las hierbas para adornar. Remueva y caliente por debajo del punto de ebullición. Cueza unos 30 minutos, o hasta que las zanahorias y las cebollas estén tiernas.

Reduzca la sopa a puré con ayuda de la batidora mezcladora o robot eléctrico, hasta que obtenga una preparación homogénea.

Rectifique la condimentación. Recaliente y sirva adornada con las hierbas.

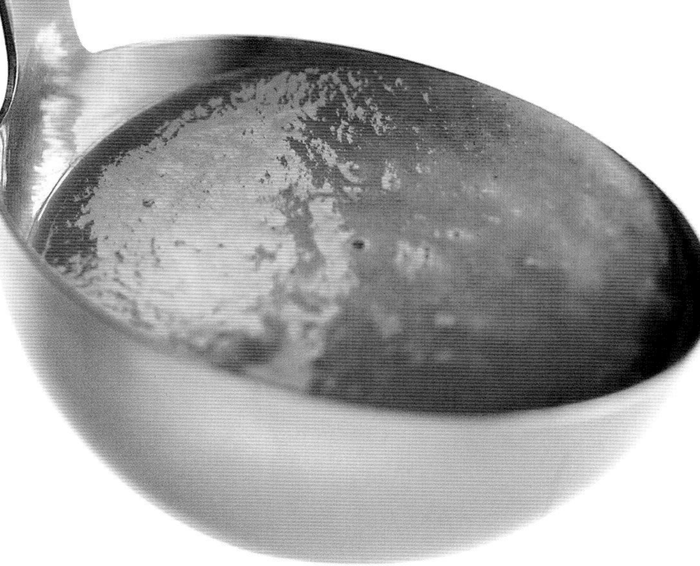

*SOPA DE ZANAHORIAS Y NARANJA*

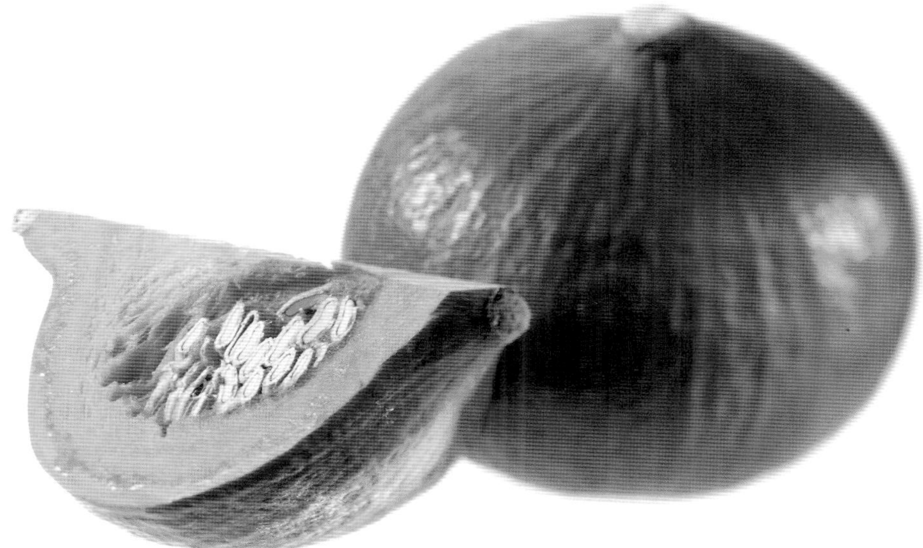

## Sopa de calabaza, patata y judías mantequeras

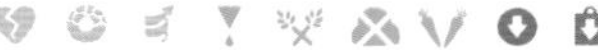

**Calorías:** 252
**Grasa total:** 6,5 g
**Grasas saturadas:** 0,8 g
**Fibra:** 7,3 g
**Proteínas:** medias
**Hidratos de carbono:** elevados
**Vitaminas:** B1, ácido nicotínico, B6, folato, A, carotenos, C, E
**Minerales:** magnesio, potasio, hierro, cobre

*1 cucharada de aceite de oliva*
*1 cebolla pequeña (unos 75 g), finamente picada*
*400 g de calabaza de carne anaranjada, por ejemplo calabaza de San Roque pelada y cortada en dados*
*1 patata mediana, cortada en dados*
*1 diente de ajo, picado*
*1 cucharadita de hojas de tomillo fresco*
*1 cucharadita de sal marina*
*pimienta negra*
*300 ml de caldo vegetal o de pollo*
*100 g de judías mantequeras envasadas, escurridas*

**Caliente el aceite** en una sartén antiadherente y saltee la cebolla hasta que se ablande.

Agregue las hortalizas y remueva. Incorpore el resto de los ingredientes, excepto las judías y cueza unos 30 minutos por debajo del punto de ebullición. Agregue las judías al finalizar el tiempo mencionado.

Cuando las hortalizas estén tiernas, reduzca la sopa a puré en el robot eléctrico. Rectifique la condimentación. Si la sopa fuese demasiado espesa, añada un poco de agua o caldo, y bátala de nuevo. Recaliéntela un poco antes de servir.

## Sopa de tomates asados, ajo y pimiento

**Calorías:** 223
**Grasa total:** 11 g
**Grasas saturadas:** 1,8 g
**Fibra:** 7,5 g
**Proteínas:** medias
**Hidratos de carbono:** medios
**Vitaminas:** B1, ácido nicotínico, B6, folato, A, carotenos, C, E
**Minerales:** magnesio, potasio, hierro

*8 dientes de ajo frescos y jugosos, pelados*
*8 tomates maduros y sabrosos (unos 450 g), cortados por la mitad y sin semillas*
*1 pimiento rojo mediano, cortado por la mitad, sin semillas y cuarteado*
*1 ⅔ cucharadas de aceite de oliva*
*1 cucharadita de sal marina*
*pimienta negra*
*400 ml de caldo vegetal*
*100 g de judías mantequeras envasadas, escurridas*
*un manojo de hojas de albahaca frescas*

**Precaliente el horno** a 200 °C (gas 6). Ponga el ajo, los tomates y los cuartos de pimiento en una fuente para hornear y rocíelos con el aceite de oliva. Luego espolvoréelos con la sal y la pimienta. Hornee entre 20 y 30 minutos, o hasta que las hortalizas se ablanden. (Si le parece que el ajo está ya muy cocido, retírelo de la fuente y resérvelo.)

Traslade los contenidos de la fuente, junto con el caldo y las judías, al recipiente de la batidora mezcladora o robot eléctrico, y redúzcalos a puré. Vierta en una cacerola y recaliente la sopa; añada la albahaca en el último momento. Rectifique la condimentación.

## Sopa de lentejas y cilantro

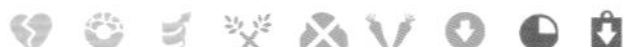

**Calorías:** 269
**Grasa total:** 8,4 g
**Grasas saturadas:** 1,8 g
**Fibra:** 6,8 g
**Proteínas:** elevadas
**Hidratos de carbono:** medios
**Vitaminas:** B1, ácido nicotínico, B6, folato, A
**Minerales:** magnesio, potasio, hierro, cobre, selenio

*1 cucharada de aceite de cacahuete*
*1 cebolla roja mediana, finamente picada*
*1 diente de ajo, finamente picado*
*500 ml de caldo vegetal*
*100 g (peso en seco) de lentejas marrones o verdes*
*1 zanahoria mediana (unos 100 g), pelada y picada*
*1 cucharadita de sal marina*
*pimienta negra*
*2 cucharadas de cilantro fresco, picado*
*1 cucharada de yogur griego de bajo contenido en grasas*

**Caliente el aceite** en una cacerola y saltee la cebolla hasta que se ablande. Agregue el ajo y remueva durante un minuto. Vierta el caldo y añada las lentejas y la zanahoria. Cueza por debajo del punto de ebullición.

Cueza unos 30 minutos, o hasta que las lentejas estén tiernas.

Condimente la sopa al gusto. Agregue el cilantro. Remueva y sirva con el yogur, que se incorpora en el último momento.

## Sopa de habas

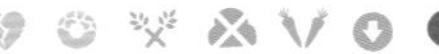

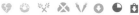

**Calorías:** 184
**Grasa total:** 9,4 g
**Grasas saturadas:** 2,1 g
**Fibra:** 7,9 g
**Proteínas:** elevadas
**Hidratos de carbono:** pocos
**Vitaminas:** ácido nicotínico, folato, C
**Minerales:** cobre

*1 cucharada de aceite de maíz*
*1 cebolla mediana (unos 125 g), finamente picada*
*225 g de habas frescas (o descongeladas), tiernas y desgranadas*
*500 ml de caldo vegetal de calidad*
*1 cucharada de menta picada, más unas hojas para adornar*
*1 cucharadita de sal marina*
*pimienta negra*
*2 cucharadas de yogur griego de bajo contenido en grasas*

**Caliente el aceite** en una sartén y saltee la cebolla hasta que se ablande y quede transparente.

Agregue las habas y el caldo, y cueza unos 20 minutos por debajo del punto de ebullición.

Añada la menta picada, la sal y la pimienta, y mezcle en el recipiente de la batidora mezcladora o robot eléctrico hasta obtener una sopa homogénea. Rectifique la condimentación. Recaliéntela y mézclela con el yogur justo antes de servir. Adorne con las hojas de menta.

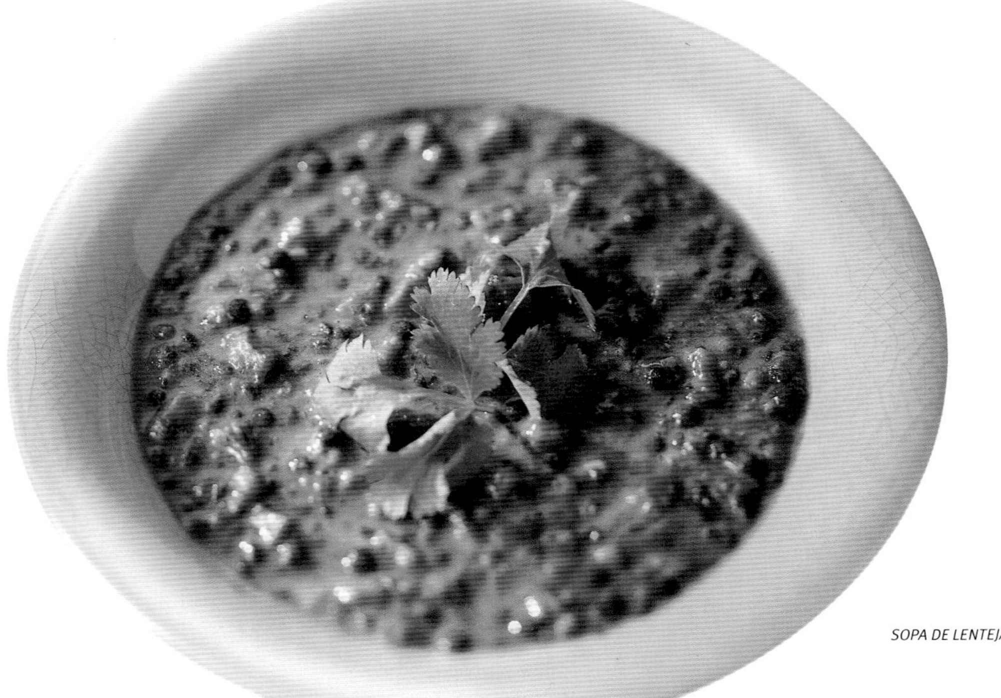

*SOPA DE LENTEJAS Y CILANTRO*

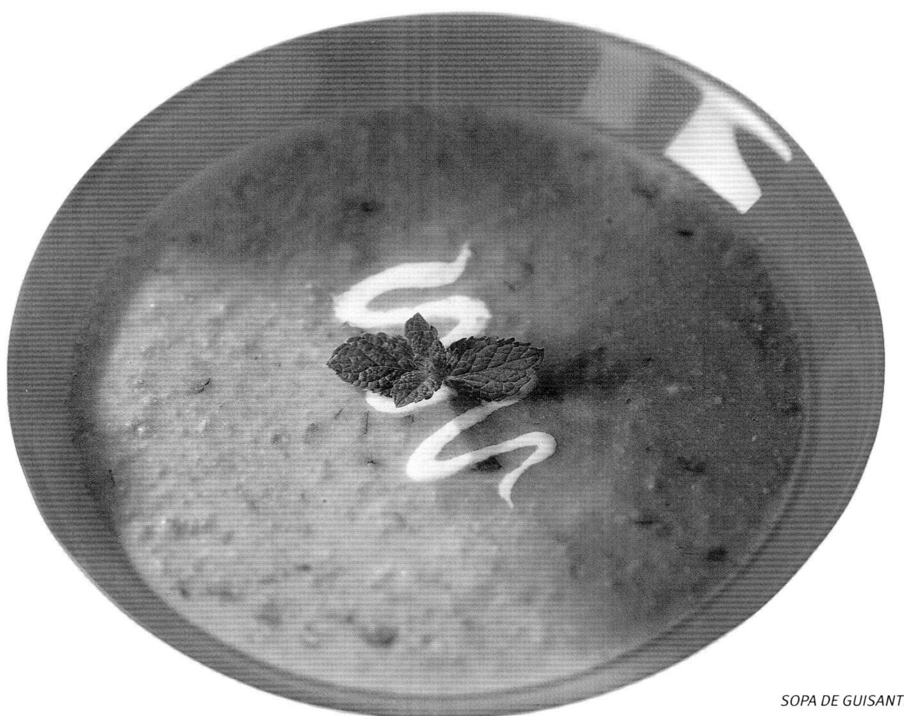

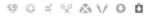

SOPA DE GUISANTES A LA CAMPESINA

## Sopa de guisantes a la campesina

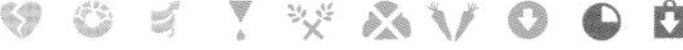

**Calorías:** 225
**Grasa total:** 7,4 g
**Grasas saturadas:** 1 g
**Fibra:** 8,8 g
**Proteínas:** elevadas
**Hidratos de carbono:** elevados
**Vitaminas:** B1, ácido nicotínico, B6, folato, C, E
**Minerales:** magnesio, potasio, hierro

*1 cucharada de aceite de girasol*
*1 cebolla mediana (unos 125 g), finamente picada*
*1 patata (unos 100 g), picada*
*275 g de guisantes frescos (pesados ya desgranados)*
*300 ml de caldo de pollo*
*1 ½ cucharadas de menta fresca, picada*
*1 cucharadita de sal marina*
*1 cucharada de yogur bio*

**Caliente el aceite** en una sartén antiadherente y saltee la cebolla hasta que se ablande.

Agregue la patata, los guisantes, el caldo, una cucharada de menta y la sal, y cueza 30 minutos por debajo del punto de ebullición.

Reduzca la sopa a un puré granuloso en el recipiente de la batidora mezcladora o robot eléctrico.

Recaliéntela y sírvala con el resto de la menta picada. Mézclela con el yogur en el último momento.

## Sopa de espinacas, perejil y ajo

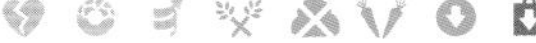

**Calorías:** 150
**Grasa total:** 9 g
**Grasas saturadas:** 2 g
**Fibra:** 4,7 g
**Proteínas:** elevadas
**Hidratos de carbono:** pocos
**Vitaminas:** B1, ácido nicotínico, B6, folato, A, carotenos, C, E
**Minerales:** calcio, magnesio, potasio, hierro

*1 cucharada de aceite de oliva*
*1 cebolla mediana, finamente picada*
*3 dientes de ajo, picados*
*1 puerro cortado en rodajas finas (100 g, una vez preparado)*
*1 tallo de apio muy fresco (unos 50 g), picado*
*200 g de hojas de espinacas jóvenes*
*un manojo de perejil fresco, picado*
*400 ml de caldo vegetal*
*sal y pimienta negra*
*1 cucharada de parmesano recién rallado*

**Caliente el aceite** en una cacerola y saltee la cebolla, el ajo, el puerro y el apio, hasta que se ablanden. Agregue las espinacas,el perejil, el caldo y los condimentos, y cueza a fuego lento unos minutos.

Reduzca la sopa a puré en el recipiente de la batidora mezcladora o robot eléctrico. Rectifique la condimentación.

Recaliéntela y sírvala con el parmesano espolvoreado por encima.

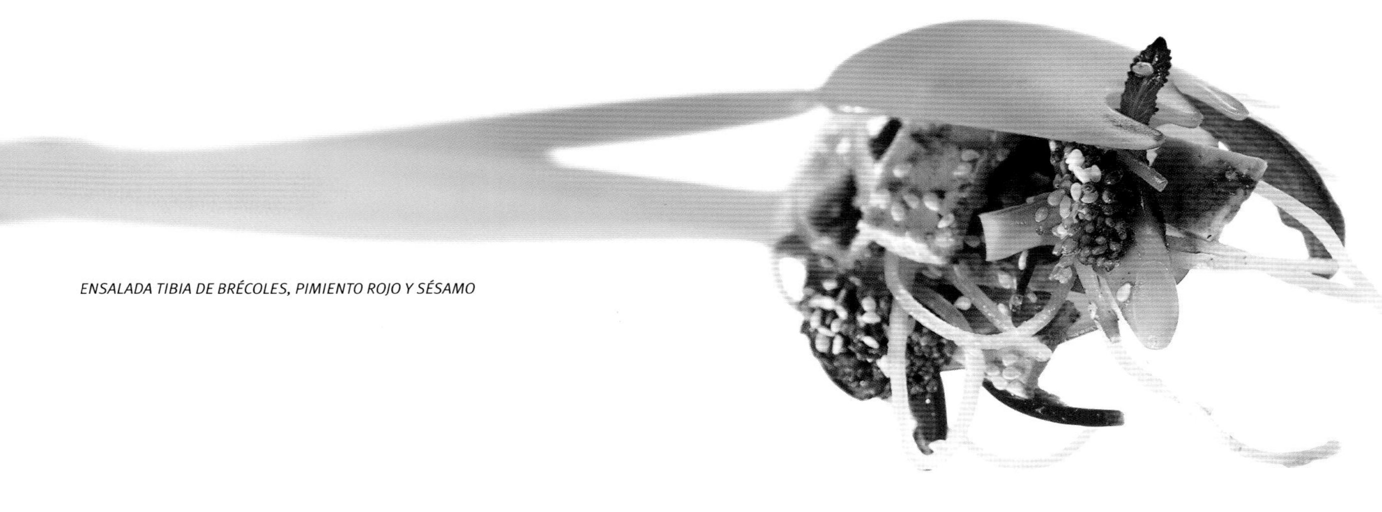

*ENSALADA TIBIA DE BRÉCOLES, PIMIENTO ROJO Y SÉSAMO*

## Ensalada tibia de brécoles, pimiento rojo y sésamo

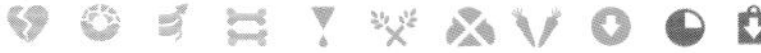

**Calorías:** 229
**Grasa total:** 15 g
**Grasas saturadas:** 2,3 g
**Fibra:** 4,5 g
**Proteínas:** medias
**Hidratos de carbono:** pocos
**Vitaminas:** ácido nicotínico, B6, folato, A, carotenos, C, E
**Minerales:** potasio, hierro

*2 cucharadas de aceite de sésamo*
*2 pimientos rojos, sin semillas y cortados en tiras finas (unos 200 g)*
*125 g de brécoles, separados en ramitos*
*1 diente de ajo picado*
*100 g de tofú sedoso, cortado en lonchas*
*2 cucharaditas de salsa de soja clara*
*½ cucharadita de salsa chile*
*1 cucharadita de miel*
*½ cucharadita de jengibre fresco recién rallado*
*1 cucharadita de semillas de sésamo*

**Caliente la mitad del aceite** en una sartén y sofría los pimientos y los brécoles, sin dejar de remover, durante cinco minutos, o hasta que los primeros se hayan ablandado ligeramente y empiecen a dorarse.

Agregue el resto de los ingredientes, excepto el aceite sobrante y las semillas de sésamo, y sofría un minuto, removiendo.

Vuelque la preparación en una fuente de servicio. Rocíela con el aceite de sésamo y espolvoréela con las semillas de sésamo por encima. Sirva enseguida.

## Ensalada de garbanzos con pimientos y tomates

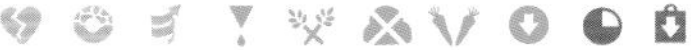

**Calorías:** 300
**Grasa total:** 15 g
**Grasas saturadas:** 2,1 g
**Fibra:** 7,8 g
**Proteínas:** medias
**Hidratos de carbono:** medios
**Vitaminas:** ácido nicotínico, B6, folato, A, carotenos, C, E
**Minerales:** magnesio, potasio, hierro

*250 g de garbanzos en conserva, bien escurridos*
*2 tomates maduros, medianos*
*2 pimientos rojos enteros, en lata o en conserva, escurridos y cortados en tiras finas*
*1 cucharada de cada una de las siguientes hierbas: menta, cilantro y perejil*
*2 cucharadas de aceite de oliva extravirgen*
*2 cucharadas de zumo de limón*
*una pizca de azúcar*
*una pizca de mostaza en polvo*
*1 cucharadita de sal marina*
*pimienta negra*
*una pizca de chile en polvo*

**Ponga los garbanzos** en una ensaladera. Corte los tomates por la mitad y exprima las semillas. Luego pique finamente la carne y agréguela a la ensaladera junto con el pimiento rojo y las hierbas frescas.

Mezcle el aceite de oliva con el resto de ingredientes y vierta el aliño sobre la ensalada de garbanzos. Mezcle y sirva.

## Lentejas especiadas con verduras

**Calorías:** 272
**Grasa total:** 7,8 g
**Grasas saturadas:** 1,5 g
**Fibra:** 8,5 g
**Proteínas:** elevadas
**Hidratos de carbono:** medios
**Vitaminas:** B1, B2, ácido nicotínico, B6, folato, A, C, E
**Minerales:** calcio, magnesio, potasio, hierro, cinc, cobre, selenio, yodo

*1 cucharada de aceite de cacahuete*
*1 cebolla mediana, cortada en rodajas finas*
*1 cucharadita de comino recién molido y jengibre*
*1 cucharadita de sal marina*
*pimienta negra*
*400 g de lentejas verdes, escurridas y enjuagadas*
*200 g de verduras variadas, jóvenes y tiernas (por ejemplo, espinacas, acelgas o berzas), troceadas*
*el zumo de ½ limón*
*2 cucharadas de yogur bio de bajo contenido en grasas*

**Caliente el aceite** en una sartén antiadherente y saltee la cebolla hasta que se ablande. Añada las especias, el chile y los condimentos, y saltee otro minuto.

Agregue las lentejas y remueva uno o dos minutos. Luego incorpore las verduras y remueva un minuto, o hasta que estén ligeramente mustias.

Incorpore el zumo de limón y adorne con el yogur antes de servir el plato, bien sea ligeramente tibio o a temperatura ambiente.

## Ensalada de cítricos y arroz integral

**Calorías:** 545
**Grasa total:** 14 g
**Grasas saturadas:** 1,9 g
**Fibra:** 4,4 g
**Proteínas:** elevadas
**Hidratos de carbono:** medios
**Vitaminas:** B1, ácido nicotínico, B6, folato, C
**Minerales:** magnesio, potasio, cobre

*1 cebolla grande*
*300 g de arroz integral, precocido*
*3 orejones de albaricoques, picados*
*1 cucharada de nueces o pacanas picadas*
*200 g de carne de pollo magra cocida, cortada en lonchas*
*1 cucharada de menta fresca, picada*
*1 cucharada de pasas sultanas*
*1 cucharada de aceite de nueces o sésamo*
*1 cucharadita de sal marina*
*pimienta negra*

**Pele y corte la naranja** en gajos. Hágalo directamente sobre un plato para conservar el zumo.

Ponga el arroz, los gajos de naranja, los orejones de albaricoque, las nueces, el pollo, la menta y las sultanas en una fuente de servicio.

Vierta el zumo de naranjas reservado en un cuenco, y mézclelo con los aceites de nueces o sésamo, la sal y la pimienta, y aliñe con ello la ensalada.

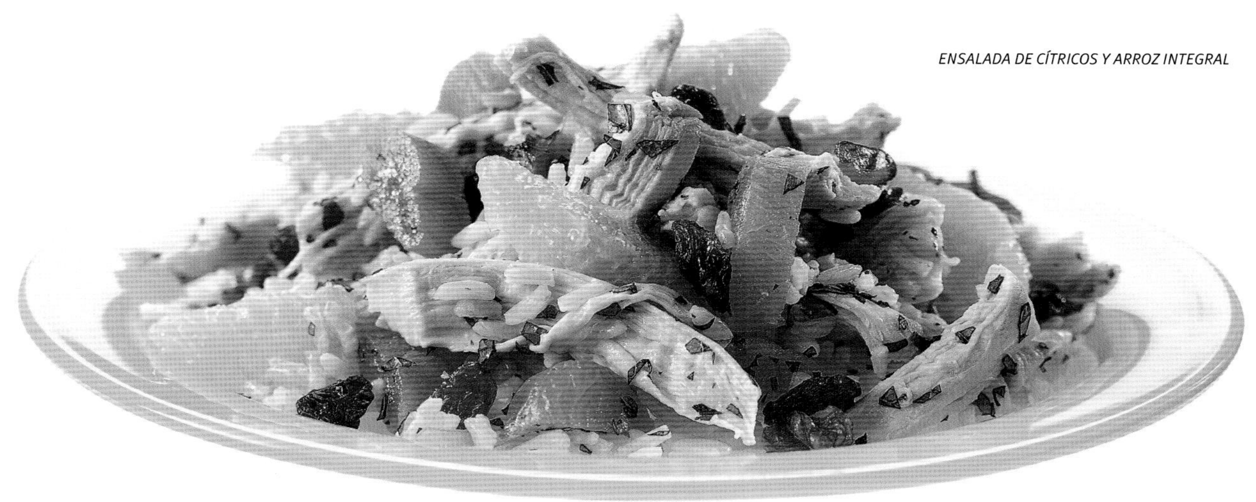

*ENSALADA DE CÍTRICOS Y ARROZ INTEGRAL*

## *Panzanella*

**Calorías:** 272
**Grasa total:** 15 g
**Grasas saturadas:** 2,2 g
**Fibra:** 4,6 g
**Proteínas:** medias
**Hidratos de carbono:** pocos
**Vitaminas:** B1, ácido nicotínico, B6, folato, A, carotenos, C, E
**Minerales:** calcio, magnesio, hierro, selenio

*2 panecillos de pan chapata, ligeramente secos*
*3 tomates medianos, maduros y sabrosos*
*4 cm de pepino, cortado en dados*
*1 cebolla roja, pequeña (unos 75 g), cortado en rodajas finas*
*6 aceitunas negras, deshuesadas y cortadas por la midad*
*8 alcaparras, bien enjuagadas y escurridas*
*1 diente de ajo fresco y jugoso*
*1 cucharadita de sal marina*
*1 2/3 cucharadas de zumo o puré de tomate*
*2 cucharadas de aceite de oliva*
*1 cucharada de vinagre de vino tinto*
*pimienta negra*
*1 cucharada de albahaca fresca, picada*
*1 cucharada de perejil picado*

**Rompa el pan en** en trozos pequeños y póngalos en una ensaladera.

Corte los tomates por la mitad y exprímalos con cuidado para retirarles las semillas, pero conserve sus zumos. Píquelos groseramente y añádalos al pan. Agregue el pepino, la cebolla, las aceitunas y las alcaparras a la ensaladera.

Machaque el ajo y la sal en un mortero, hasta obtener una pasta. Incorpore gradualmente el puré o el zumo de tomate, el aceite de oliva, el vinagre y la pimienta negra hasta obtener un aliño que pueda verterse con facilidad. Aliñe con ello la ensalada. Añada las hierbas picadas y mezcle con cuidado.

Deje reposar una hora para que el pan absorba el aliño.

**Puede preparar un plato más sustancioso** si incorpora a la ensalada queso Mozzarella cortado en dados, o bien rallando un poco de parmesano por encima justo antes de servir.

En este supuesto, se aumenta el contenido de calcio, calorías y grasas.

## Ensalada de salmón tailandesa

**Calorías:** 315
**Grasa total:** 17 g
**Grasas saturadas:** 3 g
**Fibra:** 2,9 g
**Proteínas:** elevadas
**Hidratos de carbono:** pocos
**Vitaminas:** B1, B2, ácido nicotínico, B6, B12, folato, A, C, D, E
**Minerales:** magnesio, potasio, hierro, cobre, selenio, yodo

*2 filetes de salmón medianos (unos 115 g cada uno)*
*2 cucharadas de marinada teriyaki*
*100 g de mango*
*5 cm de pepino*
*1 calabacín*
*100 g de brotes de soja frescos*
*2 cucharaditas de aceite de cacahuete*
*el zumo de 1 lima jugosa*
*2 cucharaditas de salsa de pescado tailandesa*
*1 diente de ajo picado*
*1 chile verde pequeño, sin semillas y picado*
*una pizca de azúcar*
*unas pocas hojas de menta o cilantro, picadas*
*2 gajos de lima para acompañar*

**Ponga los filetes de salmón** en una fuente y vierta por encima la marinada teriyaki; cúbralos bien. Déjelos reposar tapados en la nevera un mínimo de 30 minutos, pero no más de una hora.

Mientras, prepare la ensalada. Pele y deshuese el mango, y córtelo en tiras finas. Pele el pepino y córtelo en tiras finas. Corte el calabacín de forma parecida. Mezcle el mango, el pepino, el calabacín y los brotes de soja.

Cuando el salmón esté listo, precaliente el grill a temperatura elevada y coloque una placa de horno de calidad debajo. Retire el salmón de la marinada y pincélelo con un poco de aceite. Póngalo en la placa de horno situada bajo el grill y áselo unos cinco minutos, según cuál sea su grosor. (Si la placa es de calidad y está caliente, no hay necesidad de dar la vuelta al pescado, ya que la parte inferior se cuece bien.)

Mientras el salmón se cuece, mezcle el resto del aceite con el zumo de lima, la salsa de pescado, el ajo, el chile, el azúcar y las hierbas, y aliñe con ello la ensalada.

Distribuya la ensalada en platos de servicio y, cuando el salmón esté cocido, córtelo en trozos y póngalo sobre la ensalada acompañado por los gajos de limón.

# *Risotto* de cangrejo con jengibre

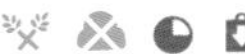

**Calorías:** 604
**Grasa total:** 22 g
**Grasas saturadas:** 7,3 g
**Fibra:** 2,5 g
**Proteínas:** elevadas
**Hidratos de carbono:** elevados
**Vitaminas:** B1, B2, ácido nicotínico, B6, folato, C
**Minerales:** calcio, magnesio, potasio, hierro, cinc, cobre

*500 ml de caldo de pescado de calidad*
*1 sobre (1 cucharadita, aproximadamente) de azafrán verdadero*
*15 g de mantequilla*
*1 cucharada de aceite de oliva*
*12 escalonias finamente picadas*
*1 trozo de 1 cm de jengibre fresco, rallado*
*175 g de arroz para* risotto
*1 buey de mar mediano, hervido (unos 150 g de carne)*
*2 cucharadas de vino blanco seco o jerez*
*1 cucharada de cilantro fresco, picado*
*1 cucharadita de sal marina*
*pimienta negra*
*1 cucharada de parmesano recién rallado*

**Caliente el caldo** en una cacerola. Vierta una pequeña cantidad en un cuenco pequeño mientras todavía esté caliente y ponga el azafrán para obtener una infusión.

Caliente la mantequilla y el aceite en una cacerola antiadherente. Agregue la escalonia y saltéela a fuego lento hasta que se ablande. Agregue luego el jengibre y remueva medio minuto. Incorpore el arroz y remueva durante un minuto, para que todos los granos queden bien cubiertos.

Vierta una cuarta parte del caldo en la cacerola. Remueva y cueza por debajo del punto de ebullición, removiendo con frecuencia. Cuando todo el caldo haya sido absorbido, añada más y repita la operación. Incorpore el caldo de azafrán al finalizar la cocción.

Cuando el arroz esté hinchado y cocido, pero todavía húmedo y con una consistencia cremosa, añada la carne de cangrejo, el vino o jerez, el cilantro y los condimentos. Sirva enseguida; espolvoree el queso por encima.

# Ensalada de atún, aguacate y tomate

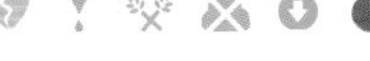

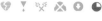

**Calorías:** 409
**Grasa total:** 23 g
**Grasas saturadas:** 4,3 g
**Fibra:** 10 g
**Proteínas:** elevadas
**Hidratos de carbono:** pocos
**Vitaminas:** B1, B2, ácido nicotínico, B6, B12, folato, A, C, D, E
**Minerales:** magnesio, potasio, hierro, cobre, selenio, yodo

*150 g de filete de atún, muy fresco*
*2 cucharadas de aceite de oliva extravirgen*
*8 yemas de espárragos*
*2 tomates grandes para ensalada (unos 250 g)*
*150 g de judías blancas o mantequeras, cocidas, enjuagadas y escurridas*
*1 cebolla suave mediana, cortada en rodajas finas*
*1 aguacate pequeño mediano (unos 150 g)*
*1 cucharada de zumo de limón*
*1 cucharada de orégano fresco, picado*
*1 cucharadita de sal marina*
*pimienta negra*

**Pincele el atún** con un poco de aceite de oliva y áselo al grill o fríalo sin grasa unos tres minutos por lado. Retírelo cuando la parte externa esté dorada, y la interna, todavía rosada.

Mientras, cueza al vapor o en el microondas las yemas de espárragos hasta que queden tiernas. Corte los tomates por la mitad y exprima las semillas; luego, píquelos groseramente.

Coloque las judías en los platos de servicio junto con el tomate, los espárragos y la cebolla. Pele y corte en lonchas el aguacate, y agréguelo a los platos.

Mezcle el aceite, el zumo de limón, una buena parte del orégano y los condimentos. Vierta casi todo el aliño sobre la ensalada. Corte el atún en tiras y agréguelas a la ensalada. Rocíe con el resto del aliño y esparza el orégano restante.

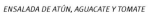

*ENSALADA DE ATÚN, AGUACATE Y TOMATE*

## Langostinos, arroz y aguacate

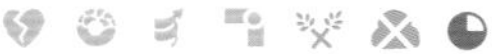

**Calorías:** 619
**Grasa total:** 28 g
**Grasas saturadas:** 8,3 g
**Fibra:** 6,4 g
**Proteínas:** elevadas
**Hidratos de carbono:** medios
**Vitaminas:** B1, B2, ácido nicotínico, B6, B12, folato, A, C, E
**Minerales:** magnesio, potasio, hierro, cinc, cobre, selenio, yodo

*125 g de arroz integral, de cocción rápida (peso en seco)*
*1 cucharada de aceite de oliva*
*1 cebolla mediana, finamente picada*
*1 diente de ajo, finamente picado*
*200 g de langostinos grandes, crudos*
*1 pimiento rojo, sin semillas y picado*
*1 calabacín mediano (unos 100 g), cortado primero en rodajas y luego éstas por la mitad*
*1 aguacate mediano*
*1 cucharada de zumo de limón*
*2 cucharadas de crema acidificada ligera*
*un chorrito de salsa picante (tabasco)*
*1 cucharadita de sal marina*
*pimienta negra*

**Cueza el arroz** en agua ligeramente salada hasta que esté tierno. Escúrralo, resérvelo y manténgalo al calor. Caliente el aceite en una sartén antiadherente y saltee la cebolla hasta que esté blanda. Añada el ajo, los langostinos, el pimiento y el calabacín, y saltee, removiendo sin cesar, unos dos o tres minutos.

Pele, deshuese y pique el aguacate y póngalo en un cuenco. Agregue el zumo de limón, la crema acidificada, la salsa picante y los condimentos, y mezcle a fondo.

Vierta la mezcla en la sartén e incorpórela a la mezcla de langostinos. Finalmente, mezcle con el arroz cocido y sirva caliente.

## Ensalada tropical de frutas y langostinos

**Calorías:** 251
**Grasa total:** 5,2 g
**Grasas saturadas:** 0,8 g
**Fibra:** 4,1 g
**Proteínas:** elevadas
**Hidratos de carbono:** medios
**Vitaminas:** ácido nicotínico, B6, B12, folato, A, C, E
**Minerales:** calcio, magnesio, potasio, hierro, cobre, selenio, yodo

*10 langostinos grandes crudos (unos 250 g)*
*2 cucharaditas de zumo de lima*
*1 cucharadita de vinagre balsámico*
*2 cucharaditas de aceite de maíz*
*1 cucharadita de salsa picante (tabasco, por ejemplo)*
*una pizca de azúcar*
*1 pomelo*
*1 mango pequeño, maduro*
*1 plátano pequeño*
*2 frutas de la pasión (granadillas)*

**Precaliente el grill** o la barbacoa a temperatura elevada. Pele los langostinos, pero no retire el extremo de la cola.

Mezcle en un cuenco pequeño el zumo de lima, el vinagre, el aceite, la salsa picante y el azúcar. Pincele los langostinos con un poco de esta mezcla y ensártelos en broquetas (remójelas en agua si son de madera) y cuézalas al grill cinco minutos; déles una vuelta.

Pele y corte en rodajas el mango y el pomelo; añada los zumos que puedan desprenderse al aliño anterior y mézclelos bien.

Coloque las frutas cortadas en rodajas en los platos de servicio. Pele el plátano y córtelo por la mitad y, a continuación, en rodajas largas; póngalas en los platos. Extraiga la carne de las frutas de la pasión y añádala a la ensalada, que cubrirá finalmente con los langostinos y el resto del aliño.

**Si emplea langostinos precocidos**, caliéntelos bajo el grill durante dos o tres minutos.

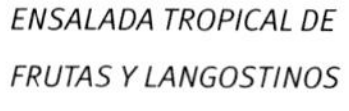

*ENSALADA TROPICAL DE FRUTAS Y LANGOSTINOS*

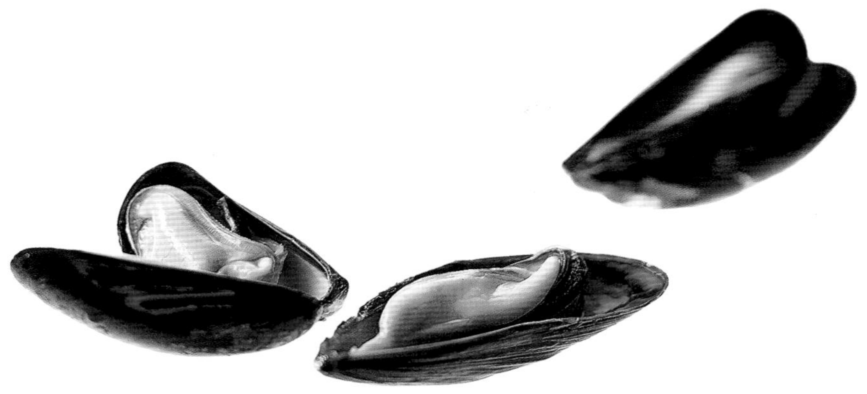

## Langostinos tigre con fideos de arroz

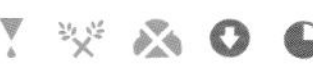

**Calorías:** 413
**Grasa total:** 6,7 g
**Grasas saturadas:** 1,3 g
**Fibra:** 1,3 g
**Proteínas:** elevadas
**Hidratos de carbono:** medios
**Vitaminas:** ácido nicotínico, B6, B12, A, C, E
**Minerales:** calcio, magnesio, potasio, hierro, cinc, cobre, selenio, yodo

*1 pimiento rojo pequeño (unos 100 g), sin semillas y picado*
*1 diente de ajo fresco y jugoso, picado*
*1 cucharada de perejil picado*
*el zumo de ½ limón*
*1 cucharada de aceite de cacahuete*
*2 cucharaditas de pasta de chile*
*1 cucharadita de miel*
*12 langostinos tigre grandes (unos 30 g cada uno), sin retirar los extremos de las colas*
*115 g de fideos de arroz*
*2 cebollas tiernas, picadas*
*2 cm de pepino, sin semillas y picado*
*1 cucharada de leche de coco*

**Mezcle en una fuente honda** el pimiento, el ajo, el perejil, el zumo de limón, el aceite, la pasta de chile y la miel. Agregue los langostinos y cúbralos con la mezcla. Déjelos marinar una hora.

Cueza los fideos y mézclelos con las cebollas tiernas y el pepino.

Mientras, precaliente un grill caliente y retire los langostinos de la marinada; deje algunos en la misma. Áselos bajo el grill unos cinco minutos, o hasta que estén cocidos; déles una o dos vueltas.

Mientras cuecen los langostinos, caliente el resto de la marinada y la leche de coco en un cazo pequeño, y mezcle bien. Sirva los langostinos con la salsa y los fideos.

## Vieiras y mejillones con cuscús

**Calorías:** 361
**Grasa total:** 9,5 g
**Grasas saturadas:** 1,9 g
**Fibra:** 3,3 g
**Proteínas:** elevadas
**Hidratos de carbono:** medios
**Vitaminas:** B1, B2, ácido nicotínico, B6, B12, folato, A, C, E
**Minerales:** magnesio, potasio, hierro, cinc, cobre, selenio, yodo

*1 cebolla roja mediana, finamente picada*
*1 chile verde pequeño, sin semillas y picado*
*1 pimiento amarillo pequeño, sin semillas y picado*
*2 tomates, sin semillas y picados*
*un trozo de 1 cm de jengibre fresco, pelado y rallado*
*un buen manojo de hojas de cilantro frescas*
*el zumo de 1 lima*
*1 cucharadita de sal marina*
*pimienta negra*
*150 ml de caldo vegetal o de pescado*
*50 g de cuscús (peso en seco)*
*1 cucharada de aceite de cacahuete*
*250 g de vieiras de calidad*
*1 diente de ajo, picado*
*200 g de mejillones desconchados*

**Mezcle en un cuenco** la cebolla, el chile, el pimiento, los tomates, el jengibre, el cilantro, el zumo de lima, la sal y la pimienta. Deje que reposen 30 minutos como mínimo. Caliente el caldo y póngalo en un cuenco con el cuscús. Resérvelo. Caliente el aceite en una sartén antiadherente dispuesta a fuego moderado y cueza las vieiras (córtelas por la mitad si son demasiado grandes) y el ajo entre uno y dos minutos. Agregue los mejillones y la mezcla de cebolla; remueva y cueza dos minutos.

Ahueque el cuscús y acompáñelo con la preparación de vieiras y mejillones.

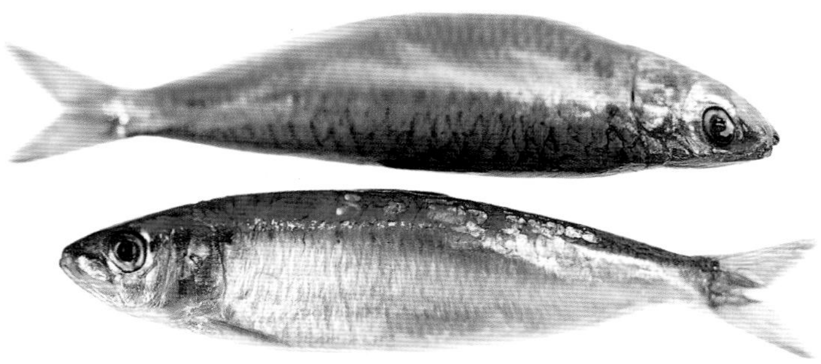

## Pez espada rápido a las hierbas

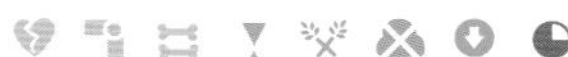

**Calorías:** 260
**Grasa total:** 13 g
**Grasas saturadas:** 2,4 g
**Fibra:** 0,4 g
**Proteínas:** elevadas
**Hidratos de carbono:** pocos
**Vitaminas:** B1, B2, ácido nicotínico, B6, B12
**Minerales:** magnesio, potasio, selenio, yodo

*2 escalonias suaves, finamente picadas*
*1 cucharada rasa de perejil y eneldo finamente picados*
*1 cucharadita de hojas de tomillo frescas*
*el zumo de 1/2 limón*
*1 cucharada de aceite de oliva*
*2 rodajas medianas de pez espada, cada una de unos 175 g*
*1 cucharada de pan fresco, rallado*

**Mezcle en la batidora mezcladora** o robot eléctrico las escalonias, las hierbas, el zumo de limón y el aceite de oliva. Coloque las rodajas de pescado en una fuente poco honda y cúbralas con la mezcla anterior. Deje que reposen una o dos horas.

Antes de comer, precaliente el grill y coloque debajo una placa de horno de calidad. Retire las rodajas de pescado de la marinada (deje la mayor parte de la misma en la fuente) y colóquelas en la placa de horno bien caliente. Mezcle rápidamente el resto de la marinada con el pan rallado y cubra con ello la superficie de las rodajas de pescado. Áselas unos pocos minutos, o hasta que estén cocidas y la superficie dorada. (Si la placa de horno es de calidad, la parte inferior del pescado se cuece bien y no es necesario dar la vuelta a las rodajas.)

## Sardinas glaseadas con grosella

**Calorías:** 230
**Grasa total:** 11 g
**Grasas saturadas:** 3,2 g
**Fibra:** inapreciable
**Proteínas:** elevadas
**Hidratos de carbono:** pocos
**Vitaminas:** B2, ácido nicotínico, B6, B12, D
**Minerales:** selenio, yodo

*8 sardinas muy frescas (unos 75 g cada una), destripadas y descabezadas*
*1 cucharadita de sal marina*
*pimienta negra*
*1 cucharada de perejil fresco, picado*
*gajos de limón para acompañar*

**Para la gelatina de grosellas:**
*1 cucharada de gelatina de grosellas*
*la corteza rallada de 1 limón*
*1 cucharada de jerez semiseco*

**Prepare el glaseado** de gelatina; mezcle en un cuenco pequeño la gelatina de grosellas, la cáscara de limón y el jerez.

Practique varios cortes horizontales sobre el cuerpo de las sardinas y condimente con sal y pimienta. Pincélelas con el glaseado de grosella, insista en las cavidades.

Precaliente el grill a temperatura media alta y ase las sardinas unos ocho minutos, o hasta que estén bien cocidas; déles una vuelta. Adórnelas con el perejil y sírvalas enseguida, acompañadas por los gajos de limón.

**Puede utilizar** gelatina de arándanos para obtener un sabor algo más pronunciado.

# Trucha horneada con acelgas a la española

**Calorías:** 471
**Grasa total:** 19 g
**Grasas saturadas:** 3 g
**Fibra:** 5,4 g
**Proteínas:** elevadas
**Hidratos de carbono:** pocos
**Vitaminas:** B1, B2, ácido nicotínico, B6, B12, folato, A, carotenos, D, C, E
**Minerales:** magnesio, potasio, hierro, cobre, selenio, yodo

*2 cucharaditas de aceite de oliva*
*225 g de patatas ligeramente cocidas y cortadas en rodajas*
*1 tomate grande para ensalada, cortado en rodajas*
*1 trucha grande o 2 pequeñas, lubina o caballa (peso total 450 g), preparada*
*4 aceitunas negras, deshuesadas y cortadas por la mitad*
*1 cucharada de piñones*
*1 cucharada de pasas sultanas*
*250 g de hojas tiernas de acelgas o espinacas, precocidas y bien escurridas*
*1 cucharadita de sal marina*
*pimienta negra*
*3 cucharadas de vino blanco seco*
*el zumo de ½ limón*

**Precaliente el horno** a 200 °C (gas 6) y unte con aceite una fuente de horno en la que quepa justo el pescado.

Cubra la base de la fuente con las rodajas de patata y luego de tomate. Ponga encima el pescado.

Esparza a su alrededor las aceitunas, los piñones, las pasas y las acelgas; condimente con sal y pimienta y rocíe con el vino blanco y el zumo de limón.

Hornee unos 30 minutos y sin tapar, o hasta que el pescado esté tierno.

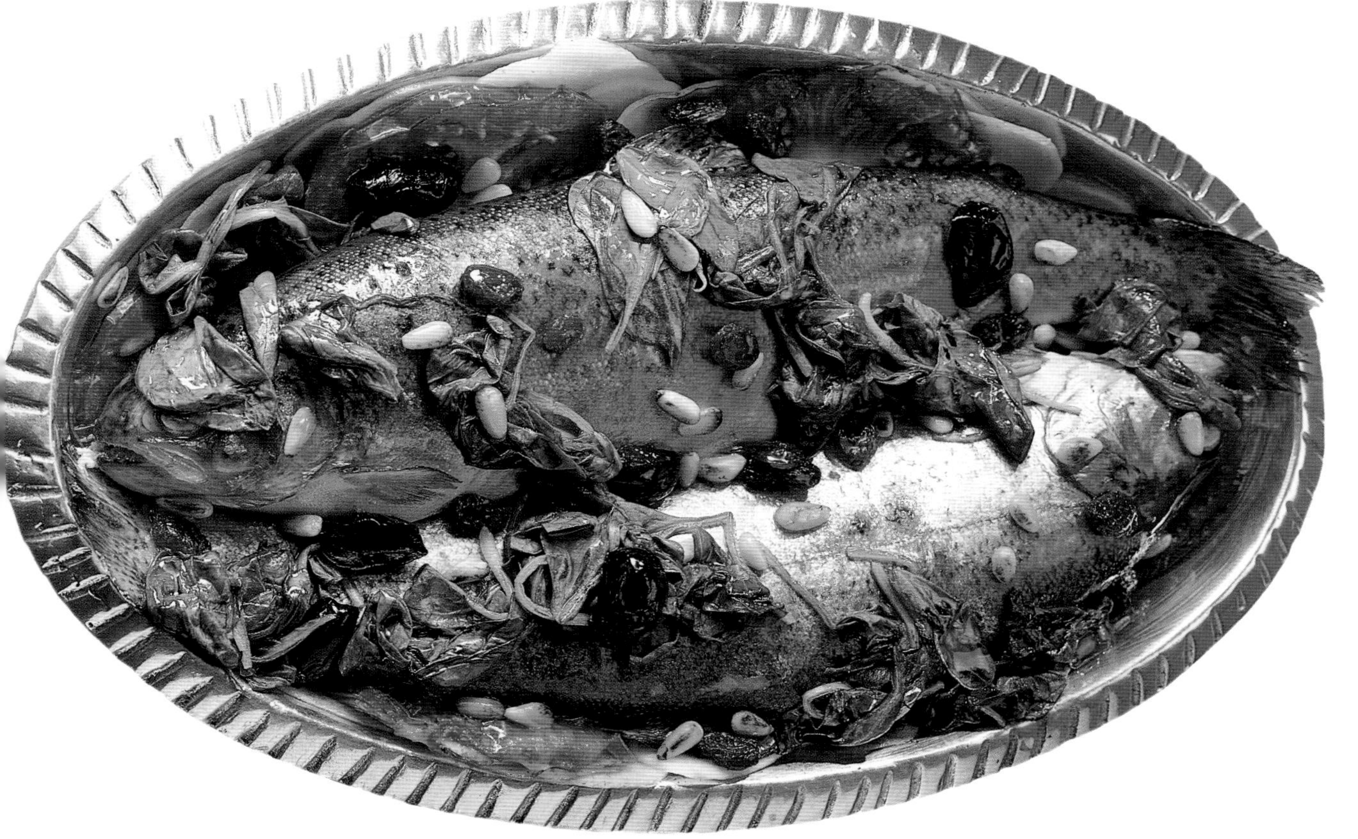

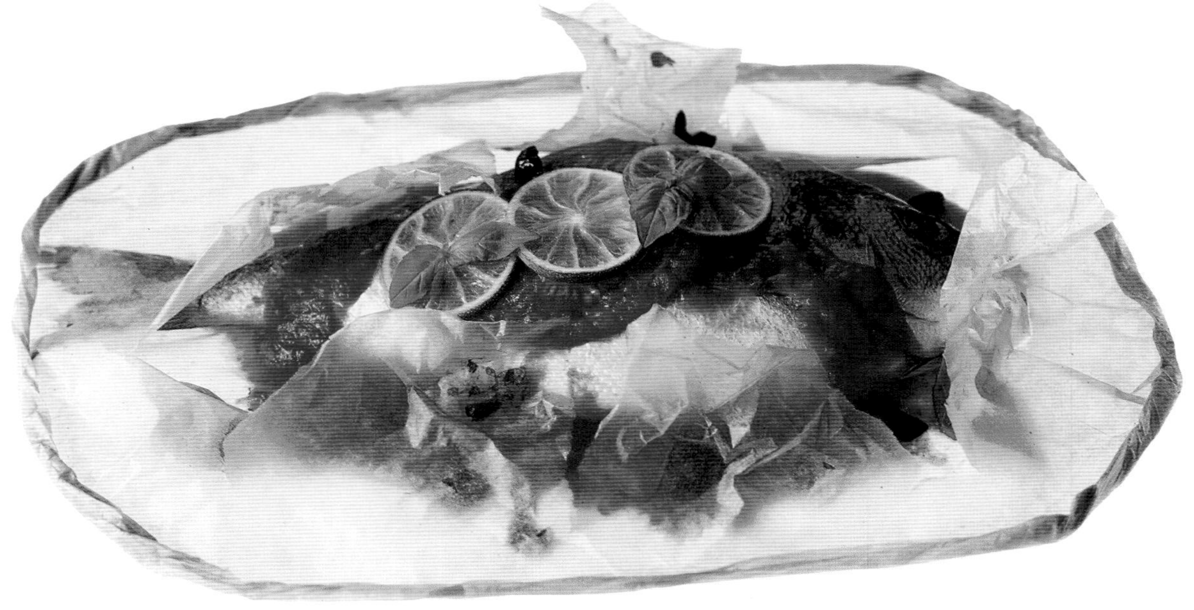

PAPILLOTES DE PESCADO, TOMATE Y ACEITUNAS

## Papillotes de pescado, tomate y aceitunas

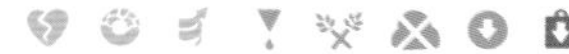

**Calorías:** 225
**Grasa total:** 8,3 g
**Grasas saturadas:** 1,3 g
**Fibra:** 2 g
**Proteínas:** elevadas
**Hidratos de carbono:** pocos
**Vitaminas:** ácido nicotínico, B6, B12, C, E
**Minerales:** calcio, potasio, hierro, cobre, selenio, yodo

*1 cucharadita de aceite de oliva*
*2 doradas, besugos o truchas pequeñas, evisceradas*
*½ receta de salsa de tomate (véase pág. 247)*
*1 tomate mediano, cortado en rodajas*
*1 lima fresca y jugosa, cortada en rodajas*
*6 aceitunas negras deshuesadas, groseramente picadas*
*2 cucharadas de albahaca fresca, picada*

**Precaliente el horno** a 180 °C (gas 4). Pincele dos láminas de papel de aluminio con el aceite y coloque el pescado en el centro. Distribuya la salsa por encima y cubra el pescado con las rodajas de tomate y lima. Esparza las aceitunas y la albahaca, y cierre bien los papillotes, dejando aire dentro.

Ponga los papillotes en una placa de hornear y hornéelos 30 minutos.

Sirva los papillotes todavía cerrados, para que al abrirlos en la mesa se esparza su aroma.

## Atún al grill con hierba limonera

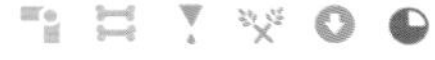

**Calorías:** 216
**Grasa total:** 6,8 g
**Grasas saturadas:** 1,7 g
**Fibra:** 0,3 g
**Proteínas:** elevadas
**Hidratos de carbono:** bajos
**Vitaminas:** B1, ácido nicotínico, B6, B12, D
**Minerales:** magnesio, potasio, hierro, cobre, selenio, yodo

*2 rodajas de atún, de unos 150 g cada una*
*2 cucharadas de marinada teriyaki*
*1 cucharada de salsa de judías de soja negras*
*1 cucharada de salsa chile*
*1 tallo de hierba limonera, aplastado con un rodillo para desprender su aroma, y picado*
*1 cucharada de cilantro fresco, picado*

**Coloque las rodajas** de atún en una fuente poco profunda. Mezcle el resto de ingredientes y cubra con ello las rodajas. Déjelas marinar durante una hora aproximadamente.

Retire el atún de la marinada, precaliente el grill y, cuando esté muy caliente, cueza las rodajas unos cuatro minutos. En función del grosor de las rodajas, que deben servirse muy poco cocidas, déles una vuelta.

**Si no puede comprar** la marinada teriyaki, sustitúyala por salsa de soja.

# *Risotto* de salmón y brécoles

**Calorías:** 634
**Grasa total:** 25 g
**Grasas saturadas:** 5 g
**Fibra:** 3,3 g
**Proteínas:** elevadas
**Hidratos de carbono:** medios
**Vitaminas:** B1, B2, ácido nicotínico, B12, folato, C, E
**Minerales:** calcio, magnesio, potasio, hierro, cinc, cobre, selenio, yodo

*2 cucharadas de aceite de oliva*
*1 cebolla mediana, finamente picada*
*1 diente de ajo, finamente picado*
*140 g de arroz para* risotto*, calasparra o arborio*
*700 ml de caldo de pescado de calidad, caliente*
*150 g de brécoles, separados en ramitos pequeños*
*50 g de salmón ahumado, cortado en trocitos pequeños*
*150 g de filete de salmón, cortado en dados*
*1 cucharadita de sal marina*
*pimienta negra*
*1 cucharada de parmesano recién rallado*

**Caliente el aceite** en una sartén grande antiadherente y saltee la cebolla hasta que se ablande. Añada el ajo y el arroz, y remueva uno o dos minutos para que el arroz quede bien cubierto.

Vierta un cuarto del volumen al caldo de pescado; remueva hasta que el arroz lo haya absorbido y añada más caldo.

Mientras, blanquee los brécoles durante un minuto en agua hirviendo. Unos cinco minutos antes de finalizar el tiempo de cocción (cuando el arroz esté tierno, jugoso y cremoso), incorpore ambas clases de salmón y los brécoles, y sazone.

Espolvoree el *risotto* con el queso.

# Filetes de arenque con jengibre y cilantro

**Calorías:** 383
**Grasa total:** 26 g
**Grasas saturadas:** 6,6 g
**Fibra:** inapreciable
**Proteínas:** elevadas
**Hidratos de carbono:** bajos
**Vitaminas:** B2, ácido nicotínico, B6, B12, D
**Minerales:** potasio, hierro, cobre, selenio, yodo

*4 filetes de arenque, de unos 100 g cada uno*
*2 cucharaditas de salsa de soja*
*2 cucharaditas de zumo de limón*
*1 cucharada de jengibre fresco, recién rallado*
*un poco de sal marina al gusto*
*pimienta negra*
*2 cucharaditas de cilantro fresco, picado*

**Coloque los filetes de arenque** en un plato y disponga éste en un cestillo de bambú chino para cocer al vapor (si lo tiene; en caso contrario, utilice una vaporera convencional). Rocíe los filetes con la salsa de soja y el zumo de limón, y sazónelos con el jengibre, la sal y la pimienta. Cuézalos al vapor unos pocos minutos, o hasta que estén bien cocidos.

Sirva los filetes rociados con los fondos de cocción, adornados con el cilantro y un poco de sal marina si lo desea.

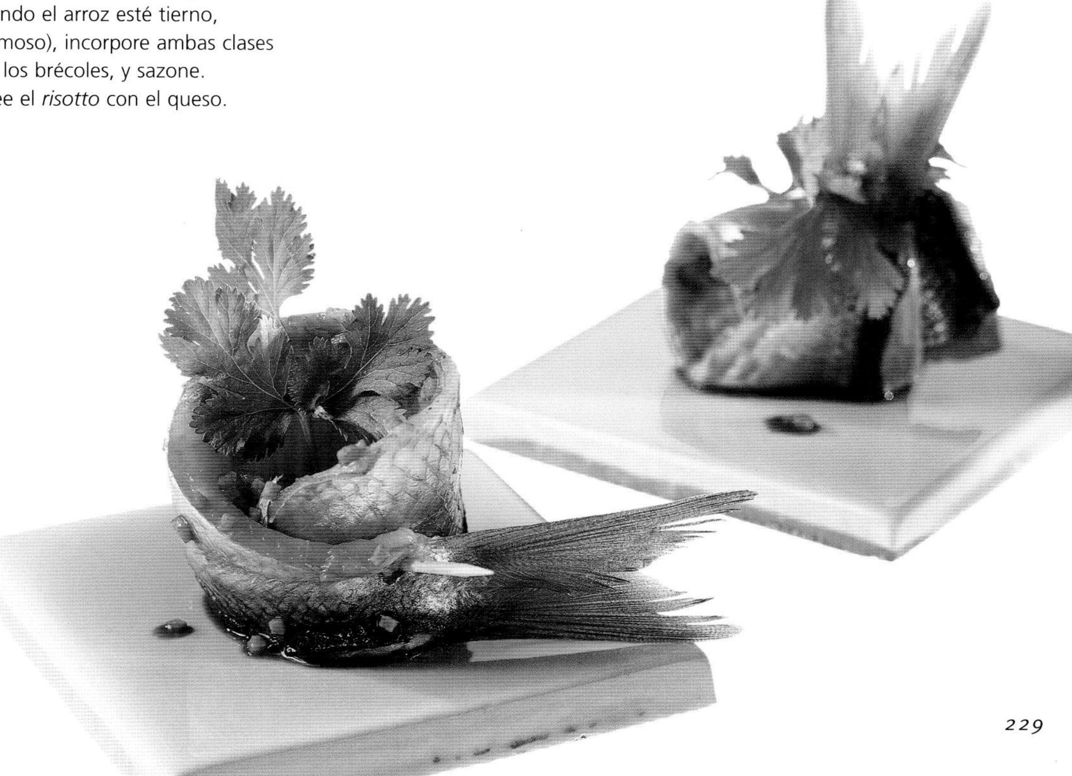

*FILETES DE ARENQUE CON JENGIBRE Y CILANTRO*

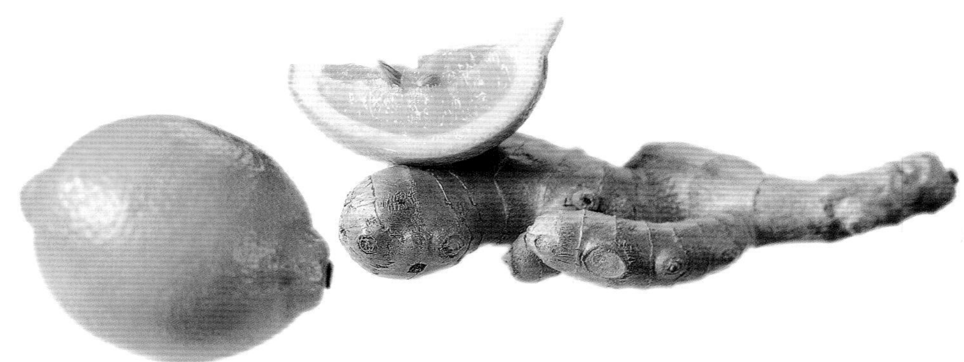

## Pollo a la cazadora (pollo *cacciatore*)

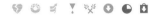

**Calorías:** 214
**Grasa total:** 12 g
**Grasas saturadas:** 2,4 g
**Fibra:** 1 g
**Proteínas:** elevadas
**Hidratos de carbono:** pocos
**Vitaminas:** ácido nicotínico, B6, C, E
**Minerales:** cobre

*1 cucharada de aceite de oliva*
*4 muslos de pollo, deshuesados y pelados*
*1 diente de ajo fresco y jugoso, picado*
*unas ramitas de tomillo fresco, estragón y orégano o 1 cucharadita de cada hierba seca*
*100 ml de vino blanco seco*
*1 lata pequeña (200 g) de tomates picados*
*6 aceitunas negras, deshuesadas*
*6 alcaparras, enjuagadas y escurridas*

**Caliente el aceite** en una cacerola refractaria o sartén de fondo grueso provista de una tapa y dore el pollo uniformemente.

Baje un poco el calor, añada el ajo y las hierbas, así como el vino. Remueva uno o dos minutos. Añada los tomates con su líquido y un poco de pimienta. Cueza lentamente, por debajo del punto de ebullición, con el recipiente tapado, durante unos 20 minutos, o hasta que el pollo esté tierno.

Agregue las aceitunas y las alcaparras. Remueva bien y cueza otros dos o tres minutos sin tapar, o hasta que sólo le quede un poco de salsa. Rectifique la condimentación y añada un poco de sal marina si es necesario.

## Pollo al limón

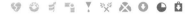

**Calorías:** 189
**Grasa total:** 6,9 g
**Grasas saturadas:** 1,2 g
**Fibra:** inapreciable
**Proteínas:** elevadas
**Hidratos de carbono:** bajos
**Vitaminas:** ácido nicotínico, B6

*2 pechugas de pollo medianas, peladas*
*1 diente de ajo*
*1 cucharadita de sal*
*1 cucharadita de corteza de limón y el zumo de 1 limón jugoso*
*1,5 cm de jengibre fresco, pelado y rallado*
*1 cucharada de aceite de sésamo o cacahuete*

**Ponga las pechugas** en una fuente poco profunda. Maje el ajo y la sal hasta reducirlos a puré. Mézclelo con la corteza y el zumo de limón, el jengibre y el aceite, y cubra con ello las pechugas. Déjelo en adobo durante 30 minutos si es posible.

Cueza el pollo en la misma fuente en el horno precalentado a 180 °C (gas 4) durante 25 minutos. Si lo prefiere, ase las pechugas bajo el grill precalentado a temperatura media alta o la parrilla, aunque también puede freírlas en seco, en una sartén o parrilla antiadherente.

# Pollo especiado con verduras

**Calorías:** 314
**Grasa total:** 13 g
**Grasas saturadas:** 13 g
**Fibras:** 3,9 g
**Proteínas:** elevadas
**Hidratos de carbono:** pocos
**Vitaminas:** B1, B2, ácido nicotínico, B6, folato, A, carotenos, C, E
**Minerales:** calcio, magnesio, potasio, hierro, selenio

*200 g de hojas de verduras tiernas y jóvenes, por ejemplo col china, lechuga romana, hojas chinas, espinacas, cebollas tiernas, algas bien enjuagadas, o una mezcla*
*2 pechugas de pollo medianas, peladas*
*1 cucharada de aceite de girasol*
*1 cebolla mediana, finamente picada*
*2 dientes de ajo, finamente picados*
*1 chile verde fresco, sin semillas y finamente picado*
*½ cucharadita de cúrcuma y comino molidos*
*2 tomates grandes (unos 150 g), cortados por la mitad y sin semillas*
*100 ml de yogur griego natural, o yogur bio entero*
*unas 3 cucharadas de caldo de pollo*
*sal marina y pimienta negra*

**Corte las hojas de las verduras** en tiras finas. Corte cada pechuga en cuatro tiras.

Caliente el aceite en una sartén antiadherente y saltee la cebolla hasta que se ablande. Coloque la cebolla a un lado y añada los trozos de pollo. Cuézalos hasta que estén ligeramente dorados; si la cebolla ya lo está, no importa.

Baje el fuego y añada el ajo, el chile y las especias, y cueza, removiendo, uno o dos minutos. Pique los tomates y añádalos a la sartén. Prosiga la cocción otros dos minutos. Agregue las verduras y remueva dos minutos más. Luego incorpore el yogur y cueza por debajo del punto de ebullición.

Alargue un poco la salsa con el caldo de pollo. Rectifique la condimentación con una pizca de sal marina y pimienta negra.

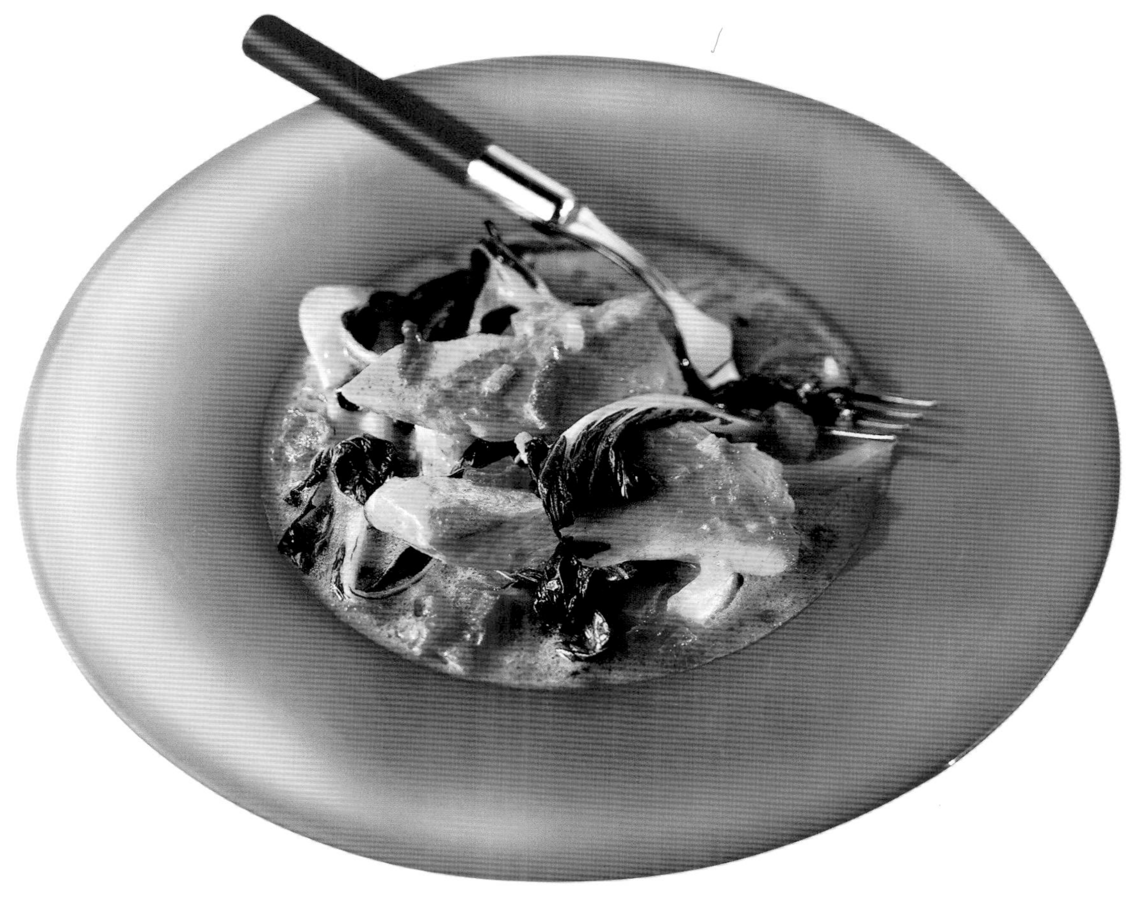

## Tortillas de pavo y aguacate

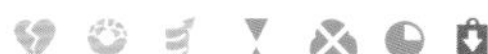

**Calorías:** 534
**Grasa total:** 13 g
**Grasas saturadas:** 2,9 g
**Fibra:** 5,9 g
**Proteínas:** elevadas
**Hidratos de carbono:** medios
**Vitaminas:** B1, B2, ácido nicotínico, B6, folato, E
**Minerales:** magnesio, potasio, hierro, cobre, selenio

*4 tortillas mexicanas de trigo*
*1 aguacate pequeño*
*200 g de pavo ahumado, cortado en lonchas*
*sal marina y pimienta negra*
*2 cucharaditas de zumo de lima*
Para la salsa:
*2 tomates medianos, sin semillas y picados*
*2 cebollas tiernas, picadas*
*un trozo de 2 cm de pepino, sin semillas y picado*
*50 g de de judías arriñonadas cocidas*
*1 cucharada de zumo de lima*
*1 cucharada de cilantro fresco, picado*
*1 cucharadita de salsa picante*

**Prepare primero la salsa**: mezcle en un cuenco todos los ingredientes y resérvelos, si puede, durante una hora.

Cuando vaya a servir el plato, caliente las tortillas en el horno precalentado a 180 °C (gas 4), envueltas con papel de aluminio o sulfurizado.

Pele y deshuese el aguacate y aplástelo con los condimentos y el zumo de lima. Rellene las tortillas calientes con un poco de pavo, salsa y aguacate.

**Puede usar** pollo ahumado en vez de pavo.

## Pintada a la tailandesa con piña y anacardos

**Calorías:** 416
**Grasa total:** 28 g
**Grasas saturadas:** 6,1 g
**Fibra:** 2,2 g
**Proteínas:** elevadas
**Hidratos de carbono:** pocos
**Vitaminas:** B1, folato, C
**Minerales:** magnesio, hierro, cobre

*2 pechugas de pintada, peladas*
*1 cucharada de aceite de sésamo*
*1 cucharadita colmada de semillas de cilantro y comino molidos, y chile fresco, picado*
*una pizca de jengibre o galanga molido*
*4 cebollas tiernas, finamente picadas*
*el zumo de 1 lima*
*1 diente de ajo, picado*
*1 cucharada de aceite de cacahuete*
*4 mazorcas de maíz mini, blanqueadas*
*1 cucharada de salsa de pescado tailandesa*
*2 cucharadas de leche de coco*
*un trozo de 2 cm de pepino, cortado en dados*
*2 rodajas de piña fresca, cortadas en dados*
*40 g de anacardos tostados*

**Corte las pechugas de pintada** en tiras muy finas y póngalas en una fuente no demasiado profunda. Mezcle el aceite de sésamo, las especias, las cebollas tiernas, el zumo de lima y el ajo, y cubra con ello la pintada. Déjelo reposar 30 minutos si puede.

Caliente el aceite de cacahuete en una sartén antiadherente y añada la carne y el adobo. Saltee unos minutos, sin dejar de remover.

Añada las mazorcas de maíz y la salsa de pescado, y remueva unos pocos minutos más. Agregue la leche de coco, el pepino, la piña y los anacardos, y cueza, removiendo, uno o dos minutos más. Sirva enseguida.

**Puede utilizar** pechugas de pollo o de pavo alimentados con maíz para esta receta si lo desea. La salsa de pescado tailandesa se encuentra disponible en grandes supermercados y establecimientos especializados en alimentos orientales. Si no la encuentra, sustitúyala por salsa de soja de calidad.

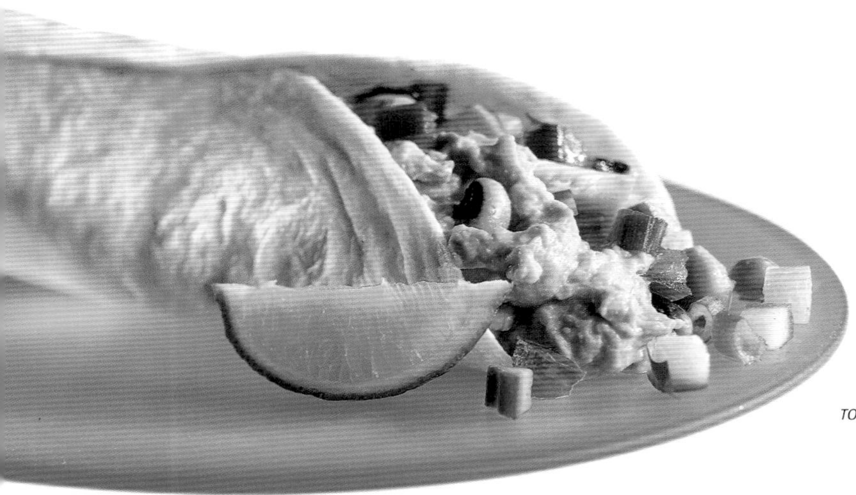

*TORTILLAS DE PAVO Y AGUACATE*

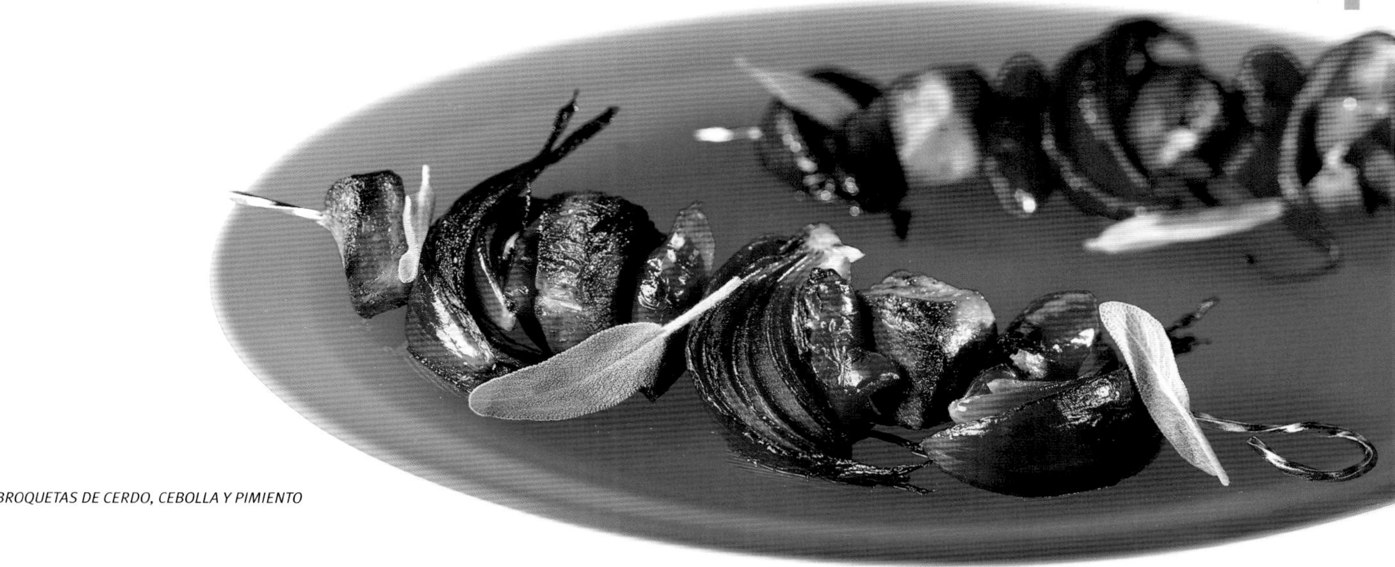

*BROQUETAS DE CERDO, CEBOLLA Y PIMIENTO*

## Broquetas de cerdo, cebolla y pimiento

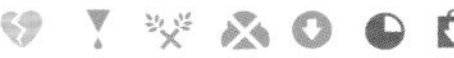

**Calorías:** 275
**Grasa total:** 11 g
**Grasas saturadas:** 2,5 g
**Fibra:** 3,8 g
**Proteínas:** elevadas
**Hidratos de carbono:** pocos
**Vitaminas:** B1, B2, ácido nicotínico, B6, B12, folato, A, carotenos, C, E
**Minerales:** magnesio, potasio, cinc, cobre, selenio

*200 g de solomillo de cerdo, cortado en dados*
*1 diente de ajo, picado*
*el zumo de 1 limón*
*1 cucharadita de sal marina*
*pimienta negra*
*1 pimiento rojo, sin semillas y cortado en cuartos*
*1 cebolla roja, cortada en forma de gajos*
*2 cucharadas de aceite de oliva*
*½ receta de salsa de tomate (véase pág. 247)*
*1 cucharadita de salvia fresca picada*

**Ponga el cerdo** en una fuente poco profunda. Mezcle en un cuenco el ajo con el zumo de limón, la sal y la pimienta. Frote con ello el cerdo. Tápelo y, si es posible, deje que repose una hora.

Cuando vaya a cocerlo, precaliente el grill. Ensarte los dados de cerdo en dos broquetas, alternándolos con los trozos de pimiento y cebolla roja. Pincele con el aceite de oliva y ase al grill ocho minutos; déle la vuelta a las broquetas de vez en cuando.

Caliente la salsa de tomate y mézclela con la salvia. Sirva las broquetas acompañadas por la salsa.

**Como salsa alternativa** puede emplear *tzatziki* (*véase* pág. 214).

## Solomillo de cerdo con salsa china

**Calorías:** 237
**Grasa total:** 12,4 g
**Grasas saturadas:** 2,6 g
**Fibra:** 0,6 g
**Proteínas:** elevadas
**Hidratos de carbono:** pocos
**Vitaminas:** B1, B2, ácido nicotínico, B6, B12
**Minerales:** cinc

*200 g de solomillo de cerdo, cortado en lonchas finas*
*1 diente de ajo fresco y jugoso, picado*
*un trozo de 1,5 cm de jengibre fresco, pelado*
*2 cucharaditas de miel*
*2 cucharaditas de salsa de soja clara*
*1 cucharada de jerez seco*
*1 cucharada de aceite de sésamo*
*2 cucharaditas de salsa de judías de soja amarilla*
*2 cucharaditas de semillas de sésamo tostadas*

**Precaliente el horno a** 200 °C (gas 6).

Coloque los solomillos de cerdo en una fuente poco honda, aunque lo suficientemente amplia como para poderlos contener en una sola capa. Solape las lonchas ligeramente.

Mezcle el resto de ingredientes, excepto las semillas de sésamo, en un cazo pequeño y caliente bien, sin dejar de remover. Vierta sobre el cerdo y remueva bien.

Cubra la carne holgadamente con un trozo de papel de aluminio y hornéela 20 minutos, o hasta que esté tierna. Rocíela dos o tres veces con la salsa.

Esparza por encima las semillas de sésamo tostadas y sirva enseguida.

# Cordero guisado a la turca

**Calorías:** 407
**Grasa total:** 13 g
**Grasas saturadas:** 4,7 g
**Fibra:** 12 g
**Proteínas:** elevadas
**Hidratos de carbono:** medios
**Vitaminas:** B1, B2, ácido nicotínico, B6, B12, folato, C, E
**Minerales:** magnesio, potasio, hierro, cinc, cobre

*1 cucharada de aceite de oliva*
*225 g de solomillo de cordero magro, cortado en dados*
*1 cebolla grande, cortada en rodajas finas*
*1 patata mediana (unos 175 g), pelada y cortada en dados*
*4 tomates en lata, escurridos*
*1 pimiento verde mediano, sin semillas y cortado en rodajas*
*100 g de garbanzos cocidos*
*1 berenjena pequeña, sin los extremos y cortada en dados*
*unos 200 ml de caldo de buey*
*pimienta negra*
*1 cucharada de vinagre de vino tinto*
*1 cucharadita de tomillo fresco, 1 de romero y 1 de orégano*
*4 aceitunas negras, deshuesadas y cortadas por la mitad*
*un poco de sal marina*

**Caliente el aceite** en una cacerola de fondo grueso y dore el cordero a fuego vivo.

Baje el fuego un poco, añada la cebolla y el ajo, y saltéelos unos pocos minutos, hasta que se ablanden.

Agregue el resto de los ingredientes, excepto las aceitunas y la sal marina. Mezcle bien, y cueza entre una hora y una hora y media por debajo del punto de ebullición.

Incorpore las aceitunas y la sal marina y cueza otros 15 minutos a fuego lento, o hasta que todo esté tierno.

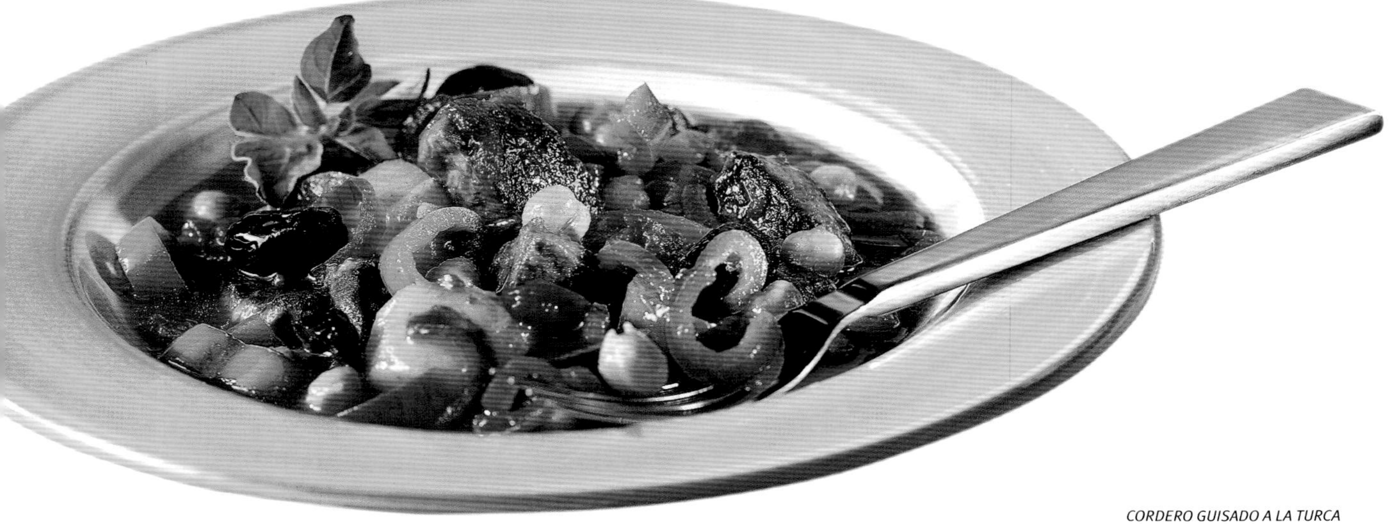

*CORDERO GUISADO A LA TURCA*

## Solomillo salteado con espinacas

 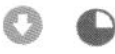

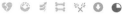

**Calorías:** 482
**Grasa total:** 18 g
**Grasas saturadas:** 5,3 g
**Fibra:** 6,3 g
**Proteínas:** elevadas
**Hidratos de carbono:** medios
**Vitaminas:** B1, B2, ácido nicotínico, B6, B12, folato, A, carotenos, C, E
**Minerales:** calcio, magnesio, potasio, hierro, cinc, cobre

*200 g de solomillo o culata de buey magra*
*1 cucharada de salsa de judías de soja negras*
*2 cucharaditas de vinagre de vino tinto*
*2 cucharaditas de salsa de soja ligera*
*2 cucharaditas de salsa de ostras*
*1 cucharadita de salsa chile*
*100 g de fideos de huevo chinos*
*1 cucharada de aceite de cacahuete*
*40 g de brécoles, separados en ramitos pequeños*
*1 pimiento rojo, sin semillas y cortado en tiras finas*
*4 cebollas tiernas cortadas por la mitad a lo largo*
*100 g de brotes de soja frescos*
*150 g de espinacas jóvenes y frescas*

**Corte el buey** en tiras muy finas y póngalo en una fuente. Mezcle juntos la salsa de judías de soja, el vinagre, la salsa de soja, la salsa de ostras y la salsa de chile, y vierta la mezcla sobre la carne. Tápela y, si puede, déjela reposar tapada durante una hora.

Cueza los fideos de acuerdo con las instrucciones del paquete. Escúrralos y déjelos en la cacerola con un poco del líquido de cocción, para que se conserven calientes y no se resequen.

Caliente el aceite en un *wok* o sartén grande antiadherente. Retire el buey del adobo (parte del mismo se adherirá a la carne, no se preocupe) y añádalo al recipiente. Saltéelo, sin dejar de remover, durante dos minutos.

Retire la carne del recipiente y añada los brécoles y el pimiento. Saltee, sin dejar de remover, por espacio de tres minutos.

Incorpore las cebollas tiernas, los brotes de soja y las espinacas, y devuelva la carne al recipiente. Saltee un minuto más. Agregue el adobo y cueza, removiendo, unos segundos más.

Si la mezcla queda demasiado seca, añada un poco de agua o de caldo de buey.

Agregue los fideos escurridos a la sartén para calentarlos y mezclarlos con los fondos de cocción. Sirva enseguida.

## Pasta con higadillos

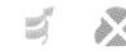 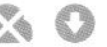 

**Calorías:** 477
**Grasa total:** 15 g
**Grasas saturadas:** 5,6 g
**Fibra:** 2,3 g
**Proteínas:** elevadas
**Hidratos de carbono:** medios
**Vitaminas:** B1, B2, ácido nicotínico, B6, B12, folato, A, C
**Minerales:** magnesio, hierro, cinc, cobre

*150 g de tallarines*
*un poco de sal marina*
*1 cucharada de aceite de oliva*
*200 g de higadillos de pollo, pulidos y cortados por la mitad*
*2 dientes de ajo, picados*
*100 ml de caldo de pollo de calidad*
*2 cucharadas de crema acidificada de bajo contenido en grasas*
*el zumo de ½ limón*
*pimienta negra*
*2 cucharaditas de perejil fresco, picado*

**Cueza los tallarines** en abundante agua salada, hasta que estén tiernos. Escúrralos bien.

Mientras, caliente el aceite en una sartén antiadherente. Cuando esté muy caliente, añada los higadillos y mezcle bien. Cuando la parte exterior esté dorada, pero el interior todavía aparezca rosado, retírelos con una espumadera y escúrralos sobre papel de cocina. Resérvelos al calor.

Añada el ajo a la sartén y saltéelo uno o dos minutos, pero no deje que se queme.

Vierta el caldo y caliéntelo por debajo del punto de ebullición. Cueza unos minutos más, hasta que se haya reducido a la mitad, y triture el ajo para que se distribuya en el líquido.

Incorpore el resto de ingredientes y los higadillos a la sartén. Mezcle y cueza uno o dos minutos más. Rectifique la condimentación si es necesario. Sirva la pasta con los higadillos tan pronto como esté cocida y escurrida.

## Pasta con aceitunas y sardinas

**Calorías:** 541
**Grasa total:** 23 g
**Grasas saturadas:** 5,4 g
**Fibra:** 2,7 g
**Proteínas:** elevadas
**Hidratos de carbono:** medios
**Vitaminas:** ácido nicotínico, B6, B12, D
**Minerales:** calcio, magnesio, hierro, cobre, selenio, yodo

*150 g de macarrones*
*1 cucharadita de sal marina, más un poco para cocer la pasta*
*6 sardinas frescas*
*2 cucharadas de aceite de oliva extravirgen*
*6 aceitunas negras, deshuesadas y picadas*
*el zumo de ½ limón*
*1 cucharada de perejil fresco, picado*
*pimienta negra*
*1 cucharada de parmesano recién rallado*

**Cueza la pasta** en abundante agua ligeramente salada. Escúrrala en cuanto esté tierna.

Mientras, ase las sardinas a la parrilla unos tres minutos por lado; déles una vuelta. Retire la espina central y las laterales, y trocee la carne a trozos regulares.

Cuando la pasta esté cocida, añádale las sardinas preparadas, el aceite de oliva, el zumo de limón y el perejil, y sazónela. Remueva bien y caliente dos minutos a fuego lento.

Acompañe con el queso parmesano espolvoreado por encima.

## Pasta con brécoles y anchoas

**Calorías:** 505
**Grasa total:** 20 g
**Grasas saturadas:** 3 g
**Fibra:** 6,6 g
**Proteínas:** medias
**Hidratos de carbono:** medios
**Vitaminas:** B1, ácido nicotínico, B6, B12, folato, A, carotenos, C, E
**Minerales:** calcio, magnesio, potasio, hierro, cobre, selenio

*150 g de pasta, conchas* o fusilli
*300 g de brécoles*
*1 diente de ajo fresco y jugoso*
*1 chile rojo pequeño, sin semillas y picado*
*4 anchoas grandes en lata, escurridas (reserve el aceite) y picadas*
*el zumo de ½ limón*
*2 cucharadas de aceite de oliva extravirgen*
*2 cucharadas de pan rallado ligeramente seco*

**Cueza la pasta** en abundante agua ligeramente salada y escúrrala bien en cuanto esté justo tierna.

Mientras, separe el brécol en ramitos y blanquéelo un minuto; escúrralo.

Maje en un mortero el ajo, la sal y el chile hasta reducirlos a una pasta. Mezcle 2 cucharaditas del aceite reservado de las anchoas con el contenido del mortero, y añada también el zumo de limón.

Caliente una cucharada de aceite de oliva en una sartén antiadherente y añada las migas de pan. Cueza, removiendo de vez en cuando, hasta que las migas estén doradas. Retírelas y resérvelas.

Agregue el resto del aceite a la sartén y saltee el brécol unos pocos minutos. Añada la mezcla de ajo y remueva otro minuto; luego incorpore las anchoas. Incorpore la preparación de brécol a la pasta escurrida. Remueva y sirva enseguida después de espolvorear con las migas de pan.

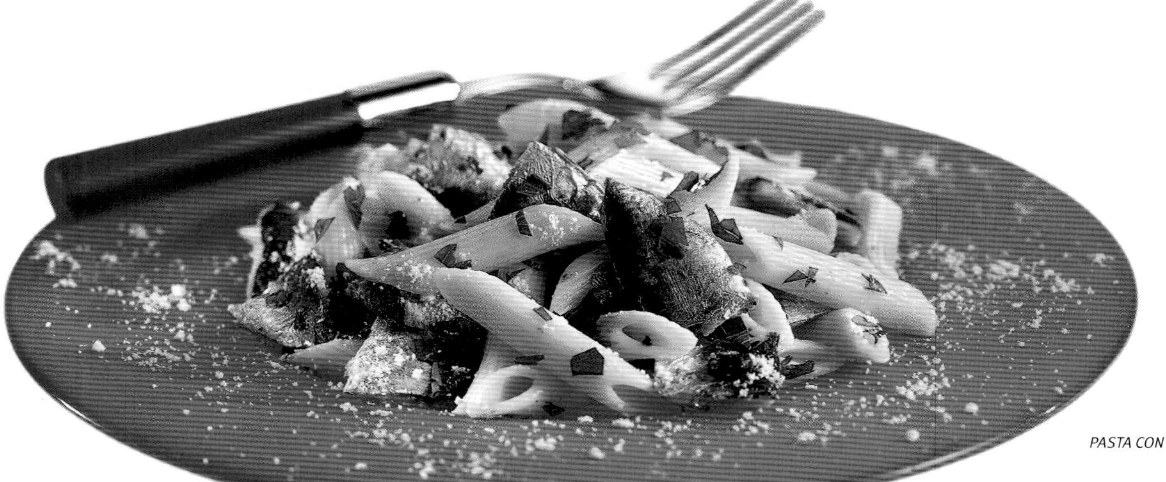

*PASTA CON ACEITUNAS Y SARDINAS*

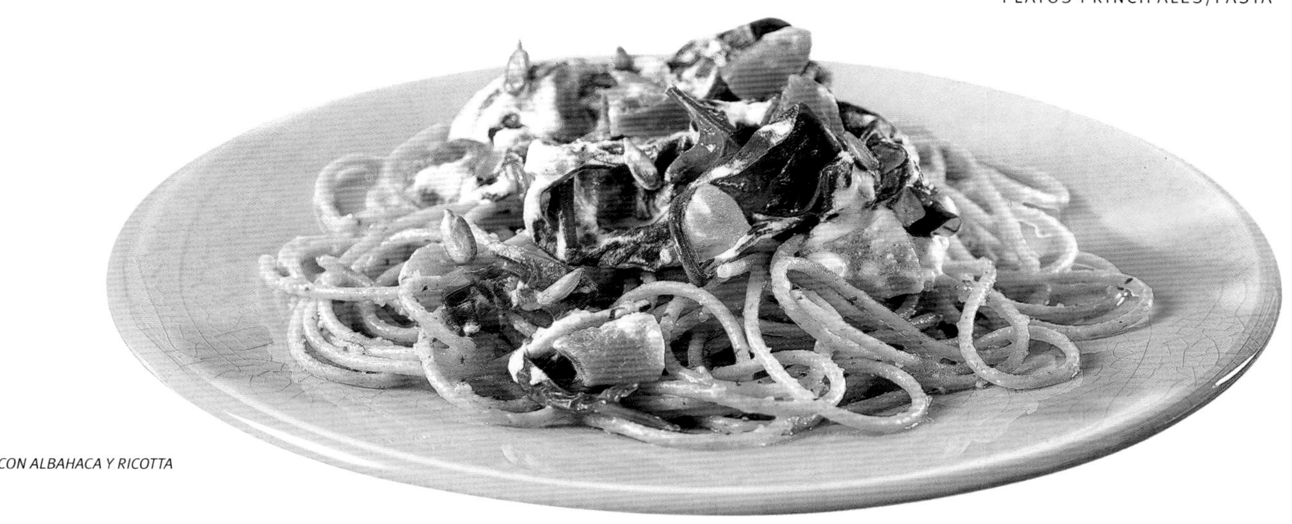

*PASTA CON ALBAHACA Y RICOTTA*

## Pasta con salsa milanesa

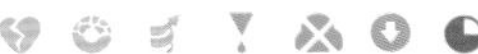

**Calorías:** 445
**Grasa total:** 12 g
**Grasas saturadas:** 1,9 g
**Fibra:** 5,8 g
**Proteínas:** elevadas
**Vitaminas:** B1, B2, ácido nicotínico, B6, folato, A, C, E
**Minerales:** magnesio, potasio, hierro, cinc, cobre

*150 g de tallarines verdes*
*sal*
*1 cucharada de aceite de oliva*
*2 tallos de apio tierno (unos 100 g), picados*
*1 pimiento rojo, sin semillas y picado*
*1 diente de ajo, picado*
*100 g de setas variadas (champiñones, setas calabaza, orellanas, etc.)*
*75 g de jamón muy magro, picado*
*½ receta de salsa de tomate (véase pág. 247)*
*1 cucharada de hojas de perejil*

**Cueza la pasta** en abundante agua salada e hirviendo hasta que esté justo tierna. Escúrrala bien.

Mientras, caliente el aceite en una sartén antiadherente y saltee el apio, la pimienta y el ajo unos pocos minutos, hasta que se hayan ablandado.

Añada las setas, el jamón y la salsa de tomate. Remueva bien y deje que cueza unos 20 minutos a fuego lento. Añada un poco de caldo de pollo, agua o vino blanco si la salsa se espesa demasiado.

Sirva la salsa sobre los tallarines y espolvoree, finalmente, con el perejil.

## Pasta con albahaca y Ricotta

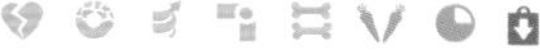

**Calorías:** 601
**Grasa total:** 31 g
**Grasas saturadas:** 6,3 g
**Fibra:** 9,5 g
**Proteínas:** medias
**Hidratos de carbono:** medios
**Vitaminas:** B1, B2, ácido nicotínico, B6, folato, A, E
**Minerales:** calcio, magnesio, potasio, hierro, cinc, cobre

*150 g de espaguetis integrales*
*1 cucharadita de sal marina, más un poco para cocer la pasta*
*1 diente de ajo fresco y jugoso*
*2 cucharadas de piñones*
*15 g de albahaca fresca*
*2 cucharadas de aceite de oliva extravirgen*
*1 cucharada de pepitas de girasol*
*40 g de orejones de albaricoques, picados*
*40 g de hojas jóvenes de espinacas o acederas, picadas*
*100 g de queso Ricotta*

**Hierva la pasta** en una cacerola grande con agua ligeramente salada, hasta que esté justo tierna. Escúrrala.

Mientras, machaque en un mortero el ajo con la sal marina, hasta que estén bien amalgamados. Añada los piñones y machaque de nuevo. Agregue casi toda la albahaca y maje de nuevo. Incorpore poco a poco aceite de oliva hasta obtener una salsa espesa.

Mezcle la pasta escurrida con la salsa de albahaca y añada el resto de ingredientes mientras la pasta todavía esté caliente.

Esparza sobre la pasta el resto de las hojas de albahaca y sirva enseguida.

## Hortalizas y patatas asadas a la mediterránea

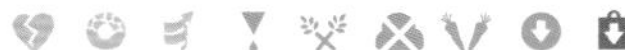

**Calorías:** 463
**Grasa total:** 18 g
**Grasas saturadas:** 2,6 g
**Fibra:** 13 g
**Proteínas:** medias
**Hidratos de carbono:** elevados
**Vitaminas:** B1, ácido nicotínico, B6, folato, C
**Minerales:** magnesio, potasio, hierro, cobre

*2 patatas medianas blancas cerosas (unos 350 g)*
*1 cucharadita de sal marina, más un poco para cocer las patatas*
*2 calabacines (unos 200 g en total)*
*2 pimientos rojos medianos (unos 250 g en total)*
*1 berenjena grande (unos 275 g)*
*1 ⅔ cucharada de aceite de oliva*
*salsa de tomate (véase receta pág. 247)*
*pimienta negra*
*2 cucharaditas de orégano fresco, picado*

**Precaliente el horno** a 200 °C (gas 6).

Pele las patatas y córtelas en rodajas de 0,5 cm. Cuézalas en agua ligeramente salada hasta que estén casi tiernas. Escúrralas y resérvelas.

Mientras, corte los extremos de los calabacines y divídalos en rodajas y en diagonal. Retire las semillas a los pimientos. Cuartéelos y luego corte los cuartos por la mitad. Corte los extremos de la berenjena y haga rodajas de 1 cm de grosor. Coloque todas las hortalizas, excepto las patatas, en una fuente para hornear; pincélelas con un tercio del aceite de oliva. Espolvoréelas con una cucharada de la sal marina y hornee 25 minutos, o hasta que estén blandas y empiecen a dorarse.

Pincele una fuente de horno (una fuente pequeña, para lasaña o similar) con un poco del aceite de oliva restante y ponga la mitad de las rodajas de patata en el fondo. Coloque las hortalizas horneadas sobre las patatas y recúbralas con la salsa de tomate.

Distribuya el resto de las patatas por encima. Espolvoree con pimienta y orégano y rocíe con el resto del aceite.

Caliente la fuente en el horno unos 20 minutos antes de servir.

## Ñoquis de patatas con queso y coliflor

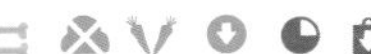

**Calorías:** 779
**Grasa total:** 23 g
**Grasas saturadas:** 9,7 g
**Fibra:** 6,7 g
**Proteínas:** elevadas
**Hidratos de carbono:** elevados
**Vitaminas:** B1, B2, ácido nicotínico, B6, B12, folato
**Minerales:** calcio, magnesio, potasio, cinc, cobre, yodo

*1 cucharada colmada de pasta de girasol (unos 25 g)*
*500 g de ñoquis de patatas preparados*
*1 coliflor pequeña, separada en ramitos*
*1 cucharada colmada de harina (25 g)*
*400 ml de leche descremada*
*40 g de queso Cheddar o Gouda de bajo contenido graso, rallado*
*1 cucharadita de sal marina*
*pimienta negra*
*1 tomate mediano, cortado en rodajas, y éstas, por la mitad*
*40 g de queso Fontina*
*1 cucharada de queso parmesano recién rallado*

**Pincele una fuente** para gratinar (dos personas) con un poco de la pasta de girasol. Cueza los ñoquis en agua hirviendo de acuerdo con las instrucciones del paquete. Escúrralos y distribúyalos en la fuente.

Cueza los ramitos de coliflor en un poco de agua hirviendo (o cuézalos al vapor o al microondas) hasta que estén tiernos. Luego añádalos cuidadosamente a los ñoquis; extiéndalos uniformemente por la fuente.

Caliente el resto de la pasta de girasol en un cazo y añada la harina. Remueva a fondo y cueza un minuto; vierta luego la leche. Caliente por debajo del punto de ebullición y, sin dejar de remover, hasta que obtenga una salsa que pueda verterse. Agregue el queso Cheddar o Gouda rallado, sal y pimienta, y remueva un minuto.

Precaliente el grill.

Vierta la salsa sobre los ñoquis y la coliflor, y distribuya los trozos de tomate sobre la superficie. Corte el queso Fontina a trozos pequeños y espárzalo por encima. Espolvoree luego con el parmesano.

Ponga la fuente bajo el grill hasta que la superficie burbujee y se dore. Sirva a continuación.

# Calabaza de invierno con lentejas al jengibre

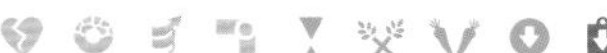

**Calorías:** 388
**Grasa total:** 7,8 g
**Grasas saturadas:** 1,3 g
**Fibra:** 13 g
**Proteínas:** elevadas
**Hidratos de carbono:** elevados
**Vitaminas:** B1, ácido nicotínico, B6, folato, A, carotenos, C, E
**Minerales:** calcio, magnesio, potasio, hierro, cinc, cobre, selenio

*450 g de carne de calabaza (véase nota)*
*1 cucharada de aceite de cacahuete*
*1 cebolla mediana, cortada en rodajas finas*
*1 diente de ajo, picado*
*un trozo de 2 cm de jengibre fresco rallado*
*1 cucharada de salsa de judías de soja negras*
*400 g de lentejas en conserva, escurridas y enjuagadas*
*unos 150 ml de caldo vegetal de calidad*
*1 cucharada de cilantro fresco, picado*

**Pele la calabaza**. Retire las pepitas y corte la carne en trozos regulares.

Caliente el aceite de oliva en una cacerola refractaria o sartén de fondo grueso provista de tapa y saltee la cebolla hasta que empiecen a dorarse.

Añada el ajo y el jengibre, y remueva un minuto. Incorpore la calabaza y saltee los trozos hasta que empiecen a dorarse. Agregue la salsa de judías de soja y las lentejas, y mezcle bien. Vierta el caldo suficiente para cubrir apenas las lentejas, y cueza por debajo del punto de ebullición unos 20 minutos, o hasta que la calabaza esté tierna.

Rectifique la condimentación. Añada un poco de sal marina si es necesario. Espolvoree con el cilantro y sirva enseguida.

**NOTA: las calabazas adecuadas** para este tratamiento son cualesquiera de invierno de carne anaranjada, como la de bellota, la confitera, la de turbante y la de San Roque. Las calabazas de carne aguada no están indicadas para este plato.

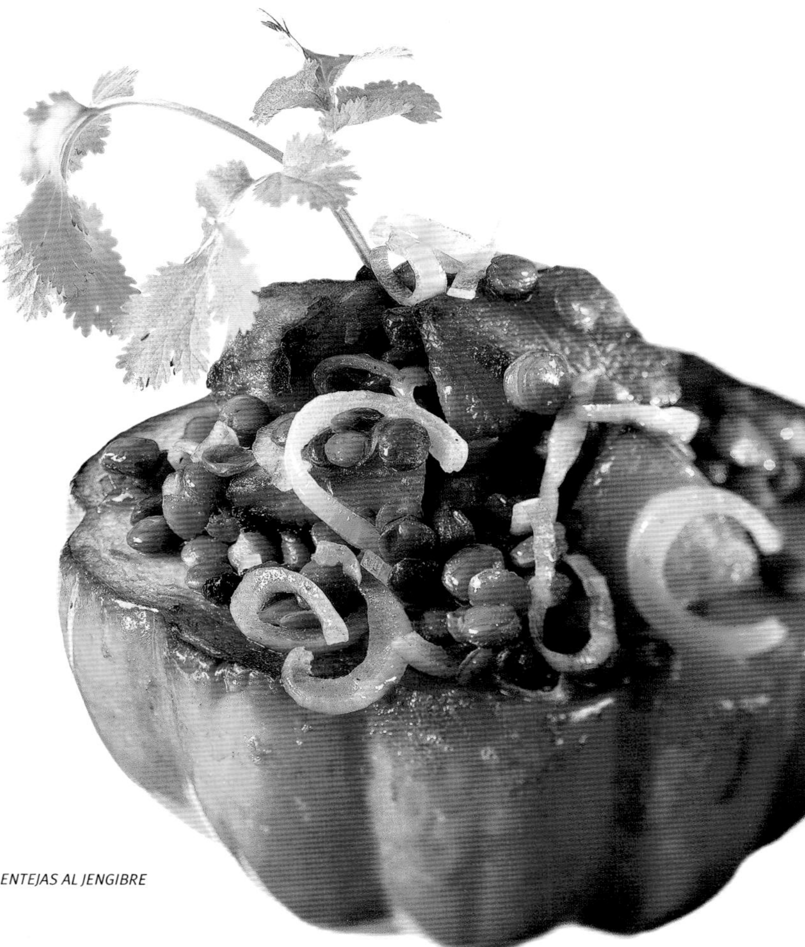

*CALABAZA DE INVIERNO CON LENTEJAS AL JENGIBRE*

## Arroz con legumbres

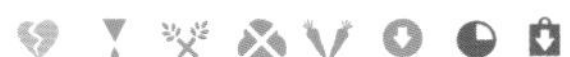

**Calorías:** 356
**Grasa total:** 3,1 g
**Grasas saturadas:** 0,8 g
**Fibra:** 5,3 g
**Proteínas:** medias
**Hidratos de carbono:** elevados
**Vitaminas:** B1, ácido nicotínico, B6, folato, A, C
**Minerales:** magnesio, potasio, cobre

*125 g de arroz basmati*
*1 cucharadita de sal marina, más un poco para cocer el arroz*
*4 cucharadas de leche de coco*
*1 chile verde, sin semillas y picado*
*un trozo de 1 cm de jengibre fresco, picado*
*1 pimiento rojo, sin semillas y picado*
*2 cebollas tiernas, finamente picadas*
*200 g de legumbres en conserva, variadas, escurridas y enjuagadas*
*pimienta negra*
*1 cucharada de cilantro fresco, picado*

**Cueza el arroz** en un cazo con 250 ml de agua hirviendo ligeramente salada y con el recipiente tapado, hasta que esté tierno.

Mientras, ponga la leche de coco, el chile, el jengibre, la pimienta y las cebollas tiernas en un cazo pequeño y cueza unos pocos minutos.

Cuando el arroz esté cocido, mézclelo con la salsa de coco, la legumbres, la sal, la pimienta, el cilantro, y sirva enseguida.

## *Pilaf* de garbanzos, almendras y pasas

**Calorías:** 714
**Grasa total:** 30 g
**Grasas saturadas:** 4,6 g
**Fibra:** 7,3 g
**Proteínas:** medias
**Hidratos de carbono:** elevados
**Vitaminas:** B1, B2, ácido nicotínico, B6, folato, E
**Minerales:** magnesio, potasio, hierro, cinc, cobre

*275 ml de caldo vegetal*
*1 sobre (aproximadamente, 1 cucharadita) de hebras de azafrán*
*150 g de arroz integral*
*1 cucharada de aceite de cacahuete*
*35 g de anacardos sin salar*
*35 g de almendras fileteadas*
*1 cebolla mediana, finamente picada*
*½ cucharadita de semillas de cilantro y comino*
*100 g de garbanzos en conserva*
*40 g de pasas*
*1 cucharada de cilantro fresco, picado*

**Caliente el caldo vegetal** en un cazo y añada el azafrán. Incorpore el arroz. Deje cocer por debajo del punto de ebullición unos 30 minutos con el recipiente tapado, o hasta que el arroz esté tierno y haya absorbido todo el caldo (añada más caldo o agua si el arroz se seca antes de estar tierno).

Caliente una sartén antiadherente y pincele la base con un poco de aceite de cacahuete. Agregue los anacardos y las almendras, y saltéelos, sin dejar de remover, hasta que estén dorados. Retírelos de la sartén y resérvelos.

Agregue el resto del aceite a la sartén y saltee la cebolla hasta que se ablande y empiece a dorarse.

Incorpore el cilantro y el comino molidos, y saltee otro minuto, agregue los garbanzos y las pasas, y remueva otro minuto. Añada el arroz, los frutos secos tostados y el cilantro picado, y mezcle bien para combinarlos.

PILAF *DE GARBANZOS, ALMENDRAS Y PASAS*

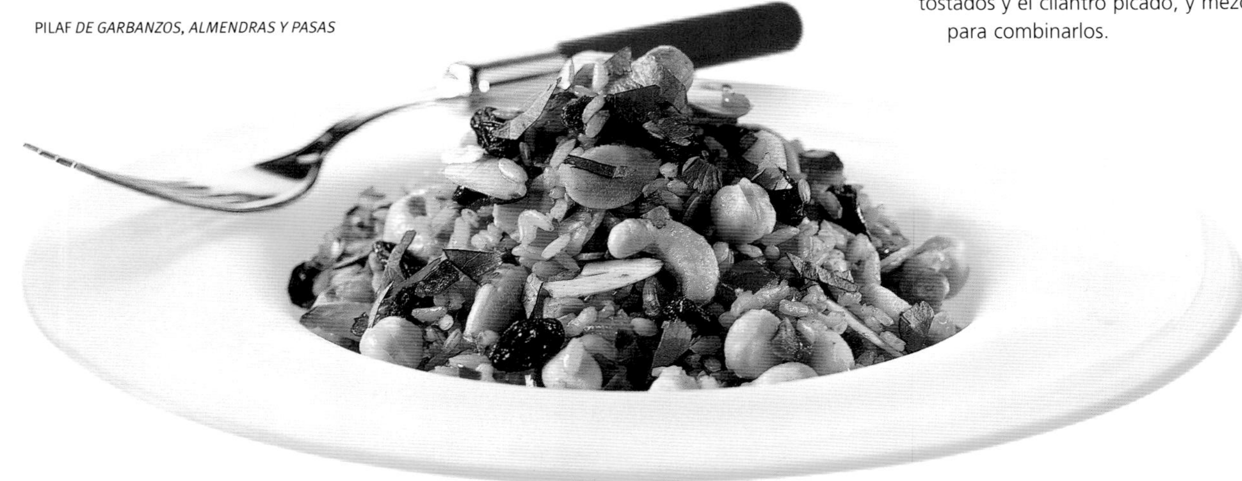

# Arroz con verduras

**Calorías:** 516
**Grasa total:** 21 g
**Grasas saturadas:** 0,8 g
**Fibra:** 5,3 g
**Proteínas:** medias
**Hidratos de carbono:** elevados
**Vitaminas:** B1, ácido nicotínico, B6, B12, folato, A, carotenos, C, E
**Minerales:** calcio, magnesio, potasio, hierro, cinc, cobre

*1 puerro mediano (unos 100 g)*
*1 calabacín mediano (unos 100 g), cortado en rodajas*
*100 g de brécoles separados en ramitos pequeños*
*unas hojas de albahaca fresca*
*2 cucharadas de aceite de oliva extravirgen*
*1 cucharadita de sal marina*
*1 cucharada de piñones*
*2 cucharadas de parmesano fresco, recién rallado*
*pimienta negra*
*150 g de arroz para* risotto*, arborio o calasparra*
*400 ml de caldo vegetal de calidad*
*100 g de espinacas jóvenes*
*un manojo de hojas de acedera (unos 10 g), cortadas en tiras finas*

**Blanquee el puerro**, el calabacín y los brécoles durante un minuto en agua hirviendo. Escúrralos.

Ponga la albahaca, la mitad del aceite, la sal, los piñones, el parmesano y la pimienta en el recipiente de la batidora mezcladora o robot eléctrico, y redúzcalos a puré.

Caliente el resto del aceite en una sartén antiadherente. Agregue el arroz y remueva hasta que los granos queden cubiertos con la grasa.

Caliente el caldo por debajo del punto de ebullición. Añada un cuarto del mismo al arroz junto con las hortalizas blanqueadas. Remueva y caliente de nuevo debajo del punto de ebullición. Remueva de vez en cuando, y cuando el arroz haya absorbido todo el caldo, continúe añadiendo más hasta agotarlo todo y que el arroz esté tierno y jugoso (agregue más caldo si es necesario).

Cuando el plato casi esté cocido, añada las espinacas y acederas a la salsa de albahaca y remueva suavemente uno o dos minutos para que las espinacas se ablanden. Rectifique la condimentación y sirva enseguida.

**Puede utilizar espárragos** en vez de brécoles en este plato.

# Garbanzos con hortalizas

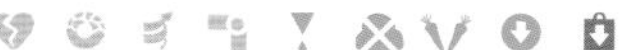

**Calorías:** 374
**Grasa total:** 14 g
**Grasas saturadas:** 3,4 g
**Fibra:** 10 g
**Proteínas:** elevadas
**Hidratos de carbono:** medios
**Vitaminas:** B1, ácido nicotínico, B6, B12, folato, A, C, E
**Minerales:** calcio, magnesio, potasio, hierro, cobre

*1 cucharada de aceite de oliva*
*1 cebolla mediana, finamente picada*
*1 diente de ajo, picado*
*100 g de espinacas o acelgas*
*2 zanahorias medianas (unos 200 g, peladas, cortadas en dados y blanqueadas)*
*2 tomates medianos, sin semillas y picados*
*el zumo de ½ limón*
*200 g de garbanzos en conserva*
*1 cucharada de perejil fresco, picado*
*1 chile rojo, sin semillas y picado*
*1 cucharadita de sal marina*
*pimienta negra*
*3 cucharadas de puré de tomate*
*1 rebanada mediana de pan de la vigilia*
*1 cucharada rasa de harina de avena gruesa*
*2 cucharadas de parmesano recién rallado*

**Precaliente el horno** a 180 °C (gas 4).

Caliente el aceite de oliva en una sartén antiadherente y saltee la cebolla hasta que esté ligeramente dorada y ablandada.

Agregue el ajo y remueva un minuto. Incorpore las espinacas, los cardos y las zanahorias, y remueva unos pocos minutos. Luego agregue los tomates, el zumo de limón, los garbanzos, el perejil, el chile, los condimentos y el puré de tomate. Mezcle bien; caliente y traslade la preparación a una fuente para gratinar del tamaño apropiado.

Trocee el pan o rállelo groseramente. Mézclelo con la harina de avena y el parmesano, y esparza sobre los garbanzos.

Hornee 30 minutos, o hasta que la superficie esté dorada.

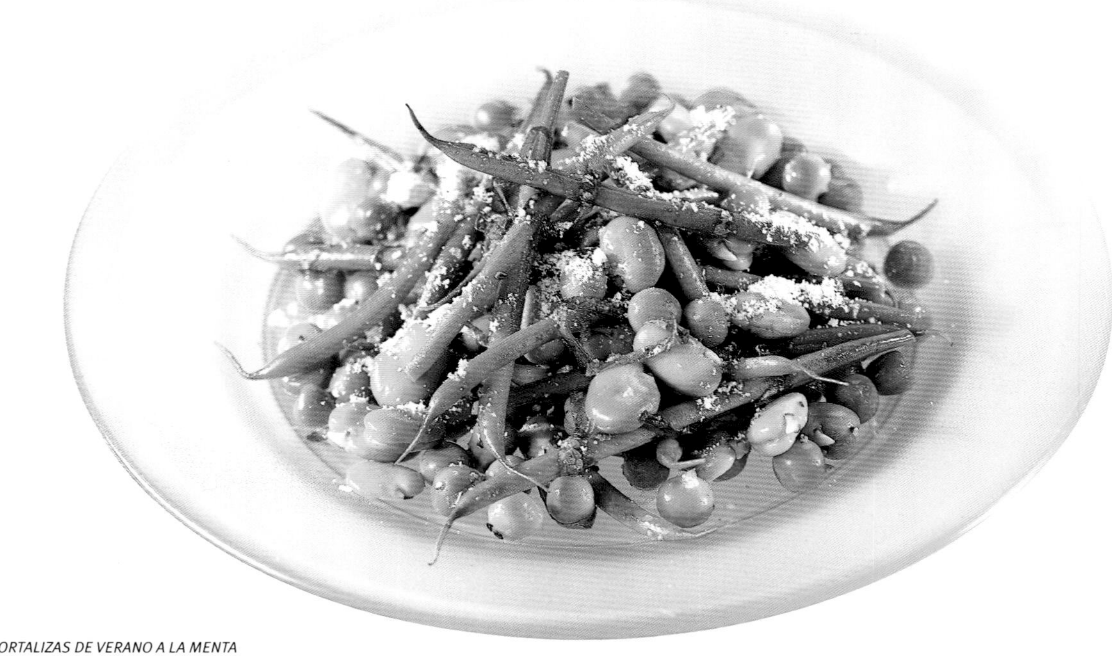

HORTALIZAS DE VERANO A LA MENTA

## Hortalizas de verano a la menta

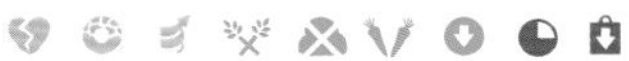

**Calorías:** 136
**Grasa total:** 7 g
**Grasas saturadas:** 1,8 g
**Fibra:** 6 g
**Proteínas:** elevadas
**Hidratos de carbono:** pocos
**Vitaminas:** B1, ácido nicotínico, folato, C

*100 g de habas frescas*
*100 g de guisantes desgranados*
*50 g de judías verdes finas, sin los extremos*
*sal marina*
*2 cucharadas de aceite de oliva extravirgen*
*1 cucharada de menta fresca, picada*
*pimienta negra*
*2 cucharadas de zumo de limón*
*1 cucharada de parmesano recién rallado*

**Cueza** las habas, los guisantes y las judías verdes en agua ligeramente salada, hasta que estén casi tiernos.

Escúrralos y póngalos en una sartén pequeña con el aceite, la menta, los condimentos y el zumo de limón. Remueva durante un minuto para que los sabores se amalgamen. Espolvoree con el queso parmesano y sirva enseguida.

## *Bok choy* (*pak-choi*) salteado con almendras

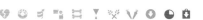

**Calorías:** 108
**Grasa total:** 9,2 g
**Grasas saturadas:** 1,1 g
**Fibra:** 2,3 g
**Proteínas:** medias
**Hidratos de carbono:** pocos
**Vitaminas:** folato, C

*1 cucharada de aceite de sésamo*
*un trozo de 1 cm de jengibre fresco pelado, rallado*
*1 diente de ajo, picado*
*300 g de hojas* bok choy *(pak-choi) u otras hojas chinas, sin los tallos y cortadas en tiras*
*1 cucharadita de salsa de soja*
*2 cucharaditas de almendras tostadas, picadas*

**Caliente el aceite de sésamo** en un *wok* o sartén antiadherente, y añada el jengibre rallado y el ajo picado. Remueva durante 30 segundos.

Agregue las hojas *bok choy* (*pak-choi*) a tiras y la salsa de soja, y saltee dos minutos sin dejar de remover.

Incorpore las almendras tostadas picadas. Remueva y sirva enseguida.

## Berenjenas y quingombós salteados

**Calorías:** 137
**Grasa total:** 6,9 g
**Grasas saturadas:** 1,1 g
**Fibra:** 7,1 g
**Proteínas:** elevadas
**Hidratos de carbono:** medios
**Vitaminas:** B1, B6, folato, C, E
**Minerales:** magnesio, potasio, cobre

*1 cucharada de aceite de oliva*
*1 cebolla roja mediana, finamente picada*
*1 diente de ajo jugoso, picado*
*100 g de quingombós preparados*
*50 g de mazorcas de maíz mini*
*1 berenjena mediana*
*200 g de tomates en lata, picados*
*1 cucharadita de tomillo fresco picado*
*1 cucharadita de sal*
*pimienta negra*
*unas 3 cucharadas de caldo vegetal*
*1 cucharada de cilantro fresco picado*

**Caliente el aceite** en una sartén antiadherente (provista de una tapa que ajuste bien) y saltee la cebolla hasta que se ablande.

Añada el ajo y sofríalo un minuto. Incorpore los quingombós y el maíz, y mézclelos bien.

Corte la berenjena en dados pequeños y añádala a la sartén con los tomates y su líquido, el tomillo, los condimentos y el caldo. Mezcle bien y caliente por debajo del punto de ebullición. Cueza 15 minutos sin tapar, hasta que obtenga un caldo vegetal consistente.

Espolvoree el guiso con cilantro antes de servirlo.

## Guisantes con lechuga

**Calorías:** 134
**Grasa total:** 6 g
**Grasas saturadas:** 3,1 g
**Fibra:** 5,6 g
**Proteínas:** elevadas
**Hidratos de carbono:** medios
**Vitaminas:** B1, ácido nicotínico, folato, C, A
**Minerales:** hierro

*200 g de guisantes frescos pequeños, desgranados*
*1 cogollo cortado a lo largo en octavos*
*4 cebollas tiernas picadas*
*10 g de mantequilla*
*1 cucharadita de vinagre balsámico*
*1 cucharadita de perejil fresco, picado*
*1 cucharadita de menta fresca, picada*
*1 cucharadita de sal marina*
*pimienta negra*

**Ponga todos los ingredientes** en una cacerola junto con tres cucharadas de agua y caliéntelos por debajo del punto de ebullición.

Cueza con el recipiente destapado unos pocos minutos, hasta que los guisantes estén tiernos.

*BERENJENAS Y QUINGOMBÓS SALTEADOS*

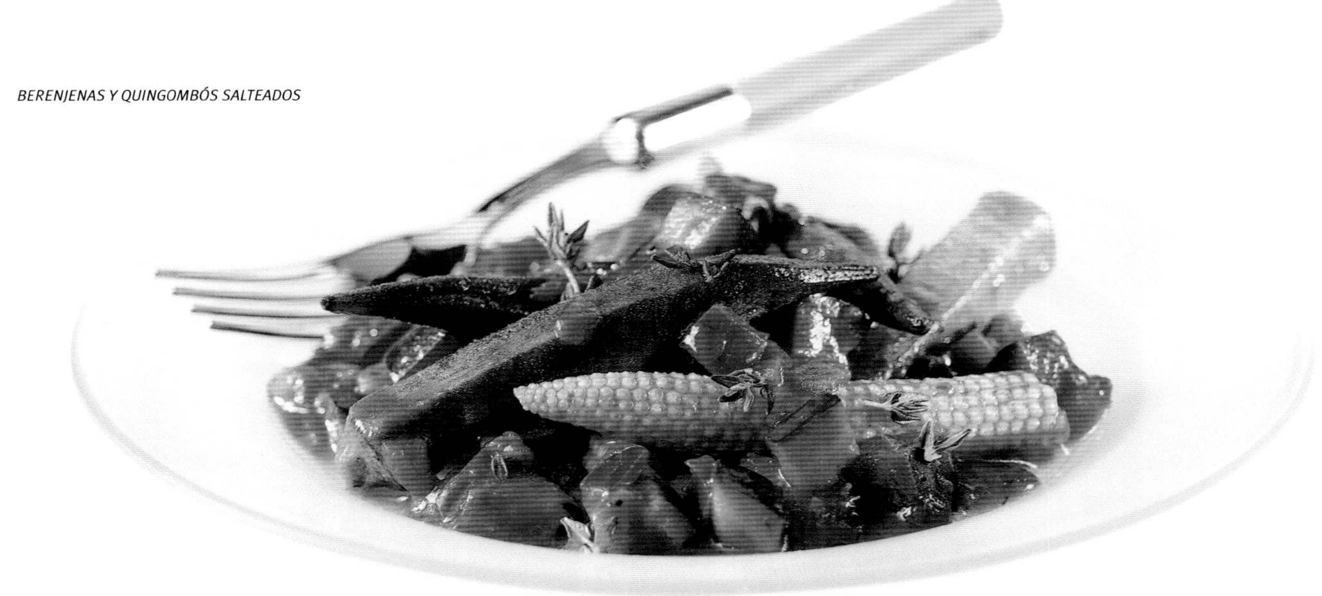

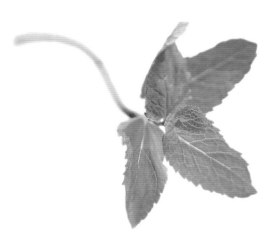

## Lentejas a las hierbas

**Calorías:** 220
**Grasa total:** 7,2 g
**Grasas saturadas:** 0,9 g
**Fibra:** 4,9 g
**Proteínas:** elevadas
**Hidratos de carbono:** medios
**Vitaminas:** B1, ácido nicotínico, B6, folato
**Minerales:** magnesio, hierro, cobre, selenio

*100 g de lentejas verdes*
*1 cebolla suave, mediana (unos 75 g)*
*400 ml de caldo vegetal*
*1 cucharada de aceite de oliva extravirgen*
*2 cucharadas de hierbas frescas, picadas, como orégano, menta, mejorana, tomillo, salvia o perejil*
*1 cucharadita de sal marina*
*pimienta negra*

**Ponga las lentejas** en una cacerola con la cebolla y el caldo. Caliente por debajo del punto de ebullición y cueza unos 45 minutos, o hasta que las lentejas estén tiernas.

Escurra el líquido de cocción y mézclelo con el aceite de oliva, el zumo de limón, las hierbas y los condimentos, y finalmente con las lentejas. Sírvalas calientes.

## Espinacas y brécoles salteados con nueces

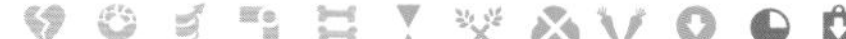

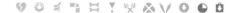

**Calorías:** 107
**Grasa total:** 8,5 g
**Grasas saturadas:** 0,8 g
**Fibra:** 3,1 g
**Proteínas:** elevadas
**Hidratos de carbono:** bajos
**Vitaminas:** folato, A, carotenos, C, E
**Minerales:** calcio, magnesio, hierro

*125 g de brécoles separados en ramitos*
*2 cucharaditas de aceite de nueces*
*125 g de hojas de espinacas pequeñas*
*1 cucharada de nueces picadas*
*1 cucharadita de sal marina*
*pimienta negra*
*2 cucharadas de caldo vegetal*

**Blanquee los brécoles** un minuto en agua hirviendo.

Escúrralos y refrésquelos con agua fría. Séquelos con papel de cocina.

Caliente el aceite en una sartén pequeña antiadherente y saltee los brécoles dos minutos sin dejar de remover.

Agregue las espinacas, las nueces y los condimentos, y saltee un minuto. Añada el caldo en los últimos minutos de cocción.

## Tabulé

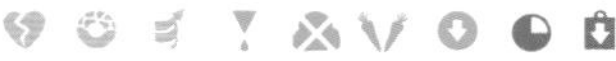

**Calorías:** 299
**Grasa total:** 12 g
**Grasas saturadas:** 1,7 g
**Fibra:** 2,6 g
**Proteínas:** bajas
**Hidratos de carbono:** elevados
**Vitaminas:** B1, ácido nicotínico, folato, A, C
**Minerales:** magnesio, hierro, cobre

*100 g de bulgur*
*1 tomate grande, pelado, sin semillas y picado*
*un trozo de 6 cm de pepino, picado*
*un manojo de perejil*
*1 cucharada de menta fresca, picada*
*2 cebollas tiernas, picadas*
*2 cucharadas de aceite de oliva*
*1 cucharadita de sal marina*
*pimienta negra*
*el zumo de ½ limón*

**Ponga el bulgur** en un cuenco grande. Vierta por encima agua hirviendo y deje que repose 30 minutos, o siga las instrucciones del paquete. Escúrralo en cuanto esté bien hinchado.

Mezcle el bulgur con el resto de los ingredientes en un cuenco. Deje que repose tapado hasta una hora antes de servirlo.

## Judías horneadas a la casera

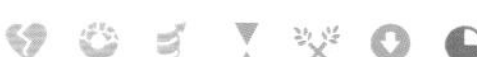

**Calorías:** 361
**Grasa total:** 13 g
**Grasas saturadas:** 1,6 g
**Fibra:** 12 g
**Proteínas:** medias
**Hidratos de carbono:** elevados
**Vitaminas:** B1, ácido nicotínico, B6, folato, E
**Minerales:** calcio, magnesio, potasio, hierro, cobre

*400 g de judías blancas*
*1 cucharada de aceite de girasol*
*1 cebolla mediana, finamente picada*
*1 cucharadita rasa de mostaza inglesa*
*2 cucharaditas de azúcar moreno*
*1 cucharadita de melaza*
*2 cucharaditas de zumo de limón*
*1 cucharadita de salsa Worcester*
*1 cucharadita de sal marina*
*salsa de tomate (véase pág. 247)*

**Precaliente el horno** a 150 °C (gas 2). Enjuague las judías blancas. Escúrralas y póngalas en una cazuela refractaria pequeña.

Caliente el aceite en una sartén antiadherente y saltee la cebolla hasta que se ablande y empiece a dorarse. Añada el resto de los ingredientes. Mezcle y caliente.

Vierta la salsa sobre las judías. Tape y hornee una hora; remueva una o dos veces.

Si la mezcla parece seca, añada un poco de agua o puré de tomate, y remueva.

Rectifique la condimentación con sal, azúcar, zumo de limón y la salsa Worcester. Pruebe y sirva.

## Judías blancas con vinagreta tibia de tomate

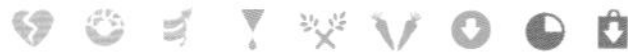

**Calorías:** 223
**Grasa total:** 12 g
**Grasas saturadas:** 1,8 g
**Fibra:** 8 g
**Proteínas:** elevadas
**Hidratos de carbono:** medios

*250 g de judías blancas alargadas, en lata*
*1 tomate grande jugoso (unos 100 g)*
*2 cucharadas de aceite de oliva*
*2 cucharaditas de vinagre de vino tinto*
*una pizca de mostaza en polvo inglesa*
*una pizca de azúcar*
*1 cucharadita de sal marina*
*pimienta negra*
*2 cucharadas de albahaca fresca, picada*

**Enjuague bien las judías** y escúrralas. Póngalas en una cacerola.

Blanquee el tomate y pélelo; córtelo por la mitad y retire las semillas. Píquelo y conserve el líquido resultante.

Mezcle en un cuenco el aceite, el vinagre, el tomate con su líquido, la mostaza, el azúcar y los condimentos.

Vierta sobre las judías. Remueva y caliente la preparación.

Añada la albahaca y sirva caliente.

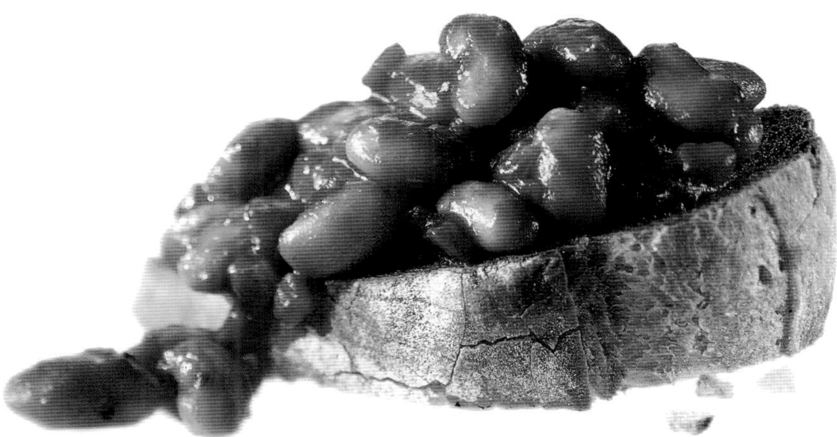

*JUDÍAS HORNEADAS A LA CASERA*

Estas salsas son para dos o cuatro personas, según su empleo. La información sobre nutrición se da por ración, entendiendo que cada receta es para dos personas. Divida por la mitad la proporción de nutrientes si la salsa es para cuatro personas.

## Salsa de mango

**Calorías:** 64
**Grasa total:** 0,2 g
**Grasas saturadas:** inapreciabres
**Fibra:** 2,9 g
**Proteínas:** bajas
**Hidratos de carbono:** elevados
**Vitaminas:** A, carotenos, C

*1 mango maduro*
*1 cebolla roja pequeña*
*1 cucharada de zumo de lima*
*2 cucharaditas de menta fresca, picada*
*una pizca de sal marina*

**Pele y deshuese** la carne de mango. Píquela y reserve el zumo obtenido. Mézclelo en un cuenco con el resto de los ingredientes y deje que repose en la nevera durante 30 minutos.

Sirva la salsa fría para acompañar aves, caza o pescados.

## Mayonesa de tofú

**Calorías:** 33
**Grasa total:** 1,6 g
**Grasas saturadas:** 0,2 g
**Fibra:** inapreciable
**Proteínas:** elevadas
**Hidratos de carbono:** bajos

*100 g de tofú sedoso, aplastado*
*1 diente de ajo pequeño, picado*
*2 cucharaditas de vinagre de vino blanco*
*1 cucharadita de mostaza de Dijon*
*1 cucharadita de sal marina*
*pimienta negra*

**Ponga todos los ingredientes** en el recipiente de la batidora mezcladora o robot eléctrico y redúzcalos a puré. Rectifique la condimentación. Utilice esta salsa en lugar de la mayonesa común.
**Varíe esta mayonesa** añadiendo hierbas frescas picadas, como eneldo, estragón o cebollinos. Puede utilizar zumo de limón en vez de vinagre.

## *Coulis* de pimientos rojos

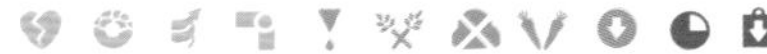

**Calorías:** 101
**Grasa total:** 6,1 g
**Grasas saturadas:** 1 g
**Fibra:** 2,6 g
**Proteínas:** bajas
**Hidratos de carbono:** medios
**Vitaminas:** B6, folato, A, carotenos, C

*2 pimientos rojos medianos*
*1 cucharada de aceite de oliva extravirgen*
*1 cucharadita de sal marina*
*pimienta negra*

**Cueza los pimientos enteros** con agua por espacio de 10 minutos; escúrralos y reserve el líquido de cocción. Una vez fríos, pélelos, retire las semillas y pique la carne.

Ponga los pimientos picados en el recipiente de la batidora mezcladora o robot eléctrico con dos o tres cucharadas del líquido de cocción reservado, el aceite y la condimentación. Bata unos segundos hasta obtener una salsa homogénea, a la que añadirá un poco más del líquido de cocción si la salsa parece demasiado espesa. Rectifique la condimentación y sírvala fría o caliente.
**Puede añadir** a esta salsa un poco de salsa de chile para aportar un sabor picante.

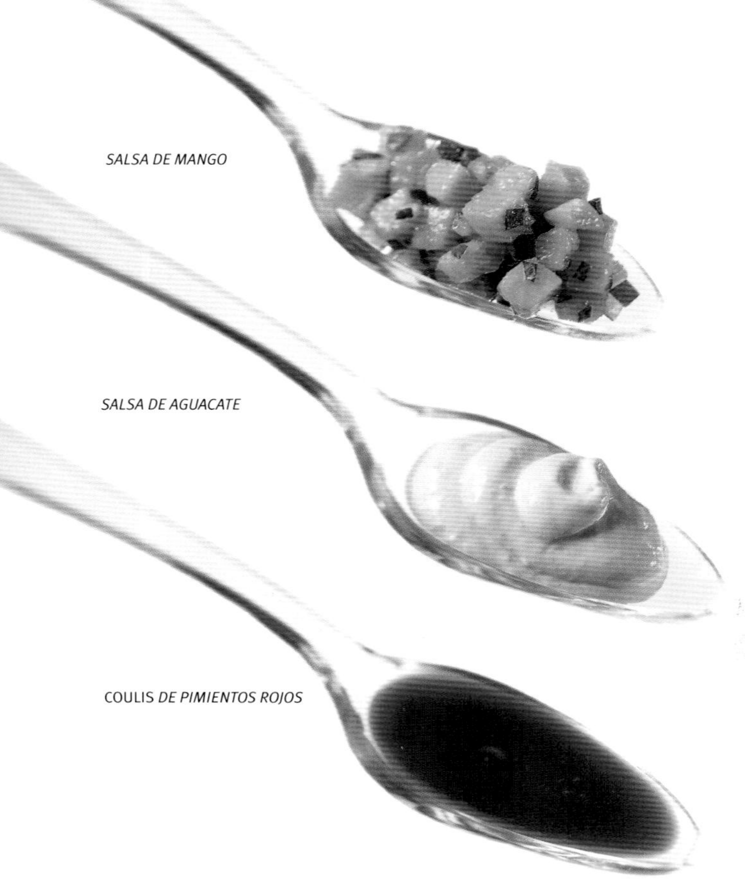

*SALSA DE MANGO*

*SALSA DE AGUACATE*

COULIS *DE PIMIENTOS ROJOS*

## Salsa de tomate y legumbres

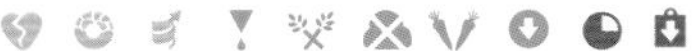

**Calorías:** 194
**Grasa total:** 6,5 g
**Grasas saturadas:** 1 g
**Fibra:** 6,9 g
**Proteínas:** elevadas
**Hidratos de carbono:** elevados
**Vitaminas:** B1, ácido nicotínico, B6, folato, A, carotenos, C, E
**Minerales:** magnesio, potasio, hierro, cobre

*2 tomates grandes, cortados por la mitad, sin semillas y picados*
*1 cebolla roja mediana, picada*
*1 pimiento amarillo pequeño, sin semillas y picado*
*un trozo de 5 cm de pepino, sin semillas y picado*
*200 g de legumbres en conserva, variadas, enjuagadas y escurridas*
*1 chile verde, sin semillas y picado*
*2 cucharadas de cilantro fresco, picado*
*1 cucharada de aceite de oliva*
*1 cucharada de zumo de lima*
*1 cucharadita de sal marina*
*pimienta negra*

**Mezcle todos los ingredientes** en un cuenco y deje que reposen 30 minutos. Sírvala fría.

## Salsa verde

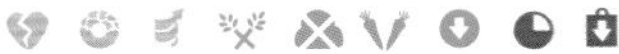

**Calorías:** 108
**Grasa total:** 11 g
**Grasas saturadas:** 1,6 g
**Fibra:** 0,3 g
**Proteínas:** bajas
**Hidratos de carbono:** bajos

*1-2 dientes de ajo, picados*
*1 cucharadita de sal marina*
*1 cucharadita de mostaza de Dijon*
*2 cucharadas de perejil fresco, picado*
*2 cucharadas de menta fresca o albahaca picada*
*el zumo de ½ limón*
*2 cucharadas de aceite de oliva extravirgen*
*pimienta negra*

**Maje juntos** el ajo y la sal marina. Luego con la ayuda del robot eléctrico o mezcladora batidora, mézclelos con la mostaza, las hierbas y el zumo de limón. Con el aparato en funcionamiento, añada poco a poco el aceite de oliva, hasta obtener una salsa verde. Agregue la pimienta negra y rectifique la condimentación.

## Salsa de tomate

**Calorías:** 126
**Grasa total:** 5,9 g
**Grasas saturadas:** 0,8 g
**Fibra:** 2,7 g
**Proteínas:** medias
**Hidratos de carbono:** medios
**Vitaminas:** B1, B6, folato, carotenos, C, E
**Minerales:** potasio, cobre

*1 cucharada de aceite de oliva*
*1 cebolla mediana, finamente picada*
*1 diente de ajo jugoso, picado*
*400 g de tomates (con su líquido)*
*2 cucharadas de tomate concentrado*
*1 cucharadita colmada de azúcar moreno*
*2 cucharaditas de zumo de limón*
*1 cucharadita de sal*
*pimienta negra*

**Caliente el aceite** en una sartén antiadherente y saltee la cebolla hasta que se ablande. Agregue el ajo y sofríalo un minuto.

Incorpore el resto de los ingredientes y cueza con el recipiente destapado 30 minutos por debajo del punto de ebullición, o hasta que obtenga una salsa consistente.

Si se evapora mucho líquido, añada un poco de agua o zumo de tomate.

## Salsa de aguacate

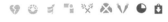

**Calorías:** 257
**Grasa total:** 25 g
**Grasas saturadas:** 7,3 g
**Fibra:** 3,3 g
**Proteínas:** pocas
**Hidratos de carbono:** pocos
**Vitaminas:** B2, B6, E

*1 aguacate grande maduro*
*el zumo de 1 limón pequeño*
*125 ml de yogur griego*
*pimienta negra*
*1 cucharadita de sal marina*

**Pele y deshuese el aguacate,** y pique su carne. Póngalo enseguida en el recipiente de la batidora mezcladora o robot eléctrico junto con el zumo de limón y bata unos segundos hasta obtener una salsa homogénea.

Mezcle a mano con el yogur griego y condimente. Sírvala fría.

**Sirva esta salsa** con pescados, mariscos, aves, caza y huevos, o como salsa para pasta o mojo.

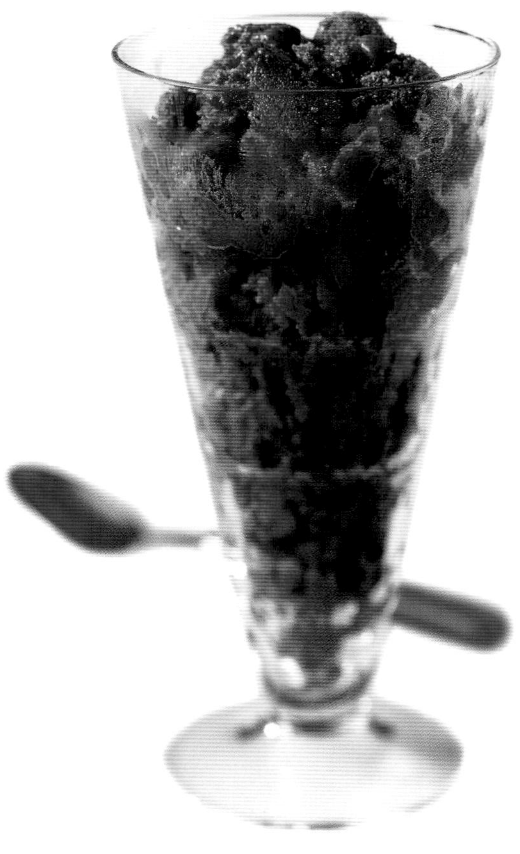

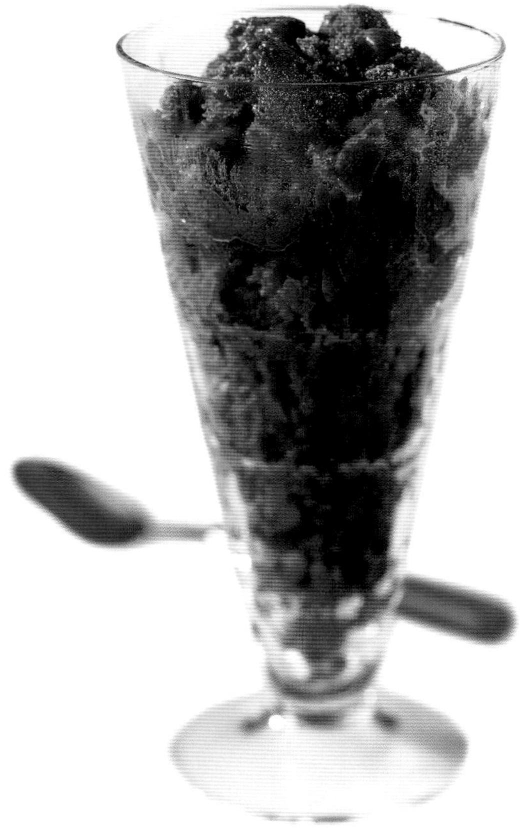

# Helado de zarzamoras

**Calorías:** 193
**Grasa total:** 1,2 g
**Grasas saturadas:** 0,6 g
**Fibra:** 6,3 g
**Proteínas:** elevadas
**Hidratos de carbono:** elevados
**Vitaminas:** B2, folato, C, E
**Minerales:** calcio, magnesio, potasio, yodo

*40 g de fructosa*
*1 cucharadita de agar-agar*
*100 ml de leche descremada*
*275 g de zarzamoras*
*200 g de yogur bio*
*3 cucharadas de zumo de naranja*

**Caliente en un cazo** pequeño la fructosa, el agar agar y la leche con tres cucharadas de agua, hasta que el agar agar se haya disuelto. Mezcle bien.

Reduzca a puré las bayas en el recipiente de la batidora mezcladora o robot eléctrico y tamícelas para retirar las semillas. Mezcle con el almíbar de fructosa y el resto de los ingredientes, y traslade la mezcla a un recipiente metálico para congelar o a una heladora.

Si utiliza la heladora, siga las instrucciones del fabricante. Si emplea el recipiente, tápelo y póngalo en el congelador a la temperatura más baja posible unas horas, hasta que casi esté congelado. Retírelo y mezcle bien. Repita este proceso varias veces, hasta que la preparación esté totalmente congelada. Sírvala congelada.

**Puede utilizar** otras bayas en vez de las zarzamoras. Si emplea fresas o frambuesas, no es preciso que las tamice. Si utiliza frutas maduras, puede reducir la cantidad de fructosa.

## Compota de frutas veraniegas

**Calorías:** 54
**Grasa total:** 0,3 g
**Grasas saturadas:** inapreciables
**Fibra:** 4,2 g
**Proteínas:** medias
**Hidratos de carbono:** elevados
**Vitaminas:** folato, C
**Minerales:** cobre

*200 g de fresas*
*100 g de frambuesas*
*100 g de grosellas negras*
*40 g de fructosa*
*1 trozo de canela en rama*
*un chorrito de zumo de limón*
*yogur griego o helado, para acompañar*

**Precaliente el horno** a 160 °C (gas 3). Prepare las frutas si es necesario; corte por la mitad las fresas en el caso de que sean grandes y retire los pedúnculos a las grosellas negras. (No enjuague las frambuesas; trátelas con cuidado.)

Ponga las frutas, la fructosa y la canela en una fuente de horno no demasiado profunda con dos o tres cucharadas de agua. Tape y hornee 30 minutos, removiendo una vez con cuidado, hasta que las frutas estén blandas y hayan dejado parte de sus zumos.

Retire la canela. Mezcle con el zumo de limón y acompañe con el yogur griego o el helado.

## Crema de melocotón y plátano

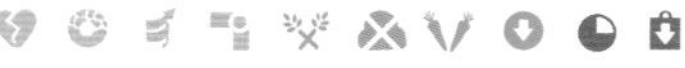

**Calorías:** 174
**Grasa total:** inapreciable
**Grasas saturadas:** 4 g
**Fibra:** 1,4 g
**Proteínas:** medias
**Hidratos de carbono:** medios
**Vitaminas:** C

*1 melocotón maduro*
*1 plátano mediano, acabado de madurar*
*2 cucharaditas de azúcar lustre*
*1 cucharada de zumo de naranja*
*150 ml de yogur griego*

**Pele y pique** el melocotón y el plátano, y póngalos en el recipiente de la batidora mezcladora o robot eléctrico con el azúcar lustre y el zumo de naranja.

Bata hasta obtener una preparación homogénea.

Mezcle con el yogur. Reparta en dos copas o vasos de cristal y enfríe.

## Granizado de limón (*citrus granita*)

**Calorías:** 142
**Grasa total:** inapreciable
**Grasas saturadas:** inapreciable
**Fibra:** 0,2 g
**Proteínas:** bajas
**Hidratos de carbono:** elevados
**Vitaminas:** C

*150 ml de agua*
*60 g de fructosa*
*125 ml de zumo de naranja y limón recién exprimido*
*3 cucharadas de zumo de lima*

**Caliente el agua** y deslíe en ella la fructosa. Mezcle con el resto de ingredientes y traslade a una sorbetera o recipiente metálico apto para congelar. Siga el mismo proceso que el helado de zarzamoras de la página anterior.

Sírvalo helado. El granizado no quedará demasiado sólido, incluso recién retirado del congelador.

## Frambuesas gratinadas

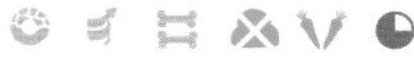

**Calorías:** 218
**Grasa total:** 12 g
**Grasas saturadas:** 7,7 g
**Fibra:** 2,5 g
**Proteínas:** medias
**Hidratos de carbono:** pocos
**Vitaminas:** folato, C
**Minerales:** calcio

*200 g de frambuesas frescas*
*7,5 g de fructosa*
*100 ml de yogur griego*
*100 ml de crema acidificada de bajo contenido en grasas*
*1 cucharadita de maicena*
*2 cucharaditas de azúcar moreno*

**Precaliente el grill.** Divida las frambuesas en dos moldes de suflé y espolvoréelas con la fructosa.

Bata juntos el yogur, la crema acidificada y la maicena, y espárzalos sobre las frambuesas. Espolvoree con el azúcar por encima.

Ponga los moldes bajo el grill hasta que la superficie empiece a dorarse y burbujear. Sirva enseguida.

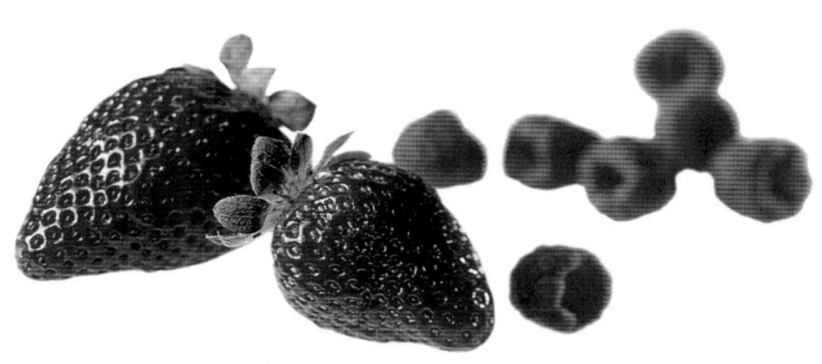

## Ensalada de frutas salteadas

**Calorías:** 214
**Grasa total:** 6,6 g
**Grasas saturadas:** 3,1 g
**Fibra:** 3,4 g
**Proteínas:** pocas
**Hidratos de carbono:** elevados
**Vitaminas:** A, C, E
**Minerales:** magnesio, potasio

*1 plátano grande, apenas maduro*
*1 cucharadita de aceite de cártamo*
*7,5 g de mantequilla*
*2 rodajas de piña fresca, partidas por la mitad*
*1 mango pequeño maduro, pelado, deshuesado y cuarteado*
*2 cucharaditas de zumo de lima*
*1 cucharada de vino dulce de postre*
*yogur griego, crema acidificada o crema de leche ligera de bajo contenido en grasas*

**Pele el plátano** y córtelo en rodajas. Caliente el aceite y la mantequilla en una sartén antiadherente y, cuando estén muy calientes, añada las frutas. Saltéelas ligeramente en cuanto empiecen a dorarse.

Agregue el zumo de lima; mezcle y añada el vino. Cuando el líquido haya burbujeado unos segundos, retire del fuego y acompañe con un poco de yogur, crema acidificada o leche.

## Tartas de mango con pasta *filo*

**Calorías:** 232
**Grasa total:** 1,5 g
**Grasas saturadas:** inapreciable
**Fibra:** 4,5 g
**Proteínas:** pocas
**Hidratos de carbono:** elevados
**Vitaminas:** A, carotenos, C

*3 láminas oblongas de pasta* filo
*aerosol para cocinar, o un poco de aceite*
*1 mango grande, maduro*
*2 cucharaditas de fructosa*
*2 cucharaditas de zumo de lima*
*una pizca de canela molida y jengibre*
*1 cucharada de pasas sultanas*
*yogur, helado o puré de frambuesas para acompañar (opcional)*

**Precaliente el horno a** 200 °C (gas 6). Corte las láminas de pasta *filo* por la mitad para obtener seis cuadrados. Rocíe cada lámina de pasta con el aerosol para cocinar o pincélelas con un poco de aceite vegetal a medida que trabaje. Superponga tres láminas, formando ángulos diferentes, sobre dos moldes para tartaletas. Hornee 10 minutos, o hasta que la pasta se dore. Retírela del horno.

Mientras, pele, deshuese y pique el mango. Mézclelo con el resto de ingredientes. Caliente la preparación en un cazo o en el microondas para amalgamar los sabores.

Cuando los moldes de pasta estén listos, llénelos con la mezcla de mango y sírvalos enseguida. Acompáñelos con yogur, helado o puré de frambuesas si lo desea.

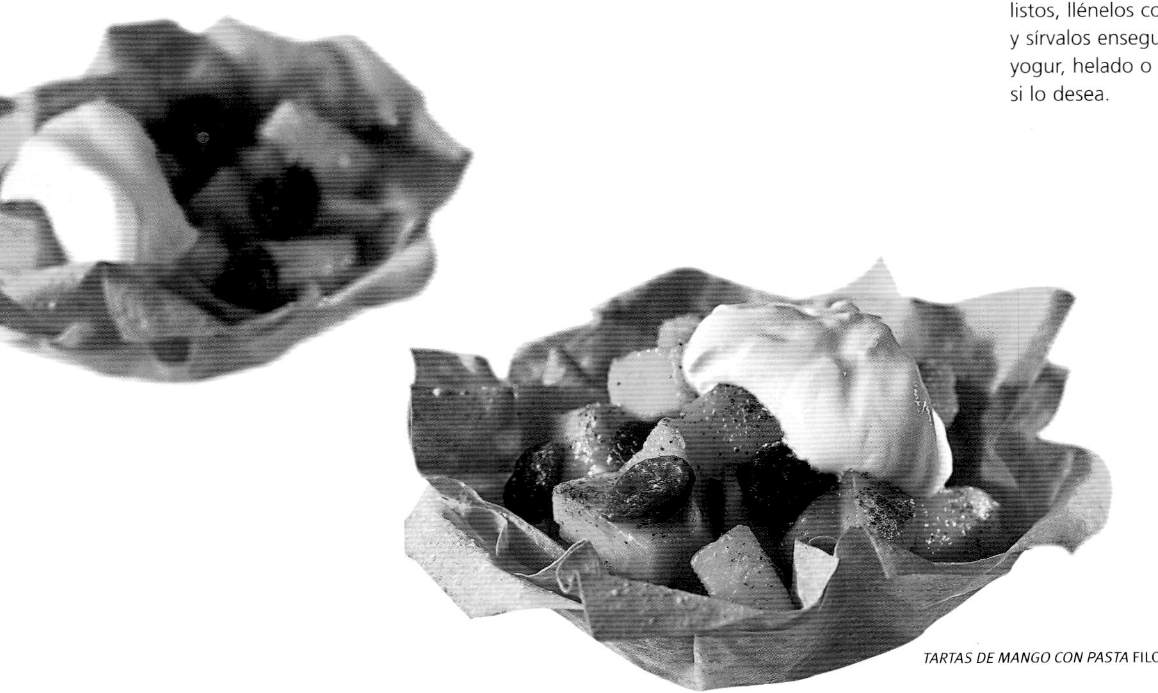

*TARTAS DE MANGO CON PASTA* FILO

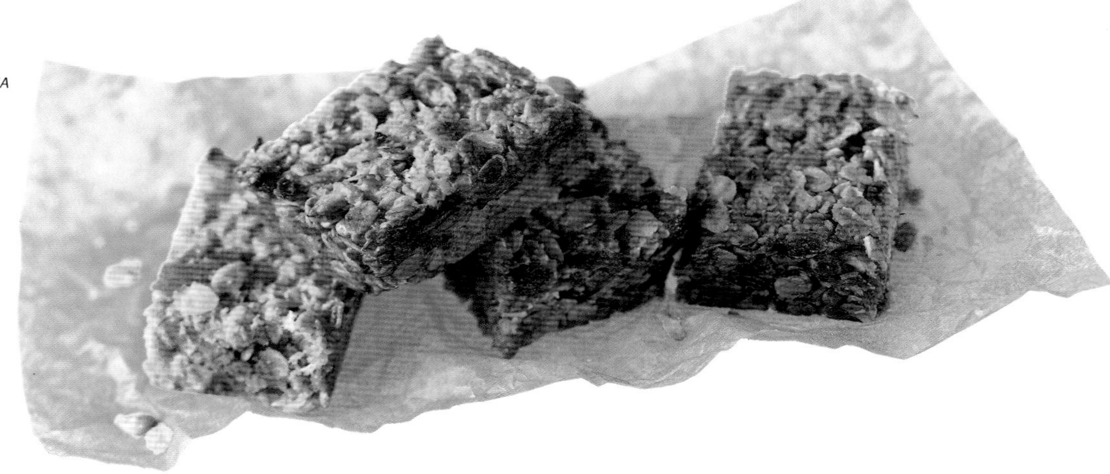
GALLETAS DE AVENA

# Pan de avena

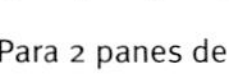

Para 2 panes de 450 g
**Calorías:** 78 por rebanada
**Grasa total:** 2 g
**Grasas saturadas:** 0,4 g
**Fibra:** 1,5 g
**Proteínas:** medias
**Hidratos de carbono:** elevados
**Vitaminas:** B, folato
**Minerales:** magnesio, hierro, cinc, cobre

*475 g de harina de avena (véase nota)*
*40 g de harina de soja*
*7,5 g de levadura seca de acción rápida*
*1 cucharadita de sal marina*
*1 cucharada rasa de azúcar moreno*
*400 ml de agua, ligeramente caliente*
*1 cucharada de aceite de girasol*

**Ponga las harinas** en un cuenco con la levadura, la sal y el azúcar. Añada el aceite y el agua, y mezcle a fondo. Cuando la masa empiece a ligar, amásela a fondo por espacio de entre cinco y diez minutos.

Divida la masa en dos moldes para pan, ligeramente aceitados, de 450 g, y déjelos reposar 30 minutos en un lugar tibio, cubiertos con un lienzo, hasta que la masa se haya levantado. Precaliente el horno a 180 °C (gas 4). Hornee los panes durante 50 minutos, o hasta que suenen a hueco al golpear la base con los nudillos. Vuélquelos sobre una rejilla y deje que se enfríen antes de servir. El pan se mantendrá fresco durante un día; también puede congelarse.

**NOTA:** si su proveedor de alimentos dietéticos no puede suministrarle harina de avena, puede introducir copos de avena en el recipiente de la batidora mezcladora o robot eléctrico, accionando el aparato hasta obtener harina; sin embargo, no lo haga demasiado tiempo pues se consigue polvo muy fino. La harina de soja puede encontrarse en la mayoría de establecimientos especializados en productos dietéticos.

# Galletas de avena

Para 10
**Calorías:** 189 cada una
**Grasa total:** 8,7 g
**Grasas saturadas:** 1,8 g
**Fibra:** 2 g
**Proteínas:** pocas
**Hidratos de carbono:** elevados
**Vitaminas:** B, D, E

*140 g de margarina de bajo contenido en grasa*
*150 ml de zumo de manzana concentrado*
*225 g de copos de avena*
*una pizca de sal marina*
*25 g de pepitas de girasol*
*50 g de orejones de albaricoques, picados*

**Precaliente el horno** a 190 °C (gas 5).

Derrita en un cazo la margarina con el zumo de manzana concentrado. Añada los copos de avena, sal, pepitas de girasol y orejones, y mezcle a fondo.

Vierta la mezcla en un molde cuadrado de 18 cm de lado. Presione la preparación y alise la superficie. Hornee entre 20 y 25 minutos hasta que esté dorada, y marque 8 piezas antes de que se enfríe.

Cuando se enfríen, desmóldelas y corte siguiendo las marcas para servir.

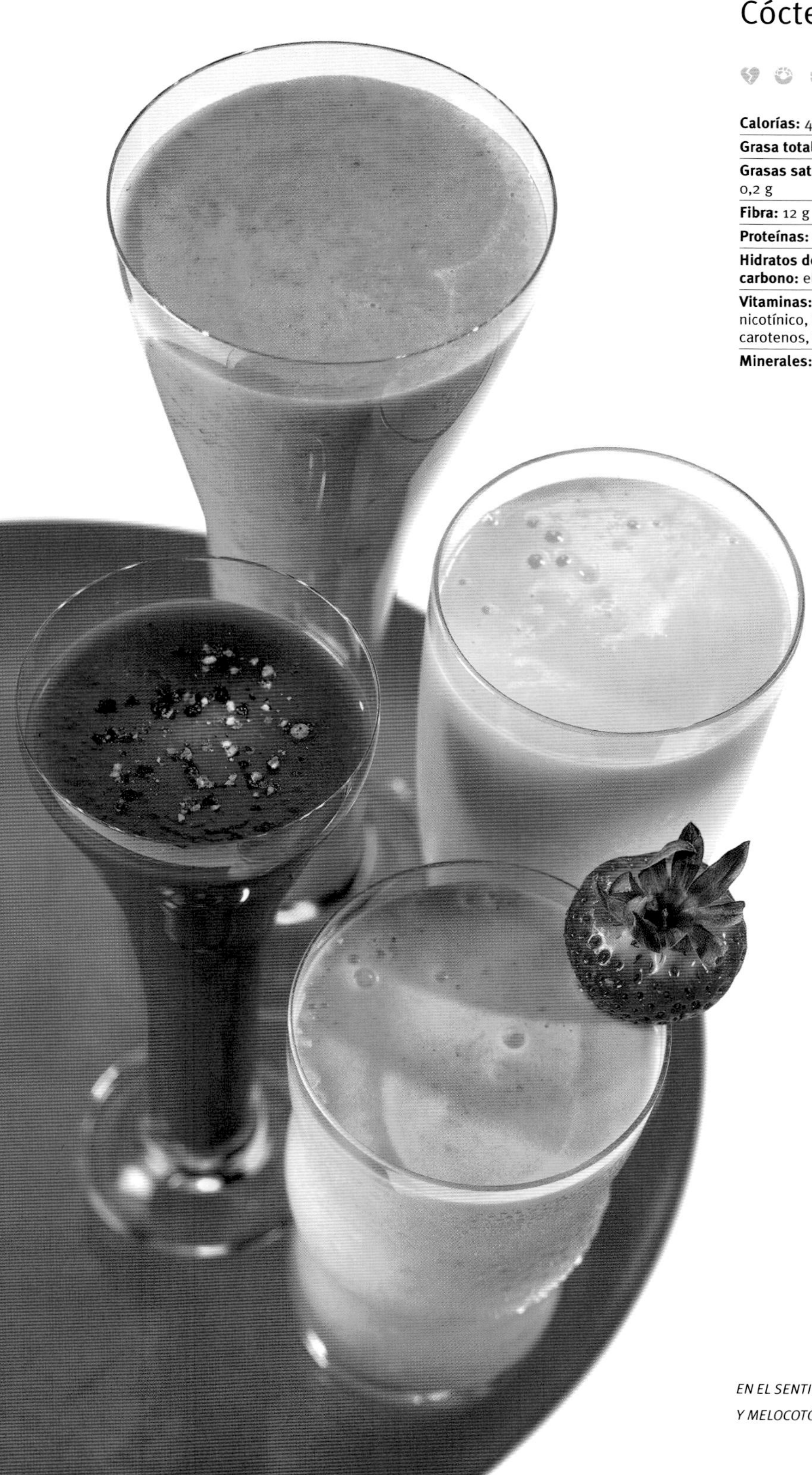

# Cóctel vegetal

**Calorías:** 48
**Grasa total:** 0,6 g
**Grasas saturadas:** 0,2 g
**Fibra:** 12 g
**Proteínas:** elevadas
**Hidratos de carbono:** elevados
**Vitaminas:** ácido nicotínico, folato, A, carotenos, C, E
**Minerales:** potasio

*225 g de tomates maduros*
*1 zanahoria mediana*
*1 tallo de apio*
*un manojo de berros*
*1 cucharadita de extracto de levadura, disuelto en un poco de agua hirviendo*
*125 ml de zumo de tomate*
*una pizca de sal de apio*
*pimienta negra*

**Pele, corte por la mitad y retire** las semillas de los tomates. Pele y pique finamente la zanahoria, y pique el apio.

Agregue todos los ingredientes al recipiente de la batidora mezcladora o robot eléctrico y redúzcalos a puré. Sirva frío.

En esta preparación **puede utilizar un amplio abanico de productos vegetales,** por ejemplo, hojas de espinacas, ramitos de brécol o colifor y acelgas.

*EN EL SENTIDO DE LAS AGUJAS DEL RELOJ: BATIDO DE FRESAS, CÓCTEL DE MANGO Y MELOCOTÓN, CÓCTEL DE PLÁTANO Y FRESAS, CÓCTEL VEGETAL*

## Batido de fresas

**Calorías:** 68
**Grasa total:** 0,9 g
**Grasas saturadas:** 0,6 g
**Fibra:** 0,9 g
**Proteínas:** elevadas
**Hidratos de carbono:** elevados
**Vitaminas:** C

*150 g de fresas*
*100 ml de leche descremada*
*100 ml de helado de bajo contenido en grasas o yogur de fresas congelado*

**Retire los pedúnculos a las fresas** y póngalas en el recipiente de la batidora mezcladora o robot eléctrico.

Añada la leche y el helado, y bata hasta obtener un batido espumoso. Sírvalo enseguida.

## Cóctel de mango y melocotón

**Calorías:** 150
**Grasa total:** 0,8 g
**Grasas saturadas:** 0,4 g
**Fibra:** 3,3 g
**Proteínas:** medias
**Hidratos de carbono:** elevados
**Vitaminas:** B2, A, carotenos, C
**Minerales:** calcio, yodo

*1 mango*
*1 melocotón*
*5 cucharadas de zumo de naranja*
*150 ml de yogur bio descremado*
*2 cucharaditas de miel líquida*

**Pele, deshuese,** pique el mango y el melocotón, y póngalos en el recipiente de la batidora mezcladora o robot eléctrico. Bata hasta obtener una mezcla homogénea. Agregue los ingredientes restantes y mezcle brevemente. Sirva frío.

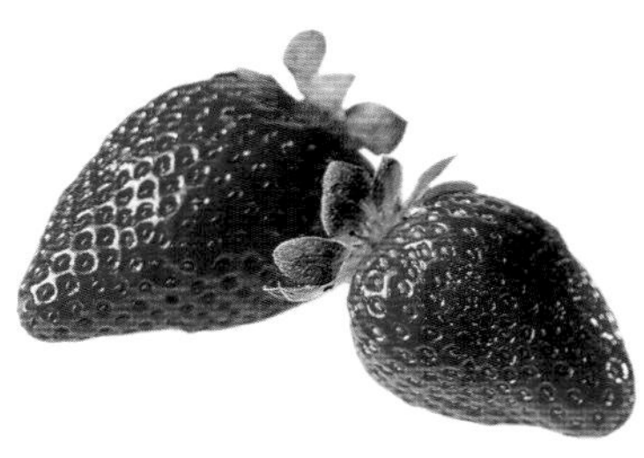
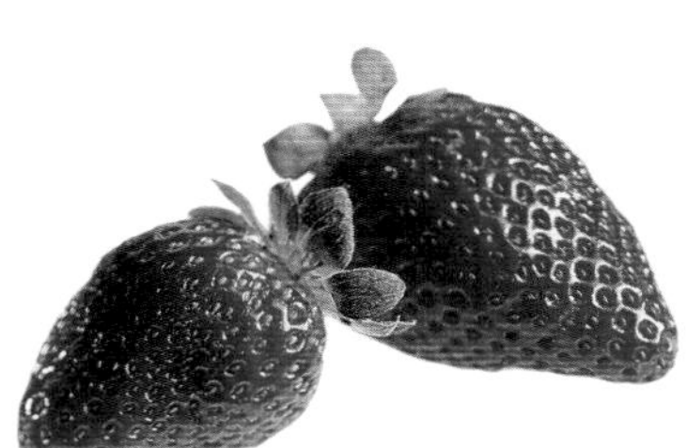
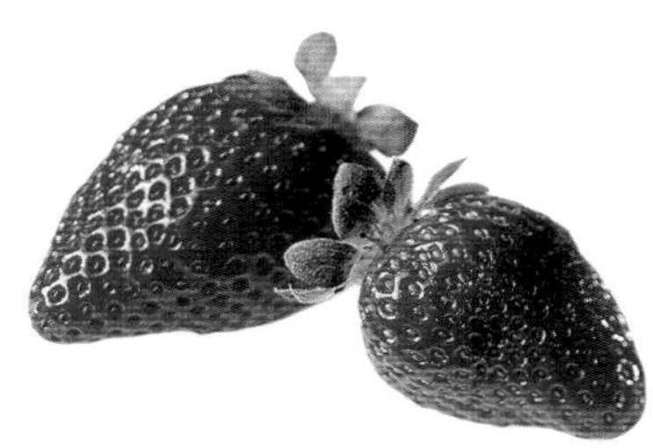

## Cóctel de plátano y fresas

**Calorías:** 103
**Grasa total:** 0 g
**Grasas saturadas:** 0,2 g
**Fibra:** 1,4 g
**Proteínas:** elevadas
**Hidratos de carbono:** elevados
**Vitaminas:** B6, B12, C

*1 plátano mediano*
*2 cucharaditas de zumo de limón*
*75 g de fresas, picadas*
*1 cucharadita de germen de trigo*
*1 cucharadita de fructosa*
*175 ml de leche descremada*

**Pele y pique** el plátano, y póngalo en el recipiente de la batidora mezcladora eléctrica junto con el zumo de limón. Añada las fresas, el germen de trigo, la fructosa y la mitad de la leche, y bata hasta conseguir una mezcla homogénea.

Vierta el resto de la leche y bata de nuevo. Sirva frío.

## Refresco de sandía

**Calorías:** 50
**Grasa total:** 0,4 g
**Grasas saturadas:** inapreciables
**Fibra:** 0,2 g
**Proteínas:** bajas
**Hidratos de carbono:** elevados
**Vitaminas:** C

*400 g de sandía*
*1 cucharadita de jengibre fresco pelado, rallado*
*2 cucharaditas de fructosa*
*3 cucharadas de agua mineral* o ginger ale *dietético*

**Pele la sandía** y retire las pepitas. Pique la carne y póngala en el recipiente de la batidora mezcladora o robot eléctrico junto con el jengibre y la fructosa. Mezcle bien.

Agregue el agua mineral o el *ginger ale* y bata de nuevo. Sirva frío.

**La raíz de jengibre** se congela bien y puede rallarse aunque esté congelada.

## Ponche de verano

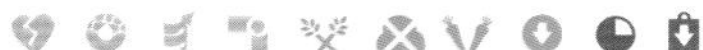

**Calorías:** 39
**Grasa total:** inapreciable
**Fibra:** 0,1 g
**Proteínas:** bajas
**Hidratos de carbono:** elevados
**Vitaminas:** C

*Unas gotas de Angostura*
*Unas gotas de granadina*
*100 ml de zumo de piña*
*100 ml de zumo de naranja*
*2 cucharadas de zumo de limón*
*100 ml de agua mineral con gas*

**Todos los ingredientes** deben estar fríos. Mézclelos, excepto el agua mineral. Luego agregue ésta, mezcle y sirva.

## Refresco de naranja y piña

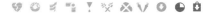

**Calorías:** 36
**Grasa total:** inapreciable
**Grasas saturadas:** inapreciables
**Fibra:** 0,6 g
**Proteínas:** pocas
**Hidratos de carbono:** elevados
**Vitaminas:** C

*2 rodajas de piña fresca*
*100 ml de zumo de naranja*
*200 ml de limonada dietética*

**Pique la piña** y redúzcala a puré en el recipiente de la batidora mezcladora eléctrica.

Mezcle el zumo de naranja y la limonada.

Divida la piña en dos vasos y cúbralos con la limonada. Sirva frío.

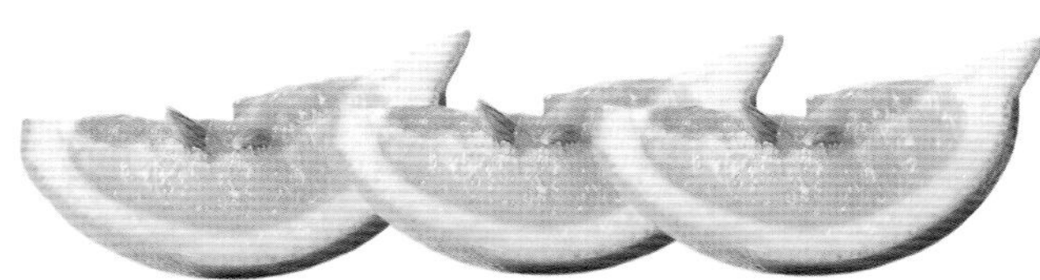

## Batido de manzana y albaricoque

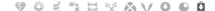

**Calorías:** 169
**Grasa total:** 2,6 g
**Grasas saturadas:** 1,5 g
**Fibra:** 3 g
**Proteínas:** medias
**Hidratos de carbono:** elevados
**Vitaminas:** B1, B12
**Minerales:** calcio, potasio, yodo

*2 manzanas frescas y jugosas*
*4 orejones de albaricoque*
*300 ml de leche semidescremada*
*2 cucharaditas de miel líquida*
*una pizca de canela molida*

**Pele, descorazone, pique** las manzanas y póngalas en el recipiente de la batidora mezcladora o robot eléctrico.

Pique los orejones de albaricoque y añádalos a la batidora junto con un tercio de la leche, la miel y la canela. Reduzca todo a puré y agregue gradualmente el resto de la leche. Sirva frío.

## Sangría

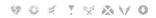

**Calorías:** 132
**Grasa total:** inapreciable
**Grasas saturadas:** inapreciables
**Fibra:** 1,4 g
**Proteínas:** pocas
**Hidratos de carbono:** pocos
**Vitaminas:** C

*1 naranja de cultivo orgánico*
*1 limón de cultivo orgánico*
*300 ml de vino tinto ligero y afrutado*
*100 ml de agua de Seltz*

**Lave las frutas** y pele unas tiras largas de cada una. Resérvelas. Pele las frutas retirando la membrana amarga. Sepárelas en gajos sobre una jarra para conservar sus zumos y retire las pepitas.

Corte los gajos por la mitad y agréguelos a la jarra con el zumo reservado y la piel. Vierta el vino; remueva y enfríe 30 minutos como mínimo.

En el momento de servir, incorpore el agua de Seltz y remueva.

## Té de melisa

**Calorías:** inapreciables
**Grasa total:** inapreciable
**Grasas saturadas:** inapreciables
**Fibra:** inapreciable
**Proteínas:** inapreciables

*4 cucharadas de melisa fresca, finamente picada*
*1 ¼ l de agua hirviendo*
*hojas de melisa enteras, para adornar*
*rodajas de limón, para adornar*

**Ponga la melisa** picada en una tetera precalentada y vierta por encima el agua hirviendo. Deje en infusión 5 minutos y cuele en tazas grandes.

Sirva frío o caliente, adornado con hojas de melisa y el limón.

**La melisa es calmante** y antivírica. Las infusiones pueden prepararse con diferentes hierbas, tales como la menta (para la indigestión), ortigas (diuréticas y desintoxicantes), perejil (diurético y estimulante), romero (tónico y estimulante del sistema circulatorio).

## Té de diente de león y bardana

**Calorías:** inapreciables
**Grasa total:** inapreciable
**Grasas saturadas:** inapreciables
**Fibra:** inapreciable
**Proteínas:** inapreciables

*25 g de raíz de diente de león, lavada y finamente picada*
*25 g de raíz de bardana, lavada y finamente picada*

**Para preparar un té de raíces,** éstas deben cocerse lentamente en agua por debajo del punto de ebullición, en vez de utilizar el sistema de infusión con agua hirviendo. Coloque las raíces picadas en una cacerola, añada 1 l de agua caliente por debajo del punto de ebullición y cueza 30 minutos a fuego lento, hasta que el líquido se haya reducido a la mitad. Cuele y sirva. La decocción puede guardarse en la nevera uno o dos días.

El té de diente de león y bardana es un eficaz desintoxicante, que ayuda a trabajar al hígado. También es diurético y depurativo; la bardana tiene un efecto laxante.

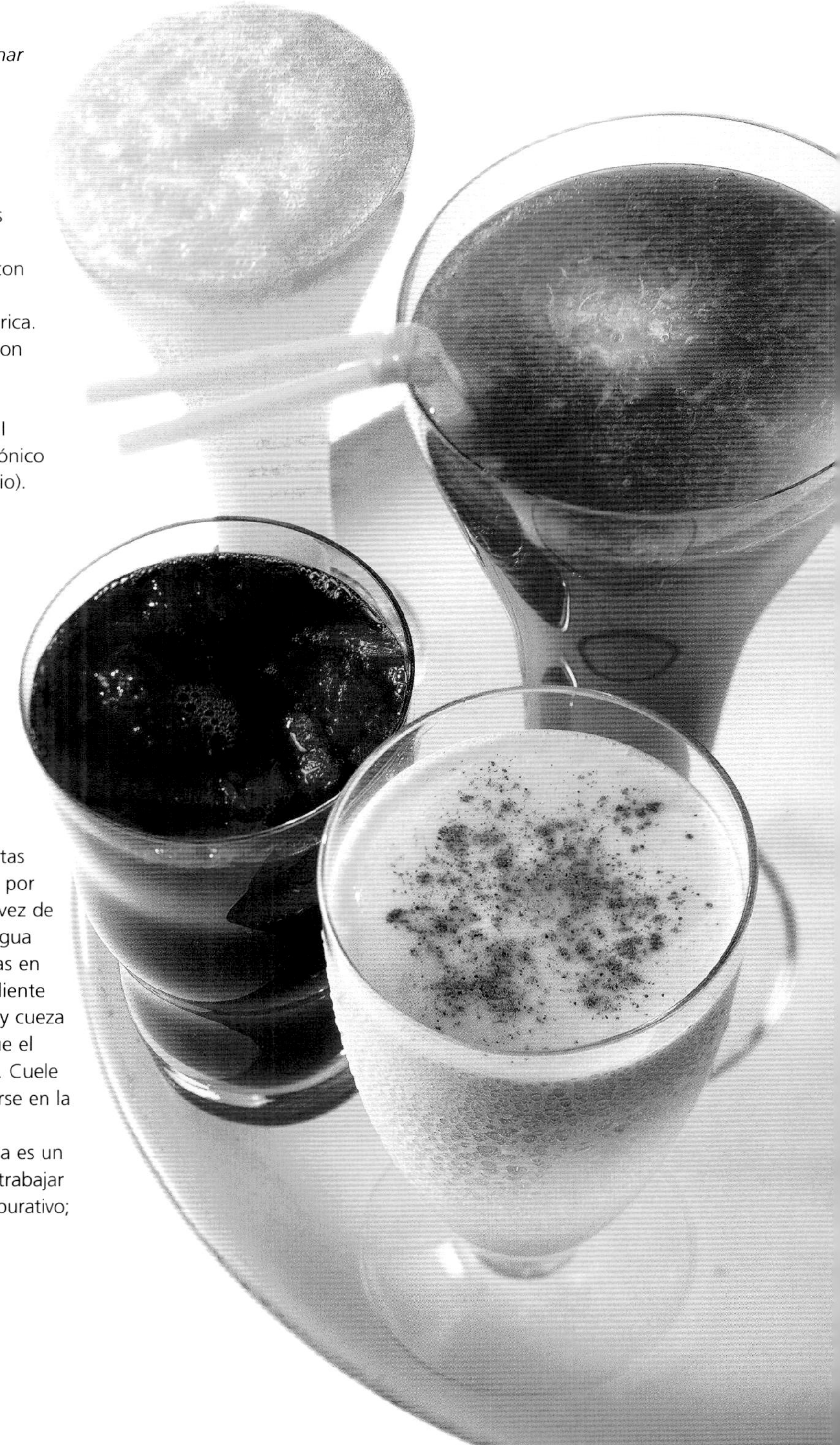

*EN EL SENTIDO DE LAS AGUJAS DEL RELOJ: REFRESCO DE NARANJA Y PIÑA, PONCHE DE VERANO, BATIDO DE MANZANA Y ALBARICOQUE, SANGRÍA*

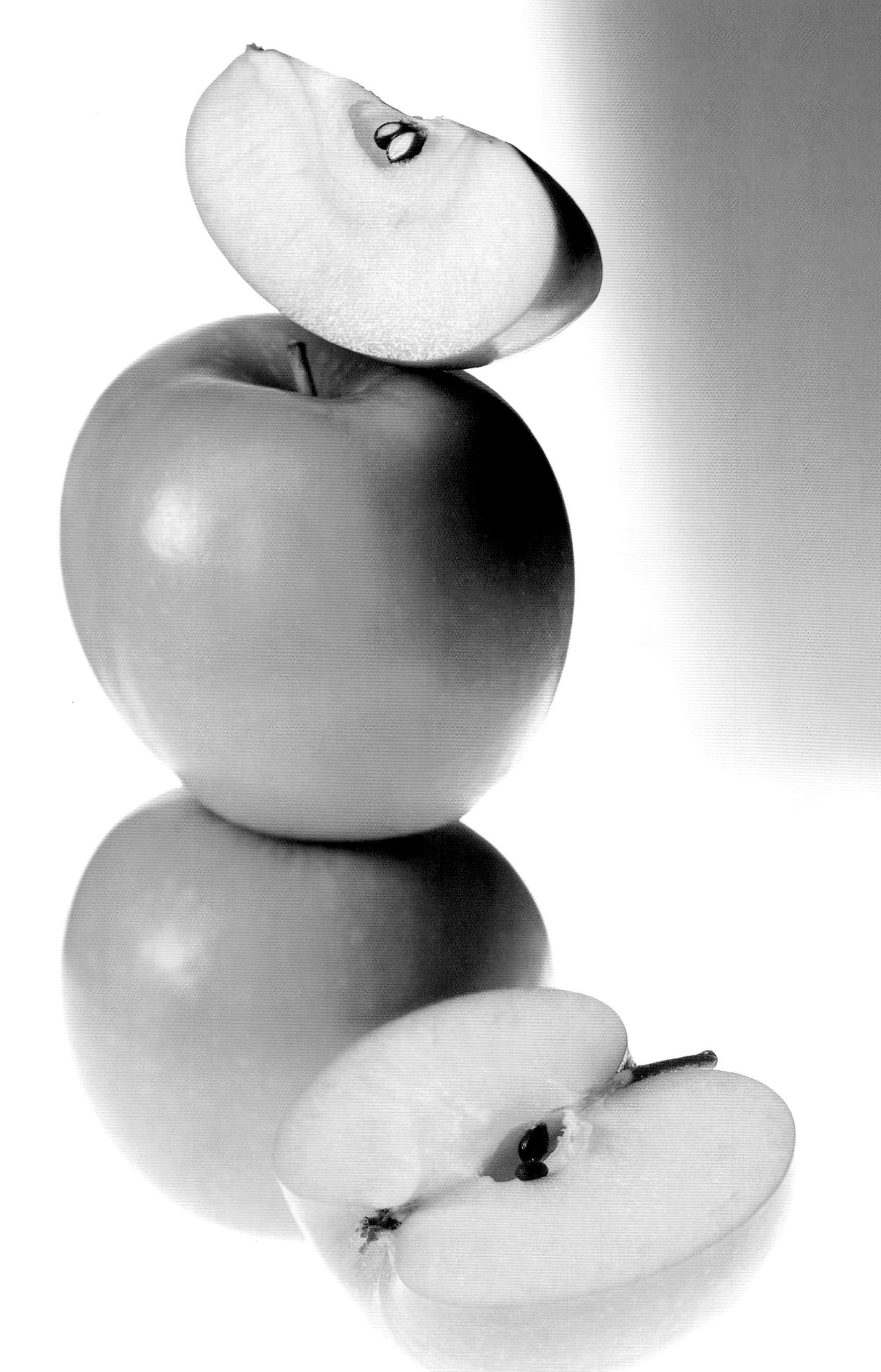

## CAPÍTULO SEIS

# Los alimentos de un vistazo

La lista que sigue incluye el contenido en nutrientes de 400 alimentos comunes y no tan comunes. Siempre que desee saber qué contiene el alimento que está comiendo, ésta es la sección que debe consultar. Cuando se considera apropiado también se ofrecen notas de salud sobre determinados alimentos y grupos de alimentos con el fin de proporcionarle más información que la que las tablas contienen (por ejemplo, datos sobre nuevos micronutrientes y sus efectos). La información nutritiva está calculada a partir de análisis publicados y datos de los fabricantes. No obstante, el contenido exacto de los nutrientes varía por diversas razones: época del año (especialmente, en lo que respecta a frutas y verduras frescas), método de almacenamiento (pérdida de vitaminas debido a un almacenamiento incorrecto, por ejemplo), reformulación de productos manufacturados, etc. Asimismo, en ocasiones se producen variaciones significativas en el contenido nutritivo de algunos productos preparados por diferentes fabricantes (por ejemplo, distintas marcas de hamburguesas). De todos modos, la lista proporciona unas cantidades muy aproximadas.

## Lista de alimentos

***Nombre del alimento***
En casi todos los casos se utiliza un nombre general (para alimentos básicos), pero cuando un producto se conoce por el nombre de una marca (por ejemplo, *Weetabix*), se emplea este último.

***Estado del alimento***
Esta columna le informa del estado en que se ha analizado el alimento (crudo o preparado; en este último caso, se especifica el método de cocción).

***Tamaño de la ración (en ocasiones aparece al principio de un apartado)***
Hemos intentado por todos los medios que el tamaño de las raciones indicadas correspondan a la cantidad que se toma normalmente, lo que incluye las pautas del MAFF y las raciones que indican los fabricantes. El resto de información nutritiva se refiere a este tamaño de ración. Por ejemplo, la mayoría de los cereales para el desayuno se calculan en una ración media de 30 g. Por tanto, el contenido de calorías, grasas, proteínas, etc. especificado en la lista es el que corresponde a una ración de 30 g. Para el pan, en general, se han tenido en cuenta 100 g (que equivale a tres rebanadas, aproximadamente).

Hemos tratado de utilizar el sentido común al indicar los tamaños de las raciones (obviamente, para un recuento más preciso de los nutrientes que toma en su dieta tendrá que pesar las raciones y después ajustar el contenido de nutrientes en función del peso).

***Contenido de kilocalorías (calorías) y kilojulios (julios)***
Una kilocaloría es una medida de energía, y popularmente se conoce como caloría. El contenido de calorías se especifica por ración. Un kilojulio (llamado julio) constituye otro modo de medir la energía que supera gradualmente al antiguo método de las kilocalorías en muchos países. Un kilojulio se compone aproximadamente de 4,184 calorías, pero dado que los julios se miden de un modo ligeramente diferente a las calorías, los valores pueden ser mayores o menores. Para más información sobre el contenido calórico de las diferentes dietas, *véase* capítulo uno.

***Grasa total (g) y porcentajes de tipos de grasa***
El contenido total de grasa de cada ración se especifica en gramos. Las tres columnas que siguen al contenido total de grasa en la lista de alimentos ofrecen un porcentaje de los tipos de grasa incluidos en ese contenido total: porcentaje de grasas poliinsaturadas, de grasas monoinsaturadas y de grasas saturadas. Esta última columna también incluye grasas hidrogenadas, que producen un efecto similar en el organismo.

Probablemente observará que, en casi todos los casos, las tres columnas de porcentajes no suman el 100 %. Esto se debe a que el contenido total de grasa de la mayoría de alimentos también incluye ácidos no grasos, como el glicerol y otros compuestos grasos, además de ácidos grasos poliinsaturados, monoinsaturados y saturados. Por tanto, del peso total de grasa en un alimento determinado, el porcentaje «que falta», se encuentra en esas otras grasas.

Si su consumo de grasas es muy restringido, resulta sencillo calcular qué porcentaje de calorías totales de un alimento determinado procede de las grasas. Consulte la columna de grasa total (g). Cada gramo de grasa contiene 9 calorías, así que debe multiplicar por 9 el número que indica la columna. Por ejemplo, el queso Cheddar contiene 17 g de grasa, lo que equivale a 153 calorías. Las calorías totales del queso son 206. Así, el porcentaje de calorías procedentes de la grasa (153 dividido por 206) es de 74,27 %. De este modo puede comprobar que el queso Cheddar es un alimento muy rico en grasa. También verá que el 63 % de calorías de la grasa es de grasa saturada, lo que convierte al Cheddar en un alimento muy rico en ese tipo de grasa.

Para más información sobre la grasa en la dieta y las cantidades necesarias de cada tipo, *véase* capítulo uno.

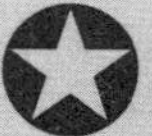

**SUPERALIMENTOS**

**Aproximadamente cincuenta alimentos de la lista van acompañados de una estrella ✪.**

**Se trata de alimentos que denominamos «superalimentos» debido a sus características especiales que ayudan a luchar contra las enfermedades y/o favorecen la buena salud, además de que generalmente no presentan inconvenientes. Son alimentos que se deberían incluir en la dieta de forma habitual, a menos que produzcan alergias o que el médico haya aconsejado su exclusión.**

**Por supuesto, esta lista es subjetiva y la mayor parte de los alimentos que la componen tienen sus ventajas; por tanto, no se tome muy al pie de la letra la selección de superalimentos (todos necesitamos seguir una dieta lo más variada posible).**

**Las notas de salud señalan los beneficios y los inconvenientes de los alimentos y amplían la información para seleccionar alimentos con características benéficas especiales.**

***Proteínas (g)***
El contenido proteínico de los alimentos aparece en gramos. De un modo similar a la grasa, puede calcular el porcentaje de calorías procedentes de proteínas de cualquier alimento.

Cada gramo de proteína contiene 4 calorías. Por ejemplo, el queso Cheddar contiene 52 calorías procedentes de proteínas (13 x 4). Las 52 calorías divididas entre 206 dan un total de 25,24 % de proteínas, lo que convierte a este queso en un producto rico en proteínas (ya que no se necesitan más de entre un 10 y un 15 % de nuestras calorías diarias totales en forma de proteínas).

Para más información sobre las proteínas en la dieta y la cantidad que necesitamos para gozar de buena salud, *véase* capítulo uno.

***Hidratos de carbono totales (g)***
El contenido total de hidratos de carbono se especifica en gramos. En las dos columnas que siguen a la de los hidratos de carbono se ofrece el contenido de féculas y azúcares, también en gramos. Encontrará una explicación de estos dos tipos de hidratos de carbono en el primer capítulo.

Si desea calcular el porcentaje de calorías procedentes de los hidratos de carbono, féculas o azúcares de cualquier alimento, multiplique los gramos por 3,75 (cada gramo de hidratos de carbono contiene ese número de calorías). Por ejemplo, un panecillo contiene 17 g de hidratos de carbono, que equivalen a 63,75 calorías (17 x 3,75). Las calorías totales del panecillo son 80, por lo que cada uno contiene un 79,68 % (63,75 dividido entre 80) de calorías en forma de hidratos de carbono, lo que convierte a los panecillos en un alimento rico en hidratos de carbono. Para más información sobre este nutriente y la cantidad necesaria en la dieta, *véase* capítulo uno.

NOTA: debido a las normas de etiquetado de la Unión Europea, se utiliza un factor de conversión 4 (no 3,75) para los alimentos envasados (por tanto, si calcula a partir de la información del paquete, hágalo con 4 y no con 3,75).

***Fibra total (g) y fibra soluble (g)***
Las columnas referentes a la fibra ofrecen el contenido de esta sustancia que posee cada alimento, dividido en los dos tipos diferentes de fibra: polisacáridos no feculentos o fibra insoluble, y fibra soluble. Estos dos tipos de fibra desempeñan papeles distintos en una dieta sana. Para más información sobre los tipos de fibra y la cantidad que necesitamos en la dieta, *véase* capítulo uno.

***Colesterol (mg)***
El contenido en colesterol de los alimentos se especifica en miligramos (mg). Esta columna resulta útil para todo aquel que deba seguir una dieta baja en colesterol por prescripción médica (por ejemplo, personas con hipercolesterolemia o con un historial de enfermedades cardíacas).

Para más información sobre el colesterol en los alimentos y su importancia en una dieta sana, *véase* capítulo uno.

***Vitaminas (fuente útil de)***
Esta columna incluye todas las vitaminas presentes en cantidades útiles en la ración especificada. Una cantidad útil es aproximadamente el 17 % de la cantidad diaria recomendada (CDR) por la Unión Europea, establecida por las autoridades comunitarias. Cuando no existe la CDR para un nutriente, se utiliza la referencia del Ministerio de Sanidad.

Las notas de salud detallan en algunos casos esta información: por ejemplo, cuando el contenido de una determinada vitamina está ligeramente por debajo del 17 % y se toma en abundancia, ese alimento supone una contribución útil a ese contenido vitamínico de su dieta (por lo general, se menciona este dato).

Para más información sobre las vitaminas y las cantidades que necesitamos en la dieta, *véase* capítulo uno (también encontrará listas con las principales fuentes de vitaminas y minerales).

***Minerales (buena fuente de)***
Para los minerales se ha seguido el mismo criterio que para las vitaminas (para más información sobre los minerales en la dieta y las listas de las mejores fuentes, *véase* capítulo uno).

El contenido de sodio no se especifica para cada alimento individual, pero si un producto es especialmente rico en sodio se menciona en las notas de salud. Para una lista de los alimentos con un elevado contenido de sodio, *véase* capítulo uno.

***En resumen, los encabezados de la lista son como sigue:***
nombre del alimento
estado del alimento
tamaño de la ración
calorías
kilojulios
grasa total (g)
% poliinsaturada (poli.)
% monoinsaturada (mono.)
% saturada (sat.)
proteínas (g)
hidratos de carbono (g)
féculas (g)
azúcares (g)
fibra total (PNF) (g)
fibra soluble (g)
colesterol (mg)
fuente útil de vitaminas
buena fuente de minerales
notas de salud especiales (en ocasiones, sólo son aplicables a un alimento del grupo; otras veces abarcan varios alimentos).

**ABREVIATURAS DE LAS VITAMINAS**

| | | | |
|---|---|---|---|
| B1 | también conocida como tiamina | folato | también conocido como ácido fólico |
| B2 | también conocida como riboflavina | ác. pant. | ácido pantoténico |
| ác. nic. | ácido nicotínico, también conocido como niacina | b-caroteno | betacaroteno (provitamina A) |
| B6 | también conocida como piridoxina | C | también conocida como ácido ascórbico |

**ABREVIATURAS DE LOS MINERALES**

| | | | |
|---|---|---|---|
| cal. | calcio | manga. | manganeso |
| cob. | cobre | pot. | potasio |
| fós. | fósforo | sel. | selenio |
| magnes. | magnesio | yod. | yodo |

## Pan y otros productos horneados

| | estado del alimento | tamaño de la ración | calorías | kilojulios | grasa total (g) | % poli. | % mono. | % sat. | proteínas (g) | h. carbono (g) | féculas (g) | azúcares (g) |
|---|---|---|---|---|---|---|---|---|---|---|---|---|
| **Negro** | | 100 g | 218 | 927 | 2,0 | 30 | 15 | 20 | 9 | 44 | 41 | 3 |
| **Chapata** | | 100 g | 143 | 605 | 2,6 | 12 | 73 | 15 | 9,7 | 20 | 18 | 1,9 |
| **Cruasán** | | 1 x 60 g | 216 | 903 | 12,2 | 24 | 40 | 32 | 5 | 23 | 22 | 0,6 |
| **Francés** | | 100 g | 270 | 1.149 | 2,7 | 26 | 19 | 22 | 9,6 | 55 | 54 | 1,9 |
| **De trigo malteado** | | 100 g | 235 | 999 | 2,7 | 26 | 22 | 19 | 9,3 | 46 | 44 | 2,2 |
| **Malta** | | 100 g | 268 | 1.139 | 2,4 | 42 | 13 | 13 | 8,3 | 57 | 31 | 26 |
| **Pita** blanco | | 1 x 75 g | 195 | 827 | 0,8 | 46 | n/c | 46 | 7,1 | 40 | 37 | 1,7 |
| **Centeno** integral | | 100 g | 219 | 931 | 1,7 | n/c | n/c | n/c | 8,3 | 45,8 | n/c | n/c |
| **Germen de trigo** | | 100 g | 232 | 937 | 2,5 | n/c | n/c | n/c | 9,2 | 43 | 40 | 2,4 |
| **Blanco** | | 100 g | 235 | 1.002 | 1,9 | 26 | 21 | 21 | 8,4 | 49 | 47 | 2,6 |
| **Integral** | | 100 g | 215 | 914 | 2,5 | 28 | 20 | 20 | 9,2 | 42 | 40 | 1,8 |
| **Galleta salada** | | 3 | 92 | 390 | 3,4 | 1,3 | 40 | 39 | 2,0 | 14 | 14 | tr |
| **Galleta de avena** | | 2 | 115 | 482 | 4,8 | 29 | 44 | 21 | 2,6 | 16 | 16 | 0,8 |

| fibra total (g) | fibra soluble (g) | colesterol (mg) | fuente útil de vitaminas | buena fuente de minerales | notas especiales de salud |
|---|---|---|---|---|---|
| | | | | | |
| 4 | 1 | 0 | B1, ác. nic., folato | magnes., hierro, cob., manga. | El pan es un alimento básico y, para muchas personas, sano: es una fuente importante de hidratos de carbono y de una cantidad razonable de proteínas. La mayoría de los tipos de pan también son bajos en grasas (las excepciones entre los productos horneados son los cruasanes y algunos panes especiales).<br>Por lo general, el pan se hace con harina de trigo (la integral contiene el 100 % del grano molido; el negro y el de trigo malteado un 85-95 %, y el pan blanco hasta un 80 % del cereal entero, pero no la fibra —la capa exterior— ni el germen de trigo, que corresponde al centro). Dado que muchas de las vitaminas y los minerales se encuentran en esas partes del grano, el pan blanco es mucho más bajo en esos nutrientes que el pan integral. En algunos países europeos, sin embargo, el pan blanco está enriquecido con B1, ácido nicotínico, hierro y calcio. Algunos tipos de pan también incluyen folato, una vitamina especialmente importante durante el embarazo.<br>El contenido de sal del pan puede ser elevado o muy elevado, un dato que conviene tener en cuenta si se come mucho pan y se tiene que seguir una dieta baja en sodio.<br>El pan es uno de los alimentos que pueden producir reacciones alérgicas en algunas personas (los principales alergenos son el gluten, el componente que da a la masa su elasticidad, el trigo o la levadura). Actualmente, varios fabricantes producen barras sin trigo y/o gluten, y algunos panes planos se preparan sin levadura añadida (compruebe las etiquetas, ya que muchos panes planos, como las pitas comerciales, sí contienen levadura). El pan con levadura química supone una alternativa, aunque su tiempo de conservación es muy limitado. Observe que incluso los panes que parecen no contener trigo (por ejemplo, el de centeno o el de avena) cuentan con este cereal en su composición; de hecho, se elaboran con una proporción de trigo para que la barra resulte más ligera. Lea la lista de ingredientes.<br>Las barras producidas en masa pueden contener diversos aditivos: blanqueantes, harina de soja y caramelo. El pan biológico y el de elaboración artesanal son cada vez más abundantes.<br>Para las personas que sigan una dieta baja en calorías, el pan negro de centeno constituye una buena elección, ya que posee un índice glucémico medio (a diferencia de las barras de trigo, con un índice alto); por tanto, ayuda a mantener el hambre a raya durante más tiempo. |
| 2,6 | n/c | 0 | ác. nic. | cal., hierro, sel., manga. | |
| 1,0 | 0,5 | 4,5 | ác. nic., folato | | |
| 1,5 | 0,9 | 0 | ác. nic. | cal., hierro, sel., manga. | |
| 4,3 | 2,1 | 0 | B1, ác. nic., folato | magnes., fós. | |
| n/c | n/c | 1 | B1, ác. nic. | pot., fós., hierro, cob., yod., manga. | |
| 1,5 | n/c | 0 | | | |
| 4,4 | n/c | 0 | B1, B2, ác. nic., E | cal., hierro, fós. | |
| 3,3 | 1,3 | n/c | B1, ác. nic., folato | cal., magnes., hierro, cob., yod., manga., pot., fós. | |
| 1,5 | 0,9 | 0 | B1, ác. nic. | cal., manga. | |
| 5,8 | 1,6 | 0 | B1, ác. nic., folato | magnes., pot., fós., hierro, sel., manga. | |
| 0,5 | 0,3 | n/c | | | Las galletas suelen ser muy ricas en sal y grasa. Las galletas saladas son ricas en grasas saturadas e hidrogenadas, y en sal; y bajas en fibra. Las galletas de avena son más ricas en grasas insaturadas y contienen mucha más fibra. Dado que el consumo habitual de productos con avena está relacionado con el descenso del nivel de colesterol, podrían suponer una alternativa más sana. Las galletas de centeno constituyen un alimento integral saludable, gracias al centeno y la poca sal, y resultan útiles para las personas con intolerancia al trigo. Las tortas de arroz son otra alternativa baja en grasas y en sal, así como en fibra. |
| 1,5 | 0,9 | 2 | | manga. | |

| | estado del alimento | tamaño de la ración | calorías | kilojulios | grasa total (g) | % poli. | % mono. | % sat. | proteínas (g) | h. carbono (g) | féculas (g) | azúcares (g) |
|---|---|---|---|---|---|---|---|---|---|---|---|---|
| **Torta de arroz** | | 3 | 77 | 322 | 0,6 | 33 | 17 | 17 | 1,7 | 17 | 17 | 0,3 |
| **Galleta de centeno** | | 3 | 81 | 338 | 0,45 | 50 | 17 | 17 | 2,7 | 16,5 | 14,4 | 2,1 |
| **Tarta de manzana** | | ración media 110 g | 293 | 1.227 | 15 | 7 | 35 | 49 | 3,2 | 39 | 24 | 15 |
| **Barrita de cereales** | | 1 x 33 g barra | 138 | 583 | 5,4 | 46 | 42 | 12 | 2,4 | 21 | 8 | 11 |
| **Pastel de chocolate** | | 50 g | 228 | 954 | 13 | 43 | 32 | 9 | 3,7 | 25 | 11 | 14 |
| **Galleta digestiva** | | x 2 | 141 | 593 | 6,3 | 8 | 46 | 41 | 1,9 | 21 | 17 | 4 |
| **Galleta digestiva** cubierta de chocolate | | 2 | 177 | 746 | 8,7 | 7 | 37 | 51 | 2,4 | 24 | 14 | 10 |
| **Donut** con mermelada | | 1 | 252 | 1.061 | 11 | 25 | 37 | 29 | 43 | 37 | 23 | 14 |
| **Palo** de chocolate | congelado | 1 x 35 g | 139 | 576 | 11 | 6 | 33 | 52 | 2,0 | 9 | 6,8 | 2,3 |
| **Pastel de fruta** | | 50 g | 171 | 719 | 5,5 | 25 | 40 | 31 | 1,9 | 30 | 5,6 | 24 |
| **Pastas de té** | | 2 | 64 | 270 | 2,3 | 7 | 35 | 48 | 0,9 | 11 | 7,3 | 3,1 |
| **Bollito** | | 1 | 174 | 731 | 7,0 | 24 | 37 | 34 | 3,5 | 26 | 23 | 2,8 |
| **Bizcocho** | | 50 g | 151 | 640 | 2,5 | 12 | 36 | 32 | 2,1 | 32 | 8,3 | 24 |
| **Masa *filo*** | | 25 g | 79 | 332 | 0,9 | n/c | n/c | 8 | 2,2 | 15 | 15 | 0,3 |

| fibra total (g) | fibra soluble (g) | colesterol (mg) | fuente útil de vitaminas | buena fuente de minerales | notas especiales de salud |
|---|---|---|---|---|---|
| 0,8 | n/c | 0 | | | |
| 3,6 | 1,2 | 0 | | manga. | |
| 1,9 | 1 | n/c | C | | El contenido calórico de una tarta de manzana se puede reducir utilizando fructosa para endulzar las manzanas y añadiendo una sola capa superior. |
| 1,1 | n/c | n/c | | manga. | La mayoría de los productos de panadería y bollería son ricos en grasas, sobre todo saturadas. Los productos de bollería comercial suelen ser ricos en grasas hidrogenadas, tan malas (o incluso peores) para la salud como las saturadas.<br>Hay algunos productos horneados que no son ricos en grasa (los panecillos tostados son bajos en grasa, por ejemplo); compruebe las etiquetas. La mayoría de los productos de este grupo también son bajos en fibra, vitaminas y minerales, y ricos en azúcares y colesterol. Los amantes de los pasteles deberían tener en cuenta estos datos y no abusar demasiado. La mayoría de las personas consideran que las barritas de cereales son alternativas más sanas a los pasteles y las galletas, pero resultan más ricas en azúcares que muchos alimentos dulces, y el contenido de grasa también puede ser elevado.<br>Los valores nutritivos aquí mencionados son sólo una guía, ya que las recetas varían de un fabricante a otro. Los pasteles caseros hechos con grasas insaturadas, ingredientes naturales, harinas integrales y menos azúcar tienen un perfil nutricional mucho más saludable. |
| n/c | n/c | 76 | A, D, E | | |
| 0,7 | 0,3 | 12 | | | |
| 0,8 | 0,4 | 18 | | | |
| n/c | n/c | 11 | | | |
| 0,3 | 0,1 | 53 | | | |
| 0,9 | 0,3 | 32 | A, D, E* | | (*Depende del tipo de grasa utilizada en la receta.) |
| 0,2 | 0,2 | 4 | | | |
| 0,9 | 0,4 | 14 | | | |
| 0,9 | n/c | 76 | | | |
| 0,8 | n/c | n/c | | | La masa *filo* apenas tiene grasa, por lo que la persona que prepara la receta controla la cantidad y el tipo de grasa añadida. Si se cubre muy ligeramente con aceite de oliva, será la masa más sana que pueda obtener. Los valores que aquí se mencionan hacen referencia a la masa antes de que sea añadido aceite. |

| | estado del alimento | tamaño de la ración | calorías | kilojulios | grasa total (g) | % poli. | % mono. | % sat. | proteínas (g) | h. carbono (g) | féculas (g) | azúcares (g) |
|---|---|---|---|---|---|---|---|---|---|---|---|---|
| **Hojaldre** | | 25 g | 93 | 390 | 5,9 | 16 | 42 | 49 | 3 | 7,7 | 7,3 | 0,5 |
| **Pasta quebrada** | | 25 g | 110 | 459 | 7,1 | 18 | 41 | 36 | 1,1 | 11 | 11 | 0,2 |
| **Pizza** de queso y tomate | | ración 200 g | 474 | 1.990 | 24 | 18 | 31 | 45 | 18 | 50 | 46 | 4 |
| **Pastel de carne de cerdo** individual | | 140 g | 526 | 2.190 | 38 | 10 | 46 | 38 | 14 | 35 | 34 | 0,7 |
| **Perrito caliente** | | 1 mediana 75 g | 358 | 1.489 | 27 | 15 | 43 | 37 | 5,3 | 24 | 23 | 0,9 |
| **Cereales para el desayuno** | | | | | | | | | | | | |
| ***All Bran*** | | 30 g | 78 | 333 | 1,0 | 40 | 10 | 20 | 4,2 | 14 | 8,3 | 5,7 |
| ***Bran Flakes*** | | 30 g | 95 | 406 | 0,6 | 50 | 17 | 17 | 3,1 | 21 | 15 | 5,6 |
| ***Cornflakes*** | | 30 g | 108 | 461 | 0,2 | 50 | 0 | 0 | 2,4 | 26 | 23 | 2,5 |
| ***Fruit´n Fibre*** | | 30 g | 105 | 444 | 1,4 | 21 | 29 | 57 | 2,7 | 22 | 14 | 7,3 |
| ***Muesli*** sin azúcar añadido | | 50 g | 183 | 776 | 3,9 | 31 | 46 | 21 | 5,3 | 34 | 26 | 7,8 |
| **Gachas de avena** | crudas | 30 g | 113 | 476 | 2,8 | 39 | 36 | 18 | 3,4 | 20 | 20 | 0,3 |
| **Gachas** | con agua | 200 g | 98 | 418 | 2,2 | 36 | 36 | 18 | 3,0 | 18 | 18 | tr |
| ***Pop Tart*** | | 1 | 210 | 870 | 6,0 | n/c | n/c | 17 | 2,5 | 36 | 19 | 17 |

| fibra total (g) | fibra soluble (g) | colesterol (mg) | fuente útil de vitaminas | buena fuente de minerales | notas especiales de salud |
|---|---|---|---|---|---|
| 1,5 | n/c | n/c | | | El contenido de grasa de estas masas tradicionales es bastante elevado, al igual que el de grasa saturada, a menos que se utilice margarina poliinsaturada (baja en grasas hidrogenadas; lea las etiquetas). |
| 0,5 | 0,2 | 9 | | | |
| 2,8 | 1,2 | 44 | A, b-caroteno, B1, B2, ác. nic., E | cal., pot. fós, yod., manga. | La salsa de tomate es rica en licopina, que brinda protección contra las enfermedades cardíacas y el cáncer. La pizza de queso y tomate también es una buena fuente de calcio. El contenido de fibra se puede incrementar añadiendo vegetales. |
| 1,3 | n/c | 73 | B1, ác. nic., B12 | fós. | Rico en calorías y grasa, aunque el contenido de carne aporta algunas vitaminas B y minerales. |
| 0,9 | n/c | 37 | ác. nic., B12 | | Un producto rico en grasa, ya que tanto el panecillo como la salchicha tienen un elevado contenido de grasa. |
| | | | | | |
| 7,3 | 1,2 | 0 | B1, B2, ác. nic., B6, B12, folato, D | magnes., pot., fós., yod., hierro, cal. | Cereales muy ricos en fibra, útiles para regular el tránsito intestinal y una buena fuente de nutrientes, aunque contienen una cantidad bastante elevada de azúcar. |
| 3,9 | 0,9 | 0 | B1, B2, ác. nic., B6, B12, folato, D | hierro | Cereales basados en salvado de trigo; menos fibra que *All Bran*, pero más rico en este nutriente que la mayoría de los cereales comerciales; enriquecidos con vitaminas y minerales. |
| 0,3 | 0,1 | 0 | B1, B2, ác. nic., B6, B12, folato, D | hierro | Cereales sin trigo, bajos en fibra pero enriquecidos con vitaminas y minerales. Bastante ricos en azúcar, pero representan una elección mejor que los cereales con azúcar, como los *Frosties*, para las personas que intentan controlar su consumo de azúcar. |
| 2,1 | 0,8 | 0 | B1, B2, ác. nic., B6, B12, folato, D | hierro | Cereales basados en trigo, más ricos en grasas saturadas que otros cereales debido al contenido en coco; enriquecidos con vitaminas y minerales. |
| 3,8 | n/c | tr | ác. nic., E | manga. | Cereales integrales basados en avena (en ocasiones, también con copos de trigo; lea la etiqueta si desea evitar este último), fruta seca, frutos secos y semillas, proporcionan una buena gama de vitaminas y minerales (aunque no en cantidades suficientes como para aparecer en la lista). La avena es rica en fibra soluble, beneficiosa para reducir el colesterol y con un índice glucémico bajo, que proporciona energía duradera y mantiene el hambre a raya. El *muesli* es rico en azúcares naturales de la fruta, pero bajo en sal y rico en grasas monoinsaturadas. Las gachas también se preparan con avena integral, rica en grasas insaturadas y fibra soluble, y con un índice glucémico medio. |
| 2,1 | 1,2 | 0 | | manga. | |
| 1,6 | 1,0 | 0 | | | |
| 0,8 | n/c | 0 | B1, B2, ác. nic., B6, B12, folato | | Cereales basados en trigo y enriquecidos con vitaminas y minerales; son bastante ricos en grasas y bajos en fibra. |

| | estado del alimento | tamaño de la ración | calorías | kilojulios | grasa total (g) | % poli. | % mono. | % sat. | proteínas (g) | h. carbono (g) | féculas (g) | azúcares (g) |
|---|---|---|---|---|---|---|---|---|---|---|---|---|
| **Trigo inflado** | | 30 g | 96 | 410 | 0,4 | 50 | 2,5 | 2,5 | 4,3 | 20 | 20 | 0,1 |
| **Arroz inflado** | | 30 g | 111 | 472 | 0,3 | 33 | 33 | 33 | 1,8 | 27 | 24 | 3,2 |
| ***Shredded Wheat*** | | 2 galletas | 146 | 623 | 1,4 | 43 | 14 | 14 | 4,8 | 31 | 30 | 0,4 |
| ***Special K*** | | 30 g | 113 | 481 | 0,3 | 33 | 33 | 33 | 4,6 | 25 | 19 | 5,2 |
| ***Weetabix*** | | 2 galletas | 127 | 540 | 1,0 | 46 | 18 | 18 | 4,4 | 25,2 | 28 | 1,8 |
| **Productos lácteos y huevos** | | | | | | | | | | | | |
| **Leche de vaca** entera | | 100 ml | 66 | 275 | 3,9 | 3 | 28 | 62 | 3,2 | 4,8 | 0 | 4,8 |
| **Leche de vaca** semidesnatada | | 100 ml | 46 | 195 | 1,6 | tr | 31 | 63 | 3,3 | 5 | 0 | 5 |
| **Leche de vaca** desnatada | | 100 ml | 33 | 140 | 0,1 | 0 | 0 | 100 | 3,3 | 5 | 0 | 5 |
| **Leche de cabra** | | 100 ml | 60 | 253 | 3,5 | 3 | 23 | 66 | 3,1 | 44 | 0 | 4,4 |
| **Leche de soja** | | 100 ml | 32 | 132 | 1,9 | 58 | 21 | 16 | 2,9 | 0,8 | 0 | 0,8 |
| **Nata** líquida | | 50 ml | 99 | 409 | 9,6 | 3 | 29 | 62 | 1,3 | 2 | 0 | 2 |
| **Nata** semigrasa | | 50 ml | 74 | 307 | 6,7 | 3 | 29 | 62 | 1,5 | 2,2 | 0 | 2,2 |
| **Nata** para montar | | 50 ml | 225 | 925 | 24 | 3 | 29 | 62 | 0,9 | 1,4 | 0 | 1,4 |

| fibra total (g) | fibra soluble (g) | colesterol (mg) | fuente útil de vitaminas | buena fuente de minerales | notas especiales de salud |
|---|---|---|---|---|---|
| 1,7 | n/c | 0 | ác. nic. | cob. | Trigo integral, rico en grasas poliinsaturadas y bajo en sal y azúcar. |
| 0,2 | 0 | 0 | B1, B2, ác. nic., B6, B12, folato, D | hierro | Arroz enriquecido con vitaminas y minerales; bajo en fibra. |
| 4,4 | 0,9 | 0 | ác. nic. | magnes., cob. | Cereales de trigo integral ricos en grasas poliinsaturadas y fibra, y bajos en azúcar y sal. |
| 0,6 | 0,2 | 0 | B1, B2, ác. nic., B6, B12, folato, D | hierro | Cereales a base de arroz y trigo, enriquecidos con vitaminas y minerales; bajos en fibra y bastante ricos en azúcares y sal. |
| 2,9 | 1,2 | 0 | B1, B2, ác. nic. | hierro, cob. | Cereales de trigo integral enriquecidos con vitaminas y hierro; bastante bajos en sal y azúcares añadidos. |
| | | | | | |
| 0 | 0 | 14 | A, B2, ác. nic., B12 | cal., yod., pot., fós. | Las leches desnatada y semidesnatada constituyen una buena fuente de proteínas muy baja o baja en grasas, además de una de las principales fuentes de calcio en el mundo occidental (el bajo consumo de calcio está relacionado con la cardiopatía coronaria, el cáncer de colon y, por supuesto, la osteoporosis). Asimismo, se trata de una de nuestras principales fuentes de yodo. La leche entera contiene, sin embargo, más de la mitad de las calorías en forma de grasa, dos tercios de la cual es saturada. Por tanto, las personas que sigan una dieta baja en grasas saturadas deben tomar leche desnatada o de soja. Algunas personas son alérgicas o no toleran la leche de vaca, ya sea por la intolerancia a la lactosa o por ser incapaces de digerir las proteínas de la leche. En este caso, la leche de cabra supone una alternativa aceptable. |
| 0 | 0 | 7 | B2, ác. nic., B12 | cal., yod., pot., fós. | |
| 0 | 0 | 2 | B2, ác. nic., B12 | cal., yod., pot., fós. | |
| 0 | 0 | 10 | A, B2, ác. nic., B12 | cal., yod., pot., fós. | Casi tan rica en grasa y grasas saturadas como la leche entera de vaca, pero las personas alérgicas a los productos lácteos de vaca tal vez la toleren. |
| 0 | 0 | 0 | B2, E | cob. | Las personas que no toman productos lácteos deberían tomar leche de soja enriquecida con calcio. La leche de soja se fabrica con una de las pocas fuentes de proteínas vegetales completas. |
| 0 | 0 | 28 | A | | La mayoría de las calorías que contiene la nata líquida, sea del tipo que sea, provienen de la grasa (dos tercios de la cual es saturada). En una dieta sana es aconsejable utilizar nata muy de vez en cuando. |
| 0 | 0 | 20 | A | | |
| 0 | 0 | 65 | A | | |

| | estado del alimento | tamaño de la ración | calorías | kilojulios | grasa total (g) | % poli. | % mono. | % sat. | proteínas (g) | h. carbono (g) | féculas (g) | azúcares (g) |
|---|---|---|---|---|---|---|---|---|---|---|---|---|
| **Nata** montada | | 50 ml | 187 | 770 | 20 | 3 | 29 | 62 | 1 | 1,5 | 0 | 2,5 |
| **Crema acidificada** con toda su grasa | | 50 ml | 190 | 784 | 20 | 3 | 24 | 66 | 1,2 | 1,4 | 0 | 1,4 |
| **Yogur** natural desnatado | | 100 g | 56 | 236 | 0,8 | tr | 25 | 63 | 5,1 | 7,5 | 0 | 7,5 |
| **Yogur** natural entero | | 100 g | 79 | 333 | 3 | 7 | 30 | 30 | 5,7 | 7,8 | 0 | 7,8 |
| **Yogur** natural griego | | 100 g | 106 | 442 | 7,5 | 5 | 25 | 64 | 4,4 | 5,6 | 0 | 5,6 |
| **Yogur** de fruta desnatado | | 125 ml | 90 | 382 | 0,7 | tr | 29 | 57 | 4,1 | 18 | 0 | 18 |
| **Yogur** de fruta dietético | | 125 ml | 51 | 221 | 0,3 | tr | 33 | 33 | 5,4 | 7,5 | 0 | 7,5 |
| **Queso fresco** natural, 8 % grasa | | 100 g | 113 | 469 | 7,1 | 3 | 30 | 62 | 6,8 | 5,7 | 0 | 5,7 |
| **Queso fresco** natural, 0 % grasa | | 100 g | 58 | 247 | 0,2 | tr | 50 | 50 | 7,7 | 6,8 | 0 | 6,8 |
| **Queso fresco** de fruta | | 100 g | 131 | 551 | 5,8 | 3 | 29 | 62 | 6,8 | 14 | 0 | 14 |
| **Queso fresco** de fruta dietético | | 100 g | 64 | 269 | 1,2 | 2 | 25 | 58 | 5,6 | 7 | 0,5 | 6,5 |
| **Brie** | | 50 g | 160 | 662 | 13 | 3 | 29 | 63 | 9,6 | tr | 0 | tr |
| **Cheddar** con toda su grasa | | 50 g | 206 | 854 | 17 | 4 | 27 | 63 | 13 | 0,1 | 0 | 0,1 |
| **Cheddar** semigraso | | 50 g | 131 | 546 | 7,5 | 3 | 29 | 63 | 16 | tr | 0 | tr |

| fibra total (g) | fibra soluble (g) | colesterol (mg) | fuente útil de vitaminas | buena fuente de minerales | notas especiales de salud |
|---|---|---|---|---|---|
| 0 | 0 | 53 | A | | |
| 0 | 0 | 53 | A | | |
| 0 | 0 | 4 | B2, B12 | cal., pot., fós., yod. | Buena fuente, baja en grasas, de calcio y proteínas. |
| 0 | 0 | 11 | B2, B12 | cal., pot., fós., yod. | Más de un tercio de las calorías provienen de la grasa, pero constituye una buena fuente de calcio. |
| 0 | 0 | 14 | B2, B12 | cal., pot., fós., yod. | Más de la mitad de las calorías provienen de la grasa, que en gran parte es saturada. |
| 0 | 0 | 4 | B2, B12 | cal., pot., fós., yod. | Los yogures de fruta suelen contener mucho azúcar. |
| 0 | n/c | 1 | B1, B12 | cal., pot., fós., yod. | Similar al yogur de fruta desnatado, pero con menos azúcar; por lo general, se utilizan edulcorantes artificiales para reducir el contenido calórico. |
| 0 | 0 | 25 | B2, B12, A | | Si se toma en cantidades razonables puede suponer una buena contribución a la ingesta de calcio (86 mg/100 ml), pero su contenido en grasa saturada es bastante elevado. |
| 0 | 0 | 1 | B2, B12 | | El contenido de calcio es el mismo que el del queso anterior, pero con mucha menos grasa. |
| tr | tr | 21 | B2, B12 | | |
| 0,1 | n/c | n/c | B2, B12 | | |
| 0 | 0 | 50 | B2, A, B12 | cal., fós. | Muchas personas consideran el queso un alimento proteínico y, sin embargo, muchos quesos contienen más grasas que proteínas (y, como porcentaje de las calorías totales, la grasa es el nutriente que predomina en el queso, a menos que en la etiqueta se especifique lo contrario). Incluso los quesos semigrasos pueden contener hasta un 50 % de sus calorías en forma de grasa. Los quesos son especialmente ricos en grasas saturadas, y muchos también en sodio. Los quesos duros, sin embargo, constituyen una excelente fuente de calcio, importante para prevenir la osteoporosis. El queso es una de las fuentes que contienen abundante vitamina B2, así como una buena fuente de B12 para las personas que no comen carne. |
| 0 | 0 | 50 | B2, A, B12, ác. nic. | cal., fós. | |
| 0 | 0 | 22 | B2, B12, ác. nic. | cal., fós. | |

| | estado del alimento | tamaño de la ración | calorías | kilojulios | grasa total (g) | % poli. | % mono. | % sat. | proteínas (g) | h. carbono (g) | féculas (g) | azúcares (g) |
|---|---|---|---|---|---|---|---|---|---|---|---|---|
| **Queso para untar** con toda su grasa | | 50 g | 138 | 572 | 11 | 3 | 29 | 63 | 6,8 | 22 | 0 | 2,2 |
| **Queso para untar** semigraso | | 50 g | 94 | 392 | 5 | 3 | 24 | 66 | 8 | 3,2 | 0 | 3,2 |
| **Requesón** | | 50 g | 49 | 207 | 2,0 | 5 | 30 | 60 | 6,9 | 1,0 | 0 | 1,0 |
| **Crema de queso** con toda su grasa | | 50 g | 220 | 904 | 24 | 3 | 29 | 63 | 1,5 | tr | 0 | tr |
| **Azul danés** | | 50 g | 174 | 719 | 15 | 3 | 29 | 63 | 10 | tr | 0 | tr |
| **Edam** | | 50 g | 167 | 691 | 13 | 2 | 29 | 62 | 13 | tr | 0 | tr |
| **Feta** griego | | 50 g | 125 | 519 | 10 | 3 | 20 | 67 | 7,8 | 0,8 | 0 | 0,8 |
| **Gruyér** | | 50 g | 205 | 848 | 17 | 3 | 29 | 63 | 14 | tr | 0 | tr |
| **Mascarpone** | | 50 g | 225 | 926 | 23 | 3 | 24 | 66 | 1,4 | 2,4 | 0 | 2,4 |
| **Mozzarella** italiana | | 50 g | 145 | 602 | 11 | 3 | 29 | 63 | 13 | tr | 0 | tr |
| **Parmesano** | | 10 g | 45 | 188 | 3,3 | 2 | 29 | 63 | 4 | tr | 0 | tr |
| **Queso en lonchas procesado** | | 1 | 66 | 273 | 5 | 4 | 28 | 61 | 4,2 | 0,2 | 0 | 0,2 |
| **Queso tierno** semigraso | | 50 g | 98 | 405 | 7,5 | 3 | 24 | 66 | 6,0 | 1,5 | 0 | 1,5 |
| **Stilton** | | 50 g | 206 | 851 | 18 | 3 | 29 | 62 | 11 | 0,1 | 0 | 0,1 |

| fibra total (g) | fibra soluble (g) | colesterol (mg) | fuente útil de vitaminas | buena fuente de minerales | notas especiales de salud |
|---|---|---|---|---|---|
| 0 | 0 | 33 | A, B12 | cal., fós. | |
| 0 | 0 | n/c | B12 | cal., fós. | |
| 0 | 0 | 7 | B12 | | |
| 0 | 0 | 48 | A, B12 | | |
| 0 | 0 | 38 | A, B12 | cal., fós. | |
| 0 | 0 | 40 | ác. nic. | cal., yod., fós. | |
| 0 | 0 | 35 | B12 | cal., fós. | |
| 0 | 0 | 50 | A, B12, ác. nic. | cal., fós. | |
| 0 | 0 | n/c | A, B12 | desconocido | |
| 0 | 0 | 33 | A, B12, ác. nic. | cal., fós. | |
| 0 | 0 | 10 | B2, B12 | cal. | |
| 0 | 0 | 17 | B12 | fós. | |
| 0 | 0 | n/c | B12 | | |
| 0 | 0 | 53 | A, B2, B12, ác. nic. | cal., yod., fós. | |

Los quesos duros también proporcionan yodo en cantidades razonables. Los vegetarianos que deseen evitar los productos de origen animal pueden tomar quesos sin cuajo, hoy cada vez más fáciles de encontrar.

Las autoridades recomiendan evitar los quesos blancos sin pasteurizar, como el Brie, durante el embarazo y en la tercera edad, ya que pueden contener la bacteria listeria, que puede provocar una intoxicación alimentaria.

Las personas con intolerancia a la leche de vaca pueden elegir todo tipo de quesos (incluidos el Cheddar y los azules) hechos con leche de cabra o de oveja, cada vez más comunes en supermercados y en establecimientos especializados.

Se dice que el queso es un desencadenante de la migraña en algunas personas susceptibles. Algunos afectados de migraña toman quesos blandos, pero deben evitar los quesos duros curados, que contienen una enzima llamada tiramina (la posible responsable de las crisis).

Se están realizando algunas investigaciones que pretenden demostrar que comer queso al final de una comida puede ayudar a reducir la formación de placa y, por tanto, prevenir las enfermedades de las encías.

| | estado del alimento | tamaño de la ración | calorías | kilojulios | grasa total (g) | % poli. | % mono. | % sat. | proteínas (g) | h. carbono (g) | féculas (g) | azúcares (g) |
|---|---|---|---|---|---|---|---|---|---|---|---|---|
| **Huevos** pequeños | | 1 | 69 | 288 | 5 | 12 | 44 | 30 | 6 | tr | 0 | tr |
| **Huevos** medianos | | 1 | 84 | 349 | 6,1 | 12 | 43 | 30 | 7,2 | tr | 0 | tr |
| **Huevos** grandes | | 1 | 98 | 410 | 7,2 | 11 | 43 | 29 | 8,5 | tr | 0 | tr |
| **Huevo** mediano | frito en aceite vegetal | 1 | 102 | 447 | 7,9 | 11 | 43 | 29 | 7,8 | tr | 0 | tr |

## Condimentos, salsas y otros productos de despensa

| | estado del alimento | tamaño de la ración | calorías | kilojulios | grasa total (g) | % poli. | % mono. | % sat. | proteínas (g) | h. carbono (g) | féculas (g) | azúcares (g) |
|---|---|---|---|---|---|---|---|---|---|---|---|---|
| **Compota de manzana** | | 15 ml | 10 | 41 | tr | 0 | 0 | 0 | 0 | 2,5 | 0 | 2,5 |
| **Salsa agridulce con especias** | | 15 ml | 15 | 63 | 0 | 0 | 0 | 0 | 0,2 | 3,8 | 0,3 | 3,5 |
| **Salsa para hamburguesas** | | 15 ml | 14 | 59 | tr | 0 | 0 | 0 | 0,2 | 3,3 | n/c | n/c |
| **Vinagreta** | | 15 ml | 69 | 285 | 7,4 | 25 | 61 | 9 | 0 | 0,7 | 0 | 0,7 |
| **Mayonesa** | | 15 ml | 104 | 426 | 11 | 60 | 23 | 15 | 0,2 | 0,3 | 0,1 | 0,2 |
| **Mayonesa** *light* | | 15 ml | 43 | 178 | 4,2 | n/c | n/c | 16 | 0,2 | 1,2 | 0,5 | 0,7 |
| **Pesto** | | 15 ml | 78 | 321 | 7,1 | 21 | 47 | 27 | 3,1 | 0,3 | 0,1 | 0,2 |
| **Compota de ciruelas** | | 15 ml | 37 | 155 | 0 | 0 | 0 | 0 | n/c | 9,8 | n/c | n/c |
| **Condimento para ensaladas** | | 15 ml | 52 | 216 | 4,7 | 62 | 15 | 13 | 0,2 | 2,5 | tr | 2,5 |

| fibra total (g) | fibra soluble (g) | colesterol (mg) | fuente útil de vitaminas | buena fuente de minerales | notas especiales de salud |
|---|---|---|---|---|---|
| 0 | 0 | 179 | B12, folato, A, D | yod. | Los huevos también pueden contribuir de manera significativa en el consumo de B2, E y ácido nicotínico. El hierro, aunque presente, no se absorbe bien. Son ricos en colesterol, pero la mayoría de los expertos hoy coinciden en que no representan un problema para todas aquellas personas cuyos niveles de colesterol en sangre sean normales. La OMS sugiere un límite máximo de 10 huevos a la semana, incluidos los que forman parte de pasteles, postres, etc. Los jóvenes, los ancianos, las embarazadas y los discapacitados físicos deben evitar los huevos crudos y ligeramente cocidos debido al riesgo de *Salmonella*. |
| 0 | 0 | 217 | B12, folato, A, D | yod. | |
| 0 | 0 | 255 | B12, folato, A, D | yod. | |
| 0 | 0 | 217 | B12, folato, A, D | yod. | Para que los huevos fritos sean lo más sanos posible, utilice una sartén que no se pegue y cubra apenas el fondo con un aceite vegetal puro de buena calidad. Si los fríe en abundante aceite, escúrralos bien antes de servirlos. |
| | | | | | |
| 0,2 | n/c | 0 | | | Las salsas y condimentos a base de frutas y verduras, como la compota de manzana, la salsa de tomate, los condimentos basados en encurtidos, etc., normalmente se toman en cantidades tan pequeñas que no representan una contribución importante al contenido nutritivo de la dieta. No obstante, algunos de estos condimentos encierran cantidades significativas de azúcar y sal. Si se toman *ketchup* y salsas de tomate con regularidad, pueden suponer una contribución valiosa al consumo de carotenoides. Los condimentos a base de aceite, como las vinagretas, la mayonesa, el pesto y el condimento para ensaladas, son mucho más ricos en calorías y grasa. Pueden incrementar sorprendentemente el contenido de calorías y grasas de una comida, por lo que conviene tomarlos con moderación si se sigue una dieta de reducción calórica. Las grasas que contienen son, en su mayoría, insaturadas. |
| 0,1 | n/c | 0 | | | |
| n/c | n/c | 0 | | | |
| 0 | 0 | 0 | E | | |
| 0 | 0 | 11 | E | | |
| 0 | 0 | 3 | E | | |
| n/c | n/c | 6 | | | |
| n/c | n/c | 0 | | | |
| 0 | 0 | 6 | B12, E | | |

| | estado del alimento | tamaño de la ración | calorías | kilojulios | grasa total (g) | % poli. | % mono. | % sat. | proteínas (g) | h. carbono (g) | féculas (g) | azúcares (g) |
|---|---|---|---|---|---|---|---|---|---|---|---|---|
| **Salsa de soja** | | 15 ml | 10 | 40 | 0 | 0 | 0 | 0 | 1,3 | 1,2 | n/c | n/c |
| **Condimento de encurtidos dulces** | | 15 ml | 21 | 91 | 0 | 0 | 0 | 0 | 0,1 | 5,4 | 0,3 | 5,1 |
| ***Ketchup*** | | 15 ml | 17 | 73 | 0 | 0 | 0 | 0 | 0,2 | 4,3 | 0,2 | 4,1 |
| **Salsa de tomate** (tarro) | | 15 ml | 7 | 30 | 0,2 | 50 | 0 | 0 | 0,3 | 1,0 | 0,2 | 0,9 |
| **Puré de tomate** | | 20 g | 15 | 65 | 0,1 | tr | tr | tr | 1 | 2,8 | 0 | 2,8 |
| **Salsa Worcester** | | 15 ml | 10 | 41 | 0 | 0 | 0 | 0 | 0,2 | 2,3 | 0,1 | 2,2 |
| **Crema de coco** | | 25 g | 167 | 690 | 17 | 2 | 6 | 86 | 1,5 | 1,8 | 0 | 1,8 |
| **Leche de coco** en lata | | 100 ml | 22 | 95 | 0,3 | tr | tr | 67 | 0,3 | 4,9 | 0 | 4,9 |
| **Vinagre** | | 15 ml | 3 | 13 | 0 | 0 | 0 | 0 | 0,1 | 0,1 | 0 | 0,1 |
| **Bebidas alcohólicas** | | | | | | | | | | | | |
| **Cerveza** normal | | 275 ml | 88 | 363 | 0 | 0 | 0 | 0 | 0,8 | 6,3 | 0 | 6,3 |
| **Cerveza** sin alcohol | | 275 ml | 36 | 149 | 0 | 0 | 0 | 0 | 0,6 | 5,8 | 0 | 3,3 |
| **Sidra** seca | | 275 ml | 99 | 418 | 0 | 0 | 0 | 0 | tr | 7,1 | 0 | 7,1 |
| **Sidra** dulce | | 275 ml | 116 | 484 | 0 | 0 | 0 | 0 | 0 | 11,8 | 0 | 11,8 |

| fibra total (g) | fibra soluble (g) | colesterol (mg) | fuente útil de vitaminas | buena fuente de minerales | notas especiales de salud |
|---|---|---|---|---|---|
| 0 | 0 | 0 | | | Las salsas y condimentos a base de frutas y verduras, como la compota de manzana, la salsa de tomate, los condimentos basados en encurtidos, etc., normalmente se toman en cantidades tan pequeñas que no representan una contribución importante al contenido nutritivo de la dieta. No obstante, algunos de estos condimentos contienen cantidades significativas de azúcar y sal. Si se toman *ketchup* y salsas de tomate con regularidad, pueden suponer una contribución valiosa al consumo de carotenoides. |
| 0,2 | n/c | 0 | | | |
| 0,1 | n/c | 0 | | | Rico en licopina, el pigmento que ayuda a prevenir el cáncer y las enfermedades cardíacas. |
| n/c | n/c | 0 | | | |
| 0,6 | n/c | 0 | b-caroteno, E | pot., cob. | |
| 0 | 0 | 0 | | | |
| n/c | n/c | 0 | | manga. | El coco es uno de los pocos alimentos de origen vegetal que contienen una gran proporción de grasas saturadas. Hay algunas pruebas de que la grasa saturada del coco no actúa como las grasas saturadas de origen animal y de los productos lácteos. Por tanto, la grasa del coco no constituye un factor de riesgo de cardiopatía coronaria. |
| tr | tr | 0 | | manga. | |
| 0 | 0 | 0 | | | Utilizado con frecuencia como antiinflamatorio para los enfermos de artritis, aunque no hay pruebas de que funcione. Las personas con alergia a las levaduras deben evitarlo. |
| | | | | | |
| 0 | 0 | 0 | B12 | cob., yod. | La cerveza contiene fitoquímicos que, según se ha demostrado, protegen contra la cardiopatía coronaria. Favorece la digestión mediante la producción de ácido en el estómago. |
| 0 | 0 | 0 | ác. nic. | | Podría no ejercer el mismo efecto protector que las cervezas con alcohol. |
| 0 | 0 | 0 | | | |
| 0 | 0 | 0 | | | |

| | estado del alimento | tamaño de la ración | calorías | kilojulios | grasa total (g) | % poli. | % mono. | % sat. | proteínas (g) | h. carbono (g) | féculas (g) | azúcares (g) |
|---|---|---|---|---|---|---|---|---|---|---|---|---|
| **Sidra** sin alcohol | | 275 ml | 47 | 204 | 0 | 0 | 0 | 0 | 0 | 9,9 | 0 | 9,9 |
| **Cerveza** rubia | | 275 ml | 80 | 333 | 0 | 0 | 0 | 0 | 0,8 | tr | 0 | tr |
| **Cerveza** rubia sin alcohol | | 275 ml | 28 | 113 | 0 | 0 | 0 | 0 | 0,6 | 4,1 | 0 | 2,8 |
| **Oporto** | | 50 ml | 79 | 328 | 0 | 0 | 0 | 0 | 0,1 | 6,0 | 0 | 6,0 |
| **Jerez** | | 50 ml | 58 | 241 | 0 | 0 | 0 | 0 | 0,1 | 3,0 | 0 | 3,0 |
| **Licores** | | 25 ml | 48 | 197 | 0 | 0 | 0 | 0 | tr | tr | 0 | tr |
| **Cerveza** negra | | 275 ml | 83 | 347 | 0 | 0 | 0 | 0 | 1,1 | 4,1 | 0 | 4,1 |
| **Vino** blanco seco | | 140 ml | 92 | 385 | 0 | 0 | 0 | 0 | 0,1 | 0,8 | 0 | 0,8 |
| **Vino** blanco dulce | | 140 ml | 132 | 552 | 0 | 0 | 0 | 0 | 0,3 | 8,3 | 0 | 8,3 |
| **Vino** tinto | | 140 ml | 95 | 396 | 0 | 0 | 0 | 0 | 0,1 | 0,3 | 0 | 0,3 |

## Bebidas no alcohólicas

| | estado del alimento | tamaño de la ración | calorías | kilojulios | grasa total (g) | % poli. | % mono. | % sat. | proteínas (g) | h. carbono (g) | féculas (g) | azúcares (g) |
|---|---|---|---|---|---|---|---|---|---|---|---|---|
| **Café** soluble | | 1 cucharadita | 2 | 6 | tr | tr | tr | tr | 0,3 | 0,1 | 0,1 | 0 |
| **Café** recién molido | solo | 1 taza | 4 | 15 | tr | tr | tr | tr | 0,4 | 0,4 | 0 | 0 |
| **Chocolate caliente** | con leche entera | 1 taza | 171 | 716 | 7,8 | 2,6 | 30 | 62 | 6,5 | 20 | 0,6 | 20 |

| fibra total (g) | fibra soluble (g) | colesterol (mg) | fuente útil de vitaminas | buena fuente de minerales | notas especiales de salud |
|---|---|---|---|---|---|
| 0 | 0 | 0 | | | |
| tr | n/c | 0 | ác. nic., folato | | |
| tr | n/c | 0 | ác. nic. | | |
| 0 | 0 | 0 | | | Niveles elevados de productos secundarios de la fermentación del alcohol, por lo que tiene más probabilidades de provocar resaca que las bebidas alcohólicas «claras», como el vodka y el vino blanco. También puede desencadenar migrañas. Muchos contienen los mismos flavonoides que el vino tinto. |
| 0 | 0 | 0 | | | |
| 0 | 0 | 0 | | | Tomados en cantidades moderadas (una o dos medidas, cinco o seis veces a la semana) ofrecen protección contra la cardiopatía coronaria. |
| 0 | 0 | 0 | ác. nic. | | Las cervezas negras contienen más flavonoides beneficiosos que las rubias. |
| 0 | 0 | 0 | | | Los vinos tintos contienen mayores niveles de flavonoides que cualquier otra bebida alcohólica, por lo que ofrecen protección contra las enfermedades cardiovasculares (probablemente, porque su efecto antioxidante contribuye a mantener las arterias despejadas). Los vinos tintos también ayudan a evitar los coágulos de sangre y a incrementar el colesterol «bueno» (HDL). Al parecer, el nivel óptimo de consumo es un mínimo de una medida y un máximo de cuatro para los hombres (una y dos, respectivamente, para las mujeres), cinco o seis veces a la semana. Asimismo, se considera que el vino tinto protege contra la enfermedad de Alzheimer en las personas mayores, y que también podría servir de protección contra las úlceras pépticas. Los vinos blancos contienen niveles ligeramente más bajos de flavonoides y polifenoles, por lo que proporcionan menos protección contra la cardiopatía coronaria. |
| 0 | 0 | 0 | | | |
| 0 | 0 | 0 | | hierro | |
| | | | | | |
| 0 | 0 | 0 | | | Laxante suave y diurético. Contiene cafeína, que es estimulante, y puede despojar de calcio al organismo. También es una causa habitual de indigestión. El café acelera la recuperación de los resfriados. Tanto el café normal como el descafeinado contienen antioxidantes, que protegen contra la cardiopatía, el cáncer y el envejecimiento, pero el café fuerte preparado en una cafetera eléctrica o sin filtrar provoca el aumento del colesterol (los cafés filtrados y los solubles no). |
| 0 | 0 | 0 | | | |
| tr | 0 | 23 | B2, B12 | | El cacao en polvo contiene flavonoides antioxidantes. Una taza mediana de chocolate caliente posee casi la misma fuerza antioxidante que un vaso de vino tinto. |

| | estado del alimento | tamaño de la ración | calorías | kilojulios | grasa total (g) | % poli. | % mono. | % sat. | proteínas (g) | h. carbono (g) | féculas (g) | azúcares (g) |
|---|---|---|---|---|---|---|---|---|---|---|---|---|
| **Chocolate caliente instantáneo bajo en calorías** | | 1 bolsita | 38 | 161 | 1,5 | n/c | n/c | 87 | 2,0 | 4,2 | n/c | 2,5 |
| **Té** | negro | 1 taza (190 ml) | 1 | 5 | tr | tr | tr | tr | 0,2 | tr | 0 | tr |
| **Cola** | | 330 ml | 142 | 574 | 0 | 0 | 0 | 0 | tr | 36 | 0 | 36 |
| **Cola *light*** | | 330 ml | 1,3 | 5 | 0 | 0 | 0 | 0 | tr | tr | 0 | tr |
| **Limonada** | | 330 ml | 75 | 319 | 0 | 0 | 0 | 0 | tr | 20 | 0 | 20 |
| **Naranjada** | | 275 ml | 54 | 229 | 0 | 0 | 0 | 0 | tr | 14 | 0 | 14 |
| **Zumo de manzana** | | 100 ml | 38 | 164 | 0,1 | 100 | 0 | 0 | 0,1 | 10 | 0 | 10 |
| **Zumo de arándanos** | | 100 ml | 57 | 238 | 0 | 0 | 0 | 0 | 0 | 14 | 0 | 14 |
| **Zumo de uva** | | 100 ml | 46 | 196 | 0,1 | tr | tr | tr | 0,3 | 12 | 0 | 12 |
| **Zumo de pomelo** | | 100 ml | 33 | 140 | 0,1 | tr | tr | tr | 0,4 | 8,3 | 0 | 8,3 |
| **Zumo de naranja** | | 100 ml | 36 | 153 | 0,1 | tr | tr | tr | 0,5 | 8,8 | 0 | 8,8 |
| **Zumo de piña** | | 100 ml | 41 | 177 | 0,1 | tr | tr | tr | 0,3 | 11 | 0 | 11 |
| **Zumo de tomate** | | 100 ml | 14 | 62 | tr | tr | tr | tr | 0,8 | 3 | tr | 3 |
| **Zumo de verduras** | | 100 ml | 21 | 88 | 0,5 | n/c | n/c | n/c | 0,8 | 3,3 | 0,4 | 2,9 |

| fibra total (g) | fibra soluble (g) | colesterol (mg) | fuente útil de vitaminas | buena fuente de minerales | notas especiales de salud |
|---|---|---|---|---|---|
| 0,7 | n/c | n/c | | manga. | *Véase* Chocolate caliente, página anterior. |
| 0 | 0 | 0 | | | El té negro y el verde contienen potentes antioxidantes (quercetina), que pueden reducir el riesgo de accidente vascular cerebral, de algunos tipos de cáncer y de cardiopatía. El té tiene menos cafeína que el café, pero sigue siendo un estimulante suave. |
| 0 | 0 | 0 | | | La cola contiene cafeína, un estimulante. Aparte de este componente, sólo cabe destacar su gran cantidad de azúcar y de potenciadores del sabor diversos. |
| 0 | 0 | 0 | | | Las bebidas *light* son ricas en edulcorantes artificiales; resulta aconsejable limitar su consumo a una bebida al día (sobre todo, si sigue una dieta de adelgazamiento que incluya otros productos bajos en azúcar). |
| 0 | 0 | 0 | | | |
| 0 | 0 | 0 | | | La mayoría de los refrescos comerciales contienen muy poco zumo auténtico y consisten principalmente en azúcar y/o edulcorantes, potenciadores del sabor y colorantes. Compruebe en la etiqueta el contenido en zumo. |
| tr | tr | 0 | C | | Algunas marcas contienen vitamina C añadida porque las manzanas no son una buena fuente de esta vitamina. |
| n/c | n/c | 0 | C | | Se dice que los componentes del zumo de arándanos ayudan a prevenir y aliviar los ataques de cistitis al evitar que las bacterias se adhieran a las células en las paredes de la vejiga y el tracto urinario. |
| 0 | 0 | 0 | C | | El mosto de uvas negras contiene antioxidantes en una cantidad similar a la del vino tinto, además de vitamina C (también antioxidante). |
| tr | tr | 0 | C | | Buena fuente de vitamina C. Si se toma con ciertos medicamentos, puede provocar toxicidad por inhibición del mecanismo hepático (consulte con el médico si toma fármacos para la presión sanguínea, el SIDA, la ansiedad o la fiebre del heno). |
| 0,1 | 0,1 | 0 | C | | Rico en vitamina C. El recién exprimido es preferible al comercial de larga conservación, ya que el zumo fresco contiene bioflavonoides que actúan junto con la vitamina C como antioxidantes. |
| tr | tr | 0 | C | manga. | Contiene la enzima bromelina, que ayuda a descomponer las proteínas de la dieta. |
| 0,6 | n/c | 0 | C, E, carotenos | pot. | El zumo de tomate es rico en licopina, un potente agente protector contra algunos tipos de cáncer. Las investigaciones demuestran una reducción del 50 % de infartos en hombres que toman una dieta rica en tomate. También es rico en betacaroteno, un antioxidante que, al parecer, ayuda a combatir las enfermedades cardíacas. Hay pruebas de que los tomates empeoran la artritis reumatoide. Para otros zumos de verduras, *véase* cada verdura por separado (pero recuerde que en el proceso de preparación del zumo se pierde casi toda la fibra). |
| 1 | n/c | 0 | C, carotenos | pot. | |

## Grasas y aceites

| | estado del alimento | tamaño de la ración | calorías | kilojulios | grasa total (g) | % poli. | % mono. | % sat. | proteínas (g) | h. carbono (g) | féculas (g) | azúcares (g) |
|---|---|---|---|---|---|---|---|---|---|---|---|---|
| **Mantequilla** | | 25 g | 184 | 758 | 20 | 3,4 | 25 | 67 | 0,1 | tr | 0 | tr |
| **Manteca de cerdo** | | 25 g | 223 | 916 | 25 | 10 | 44 | 41 | tr | 0 | 0 | 0 |
| **Pasta para untar** baja en grasa | | 25 g | 98 | 401 | 10 | 25 | 44 | 28 | 1,5 | 0,1 | 0 | 0,1 |
| **Pasta para untar** muy baja en grasa | | 25 g | 62 | 255 | 5,9 | 20 | 50 | 26 | 1,5 | 0,6 | tr | 0,3 |
| **Margarina** dura, grasa vegetal | | 25 g | 185 | 760 | 20 | 11 | 41 | 44 | 0,1 | 0,3 | 0 | 0,3 |
| **Margarina** girasol | | 25 g | 187 | 767 | 21 | 44 | 32 | 21 | tr | 0,1 | 0 | 0,1 |
| **Margarina** aceite de oliva, 60 % de grasa | | 25 g | 137 | 571 | 15 | 18 | 54 | 21 | 0,1 | 0,3 | 0 | 0,3 |
| **Sebo** vegetal | | 25 g | 209 | 861 | 22 | 15 | 30 | 51 | 0,3 | 2,5 | 2,5 | 0 |
| **Sebo** animal | | 25 g | 224 | 936 | 25 | 1 | 37 | 56 | 0,2 | 0 | 0 | 0 |
| **Aceite de maíz** | | 25 g | 225 | 924 | 25 | 51 | 30 | 14 | tr | 0 | 0 | 0 |
| **Aceite de cacahuete** | | 25 g | 225 | 924 | 25 | 31 | 44 | 20 | tr | 0 | 0 | 0 |
| **Aceite de oliva** | | 25 g | 225 | 924 | 25 | 10 | 73 | 14 | tr | 0 | 0 | 0 |
| **Aceite de colza** | | 25 g | 225 | 924 | 25 | 29 | 59 | 6 | tr | 0 | 0 | 0 |

| fibra total (g) | fibra soluble (g) | colesterol (mg) | fuente útil de vitaminas | buena fuente de minerales | notas especiales de salud |
|---|---|---|---|---|---|
| | | | | | |
| 0 | 0 | 58 | A, D | | Rica en grasa saturada, que está relacionada con la cardiopatía coronaria. |
| 0 | 0 | 23 | | | Rica en grasa saturada. |
| 0 | 0 | 2 | A, D, E | | Más baja en calorías y grasa que la mantequilla o la margarina. Por lo general, se prepara con agua mezclada con grasas vegetales o mantequilla. Puede contener grasas hidrogenadas, más relacionadas (según algunas opiniones) con la cardiopatía que las grasas saturadas. No obstante, algunas marcas han reducido al mínimo las grasas hidrogenadas y, por tanto, contienen un porcentaje más bajo que las medias que aquí se ofrecen. Las pastas para untar muy bajas en grasa se componen del 60 % o más de agua. |
| 0 | 0 | 2 | A, D, E | | |
| 0 | 0 | 4 | A, D, E | | Contiene una elevada proporción de grasas hidrogenadas (*véase* superior). También puede contener subproductos de pescado y, por tanto, resulta inadecuada para los vegetarianos. |
| 0 | 0 | 1 | A, D, E | | Rica en grasas poliinsaturadas. Más rica en vitamina E que la mantequilla o las pastas para untar bajas en grasa. |
| 0 | 0 | tr | A, D, E | | La única pasta para untar rica en grasas monoinsaturadas; muchos expertos creen que son las más sanas de todos los tipos de grasas, ya que pueden reducir los niveles de colesterol en sangre. |
| 0 | 0 | 0 | E | | Contiene niveles elevados de grasas hidrogenadas a pesar de ser bajo en grasa saturada. |
| 0 | 0 | 15 | | | Rico en grasa saturada. |
| 0 | 0 | 0 | E | | Todos los aceites vegetales constituyen una buena fuente de grasas insaturadas y vitamina E, aunque contienen una parte de grasa saturada. Los aceites de maíz, de alazor, de sésamo, de girasol, de nuez y vegetales mezclados son los más ricos en grasas poliinsaturadas. Los aceites de oliva, de colza y de cacahuete son los más ricos en grasas monoinsaturadas. Todos los aceites son muy ricos en calorías, por lo que las personas que intenten perder peso o mantenerlo deben consumirlos con moderación (pero no eliminarlos completamente, ya que los aceites insaturados poseen propiedades beneficiosas, entre las que se encuentra el descenso del colesterol, y son una buena fuente de vitamina antioxidante E). |
| 0 | 0 | 0 | E | | |
| 0 | 0 | 0 | E | | |
| 0 | 0 | 0 | E | | |

| | estado del alimento | tamaño de la ración | calorías | kilojulios | grasa total (g) | % poli. | % mono. | % sat. | proteínas (g) | h. carbono (g) | féculas (g) | azúcares (g) |
|---|---|---|---|---|---|---|---|---|---|---|---|---|
| **Aceite de alazor** | | 25 g | 225 | 924 | 25 | 74 | 12 | 10 | tr | 0 | 0 | 0 |
| **Aceite de sésamo** | | 25 g | 225 | 924 | 25 | 44 | 38 | 15 | 0,1 | 0 | 0 | 0 |
| **Aceite de girasol** | | 25 g | 225 | 924 | 25 | 63 | 20 | 12 | tr | 0 | 0 | 0 |
| **Aceite de nuez** | | 25 g | 225 | 924 | 25 | 70 | 16 | 9 | tr | 0 | 0 | 0 |
| **Aceite vegetal** mixto | | 25 g | 225 | 924 | 25 | 48 | 36 | 10 | tr | 0 | 0 | 0 |

## Pescados y mariscos

| | estado del alimento | tamaño de la ración | calorías | kilojulios | grasa total (g) | % poli. | % mono. | % sat. | proteínas (g) | h. carbono (g) | féculas (g) | azúcares (g) |
|---|---|---|---|---|---|---|---|---|---|---|---|---|
| **Bacalao** | | 100 g | 80 | 337 | 0,7 | 43 | 14 | 14 | 18 | 0 | 0 | 0 |
| **Bacalao** | rebozado y frito | 100 g | 247 | 1.031 | 15 | 24 | 45 | 27 | 16 | 12 | 12 | tr |
| **Filetes de pescado rebozados** | al horno | 100 g | 188 | 786 | 11 | 15 | 15 | 50 | 11 | 13 | 13 | 0,1 |
| **Varitas de pescado** | | 4 | 200 | 838 | 8,9 | 26 | 38 | 32 | 14 | 17 | 17 | tr |
| **Abadejo** (filetes ahumados) | | 100 g | 81 | 345 | 0,6 | 33 | 17 | 17 | 19 | 0 | 0 | 0 |
| **Filete de arenque** | | 100 g | 190 | 791 | 13 | 21 | 42 | 25 | 18 | 0 | 0 | 0 |
| **Filete de arenque ahumado** | a la plancha | 100 g | 255 | 1.060 | 19 | 22 | 53 | 16 | 20 | 0 | 0 | 0 |
| **Filete de caballa** | fresco | 100 g | 220 | 914 | 16 | 21 | 49 | 21 | 19 | 0 | 0 | 0 |

| fibra total (g) | fibra soluble (g) | colesterol (mg) | fuente útil de vitaminas | buena fuente de minerales | notas especiales de salud |
|---|---|---|---|---|---|
| 0 | 0 | 0 | E | | |
| 0 | 0 | 0 | E | | |
| 0 | 0 | 0 | E | | |
| 0 | 0 | 0 | E | | |
| 0 | 0 | 0 | E | | |
| | | | | | |
| 0 | 0 | 46 | ác. nic., B12 | fós., yod., sel., pot. | El pescado blanco, como el bacalao, el abadejo, el rodaballo o la merluza, constituye una buena fuente de proteínas bajas en grasas y en calorías, de vitaminas y minerales, y resulta ideal para las personas que desean adelgazar. (Todo el pescado blanco que no está en la lista posee un valor nutritivo similar al del bacalao.)<br>El pescado azul, como el arenque, el arenque ahumado, la caballa, el salmón y las sardinas, es una de las pocas fuentes de ácidos grasos poliinsaturados omega-3, que ayudan a prevenir la cardiopatía coronaria y el accidente vascular cerebral, y también pueden prevenir algunos tipos de cáncer y minimizar los síntomas de la artritis. Las últimas investigaciones demuestran que sólo una ración de pescado a la semana puede disminuir significativamente el riesgo de infartos. Algunos estudios indican un vínculo entre la falta de ácidos grasos omega-3 y la depresión. La mayoría de los pescados también representan una buena fuente del mineral antioxidante selenio. Para más información sobre los ácidos omega-3 y para consultar la lista con la cantidad que poseen diferentes tipos de pescado, *véase* capítulo uno.<br>El pescado ahumado, como el arenque, podría ser carcinógeno debido al proceso de ahumado. |
| 0,5 | n/c | n/c | ác. nic., B12 | fós., yod., sel., pot. | |
| 0,1 | 0,5 | n/c | ác. nic., B12 | fós., yod., sel., pot. | |
| 0,7 | n/c | 35 | ác. nic., B12 | fós., yod., sel., pot. | |
| 0 | 0 | 36 | ác. nic., B6, B12 | fós., yod., sel., pot. | |
| 0 | 0 | 50 | ác. nic., B6, B12, D | fós., yod., sel., pot. | |
| 0 | 0 | 0 | ác. nic., B6, B12, D | fós., yod., sel., pot. | |
| 0 | 0 | 54 | ác. nic., B6, B12, D | fós., yod., sel., pot. | |

| | estado del alimento | tamaño de la ración | calorías | kilojulios | grasa total (g) | % poli. | % mono. | % sat. | proteínas (g) | h. carbono (g) | féculas (g) | azúcares (g) |
|---|---|---|---|---|---|---|---|---|---|---|---|---|
| **Salmonete** | | 100 g | 109 | 459 | 3,8 | n/c | n/c | n/c | 19 | 0 | 0 | 0 |
| **Salmón** filete fresco | | 100 g | 180 | 750 | 11 | 28 | 40 | 9 | 20 | 0 | 0 | 0 |
| **Salmón** en conserva | | 100 g | 153 | 644 | 6,6 | 29 | 36 | 20 | 24 | 0 | 0 | 0 |
| **Salmón** ahumado | | 50 g | 71 | 299 | 2,3 | 26 | 39 | 17 | 13 | 0 | 0 | 0 |
| **Sardinas** frescas | enteras | 3 | 281 | 1.176 | 16 | 29 | 36 | 20 | 21 | 0 | 0 | 0 |
| **Sardinas** en aceite | escurridas | 100 g | 220 | 918 | 14 | 36 | 34 | 21 | 23 | 0 | 0 | 0 |
| **Pez espada** filete | | 100 g | 109 | 458 | 4,1 | 27 | 39 | 22 | 18 | 0 | 0 | 0 |
| **Trucha** fresca | | 225 g | 281 | 1.184 | 12 | 33 | 34 | 9 | 44 | 0 | 0 | 0 |
| **Atún** fresco | | 100 g | 136 | 573 | 4,6 | 35 | 22 | 22 | 24 | 0 | 0 | 0 |
| **Atún** en escabeche | escurrido | 100 g | 99 | 422 | 0,6 | 33 | 17 | 33 | 24 | 0 | 0 | 0 |
| **Atún** en aceite | escurrido | 100 g | 189 | 794 | 9 | 53 | 26 | 17 | 27 | 0 | 0 | 0 |
| **Chanquetes** | fritos | 100 g | 525 | 2.174 | 48 | n/c | n/c | n/c | 20 | 5,3 | 5,2 | 0,1 |
| **Cangrejo** | condimentado | 100 g | 128 | 535 | 5,5 | 29 | 27 | 13 | 20 | tr | tr | tr |
| **Langosta** | | 250 g | 93 | 393 | 1,5 | 33 | 20 | 20 | 20 | tr | tr | tr |

| fibra total (g) | fibra soluble (g) | colesterol (mg) | fuente útil de vitaminas | buena fuente de minerales | notas especiales de salud |
|---|---|---|---|---|---|
| 0 | 0 | n/c | ác. nic., B6, B12 | fós., sel., pot. | |
| 0 | 0 | 50 | B1, ác. nic., B6, B12, D, E | fós., pot., sel., yod. | |
| 0 | 0 | 20 | ác. nic., B12, D, E | cal., fós., pot., sel., yod. | |
| 0 | 0 | 18 | ác. nic., B6, B12 | fós., sel., pot. | |
| 0 | 0 | 92 | B2, ác. nic., B6, B12, D, ác. pant. | cal., fós., pot., sel., yod., hierro, magnes. | |
| 0 | 0 | 65 | B2, ác. nic., B12, D, ác. pant. | cal., fós., pot., hierro, sel., yod., cinc | |
| 0 | 0 | 41 | ác. nic., B6, B12 | fós., pot., sel. | |
| 0 | 0 | 151 | B1, B2, ác. nic., B6, B12, D, E, ác. pant. | pot., fós., sel., yod. | |
| 0 | 0 | 28 | ác. nic., B6, B12, D | pot., fós., cob., sel., yod. | |
| 0 | 0 | 51 | ác. nic., B6, B12, D | fós., pot., sel. | |
| 0 | 0 | 50 | ác. nic., B6, B12, D, E | fós., pot., sel. | |
| 0,2 | n/c | n/c | | cal., fós., cob., sel., yod. | |
| 0 | 0 | 72 | B2, ác. nic. | pot., fós., cinc, cob., magnes. | El marisco cocido es una fuente de proteínas bajas en grasas y en calorías, y rica en numerosos minerales (incluidos el antioxidante selenio, el cinc —difícil de obtener en una dieta normal— y el magnesio), además de algunas vitaminas del grupo B. La familia de la gamba es rica en colesterol y sodio. Sólo los cangrejos y los mejillones contienen cantidades significativas de ácidos grasos omega-3. |
| 0 | 0 | 100 | ác. nic., B12, E | fós., cinc, cob., sel., yod., pot. | |

| | estado del alimento | tamaño de la ración | calorías | kilojulios | grasa total (g) | % poli. | % mono. | % sat. | proteínas (g) | h. carbono (g) | féculas (g) | azúcares (g) |
|---|---|---|---|---|---|---|---|---|---|---|---|---|
| **Mejillones** | sin concha | 100 g | 104 | 440 | 2,7 | 3,7 | 15 | 19 | 17 | 3,5 | tr | tr |
| **Ostras** | sin concha | 100 g | 65 | 275 | 1,3 | 31 | 15 | 15 | 11 | 2,7 | tr | tr |
| **Gambas** | sin concha | 100 g | 99 | 418 | 0,9 | 22 | 22 | 22 | 23 | 0 | 0 | 0 |
| **Vieiras** | sin concha | 100 g | 118 | 501 | 1,4 | 29 | 7 | 29 | 23 | 3,4 | tr | tr |
| **Langostinos** | rebozados y fritos | 100 g | 237 | 991 | 14 | 47 | 38 | 10 | 9,4 | 21 | 21 | tr |
| **Calamares** | | 100 g | 81 | 344 | 1,7 | 35 | 12 | 24 | 15 | 1,2 | tr | tr |
| **Frutas** | | | | | | | | | | | | |
| **Manzana** | | 1 | 47 | 199 | 0,1 | 100 | 0 | 0 | 0,4 | 12 | tr | 12 |
| **Manzana** asada | | 1 | 60 | 257 | 0,2 | 100 | 0 | 0 | 0,5 | 15 | tr | 15 |
| **Albaricoque** fresco | | 100 g | 29 | 123 | 0,1 | tr | tr | tr | 0,8 | 6,6 | 0 | 6,6 |
| **Albaricoque** seco | | 50 g | 79 | 337 | 0,3 | n/c | n/c | n/c | 2,0 | 18,2 | 0 | 18,2 |
| **Plátano** | | 1 mediano | 95 | 403 | 0,3 | 33 | tr | 33 | 1,2 | 23 | 2,3 | 21 |
| **Moras** | | 100 g | 25 | 104 | 0,2 | 50 | 50 | tr | 0,9 | 5,1 | 0 | 5,1 |
| **Grosellas negras** | | 100 g | 28 | 121 | tr | tr | tr | 0,4 | 0,9 | 6,6 | 0 | 6,6 |

| fibra total (g) | fibra soluble (g) | colesterol (mg) | fuente útil de vitaminas | buena fuente de minerales | notas especiales de salud |
|---|---|---|---|---|---|
| 0 | 0 | 58 | B2, ác. nic., B12, folato | hierro, cinc, cob., sel., yod., fós., manga. | |
| 0 | 0 | 57 | ác. nic., B12, D | cal., magnes., fós., pot., cinc, cob., sel., yod., manga. | |
| 0 | 0 | 280 | ác. nic., B12, E | pot., fós., magnes., cinc, sel., yod. | |
| 0 | 0 | 47 | ác. nic., B12, | pot., fós., cinc, sel., yod. | |
| n/c | n/c | 110 | ác. nic., B12 | cal., fós., cob., sel., yod., manga. | |
| 0 | 0 | 225 | ác. nic., B6, B12, E | pot., fós., sel., yod. | |
| | | | | | |
| 1,8 | 0,7 | 0 | C | pot. | El contenido en vitamina C difiere considerablemente según la variedad de manzana y su frescura. Algunas investigaciones demuestran que el flavonoide quercetina, presente en las manzanas, puede ayudar al descenso del colesterol. Es una fruta útil para las personas que desean adelgazar, ya que posee un índice glucémico bajo y mantiene los ataques de hambre a raya durante más tiempo que muchas otras frutas. |
| 2,7 | 1 | 0 | C | pot. | |
| 1,6 | 0,9 | 0 | b-caroteno | | Fruta con un índice glucémico bajo y muy rica en el antioxidante betacaroteno. |
| 3,1 | 2,0 | 0 | b-caroteno | pot., hierro, manga. | |
| 1,1 | 0,7 | 0 | B6, C | pot., manga. | |
| 3,1 | 1 | 0 | C, folato, E | manga. | Una de las pocas frutas que contienen cantidades significativas de la vitamina antioxidante E. También contiene el flavonoide ácido elágico, que puede bloquear las células cancerosas. |
| 3,6 | 1,6 | 0 | C, b-caroteno | pot. | Una de las fuentes más ricas de vitamina C, ya que contiene alrededor de 200 mg por 100 g de fruta (es decir, cinco veces la CDR para los adultos). También contiene el carotenoide anticancerígeno luteína. |

| | estado del alimento | tamaño de la ración | calorías | kilojulios | grasa total (g) | % poli. | % mono. | % sat. | proteínas (g) | h. carbono (g) | féculas (g) | azúcares (g) |
|---|---|---|---|---|---|---|---|---|---|---|---|---|
| **Arándanos** | | 100 g | 30 | 128 | 0,2 | 50 | 50 | tr | 0,6 | 6,9 | 0 | 6,9 |
| **Arándanos (rojos y agrios)** | | 100 g | 15 | 65 | 0,1 | tr | tr | tr | 0,4 | 3,4 | 0 | 3,4 |
| **Cerezas** | | 100 g | 39 | 168 | 0,1 | tr | tr | tr | 0,7 | 9,5 | 0 | 9,5 |
| **Coco** | sólo la carne | 100 g | 351 | 1.446 | 36 | 2 | 6 | 86 | 3,2 | 3,7 | 0 | 3,7 |
| **Grosellas** | | 50 g | 134 | 570 | 0,2 | n/c | n/c | n/c | 1,1 | 34 | 0 | 3,4 |
| **Dátiles** frescos | | 100 g | 107 | 456 | 0,1 | tr | tr | tr | 1,3 | 27 | 0 | 27 |
| **Dátiles** secos | | 50 g | 135 | 576 | 0,1 | 0 | 50 | 50 | 1,6 | 34 | 0 | 34 |
| **Higos** frescos | | 100 g | 43 | 185 | 0,3 | 33 | 33 | 33 | 1,3 | 9,5 | 0 | 9,5 |
| **Higos** secos | | 50 g | 114 | 484 | 0,8 | n/c | n/c | n/c | 1,8 | 27 | 0 | 27 |
| **Pomelo** | | 1/2 | 24 | 101 | 0,1 | tr | tr | tr | 0,6 | 5,4 | 0 | 5,4 |
| **Uvas** | | 100 g | 60 | 257 | 0,1 | tr | tr | tr | 0,4 | 15 | 0 | 15 |
| **Kiwi** | | 1 mediano | 29 | 124 | 0,3 | n/c | n/c | n/c | 0,7 | 0,4 | 0,2 | 6,2 |
| **Limón** | | zumo de 1 pieza | 1 | 6 | tr | tr | tr | tr | 0,1 | 0,3 | 0 | 0,3 |
| **Lima** | | zumo de 1 pieza | 1 | 4 | tr | tr | tr | tr | 0 | 0,2 | 0 | 0,2 |

| fibra total (g) | fibra soluble (g) | colesterol (mg) | fuente útil de vitaminas | buena fuente de minerales | notas especiales de salud |
|---|---|---|---|---|---|
| 1,8 | 0,5 | 0 | C | manga. | |
| 3 | 1,1 | 0 | C | manga. | Se utilizan para prevenir o tratar la cistitis y las infecciones del tracto urinario. |
| 0,7 | 0,4 | 0 | C | | Contienen ácido elágico, un fitoquímico capaz de luchar contra el cáncer. |
| 7,3 | 1 | 0 | | pot. | Una de las pocas frutas ricas en grasas saturadas, aunque algunas investigaciones indican que la grasa saturada que contiene el coco no es del tipo «dañino» que encontramos en las grasas de origen animal y de los productos lácteos. |
| 0,9 | 0,5 | 0 | | pot., cob., manga. | |
| 1,5 | 0,4 | 0 | C | pot. | |
| 2 | 0,6 | 0 | | pot. | |
| 1,5 | 0,9 | 0 | b-caroteno | | |
| 3,8 | 2 | 0 | | pot., hierro, manga. | |
| 1 | 0,7 | 0 | C | | El pomelo rosa contiene betacaroteno. |
| 0,7 | 0,4 | 0 | | pot. | Las variedades de uva roja contienen potentes polifenoles, los mismos que los del vino tinto. Se trata de antioxidantes que ejercen un efecto positivo en la reducción de la cardiopatía. También contienen ácido elágico. |
| 1,1 | 0,5 | 0 | C | pot. | Son más ricos en vitamina C que las naranjas; una pieza mediana contiene aproximadamente 40 mg, que es la CDR para un adulto. |
| 0 | 0 | 0 | C | | Como ocurre con todos los cítricos, es una buena fuente de vitamina C. |
| 0 | 0 | 0 | C | | |

| | estado del alimento | tamaño de la ración | calorías | kilojulios | grasa total (g) | % poli. | % mono. | % sat. | proteínas (g) | h. carbono (g) | féculas (g) | azúcares (g) |
|---|---|---|---|---|---|---|---|---|---|---|---|---|
| **Mango** | | 1 | 107 | 457 | 0,3 | n/c | n/c | n/c | 1,4 | 26 | 0,6 | 25 |
| **Melón** amarillo | | 1 cata de 200 g | 26 | 110 | 0,2 | tr | tr | tr | 0,8 | 5,6 | 0 | 5,6 |
| **Nectarina** | | 1 | 60 | 257 | 0,2 | tr | tr | tr | 2,1 | 14 | 0 | 14 |
| **Naranja** | | 1 | 60 | 253 | 0,2 | tr | tr | tr | 1,8 | 14 | 0 | 14 |
| **Papaya** | | 1 | 74 | 319 | 0,3 | tr | tr | tr | 1,1 | 18 | 0 | 18 |
| **Maracuyá** | | 1 | 5 | 23 | 0,1 | 33 | 33 | 33 | 0,4 | 0,9 | 0 | 0,9 |
| **Melocotón** | | 1 | 36 | 155 | 0,1 | tr | tr | tr | 1,1 | 8,2 | 0 | 8,2 |
| **Pera** | | 1 | 64 | 270 | 0,2 | tr | tr | tr | 0,5 | 16 | 0 | 16 |
| **Piña** | fresca | 2 rodajas (100 g) | 41 | 178 | 0,2 | 50 | 50 | tr | 0,4 | 10 | 0 | 10 |
| **Ciruelas** rojas | | 2 | 34 | 145 | 0,1 | tr | tr | tr | 0,5 | 8,3 | 0 | 8,3 |
| **Ciruelas** secas | sin hueso | 50 g | 71 | 301 | 0,2 | tr | 50 | 50 | 1,3 | 17 | 0 | 17 |
| **Uvas pasas** | | 50 g | 136 | 580 | 0,2 | n/c | n/c | n/c | 1 | 35 | 0 | 35 |
| **Sultanas** | | 50 g | 138 | 586 | 0,2 | tr | tr | tr | 1,4 | 35 | 0 | 35 |
| **Frambuesas** | | 100 g | 25 | 109 | 0,3 | 33 | 33 | 33 | 1,4 | 4,6 | 0 | 4,6 |

| fibra total (g) | fibra soluble (g) | colesterol (mg) | fuente útil de vitaminas | buena fuente de minerales | notas especiales de salud |
|---|---|---|---|---|---|
| 4,9 | 3 | 0 | b-caroteno, ác. nic., C, E | manga., pot. | Importante fuente de carotenos antioxidantes. Extremadamente rico en fibra, sobre todo soluble; esencial para mantener bajo el nivel de colesterol. También es una de las pocas frutas con vitamina E. |
| 1,4 | 0,4 | 0 | b-caroteno, C | pot. | Los melones de carne naranja y las sandías contienen buenas cantidades de betacaroteno, pero las variedades de carne clara no. |
| 1,8 | 0,9 | 0 | C | pot. | |
| 2,7 | 1,8 | 0 | folato, C | pot. | Una de las fuentes de vitamina C más baratas, proporciona más de la CDR para un adulto en una pieza mediana (aproximadamente 60 mg por fruta). Rica en flavonoides como la rutina, con un efecto antioxidante. |
| 4,7 | 2,8 | 0 | carotenos, C | pot. | Rica en betacaroteno y fibra. Es especialmente rica en fibra soluble y contiene enzimas que favorecen la digestión. |
| 0,5 | 0,1 | 0 | C, carotenos | | |
| 1,6 | 0,8 | 0 | C | | |
| 3,5 | 1,1 | 0 | C | pot. | |
| 1,2 | 0,1 | 0 | C | manga. | Contiene la enzima bromelina, que favorece la digestión mediante la descomposición de las proteínas. |
| 1,5 | 1 | 0 | b-caroteno | pot. | Buena fuente de fibra, las variedades de piel roja contienen buenas cantidades de betacaroteno. |
| 2,8 | 2 | 0 | | pot., hierro | Tiene un efecto laxante debido a la presencia de compuestos que estimulan el intestino. Se ha demostrado que su consumo habitual reduce el colesterol LDL. También puede proteger contra el cáncer de colon. Buena fuente de fibras y hierro. |
| 1 | 0,5 | 0 | | pot., hierro | |
| 1 | 0,4 | 0 | | pot., hierro | |
| 2,5 | 0,7 | 0 | folato, C | manga. | Una de las frutas frescas más ricas en fibra. |

| | estado del alimento | tamaño de la ración | calorías | kilojulios | grasa total (g) | % poli. | % mono. | % sat. | proteínas (g) | h. carbono (g) | féculas (g) | azúcares (g) |
|---|---|---|---|---|---|---|---|---|---|---|---|---|
| **Ruibarbo** | | 100 g | 7 | 32 | 0,1 | tr | tr | tr | 0,9 | 0,8 | 0 | 0,8 |
| **Mandarina** | | 1 | 23 | 99 | 0,1 | tr | tr | tr | 0,5 | 5,4 | 0 | 5,4 |
| **Fresas** | | 100 g | 27 | 113 | 0,1 | tr | tr | tr | 0,8 | 6 | 0 | 6 |

## Carnes, aves y caza

| | estado del alimento | tamaño de la ración | calorías | kilojulios | grasa total (g) | % poli. | % mono. | % sat. | proteínas (g) | h. carbono (g) | féculas (g) | azúcares (g) |
|---|---|---|---|---|---|---|---|---|---|---|---|---|
| **Panceta** lomo magro | cruda | 100 g | 136 | 568 | 6,7 | 13 | 42 | 37 | 19 | 0 | 0 | 0 |
| **Panceta** lomo | cruda | 100 g | 120 | 500 | 6,9 | 13 | 42 | 37 | 14 | 0 | 0 | 0 |
| **Panceta** lomo, magro y graso | frita en aceite vegetal mixto | 100 g | 465 | 1.926 | 41 | 11 | 45 | 39 | 25 | 0 | 0 | 0 |
| **Panceta** | cruda | 100 g | 276 | 1.142 | 24 | 15 | 43 | 35 | 16 | 0 | 0 | 0 |
| **Ternera** picada | cruda | 100 g | 225 | 934 | 16 | 3 | 44 | 44 | 20 | 0 | 0 | 0 |
| **Ternera** picada extramagra | cruda | 100 g | 174 | 728 | 9,6 | 4 | 43 | 44 | 22 | 0 | 0 | 0 |
| **Ternera** | asada, sólo carne magra | 100 g | 175 | 736 | 5,1 | 4 | 45 | 41 | 32 | 0 | 0 | 0 |
| **Ternera** bistec de cadera | cruda, sólo carne magra | 100 g | 125 | 526 | 4,1 | 7 | 42 | 42 | 22 | 0 | 0 | 0 |
| **Hamburguesa de ternera** | a la plancha | 1 cuarto de libra | 254 | 1.057 | 19 | 3 | 46 | 45 | 21 | 0,1 | 0 | 0,1 |
| **Ternera** en conserva | | 100 g | 217 | 905 | 12 | 3 | 40 | 52 | 27 | 0 | 0 | 0 |

| fibra total (g) | fibra soluble (g) | colesterol (mg) | fuente útil de vitaminas | buena fuente de minerales | notas especiales de salud |
|---|---|---|---|---|---|
| 1,4 | 0,5 | 0 | | cal., pot. | Contiene una buena cantidad de calcio, pero el ácido oxálico del ruibarbo dificulta su absorción, así como la del hierro. Excelente laxante. |
| 0,8 | 0,5 | 0 | C | | Como ocurre con todos los cítricos, es una buena fuente de vitamina C (contiene aproximadamente 20 mg por pieza mediana o la mitad de la CDR para un adulto). |
| 1,1 | 0,5 | 0 | C | | Es una excelente fuente de vitamina C, aproximadamente el doble de la CDR para un adulto (77 mg) en 100 g de fruta. También contienen ácido elágico. |
| | | | | | |
| 0 | 0 | 31 | B1, ác. nic., B6, B12, ác. pant. | pot., cinc, fós. | La panceta, como la mayoría de las carnes, es una buena fuente de vitaminas B y una fuente importante de cinc, que favorece el sistema inmunológico. Sorprendentemente, la panceta contiene más grasa monoinsaturada que saturada. La panceta puede ser muy rica en grasa, sobre todo si se fríe; en cambio, si se le quita bien la grasa y se prepara a la plancha, constituye una buena fuente de proteínas. No conviene tostar mucho la panceta, ya que las partes quemadas son carcinógenas. La panceta ahumada también se ha relacionado con el cáncer; siempre que sea posible, es mejor utilizar variedades sin ahumar.<br>Todos los tipos de panceta son ricos en sodio, incluso los etiquetados como «bajos en sal». Las personas con hipertensión o a quienes el médico haya recomendado seguir una dieta baja en sal deberían prescindir de este producto. |
| 0 | 0 | 25 | B1, ác. nic., B6, B12, ác. pant. | pot., fós. | |
| 0 | 0 | 143 | B1, ác. nic., B6, B12, ác. pant. | pot., fós. | |
| 0 | 0 | 65 | B1, ác. nic., B6, B12, ác. pant. | pot., cinc, fós. | |
| 0 | 0 | 60 | ác. nic., B6, B12 | pot., fós., cinc, hierro | La ternera, como la mayoría de las carnes, es una buena fuente de vitaminas B, cinc y hierro. Los cortes magros no son tan ricos en grasa (sólo una cuarta parte de las calorías de un corte de ternera magra provienen de la grasa). De ésta, menos de la mitad es saturada. El consumo ha descendido mucho, posiblemente a causa de la relación entre la nueva cepa de la enfermedad de Creutzfeldt-Jakob y la encefalopatía espongiforme bovina. Si esto le preocupa, se vende ternera biológica sin ese mal (y también libre de antibióticos y hormonas de crecimiento). La World Cancer Research Fund afirma que el consumo de carne roja debería limitarse a 80 g al día. Un reciente estudio internacional ha sugerido un fuerte nexo entre el consumo de carne y las enfermedades cardíacas. El COMA británico recomienda que las personas que coman más cantidad de la recomendada moderen el consumo. Estudios realizados en Estados Unidos relacionan la carne roja asada en barbacoa y a la plancha con el cáncer de estómago, y otros estudios llevados a cabo en el Reino Unido han demostrado el aumento de la producción de nitrosaminas carcinógenas en los intestinos de las personas que toman grandes cantidades de carne. La ternera picada (incluidas las hamburguesas) debe prepararse bien, de manera que no queden partes crudas con el fin de evitar intoxicaciones (por ejemplo, con *E. coli*), pero tampoco hay que tostar la carne, ya que las partes quemadas son carcinógenas. |
| 0 | 0 | 56 | ác. nic., B6, B12 | pot., fós., cinc, hierro | |
| 0 | 0 | 68 | B2, ác. nic., B6, B12 | pot., fós., cinc, hierro | |
| 0 | 0 | 59 | B2, ác. nic., B6, B12 | pot., fós., cinc, hierro | |
| 0 | 0 | 59 | ác. nic., B6, B12 | pot., fós., cinc, hierro | |
| 0 | 0 | 93 | ác. nic., B12 | cinc, hierro | Rica en sodio, por lo que las personas que sigan una dieta baja en sal deben limitar su consumo. |

| | estado del alimento | tamaño de la ración | calorías | kilojulios | grasa total (g) | % poli. | % mono. | % sat. | proteínas (g) | h. carbono (g) | féculas (g) | azúcares (g) |
|---|---|---|---|---|---|---|---|---|---|---|---|---|
| **Cocodrilo** filete | cocinado | 100 g | 160 | 674 | 4 | 23 | 48 | 30 | 31 | 0 | 0 | 0 |
| **Filete de jamón** sin grasa | a la plancha | 100 g | 172 | 726 | 5,2 | 10 | 42 | 37 | 31 | 0 | 0 | 0 |
| **Jamón** extramagro | | 100 g | 107 | 451 | 3,3 | 15 | 46 | 33 | 18 | 1 | 0 | 1 |
| **Jamón** de Parma | | 50 g | 111 | 466 | 6,5 | n/c | n/c | 33 | 13,5 | tr | 0 | tr |
| **Cordero** chuleta de lomo sin grasa | a la plancha | 1 | 150 | 624 | 7,5 | 6 | 37 | 46 | 29 | 0 | 0 | 0 |
| **Cordero** pierna | asada, sólo magra | 100 g | 203 | 853 | 9,4 | 6 | 42 | 40 | 30 | 0 | 0 | 0 |
| **Cordero** espalda | asada | 100 g | 235 | 982 | 14 | 4 | 39 | 46 | 28 | 0 | 0 | 0 |
| **Riñones de cordero** | sin grasa | 1 | 91 | 385 | 2,6 | 19 | 23 | 35 | 17 | 0 | 0 | 0 |
| **Hígado de cordero** | | 100 g | 137 | 575 | 6,2 | 15 | 29 | 27 | 20 | 0 | 0 | 0 |
| **Avestruz** | cocinado | 100 g | 188 | 794 | 3,4 | 32 | 35 | 32 | 39 | 0 | 0 | 0 |
| **Cerdo** filete | asado | 100 g | 122 | 514 | 4 | 8 | 45 | 40 | 22 | 0 | 0 | 0 |
| **Cerdo** pierna | asado, sólo magro | 100 g | 185 | 779 | 5,1 | 14 | 41 | 35 | 35 | 0 | 0 | 0 |
| **Cerdo** chicharrones | asado | 100 g | 550 | 2,280 | 45 | 18 | 44 | 34 | 36 | 0 | 0 | 0 |
| **Cerdo** chuleta de lomo magra | a la plancha | 1 | 220 | 929 | 7,7 | 16 | 16 | 34 | 38 | 0 | 0 | 0 |

| fibra total (g) | fibra soluble (g) | colesterol (mg) | fuente útil de vitaminas | buena fuente de minerales | notas especiales de salud |
|---|---|---|---|---|---|
| 0 | 0 | n/c | n/c | n/c | Muy bajo en grasas y rico en proteínas; resulta una buena alternativa a las carnes más grasas. |
| 0 | 0 | 19 | B1, B2, ác. nic., B6 | pot., fós., cinc, cob. | *Véase* Panceta. |
| 0 | 0 | 58 | B1, ác. nic., B6, B12, | pot. | El jamón extramagro es una buena fuente de proteínas bastante bajas en grasas. Todos los tipos de jamón contienen cantidades significativas de sodio debido al proceso de curado. |
| tr | n/c | n/c | n/c | n/c | |
| 0 | 0 | 96 | B2, ác. nic., B6, B12, ác. pant. | pot., fós., hierro, cinc | El cordero contiene niveles de grasa saturada similares a los de la ternera y el cerdo, pero alrededor del doble de grasa total. Incluso los cortes magros, como la pierna, son comparativamente ricos en grasa. Como la mayoría de los tipos de carne, sin embargo, el cordero constituye una buena fuente de vitaminas B, hierro y cinc. *Véanse* las notas especiales de salud relativas a la ternera, donde encontrará información general sobre la carne roja. |
| 0 | 0 | 100 | B2, ác. nic., B6, B12, ác. pant. | pot., fós., hierro, cinc | |
| 0 | 0 | 100 | B2, ác. nic., B6, B12, ác. pant. | pot., fós., hierro, cinc | |
| 0 | 0 | 315 | B1, B2, ác. nic., B6, B12, ác. pant., biotina | pot., fós., hierro, cinc, cob., sel. | Todos los menudillos son muy ricos en nutrientes. Los riñones constituyen una buena fuente de proteínas bajas en grasa y en calorías. El hígado supone una de las mejores fuentes dietéticas de hierro y proteína completa. Sin embargo, es muy rico en colesterol, por lo que las personas que sigan una dieta baja en colesterol deben evitarlo o limitar su consumo. Asimismo, debido a su elevado contenido en vitamina A (que puede llegar a ser tóxica), deben evitarlo las mujeres embarazadas durante los primeros meses de gestación. |
| 0 | 0 | 430 | A, B1, B2, ác. nic., B6, B12, folato, ác. pant., biotina | pot., fós., hierro, cinc, cob., sel. | |
| 0 | 0 | n/c | n/c | n/c | Fuente de proteínas bajas en grasa. |
| 0 | 0 | 89 | B1, B2, ác. nic., B6, B12, ác. pant. | pot., fós., cinc, sel. | El cerdo constituye una de las mejores fuentes de vitaminas B, y la carne magra contiene sólo un poco más de grasas totales que la ternera. Es una buena fuente de cinc y de selenio (posiblemente un mineral deficitario en la dieta de muchos adultos, según creen numerosos expertos). Los chicharrones son muy ricos en grasa. *Véanse* las notas especiales de salud relativas a la ternera. |
| 0 | 0 | 105 | B1, B2, ác. nic., B6, B12, ác. pant. | pot., fós., cinc, sel. | |
| 0 | 0 | 105 | | | |
| 0 | 0 | 90 | B1, ác. nic., B6, B12, ác. pant. | pot., fós., cinc, sel. | |

| | estado del alimento | tamaño de la ración | calorías | kilojulios | grasa total (g) | % poli. | % mono. | % sat. | proteínas (g) | h. carbono (g) | féculas (g) | azúcares (g) |
|---|---|---|---|---|---|---|---|---|---|---|---|---|
| **Salamí** | | 25 g | 109 | 453 | 10 | 11 | 45 | 37 | 5 | 0,5 | 0 | 0,5 |
| **Chorizo** | | 100 g | 291 | 1.208 | 23 | 10 | 48 | 42 | 18 | 3,2 | 0,4 | 2,8 |
| **Salchichón** | | 100 g | 551 | 2.279 | 51 | 10 | 45 | 38 | 22 | 0,6 | tr | 0,6 |
| **Salchicha** de cerdo | a la plancha | 2 grandes | 254 | 1.056 | 20 | 11 | 45 | 39 | 11 | 9,2 | 7,8 | 1,4 |
| **Salchicha** chipolata (baja en grasa) | a la plancha | 2 | 92 | 384 | 5,5 | 16 | 44 | 36 | 6,5 | 4,3 | 4 | 0,4 |
| **Ternera,** joven y clara (filete) | | 100 g | 109 | 459 | 2,7 | 15 | 44 | 33 | 21 | 0 | 0 | 0 |
| **Venado** filete | | 100 g | 103 | 437 | 1,6 | 25 | 25 | 50 | 22 | 0 | 0 | 0 |
| **Pollo** filete | sin piel | 100 g | 106 | 449 | 1,1 | 18 | 46 | 27 | 24 | 0 | 0 | 0 |
| **Pollo** pechuga | a la plancha, sin piel | 1 pechuga | 192 | 814 | 2,9 | 18 | 46 | 27 | 42 | 0 | 0 | 0 |
| **Pollo** muslo | guisado | 1 | 257 | 1.075 | 12 | 19 | 46 | 27 | 37 | 0 | 0 | 0 |
| **Pollo** asado | sólo carne (sin hueso) | 100 g | 177 | 742 | 7,5 | 20 | 45 | 28 | 27 | 0 | 0 | 0 |
| **Pato** | asado, carne y piel | 100 g | 423 | 1.750 | 38 | 14 | 51 | 30 | 20 | 0 | 0 | 0 |
| **Pato** | asado, sólo carne | 100 g | 195 | 815 | 10 | 13 | 50 | 32 | 25 | 0 | 0 | 0 |
| **Pintada** carne | cruda | 100 g | 148 | 622 | 6,2 | 23 | 37 | 33 | 23 | 0 | 0 | 0 |

| fibra total (g) | fibra soluble (g) | colesterol (mg) | fuente útil de vitaminas | buena fuente de minerales | notas especiales de salud |
|---|---|---|---|---|---|
| 0,1 | n/c | 83 | B1, ác. nic., B6, B12, ác. pant. | pot., fós. | Los embutidos son ricos en grasas, grasa saturada y sodio. Los embutidos ahumados están relacionados con algunos tipos de cáncer. |
| tr | n/c | n/c | n/c | n/c | |
| tr | n/c | n/c | n/c | n/c | |
| 0,6 | n/c | 42 | ác. nic., B12 | cob. | Más del 70 % de las calorías de una salchicha de cerdo mediana provienen de la grasa. Incluso si se hacen a la plancha, la proporción sigue siendo elevada. Las salchichas bajas en grasa contienen más de la mitad de calorías en forma de grasa. |
| 0,6 | n/c | 22 | ác. nic., B12 | cob. | |
| 0 | 0 | 84 | B2, ác. nic., B6, B12 | pot., fós., cinc | Carne baja en grasa y rica en proteínas. |
| 0 | 0 | 50 | B2, ác. nic., B6, B12 | pot., fós., hierro, cinc, cob. | Carne baja en grasa y rica en proteínas, vitaminas y minerales. Buena fuente de hierro. Este mineral cuando procede de las carnes se absorbe más fácilmente que el de los alimentos de origen vegetal. |
| 0 | 0 | 70 | ác. nic., B6, ác. pant. | pot., fós., sel. | El pollo sólo es una fuente de proteínas bajas en grasas si se retira la piel, preferiblemente antes de cocinarlo. Si se come la carne y la piel, el contenido gra del pollo es mucho más elevado que el de la ternera y otras carnes rojas. El pollo constituye una buena fuente de selenio, un mineral antioxidante que puede falta en la dieta. |
| 0 | 0 | 122 | ác. nic., B6, ác. pant. | pot., fós., sel. | |
| 0 | 0 | 168 | ác. nic., B6, ác. pant. | pot., fós., cinc, sel. | |
| 0 | 0 | 105 | ác. nic., B6, ác. pant. | pot., fós., cinc, sel. | |
| 0 | 0 | 99 | B1, B2, ác. nic., B6, B12 | pot., fós., hierro, cinc, cob., sel. | La carne magra de pato no es tan rica en grasa como algunas personas creen, ya que no contiene más grasa que el cordero. Sin embargo, si se come con la piel se convierte en una carne muy grasa, aunque es mucho más rica en grasas insaturadas que la carne roja. La carne magra constituye una buena fuente de vitaminas B y de los minerales hierro, cinc y selenio. |
| 0 | 0 | 115 | B1, B2, ác. nic., B6, B12, ác. pant. | pot., fós., hierro, cinc, cob., sel. | |
| 0 | 0 | n/c | n/c | n/c | Fuente de proteínas bajas en grasa. |

| | estado del alimento | tamaño de la ración | calorías | kilojulios | grasa total (g) | % poli. | % mono. | % sat. | proteínas (g) | h. carbono (g) | féculas (g) | azúcares (g) |
|---|---|---|---|---|---|---|---|---|---|---|---|---|
| **Faisán** | asado, carne sin huesos | 100 g | 220 | 918 | 12 | 13 | 47 | 34 | 28 | 0 | 0 | 0 |
| **Conejo** filete | asado (sin huesos) | 100 g | 137 | 576 | 5,5 | 33 | 24 | 38 | 22 | 0 | 0 | 0 |
| **Pavo** carne clara, filete | crudo | 100 g | 105 | 444 | 0,8 | 25 | 38 | 38 | 24 | 0 | 0 | 0 |
| **Pavo** carne oscura, filete | crudo | 100 g | 104 | 439 | 2,5 | 24 | 40 | 32 | 20 | 0 | 0 | 0 |
| **Pavo** carne clara | asado | 100 g | 153 | 648 | 2 | 25 | 35 | 35 | 34 | 0 | 0 | 0 |

## Frutos secos, semillas y tentempiés

| | estado del alimento | tamaño de la ración | calorías | kilojulios | grasa total (g) | % poli. | % mono. | % sat. | proteínas (g) | h. carbono (g) | féculas (g) | azúcares (g) |
|---|---|---|---|---|---|---|---|---|---|---|---|---|
| **Almendras** | | 50 g (peso sin cáscara) | 306 | 1.267 | 28 | 25 | 62 | 8 | 11 | 3,5 | 1,4 | 2,1 |
| **Nueces del Brasil** | | 50 g (peso sin cáscara) | 341 | 1.407 | 34 | 34 | 38 | 24 | 7,1 | 1,5 | 0,3 | 1,2 |
| **Anacardos** | | 50 g (peso sin cáscara) | 287 | 1.187 | 24 | 18 | 58 | 20 | 8,9 | 9,1 | 6,8 | 2,3 |
| **Castañas** | | 50 g (peso sin cáscara) | 85 | 360 | 1,4 | 41 | 37 | 19 | 1 | 18 | 15 | 3,5 |
| **Avellanas** | | 50 g (peso sin cáscara) | 325 | 1.343 | 32 | 10 | 79 | 7,5 | 7,1 | 3 | 1 | 2 |
| **Nueces de Macadamia** | | 50 g (peso sin cáscara) | 374 | 1.541 | 39 | 2 | 78 | 14 | 4 | 2,4 | 0,4 | 2 |
| **Frutos secos** mixtos | | 50 g | 304 | 1.258 | 27 | 27 | 52 | 16 | 11 | 4 | 2 | 2 |
| **Cacahuetes** | crudos | 50 g (peso sin cáscara) | 282 | 1.171 | 23 | 31 | 46 | 18 | 13 | 6,3 | 3,2 | 3,1 |

| fibra total (g) | fibra soluble (g) | colesterol (mg) | fuente útil de vitaminas | buena fuente de minerales | notas especiales de salud |
|---|---|---|---|---|---|
| 0 | 0 | 220 | B2, ác. nic., B6, B12, pot. | fós., hierro | Más rico en grasa que otras aves de caza. |
| 0 | 0 | 53 | ác. nic., B6, B12 | pot., fós., sel. | Fuente de proteínas, muy baja en grasa. |
| 0 | 0 | 57 | ác. nic., B6, B12 | pot., fós. | El pavo es una carne muy baja en grasa y representa una buena elección para las personas que desean adelgazar, ya que es rico en proteínas, vitaminas B y selenio. La carne oscura de la pierna contiene el doble de hierro que la de la pechuga, más clara, y tres veces más cinc, lo cual resulta importante para disfrutar de un sistema inmunológico sano. |
| 0 | 0 | 86 | B2, ác. nic., B6, B12, | pot., fós., sel. | |
| 0 | 0 | 82 | ác. nic., B6, B12 | pot., fós., sel. | |
| | | | | | |
| 3,7 | 0,6 | 0 | B2, ác. nic., E | cal., magnes., pot., fós., cob., manga. | Todos los frutos secos contienen cantidades significativas de hierro, cinc y magnesio. Los frutos secos son bastante ricos en proteínas, pero la razón por la que su contenido calórico es tan elevado radica en su gran contenido en grasa. No obstante, la grasa de los frutos secos es, en su mayor parte, insaturada. La mayoría de los frutos secos, sobre todo las avellanas y las nueces de Macadamia, poseen un elevado contenido en grasa monoinsaturada, pero los piñones y las nueces son más ricos en poliinsaturadas. Las castañas son los únicos frutos secos bajos en grasa.<br>Las nueces del Brasil son excepcionalmente ricas en magnesio y selenio, el mineral antioxidante que protege contra la cardiopatía coronaria, el cáncer y el envejecimiento. Las pecanas constituyen una buena fuente de cinc, que refuerza el sistema inmunológico.<br>Algunas personas son alérgicas a los cacahuetes y, en menor medida, a otros frutos secos. La alergia a los cacahuetes puede provocar una reacción muy grave, incluso si se toma una pequeñísima cantidad; puede llegar a provocar la muerte.<br>Todos los frutos secos frescos deben consumirse rápidamente, ya que si se pasan acumulan niveles peligrosos de contaminantes que pueden provocar enfermedades. Los niños pequeños (menores de cinco años) no deben tomar frutos secos, ya que pueden atragantarse. |
| 2,2 | 0,6 | 0 | B1, E | magnes., pot., fós., cinc, cob., sel., manga. | |
| 1,6 | 0,8 | 0 | B1, ác. nic., folato | magnes., pot., fós., hierro, cinc, cob., sel., manga. | |
| 2 | 0,6 | 0 | | pot. | |
| 3,3 | 1,3 | 0 | B1, ác. nic., B6, folato, E | pot., fós., cob., magnes., manga. | |
| 2,7 | 0,9 | 0 | | magnes., cob., manga. | |
| 3 | 0,9 | 0 | ác. nic., E | magnes., pot., fós., cob., manga. | |
| 3,1 | 0,9 | 0 | B1, ác. nic., B6, folato, E | magnes., pot., fós., cob., manga. | |

| | estado del alimento | tamaño de la ración | calorías | kilojulios | grasa total (g) | % poli. | % mono. | % sat. | proteínas (g) | h. carbono (g) | féculas (g) | azúcares (g) |
|---|---|---|---|---|---|---|---|---|---|---|---|---|
| **Piñones** | | 50 g (peso sin cáscara) | 344 | 1.420 | 34 | 60 | 20 | 7 | 7 | 2 | 0,1 | 2 |
| **Pistachos** | | 50 g (peso sin cáscara) | 301 | 1.243 | 28 | 32 | 50 | 13 | 8,9 | 4,1 | 1,3 | 2,8 |
| **Nueces** | | 50 g (peso sin cáscara) | 344 | 1.419 | 34 | 69 | 18 | 8 | 7,3 | 1,6 | 0,3 | 1,3 |
| **Pipas de calabaza** | | 1 cucharada | 91 | 378 | 7,3 | 40 | 25 | 15 | 3,9 | 2,4 | 2,3 | 0,2 |
| **Pipas de girasol** | | 1 cucharada | 93 | 386 | 7,6 | 65 | 21 | 10 | 3,2 | 3 | 2,6 | 0,3 |
| **Palomitas de maíz** | solas | 25 g | 148 | 617 | 11 | 46 | 34 | 10 | 1,5 | 12 | 12 | 0,3 |
| **Patatas fritas** de bolsa | | bolsa de 30 g | 159 | 665 | 10 | 15 | 40 | 41 | 1,7 | 16 | 16 | 0,2 |
| **Patatas fritas** de bolsa con menos grasa | | bolsa de 30 g | 137 | 577 | 6,4 | 12 | 41 | 43 | 2 | 19 | 19 | 0,4 |
| **Galletitas saladas** | | 40 g | 205 | 857 | 12 | 10 | 79 | 11 | n/c | 24 | n/c | 2,4 |
| **Tortillas mexicanas** | | 30 g | 138 | 578 | 6,9 | 30 | 47 | 18 | 2,3 | 18 | 17,7 | 0,3 |

## Postres

| | estado del alimento | tamaño de la ración | calorías | kilojulios | grasa total (g) | % poli. | % mono. | % sat. | proteínas (g) | h. carbono (g) | féculas (g) | azúcares (g) |
|---|---|---|---|---|---|---|---|---|---|---|---|---|
| **Natillas** | | 100 ml | 95 | 401 | 3 | 3 | 30 | 57 | 2,6 | 15 | 3,1 | 12 |
| **Helado de leche** vainilla | | 100 g | 194 | 814 | 9,8 | 3 | 25 | 65 | 3,6 | 24 | tr | 22 |
| ***Mousse*** de chocolate | | 100 g | 139 | 586 | 5,4 | 3 | 30 | 61 | 4 | 20 | 2,4 | 18 |

| fibra total (g) | fibra soluble (g) | colesterol (mg) | fuente útil de vitaminas | buena fuente de minerales | notas especiales de salud |
|---|---|---|---|---|---|
| 0,9 | n/c | 0 | ác. nic., E | magnes., pot., fós., hierro, cinc, cob., manga. | |
| 3 | 1,4 | 0 | B1, ác. nic., E | pot., magnes., pot., fós., cob., manga. | |
| 1,8 | 0,8 | 0 | B1, B6, folato, E | magnes., pot., fós., cob., manga. | |
| 0,8 | 0,3 | 0 | | pot., fós., magnes., hierro, cinc, cob. | Las semillas comestibles constituyen una buena fuente de muchos minerales y grasas poliinsaturadas. Son ricas en calorías debido a su elevado contenido en grasas, pero pesan muy poco y se pueden incluir en los cereales, panes, sopas, etc. sin perjudicar demasiado la dieta. |
| 1 | 0,3 | 0 | B1, E | magnes., hierro, cob., manga. | |
| n/c | n/c | 0 | E | | La mayoría de los aperitivos y tentempiés son muy ricos en grasa y sal, y apenas ofrecen beneficios nutricionales. Por tanto, resulta conveniente limitarse a su consumo ocasional. |
| 1,6 | 0,8 | 0 | E | pot. | |
| 1,8 | 1 | 0 | E | pot. | |
| 0,6 | n/c | 0 | | | |
| 1,8 | n/c | 0 | E | pot., manga. | |
| | | | | | |
| 0,1 | n/c | 11 | A, B2 | cal., pot., fós., yod. | Gran parte de los postres comerciales son ricos en azúcar y grasa, a menos que se especifique lo contrario en la etiqueta. Los postres a base de leche, como las natillas y el arroz con leche, constituyen una elección bastante aceptable, ya que contienen buenas cantidades de calcio y azúcar, y el contenido en grasa no es demasiado elevado.<br>Muchos postres preparados, sobre todo los de larga conservación a temperatura ambiente, son ricos en conservantes y otros aditivos. Si intenta reducir su consumo de números E, prescinda de estos productos. |
| tr | 0 | 31 | A | cal. | |
| n/c | tr | n/c | | cal. | |

## Arroz, cereales y pasta

| | estado del alimento | tamaño de la ración | calorías | kilojulios | grasa total (g) | % poli. | % mono. | % sat. | proteínas (g) | h. carbono (g) | féculas (g) | azúcares (g) |
|---|---|---|---|---|---|---|---|---|---|---|---|---|
| **Bulgur** | | 50 g (peso en crudo) | 177 | 739 | 0,9 | n/c | n/c | n/c | 4,8 | 38 | n/c | n/c |
| **Cebada** | | 50 g (peso en crudo) | 151 | 641 | 1 | n/c | n/c | n/c | 5,3 | 32 | 31 | 0,9 |
| **Cebada** perla | | 50 g (peso en crudo) | 180 | 768 | 0,9 | n/c | n/c | n/c | 4 | 42 | 42 | 0 |
| **Cuscús** instantáneo | | 50 g (peso en crudo) | 175 | 745 | 0,9 | n/c | n/c | n/c | 5,3 | 39 | 39 | 0 |
| **Harina** blanca | | 50 g (peso en crudo) | 171 | 725 | 0,6 | 50 | 17 | 17 | 4,7 | 39 | 38 | 0,8 |
| **Harina** integral | | 50 g (peso en crudo) | 155 | 659 | 1,1 | 45 | 14 | 14 | 6,3 | 32 | 31 | 1 |
| **Pasta** blanca | | 50 g (peso en crudo) | 171 | 728 | 0,9 | 44 | 11 | 11 | 6 | 37 | 35 | 1,6 |
| **Pasta** integral | | 50 g (peso en crudo) | 162 | 690 | 1,3 | 44 | 12 | 16 | 6,7 | 33 | 31 | 1,9 |
| **Polenta** | | 50 g (peso en crudo) | 172 | 720 | 0,8 | n/c | n/c | 33 | 4,3 | 37 | 36 | 1 |
| **Arroz** integral | | 50 g (peso en crudo) | 179 | 759 | 1,4 | 36 | 25 | 25 | 3,3 | 41 | 40 | 0,6 |
| **Arroz** blanco | | 50 g (peso en crudo) | 192 | 815 | 1,8 | 36 | 25 | 25 | 3,7 | 43 | 43 | tr |
| **Espagueti con salsa de tomate** | | lata de 215 g | 138 | 587 | 0,9 | 50 | 25 | 25 | 4,1 | 31 | 19 | 12 |
| **Germen de trigo** | | 2 cucharadas | 36 | 150 | 0,9 | 46 | 12 | 14 | 0,1 | 4 | 2,9 | 1,6 |

| fibra total (g) | fibra soluble (g) | colesterol (mg) | fuente útil de vitaminas | buena fuente de minerales | notas especiales de salud |
|---|---|---|---|---|---|
| | | | | | |
| n/c | n/c | 0 | B1, ác. nic. | fós., hierro, cob. | Trigo de grano partido, inadecuado para las personas con intolerancia o alergia al trigo o al gluten. Es una buena fuente de hidratos de carbono complejos. |
| 7,4 | 2 | 0 | ác. nic., B6 | pot., hierro, manga., fós. | La cebada contiene el grano completo, que es rico en fibra insoluble y, por tanto, recomendable contra el estreñimiento, y también en fibra soluble, que disminuye el nivel de colesterol. Es rica en minerales, una buena fuente de hierro y una fuente útil de proteínas. Contiene gluten. En la cebada perla se ha eliminado la capa exterior del grano, la que contiene la mayor parte de los nutrientes. Una dieta rica en cereales protege contra el cáncer de colon, la diverticulosis y el cáncer de mama. |
| n/c | n/c | 0 | | manga. | |
| 1 | 0,5 | 0 | | | Sémola de trigo precocida. Aunque es un hidrato de carbono bajo en grasas, contiene pocos nutrientes. El cuscús tradicional, disponible en tiendas de dietética, contiene más fibra, vitaminas B y hierro, pero tarda más tiempo en cocerse. |
| 1,5 | 0,8 | 0 | | cal. | La harina blanca se muele hasta que gran parte de la cáscara externa desaparece; por tanto, contiene pocos nutrientes en buenas cantidades, excepto calcio. |
| 4,5 | 1 | 0 | B1, ác. nic., B6 | magnes., fós., cob., sel., manga. | Es una buena fuente de hidratos de carbono complejos, con todo lo bueno del salvado completo y del germen de trigo. Tiene abundante fibra y cantidades útiles de proteínas. |
| 1,5 | 0,8 | 0 | ác. nic. | manga., cob. | La pasta integral es rica en ácido nicotínico y en fibra, y posee un índice glucémico bajo. Con el doble de hierro (2 mg por 50 g de pasta cruda) que la pasta blanca, constituye una fuente útil de hierro para los vegetarianos (aunque este mineral no aparezca en la lista, ya que se encuentra presente en menos de un 17 %). La pasta refinada contiene menos fibra, vitaminas y minerales, pero también representa una buena fuente de hidratos de carbono complejos bajos en grasa, con un índice glucémico medio. |
| 4,2 | 1 | 0 | B2, ác. nic. | manga., cob., magnes. | |
| 0,5 | n/c | 0 | | hierro | Harina de maíz, que suele prepararse con mucha mantequilla y queso, por lo que acaba siendo un plato muy rico en grasa y grasas saturadas. Es adecuada para las personas con intolerancia al gluten o al trigo. |
| 0,9 | tr | 0 | B1, ác. nic. | magnes., fós., cob., manga. | Es una buena fuente de vitaminas B, con un poco de fibra y poca grasa, lo que lo convierte en un hidrato de carbono complejo ideal (sobre todo para los que presenten una intolerancia al gluten o al trigo); índice glucémico medio. |
| 0,2 | tr | 0 | | manga. | Contiene menos vitaminas, minerales y fibra que el arroz integral, pero sigue siendo una buena fuente de hidratos de carbono bajos en grasa. Es adecuado para las personas con intolerancia al gluten o al trigo. |
| 1,5 | n/c | 0 | | pot. | Los espaguetis en conserva suponen un alimento bastante bajo en grasas, aunque rico en sal y azúcar. Contienen cantidades útiles de licopina y betacaroteno procedentes de la salsa de tomate. |
| 1,6 | 0,3 | 0 | B1, B6, folato, E | | Se necesitan al menos 2 cucharadas al día para que suponga una contribución significativa a la ingesta diaria de vitaminas B, vitamina E o fibra. |

## Pastas para untar y patés

| | estado del alimento | tamaño de la ración | calorías | kilojulios | grasa total (g) | % poli. | % mono. | % sat. | proteínas (g) | h. carbono (g) | féculas (g) | azúcares (g) |
|---|---|---|---|---|---|---|---|---|---|---|---|---|
| **Mermelada** | | 25 g | 65 | 279 | 0 | 0 | 0 | 0 | 0,2 | 17 | 0 | 17 |
| **Pasta pura de frutas** | | 25 g | 30 | 130 | 0 | 0 | 0 | 0 | 0,2 | 7,8 | 0,2 | 7,8 |
| **Mantequilla de cacahuete** | | 25 g | 156 | 645 | 13 | 34 | 40 | 22 | 5,7 | 3,3 | 1,6 | 1,7 |
| **Extracto de levadura** | | 1 cucharadita | 16 | 69 | 0 | 0 | 0 | 0 | 3,7 | 0,3 | 0,2 | |
| ***Hummus*** | | 25 g | 83 | 347 | 7,3 | 25 | 63 | 12 | 1,9 | 2,3 | 0,1 | 2,2 |
| **Taramasalata** | | 25 g | 126 | 519 | 13 | 32 | 55 | 8 | 0,8 | 1 | 1 | 0 |
| **Paté de hígado** | | 25 g | 79 | 327 | 7,2 | 9 | 35 | 29 | 3,3 | 0,3 | 0,2 | 0,1 |

## Edulcorantes y confitería

| | estado del alimento | tamaño de la ración | calorías | kilojulios | grasa total (g) | % poli. | % mono. | % sat. | proteínas (g) | h. carbono (g) | féculas (g) | azúcares (g) |
|---|---|---|---|---|---|---|---|---|---|---|---|---|
| **Miel** | | 25 g | 72 | 307 | 0 | 0 | 0 | 0 | 0,1 | 19 | 0 | 19 |
| **Fructosa** | | 25 g | 96 | 401 | 0 | 0 | 0 | 0 | 0 | 25 | 0 | 25 |
| **Azúcar** refinado | | 25 g | 99 | 420 | 0 | 0 | 0 | 0 | 0 | 26 | 0 | 26 |
| **Azúcar** integral | | 25 g | 91 | 387 | 0 | 0 | 0 | 0 | 0 | 25 | 0 | 25 |
| **Almíbar** | | 25 g | 75 | 317 | 0 | 0 | 0 | 0 | 0,1 | 20 | 0 | 20 |

| fibra total (g) | fibra soluble (g) | colesterol (mg) | fuente útil de vitaminas | buena fuente de minerales | notas especiales de salud |
|---|---|---|---|---|---|
| | | | | | |
| n/c | n/c | 0 | | | Rica en azúcar, pero con pequeñas cantidades de vitamina C (depende de la variedad). |
| n/c | n/c | 0 | | | Tiene menos azúcar que la mermelada. Su dulzor suele provenir de los azúcares de la fruta. |
| 1,4 | 0,4 | 0 | ác. nic., E | magnes. | Los cacahuetes son ricos en grasa y calorías, y por tanto también lo es la mantequilla de cacahuete (pero la grasa es, en su mayoría, insaturada). Buena fuente de proteínas y útil para los vegetarianos. Si se toma con regularidad, aporta cantidades considerables de hierro. |
| 0 | 0 | 0 | B1, B2, ác. nic., folato | | Los extractos de levadura son ricos en vitaminas B, pero en general se toman en cantidades muy pequeñas. Son muy ricos en sal. Constituyen una buena alternativa a los caldos de carne para los vegetarianos. |
| 3 | n/c | 0 | | | Este puré de garbanzos no contiene suficiente cantidad de legumbre para que suponga una contribución significativa en cuanto a nutrientes, a menos que se tome en abundancia. El casero proporciona más elementos, en especial magnesio, hierro, cobre, manganeso y ácido nicotínico. |
| tr | n/c | 0,6 | B12 | | Es extremadamente rica en grasa y sal. |
| tr | n/c | 42 | A, B12 | | Es rico en vitamina A, por lo que se recomienda evitarlo durante el embarazo. Muy rico en grasas, aunque si se toma en cantidades razonables aporta hierro y algunas vitaminas B. |
| | | | | | |
| 0 | 0 | 0 | | | La miel es un antiséptico que, extendido sobre las heridas, favorece su curación. A pesar de los nutrientes que contiene, se toma en cantidades tan pequeñas que una ración normal no contribuye a la dieta. Alimento con un índice glucémico elevado. |
| 0 | 0 | 0 | | | La fructosa (azúcar de la fruta) tiene aproximadamente las mismas calorías que el azúcar normal (sacarosa), pero es dos veces más dulce y, por tanto, ofrece un medio de reducir el consumo de calorías. Se absorbe en la sangre más lentamente que el azúcar, y por ello tiene menos probabilidades de provocar fluctuaciones en los niveles de azúcar. Se ha demostrado que ayuda a eliminar el colesterol LDL de la sangre. Sin embargo, un exceso de fructosa (alrededor de 25 g al día) puede provocar diarrea y aumentar los niveles de triglicéridos. El azúcar blanco normal es el subproducto refinado de la caña de azúcar, y no contiene nutrientes, grasas o fibra, a excepción de hidratos de carbono simples. El azúcar integral es similar, aunque los más oscuros contienen pequeñas cantidades de vitaminas y minerales. El almíbar es azúcar procesado. El consumo elevado de azúcar se ha relacionado con el aumento del riesgo de sufrir diversas dolencias, como cardiopatía coronaria, aunque las pruebas científicas son escasas. El informe de la OMS de 1998 sobre los hidratos de carbono afirma que es posible incluir una cantidad moderada de azúcar en una dieta sana. |
| 0 | 0 | 0 | | | |
| 0 | 0 | 0 | | | |
| 0 | 0 | 0 | | | |

| | estado del alimento | tamaño de la ración | calorías | kilojulios | grasa total (g) | % poli. | % mono. | % sat. | proteínas (g) | h. carbono (g) | féculas (g) | azúcares (g) |
|---|---|---|---|---|---|---|---|---|---|---|---|---|
| **Melaza** | | 25 g | 67 | 279 | 0 | 0 | 0 | 0 | 0 | 17 | 0 | 15 |
| **Chocolate** con leche | | 25 g | 130 | 544 | 7,7 | 4 | 32 | 60 | 1,9 | 14 | 0 | 14 |
| **Chocolate** con leche | | 25 g | 128 | 534 | 7 | 4 | 33 | 60 | 1,3 | 16 | 0,2 | 16 |
| **Sucedáneo de chocolate** | | 25 g | 139 | 581 | 9,3 | n/c | n/c | n/c | 2,5 | 12 | n/c | n/c |
| **Regaliz** | | 25 g | 70 | 296 | 0,3 | n/c | n/c | n/c | 1,4 | 16 | 5,1 | 10 |
| **Caramelos** | | 25 g | 82 | 349 | tr | 0 | 0 | 0 | tr | 22 | 0,1 | 22 |
| ***Toffee*** | | 25 g | 107 | 448 | 4,7 | 4 | 40 | 51 | 0,6 | 17 | tr | 11 |

## Verduras y legumbres

| | estado del alimento | tamaño de la ración | calorías | kilojulios | grasa total (g) | % poli. | % mono. | % sat. | proteínas (g) | h. carbono (g) | féculas (g) | azúcares (g) |
|---|---|---|---|---|---|---|---|---|---|---|---|---|
| **Alcachofa** | | 1 entera | 9 | 39 | 0,1 | 100 | 0 | 0 | 1,4 | 1,4 | tr | 0,6 |
| **Alcachofa** de Jerusalén | hervida | 100 g | 41 | 207 | 0,1 | tr | tr | tr | 1,6 | 11 | tr | 1,6 |
| **Espárragos** | | 100 g | 25 | 103 | 0,6 | 50 | 25 | 25 | 2,9 | 2 | 0,1 | 0,9 |
| **Berenjenas** | | 100 g | 15 | 64 | 0,4 | 50 | tr | 25 | 0,9 | 2,2 | 0,2 | 2 |
| **Aguacate** | | 1/2 mediano | 145 | 588 | 15 | 11 | 62 | 21 | 1,4 | 1,4 | tr | 0,4 |
| **Brotes de bambú** en conserva, escurridos | | 100 g | 11 | 45 | 0,2 | 50 | 0 | 50 | 1,5 | 0,7 | tr | 0,7 |

| fibra total (g) | fibra soluble (g) | colesterol (mg) | fuente útil de vitaminas | buena fuente de minerales | notas especiales de salud |
|---|---|---|---|---|---|
| tr | n/c | 0 | | pot., magnes., manga. | La melaza proporciona más nutrientes que cualquier otro tipo de edulcorante. En grandes cantidades, se convierte en una buena fuente de hierro y calcio. |
| 0,2 | n/c | 6 | | | El chocolate se elabora con cacao (antioxidante), pero el chocolate con leche no contiene demasiados sólidos de cacao. El chocolate negro incluye más sólidos de cacao (hasta el 70 %) y, por tanto, posee un mayor potencial antioxidante. Asimismo, contiene más cafeína y teobromina (dos estimulantes), el doble de magnesio y más hierro que el chocolate con leche, pero muy poco calcio. |
| 0,6 | n/c | 2 | | | |
| n/c | n/c | 0 | | | Por lo general, se toma como alternativa más saludable al chocolate, pero contiene muchas más grasas y azúcares y, por tanto, calorías. Por otro lado, no tiene cafeína y otros estimulantes. |
| 0,5 | n/c | 0 | | pot., cal., magnes., hierro, manga. | Es un laxante natural, y también contiene cantidades útiles de varios minerales. Virtualmente libre de grasa, constituye una buena elección cuando se desea tomar algo dulce, sobre todo si tenemos en cuenta las pruebas de que un compuesto del regaliz podría inhibir las caries. |
| 0 | 0 | 0 | | | Básicamente, contiene azúcar y aditivos (por lo general, saborizantes y colorantes artificiales). Tomar caramelos con frecuencia puede contribuir a la formación de caries. |
| 0 | 0 | 4 | | | Son ricos en azúcar y grasa, y poco más. Masticar *toffees* puede contribuir a la caries. |
| | | | | | |
| n/c | n/c | 0 | folato | pot. | Se dice que un compuesto presente en las alcachofas, llamado cinarina, favorece la función hepática y ayuda a regular el colesterol, pero apenas existen pruebas científicas que lo demuestren. |
| 3,5 | 2,3 | 0 | | pot. | |
| 1,7 | 0,8 | 0 | b-caroteno, E, folato | pot. | Es una de las pocas fuentes vegetales de vitamina E y un diurético natural. Sus glucósidos pueden ser antiinflamatorios y servir de ayuda contra la artritis reumatoide. Los espárragos contienen purinas, que pueden provocar gota. |
| 2 | 1 | 0 | K | | Las berenjenas tienen varias vitaminas y minerales, pero ninguna en cantidades significativas. |
| 2,6 | 1,2 | 0 | B6, E | pot. | Se trata de una muy buena fuente de vitamina E y grasas monoinsaturadas. Contiene muchas otras vitaminas y minerales. |
| 1,7 | 0,4 | 0 | | pot., cob. | |

| | estado del alimento | tamaño de la ración | calorías | kilojulios | grasa total (g) | % poli. | % mono. | % sat. | proteínas (g) | h. carbono (g) | féculas (g) | azúcares (g) |
|---|---|---|---|---|---|---|---|---|---|---|---|---|
| **Habas** | sin cáscara | 100 g | 59 | 247 | 1 | 50 | 10 | 10 | 5,7 | 7,2 | 5,4 | 1,3 |
| **Judías** verdes | | 100 g | 24 | 99 | 0,5 | 60 | tr | 20 | 1,9 | 3,2 | 0,9 | 2,3 |
| **Habichuelas** | | 100 g | 22 | 93 | 0,4 | 50 | tr | 25 | 1,6 | 3,2 | 0,4 | 2,8 |
| **Judías** germinadas | | 50 g | 16 | 66 | 0,3 | 40 | 20 | 20 | 1,5 | 2 | 0,9 | 1,1 |
| **Remolacha** | | 100 g | 36 | 154 | 0,1 | 50 | tr | tr | 1,7 | 7,6 | 0,6 | 7 |
| **Brécol (brócoli)** verde | | 100 g | 33 | 138 | 0,9 | 56 | 20 | 22 | 4,4 | 1,8 | 0,1 | 1,5 |
| **Coles de Bruselas** | | 100 g | 42 | 177 | 1,4 | 50 | 7 | 21 | 3,5 | 4,1 | 0,8 | 3,1 |
| **Col** roja | | 100 g | 21 | 89 | 9,3 | 67 | tr | tr | 1,1 | 3,7 | 0,1 | 3,3 |
| **Col** rizada de Milán | | 100 g | 27 | 114 | 0,5 | 60 | tr | 20 | 2,1 | 3,9 | 0,1 | 3,8 |
| **Zanahorias** | | 100 g | 35 | 146 | 0,3 | 67 | tr | 33 | 0,6 | 7,9 | 0,3 | 7,4 |
| **Coliflor** | | 100 g | 34 | 142 | 0,9 | 56 | 11 | 22 | 3,6 | 3 | 0,4 | 2,5 |
| **Apionabo** | | 100 g | 18 | 73 | 0,4 | n/c | n/c | n/c | 1,2 | 2,3 | 0,5 | 1,8 |
| **Apio** | | 100 g | 7 | 32 | 0,2 | 50 | tr | tr | 0,5 | 0,9 | tr | 0,9 |
| **Chiles** frescos | | 100 g | 20 | 83 | 0,6 | n/c | n/c | n/c | 2,9 | 0,7 | tr | 0,7 |

| fibra total (g) | fibra soluble (g) | colesterol (mg) | fuente útil de vitaminas | buena fuente de minerales | notas especiales de salud |
|---|---|---|---|---|---|
| 6,1 | 1,4 | 0 | b-caroteno, ác. nic., folato, ác. pant., C | pot. | Es una excelente fuente de fibra, incluida fibra soluble, que también ayuda a bajar el colesterol en sangre, y de una gama de vitaminas y minerales. Asimismo, contienen el flavonoide quercetina, que ayuda a prevenir las enfermedades cardiovasculares. |
| 2,2 | 0,9 | 0 | b-caroteno, folato, C | pot. | Fuente de vitaminas antioxidantes, betacaroteno y C, y una buena fuente de fibra. |
| 2 | 0,8 | 0 | b-caroteno, folato, C | pot. | Como judías verdes. |
| 0,8 | 0,3 | 0 | folato, C | | |
| 1,9 | 0,9 | 0 | folato | pot., manga. | Algunas personas producen orina rosada cuando toman remolacha. Se dice que el jugo de esta hortaliza favorece la función renal, aunque no hay pruebas científicas. La parte superior de las hojas es excelente, ya que contiene calcio, betacaroteno y hierro. |
| 2,6 | 1,1 | 0 | b-caroteno, folato, C | pot. | Es rico en fibra, en vitaminas antioxidantes (betacaroteno y C), que resultan de ayuda contra la cardiopatía coronaria, y en folato. Sus fitoquímicos (glucosinolatos) poseen importantes propiedades, sobre todo contra el cáncer. |
| 4,1 | 2,2 | 0 | b-caroteno, folato, C | pot. | Excelente fuente de fibra, folato y vitamina C, y la segunda mejor fuente de glucosinolatos anticancerígenos. |
| 2,5 | 1,2 | 0 | folato, C | pot. | Puede resultar útil contra las infecciones de la piel, ya que se cree que posee propiedades antisépticas naturales. |
| 3,1 | 1,7 | 0 | b-caroteno, folato, C | pot. | Las hojas verdes oscuras contienen la mayor parte de vitaminas y minerales, mientras que las partes claras del centro apenas tienen estos nutrientes. Contiene fitoquímicos similares a los del brécol y las coles de Bruselas, beneficiosos contra el cáncer. |
| 2,4 | 1,4 | 0 | b-caroteno | | Es la fuente más rica de betacaroteno, que se convierte en el cuerpo en vitamina A. La falta de ésta se asocia con una mala visión nocturna. También es antioxidante, y resulta de ayuda contra la cardiopatía coronaria y el cáncer. |
| 1,8 | 0,9 | 0 | folato, C | pot. | Otra buena fuente de glucosinolatos anticancerígenos. |
| 3,7 | 2,4 | 0 | folato, C | pot. | |
| 1,1 | 0,5 | 0 | | pot. | Un fitoquímico presente en el apio favorece el descenso de la presión sanguínea en un 13 % y del colesterol en un 7 % (en pruebas realizadas con ratas). Estos resultados todavía se tienen que probar con humanos, pero la medicina oriental utiliza el apio para bajar la presión desde hace siglos. |
| n/c | n/c | 0 | C | | Contiene niveles elevados de capsicina, analgésica y antioxidante. También estimula el ritmo metabólico, parece ser que reduce el nivel de colesterol, alivia la congestión y favorece la digestión. |

| | estado del alimento | tamaño de la ración | calorías | kilojulios | grasa total (g) | % poli. | % mono. | % sat. | proteínas (g) | h. carbono (g) | féculas (g) | azúcares (g) |
|---|---|---|---|---|---|---|---|---|---|---|---|---|
| **Col** china | | 100 g | 12 | 49 | 0,2 | 50 | tr | tr | 1 | 1,4 | tr | 1,4 |
| **Calabacín** | | 100 g | 18 | 74 | 0,4 | 50 | tr | 25 | 1,8 | 1,8 | 0,1 | 1,7 |
| **Pepino** | | 100 g | 10 | 40 | 0,1 | tr | tr | tr | 0,7 | 1,5 | 0,1 | 1,4 |
| **Hinojo** | | 100 g | 12 | 50 | 0,2 | tr | tr | tr | 0,9 | 1,8 | 0,1 | 1,7 |
| **Ajo** | | 1 diente | 3 | 12 | 0 | 0 | 0 | 0 | 0,2 | 0,5 | 0,4 | 0,1 |
| **Jengibre** | | 1 pequeño | 2 | 10 | 0 | 0 | 0 | 0 | 0,1 | 0,5 | 0,3 | 0,2 |
| **Col** rizada | | 100 g | 33 | 140 | 1,6 | 56 | 6 | 13 | 3,4 | 1,4 | 0,1 | 1,3 |
| **Puerros** | | 100 g | 22 | 93 | 0,5 | 60 | tr | 20 | 1,6 | 2,9 | 0,3 | 2,2 |
| **Lechuga** | | 100 g | 16 | 65 | 0,6 | 67 | tr | 17 | 1 | 1,7 | tr | 1,7 |
| **Lechuga** iceberg | | 100 g | 13 | 53 | 0,3 | 67 | tr | tr | 0,7 | 1,9 | tr | 1,9 |
| **Guisantes** | | 100 g | 32 | 136 | 0,2 | 50 | tr | tr | 3,6 | 4,2 | 0,8 | 3,4 |
| **Setas** | | 100 g | 13 | 55 | 0,5 | 60 | tr | 20 | 1,8 | 0,4 | 0,2 | 0,2 |
| **Mostaza y berros** | | 1 recipiente | 5 | 22 | 0,2 | 50 | 50 | 0 | 0,6 | 0,2 | tr | 0,2 |
| **Quingombó** | | 100 g | 31 | 130 | 1 | 30 | 10 | 30 | 2,8 | 3 | 0,5 | 2,5 |

| fibra total (g) | fibra soluble (g) | colesterol (mg) | fuente útil de vitaminas | buena fuente de minerales | notas especiales de salud |
|---|---|---|---|---|---|
| 1,2 | 0,6 | 0 | folato, C | pot. | Es una fuente de glucosinolatos, pero no tan rica como las hojas más oscuras. |
| 0,9 | 0,4 | 0 | | | |
| 0,6 | 0,2 | 0 | | | Resulta ligeramente diurético. Algunas pruebas concluyen que los fitoquímicos presentes en los pepinos (esteroles, principalmente en la piel) pueden bajar el nivel de colesterol. |
| 2,4 | 1,1 | 0 | b-caroteno, folato | pot. | |
| 0,1 | 0,1 | 0 | | | Contiene alicina, antibiótica y antimicótica, y posiblemente antivírica. También contiene sulfuros, que pueden ayudar a prevenir el cáncer, y un antioxidante que baja el colesterol y evita la formación de coágulos. |
| n/c | n/c | 0 | | | Es un conocido remedio contra las náuseas (ideal para los viajeros y contra los mareos matutinos). Estimula la circulación y favorece la digestión. Se dice que las infusiones de jengibre rallado alivian los síntomas del resfriado y de los problemas bronquiales. |
| 3,1 | 1,9 | 0 | b-caroteno, folato, C, E | pot., cal., manga. | Es una buena fuente de las tres vitaminas antioxidantes (betacaroteno, C y E), y rica en glucosinolatos, que ayudan a prevenir el cáncer. |
| 2,2 | 1,1 | 0 | b-caroteno, folato, C | pot. | Es ligeramente diurético. Pertenece a la misma familia de las cebollas y el ajo; si se toma con frecuencia puede ayudar a mantener bajos los niveles de colesterol y a la salud de la sangre. |
| 1,2 | 0,6 | 0 | b-caroteno, folato | pot. | Es una fuente más rica en fibra y potasio que las partes claras de la lechuga, así como una buena fuente de betacaroteno. |
| 0,6 | 0,3 | 0 | folato | pot. | Las hojas oscuras de la lechuga contienen cantidades útiles de betacaroteno, pero no las claras. Casi todos los tipos de lechuga son ricos en folatos y contienen fitoquímicos que actúan como sedante suave. |
| 2,3 | 1 | 0 | b-caroteno, C | pot. | Excelente verdura que contiene buenas cantidades de muchos nutrientes, incluidas proteínas y fibras solubles. |
| 1,1 | 0,2 | 0 | B2, ác. nic., folato, ác. pant. | pot., cob. | Contienen muy pocos hidratos de carbono, pero son ricas en proteínas y fibra. Según algunas pruebas, el *shiitake* contiene los fitoquímicos lentinano y cantaxantina, que protegen contra el cáncer. |
| 0,4 | 0,2 | 0 | carotenos, C | | Normalmente no se toman en la cantidad suficiente para que proporcionen muchos nutrientes. |
| 4 | 2,4 | 0 | b-caroteno | magnes., pot. | Es muy rico en fibra soluble, lo que puede ayudar a reducir el nivel de colesterol. |

| | estado del alimento | tamaño de la ración | calorías | kilojulios | grasa total (g) | % poli. | % mono. | % sat. | proteínas (g) | h. carbono (g) | féculas (g) | azúcares (g) |
|---|---|---|---|---|---|---|---|---|---|---|---|---|
| **Cebollas** | | 100 g | 36 | 150 | 0,2 | 50 | tr | tr | 1,2 | 7,9 | tr | 5,6 |
| **Cebolletas** | | 100 g | 23 | 98 | 0,5 | 40 | 20 | 20 | 2 | 3 | 0,2 | 2,8 |
| **Chirivías** | | 100 g | 64 | 271 | 1,1 | 18 | 45 | 18 | 1,8 | 13 | 6,2 | 5,7 |
| **Guisantes** frescos | | 100 g | 83 | 344 | 1,5 | 47 | 13 | 20 | 6,9 | 11 | 7 | 2,3 |
| **Guisantes** congelados | | 100 g | 66 | 279 | 0,9 | 56 | 11 | 22 | 5,7 | 9,8 | 45 | 2,6 |
| **Guisantes** en conserva | | 100 g | 80 | 339 | 0,9 | 44 | 11 | 22 | 5,3 | 14 | 6,3 | 3,9 |
| **Pimientos** verdes | | 100 g | 15 | 65 | 0,3 | 67 | tr | 33 | 0,8 | 2,6 | 0,1 | 2,4 |
| **Pimientos** rojos | | 100 g | 32 | 134 | 0,4 | 50 | tr | 25 | 1 | 6,4 | 0,1 | 6,1 |
| **Pimientos** amarillos | | 100 g | 26 | 113 | 0,2 | 50 | tr | tr | 1,2 | 5,3 | tr | 5,1 |
| **Patatas** hervidas | | 100 g | 72 | 306 | 0,1 | 100 | 0 | 0 | 1,8 | 17 | 16 | 0,7 |
| **Patatas** asadas | | 100 g | 162 | 687 | 4,2 | 14 | 38 | 43 | 3,2 | 30 | 29 | 0,7 |
| **Patatas** fritas | congeladas, corte alargado, fritas en aceite de maíz | 100 g | 273 | 1.145 | 14 | 52 | 25 | 19 | 4,1 | 36 | 35 | 0,7 |
| **Calabaza** | | 100 g | 13 | 55 | 0,2 | tr | tr | 50 | 0,7 | 2,2 | 0,3 | 1,7 |
| **Espinacas** frescas | | 100 g | 25 | 103 | 0,8 | 63 | 13 | 13 | 2,8 | 1,6 | 0,1 | 1,5 |

| fibra total (g) | fibra soluble (g) | colesterol (mg) | fuente útil de vitaminas | buena fuente de minerales | notas especiales de salud |
|---|---|---|---|---|---|
| 0,4 | 0,8 | 0 | | | Las cebollas pertenecen a la misma familia que el ajo, con varios beneficios medicinales. Muchos expertos creen que pueden ayudar a reducir el colesterol y la hipertensión, además de «aclarar» la sangre para minimizar el riesgo de coágulos. También contienen flavonoides y sulfuros que ayudan a combatir el cáncer; antibióticos naturales para luchar contra la bronquitis, los resfriados y la gripe, y quercetina (un antioxidante). Las partes verdes de las cebolletas contienen betacaroteno y folato. |
| 1,5 | n/c | 0 | C | | |
| 4,6 | 2,6 | 0 | b-caroteno, B1, ác. nic., folato, C | pot., fós., hierro | |
| 4,7 | 1,3 | 0 | b-caroteno, B1, ác. nic., folato, C | pot. | Popular fuente de vitamina C, fibra y muchas otras vitaminas y minerales. |
| 5,1 | 1,6 | 0 | b-caroteno, B1, ác. nic., folato, C | pot. | El hecho de congelar los guisantes apenas altera su valor nutritivo. En realidad, si se congelan inmediatamente después de cosecharlos, es probable que contengan más vitamina C que los frescos. |
| 5,1 | 1,4 | 0 | b-caroteno ác. nic. | pot. | El envasado reduce la vitamina C de las verduras. |
| 1,6 | 0,7 | 0 | b-caroteno, folato, C | pot. | Los pimientos verdes constituyen una de las mejores fuentes vegetales de vitamina C, cuya acción antioxidante se cree que mejora gracias a los flavonoides que contienen. Los pimientos rojos son mucho más ricos en betacaroteno que el resto de pimientos, y también muy ricos en vitamina C. Contienen capsicina, un analgésico natural cuya eficacia se ha demostrado clínicamente (en forma de pomada aplicada sobre las articulaciones). Se puede conseguir el mismo efecto comiendo pimientos, que podrían resultar beneficiosos contra el dolor provocado por la artritis. |
| 1,6 | 0,7 | 0 | b-caroteno, B6, C | | |
| 1,7 | 0,7 | 0 | b-caroteno, B6, C | pot. | Igual que los pimientos verdes. |
| 1,2 | 0,7 | 0 | B6, C | pot., cob. | Las patatas suponen una de las fuentes más baratas de vitamina C, potasio y fibra, además de muchas otras vitaminas y minerales. Los puntos verdes sobre la piel son tóxicos. La piel contiene la mayor parte de fibra, y la carne que está inmediatamente debajo de la piel contiene casi toda la vitamina C. Las patatas nuevas tienen mucha más vitamina C que las viejas. Es preciso cocerlas con su piel o pelarlas inmediatamente antes de cocerlas; nunca deben dejarse en remojo, ya que pierden la vitamina C. Las patatas asadas resultan más sanas si se preparan con aceite de girasol. |
| 2 | 1,1 | 0 | ác. nic., B6, C | pot., cob. | |
| 2,4 | 1,3 | 0 | ác. nic., B6, C | pot., cob. | |
| 1 | 0,4 | 0 | b-caroteno, C | | Las variedades de carne naranja contienen el carotenoide fitoeno, que puede ayudar en la prevención de algunos tipos de cáncer. |
| 2,1 | 0,8 | 0 | b-caroteno, folato, C, E | pot., cal. | El contenido en ácido oxálico de las hojas dificulta la absorción de hierro y calcio. Contienen grandes cantidades del antioxidante betacaroteno y del caroteno luteína, importantes para la salud de los ojos. Ricas en folato. |

| | estado del alimento | tamaño de la ración | calorías | kilojulios | grasa total (g) | % poli. | % mono. | % sat. | proteínas (g) | h. carbono (g) | féculas (g) | azúcares (g) |
|---|---|---|---|---|---|---|---|---|---|---|---|---|
| **Verduras de hoja** | | 100 g | 33 | 136 | 1 | 60 | 10 | 10 | 3 | 3,1 | 0,4 | 2,7 |
| **Calabaza** | | 100 g | 36 | 155 | 0,1 | tr | tr | tr | 1,1 | 8,3 | 3,4 | 4,5 |
| **Colinabo** | | 100 g | 24 | 101 | 0,3 | 67 | tr | tr | 0,7 | 5 | 0,1 | 4,9 |
| **Maíz dulce** en grano congelado | | 100 g | 85 | 361 | 0,8 | 40 | 25 | 25 | 25 | 17 | 15 | 1,9 |
| **Maíz dulce** mazorquitas | | 100 g | 24 | 101 | 0,4 | n/c | n/c | n/c | 2,5 | 2,7 | 0,8 | 1,9 |
| **Boniatos** carne naranja | | 100 g | 87 | 372 | 0,3 | 33 | tr | 33 | 1,2 | 21 | 16 | 5,7 |
| **Tomates** frescos | | 100 g | 17 | 73 | 0,3 | 50 | 25 | 25 | 0,7 | 3,1 | tr | 3,1 |
| **Tomates** en conserva | | 100 g | 16 | 69 | 0,1 | tr | tr | tr | 1 | 3 | 0,2 | 2,8 |
| **Nabos** | | 100 g | 23 | 98 | 0,3 | 67 | tr | tr | 0,9 | 4,7 | 0,2 | 4,5 |
| **Berros** | | 100 g | 22 | 94 | 1 | 40 | 10 | 30 | 3 | 0,4 | tr | 0,4 |
| **Judías** Adzuki | | 50 g (peso en seco) | 136 | 579 | 0,3 | n/c | n/c | n/c | 10 | 25 | 22 | 0,5 |
| **Judías** en salsa de tomate | | 100 g | 81 | 345 | 0,6 | 50 | 25 | 25 | 4,8 | 15 | 9,3 | 5,8 |
| **Judías** en salsa de tomate | bajas en sal y en azúcar | 100 g | 73 | 311 | 0,6 | 50 | 25 | 25 | 5,4 | 12 | 9,7 | 2,8 |
| **Judías** pintas | | 50 g (peso en seco) | 156 | 662 | 0,8 | 44 | 6 | 31 | 12 | 27 | 24 | 1,5 |

| fibra total (g) | fibra soluble (g) | colesterol (mg) | fuente útil de vitaminas | buena fuente de minerales | notas especiales de salud |
|---|---|---|---|---|---|
| 3,4 | 1,7 | 0 | b-caroteno, folato, C | pot. | *Véase* Col rizada o Col. |
| 1,6 | 0,7 | 0 | b-caroteno, C, E | pot. | Las calabazas de carne naranja son ricas en carotenos y en las vitaminas antioxidantes C y E. |
| 1,9 | 0,9 | 0 | b-caroteno, C | | Los miembros de esta familia de hortalizas contienen los mismos glucosinolatos que, según se cree, ayudan a combatir el cáncer. También contienen las vitaminas antioxidantes betacaroteno y C, y constituyen una buena fuente de fibra. |
| 2,1 | n/c | 0 | folato, C | pot. | Rico en fibra y en vitamina C. |
| 2 | 0,4 | 0 | b-caroteno, folato, C | | |
| 2,4 | 1,1 | 0 | C, E | pot. | Los boniatos de carne naranja son ricos en betacaroteno, pero los de carne blanca contienen muy poco. Ambos suponen buenas fuentes de las otras vitaminas antioxidantes, C y E. |
| 1 | 0,4 | 0 | b-caroteno, C, E | pot. | Los tomates son ricos en licopina, el fitoquímico antioxidante que ayuda a prevenir la cardiopatía coronaria y el cáncer. Asimismo, contienen los antioxidantes betacaroteno, vitamina C y vitamina E. |
| 0,7 | 0,3 | 0 | b-caroteno, C, E | pot. | La licopina (*véase* superior) es más potente en los tomates cocinados y en conserva que en los crudos. Los purés y el zumo de tomate son ricos en licopina. |
| 2,4 | 0,9 | 0 | C | | Pertenecen a la familia de las coles y contienen una cierta cantidad de glucosinolatos. |
| 1,5 | 0,7 | 0 | b-caroteno, C, E | pot., cal., hierro | Aunque ricos en antioxidantes y minerales, normalmente se comen en cantidades muy reducidas. Contienen fenetil isotiocianato, que en grandes cantidades combate el cáncer de pulmón provocado por el tabaco. |
| 5,6 | 1,3 | 0 | ác. nic. | magnes., pot., hierro, cinc, cob., manga. | Aunque el contenido nutritivo de las legumbres varía ligeramente, las judías como grupo tal vez constituyan el alimento perfecto por lo que a la salud se refiere. Son bajas en grasas (aparte de la soja, cuya grasa es en su mayoría insaturada) y no tienen colesterol; ricas en proteínas, en hidratos de carbono complejos, en fibra (la mayoría, sobre todo, en fibra soluble, que ayuda a bajar los niveles de colesterol). Casi todas aportan hierro y vitaminas B a la dieta de las personas que no comen carne, y también son importantes para todos aquellos que toman muy pocos (o ninguno) productos lácteos. Los consumidores habituales de legumbres obtienen cinc y otras vitaminas y minerales. Su índice glucémico es bajo.<br>La soja es de especial interés médico. No sólo se encuentra entre las pocas fuentes vegetales de proteínas completas (con todos los aminoácidos esenciales que conforma la proteína): además, las investigaciones llevadas a cabo en diversos países revelan que la soja presenta muchos otros beneficios para la salud. |
| 3,5 | 2,1 | 0 | b-caroteno, folato | magnes., pot., fós., hierro, manga. | |
| 3,8 | 2,3 | 0 | b-caroteno, folato | cal., magnes., pot., fós., hierro, manga. | |
| 4,1 | 1,5 | 0 | folato | pot., fós. manga., cob. | |

| | estado del alimento | tamaño de la ración | calorías | kilojulios | grasa total (g) | % poli. | % mono. | % sat. | proteínas (g) | h. carbono (g) | féculas (g) | azúcares (g) |
|---|---|---|---|---|---|---|---|---|---|---|---|---|
| **Habas** secas | | 50 g (peso en seco) | 123 | 521 | 1 | 52 | 14 | 14 | 13 | 16 | 12 | 3 |
| **Judías** blancas | | 50 g (peso en seco) | 145 | 617 | 0,9 | 47 | 6 | 24 | 10 | 27 | 23 | 1,8 |
| **Garbanzos** | | 50 g (peso en seco) | 160 | 678 | 2,7 | 50 | 20 | 9 | 11 | 25 | 22 | 1,3 |
| **Garbanzos** envasados, escurridos | | 100 g | 115 | 487 | 2,9 | 45 | 24 | 10 | 7,2 | 16,1 | 7,6 | 0,2 |
| **Alubias** | | 50 g (peso en seco) | 143 | 609 | 0,8 | 31 | 25 | 19 | 11 | 25 | 21 | 1,4 |
| **Lentejas** rojas | | 50 g (peso en seco) | 159 | 677 | 0,6 | 39 | 15 | 15 | 12 | 28 | 25 | 1,2 |
| **Lentejas** pardas y verdes | | 50 g (peso en seco) | 149 | 632 | 0,9 | 42 | 16 | 11 | 12 | 24 | 22 | 0,6 |
| **Judías** rojas | | 50 g (peso en seco) | 133 | 567 | 0,7 | 57 | 7 | 14 | 11 | 22 | 19 | 1,3 |
| **Judías** rojas envasadas, escurridas | | 100 g | 100 | 424 | 0,6 | 50 | 17 | 17 | 3,5 | 8,9 | 6,4 | 1,8 |
| **Soja** | | 50 g (peso en seco) | 185 | 776 | 9,3 | 49 | 19 | 12 | 18 | 7,9 | 2,4 | 2,8 |
| **Guisantes** secos | | 50 g (peso en seco) | 164 | 698 | 1,2 | 50 | 13 | 17 | 22 | 29 | 27 | 0,9 |
| ***Quorn*** | | 100 g | 86 | 362 | 3,3 | n/c | n/c | 19 | 12 | 2 | tr | 1,1 |
| **Tofú** | | 100 g | 73 | 304 | 4,2 | 48 | 19 | 12 | 8,1 | 0,7 | 0,3 | 0,3 |
| **Hamburguesa vegetal** | | una de 50 g | 98 | 411 | 5,6 | n/c | n/c | n/c | 8,3 | 4 | 2,2 | 1,8 |

| fibra total (g) | fibra soluble (g) | colesterol (mg) | fuente útil de vitaminas | buena fuente de minerales | notas especiales de salud |
|---|---|---|---|---|---|
| 16 | 3 | 0 | b-caroteno, folato | manga. | La soja contiene fitoestrógenos, estrógenos de producción natural que pueden ayudar a suavizar los síntomas de la menopausia y a prevenir el cáncer de mama y la osteoporosis (actúa como una terapia de sustitución hormonal natural). Los productos de soja, como la leche y el tofú, también pueden ayudar a reducir el nivel de colesterol LDL en sangre, y así prevenir la cardiopatía. Sin embargo, una dieta rica en fitoestrógenos no es recomendable para los niños pequeños. Las judías con tomate contienen licopina y pueden aportar buenas cantidades de calcio. Las legumbres pueden ser tóxicas si se preparan incorrectamente: hay que dejarlas en remojo de manera adecuada y tirar después el agua. Luego se hierven diez minutos y, finalmente, se cocinan hasta que están tiernas. Las judías envasadas son similares a las secas desde el punto de vista nutritivo, con la excepción del contenido de sodio (más elevado). Las judías con tomate también son ricas en sal y azúcar, a menos que se elijan marcas con poca sal y azúcar. |
| 8 | 3,2 | 0 | | pot., manga., cob. | |
| 5,3 | 1,6 | 0 | folato, E | pot., hierro, cob., manga. | |
| 2 | 0,7 | 0 | E | manga. | |
| 8,5 | 4 | 0 | | magnes., pot., hierro, manga. | |
| 2,5 | 0,6 | 0 | | pot., hierro | |
| 4,4 | 1 | 0 | B6, folato | pot., hierro, sel., manga. | |
| 7,8 | 3,5 | 0 | folato | pot., hierro, manga., cob. | |
| 3,1 | 1,5 | 0 | | pot., hierro, manga. | |
| 7,8 | 3,4 | 0 | B6, ác. nic., folato, E | magnes., pot., fós., hierro, cob., manga. | |
| 3,2 | 1,1 | 0 | ác. nic. | manga. | |
| 4,8 | 0,8 | 0 | B1 | fós., cinc, cob., manga. | Es un alimento proteínico «artificial», bajo en grasa y rico en fibra. Está preparado con una micoproteína derivada de la familia de las setas. Fuente útil de proteínas y de cinc para los vegetarianos que intentan tomar menos productos lácteos. |
| tr | n/c | 0 | | cal | Preparado con soja, el tofú aporta todos sus beneficios. Alimento proteínico adecuado para los vegetarianos estrictos y buena alternativa a los productos lácteos para los ovolactovegetarianos. Estas notas sobre nutrición son para una hamburguesa normal. |
| 2,1 | 1 | 0 | B1, ác. nic., folato | pot., hierro, manga. | La composición nutritiva varía según la marca, pero todas contienen cantidades bastante elevadas de grasa. |

# Índice


## A

accidente vascular cerebral 109-112, 177
aceites 280-283
  de borraja 149
  de hígado de bacalao 149
  de linaza 149
  de onagra 149
  de pescado 16, 149
acelgas
  trucha horneada con acelgas a la española 227
acidez e indigestión 86
ácido
  gammalinolénico (AGL) 16-17
  linoleico 16, 19
  linolénico 16, 19
ácidos grasos
  esenciales (AGE) 16-17, 19, 130
  omega-3, 16-17, 152
acné 87, 169
adelgazar 187-203
aditivos 75
adolescentes 166-169
aftas bucales 86-87
agricultura y ganadería 69-73
  biológica 70-71
aguacate
  ensalada de atún, aguacate y tomate 223
  salsa de aguacate 247
  tortillas de pavo y aguacate 232
ajo 150, 310
  anchovada 213
albahaca 155
alcohol 36-37, 39, 45
  alcoholismo 87
  beber y conducir 66-67
  en el embarazo 173
  información sobre nutrición 274-275
  personas mayores 184
  resaca 116-117
  unidades 36-37
  y osteoporosis 125
alergias 89-91
algas (de color verde azulado) 150
alimentos
  almacenar 80
  congelados 74, 80
  funcionales 83
  infantiles 161
  irradiados 74
  procesados 74-75, 77-79
aloe vera 150
alteraciones del sueño 120, 179
Alzheimer, enfermedad de 108, 109, 177, 184
amigdalitis 91
aminoácidos 20, 150
anchoas
  anchovada 213
  pasta con brécoles y 236
ancianos 182, 185
anemia 91
angélica 155
anorexia nerviosa 133-134, 168-169
ansiedad 92
antioxidantes 24
antojos 175, 190
apetito, falta de 92
apio
  *skordalia* 215
arroz 302-303
  con legumbres 240
  con verduras 241
  ensalada de cítricos y arroz integral 221
  langostinos, arroz y aguacate 224
  *risotto* de cangrejo con jengibre 223
  *risotto* de salmón y brécoles 229
artritis 93-94, 139, 177
  reumatoide 93-94
asma 94-95, 166
atún
  al grill con hierba limonera 228
  ensalada de atún, aguacate y tomate 223
avena
  galletas 251
  pan de 251
aves, carne 296-297
ayuno 203
azúcares 12-13, 39, 304-305

## B

*baba ganoush* (puré de berenjenas) 215
batido de manzana y albaricoque 254
bebés 160-161
bebidas 39, 45, 252-255, 274-279
  *véase también* alcohol
berenjenas
  a la turca 211
  *baba ganoush* (puré de berenjenas) 215
  y quingombós salteados 243
betacaroteno 22-23
biberón (lactancia artificial) 160-161
bioflavonoides 34-35
bollería 306-307
brécol
  ensalada tibia de brécoles, pimiento rojo y sésamo 220
  espinacas y brécoles salteados con nueces 244
  pasta con brécoles y anchoas 236
  *risotto* de salmón y brécoles 229
bronquitis 95
bulgur
  tabulé 244
bulimia nerviosa 134-135, 168-169

## C

caballa
  paté de caballa ahumada sobre ensalada 210
cabello, caída del 95
café 45, 276-277
cafeína 132
calabaza
  de invierno con lentejas al jengibre 239
  sopa de calabaza, patata y judías mantequeras 217
calambres 96
calcio 28-29, 60, 178
cálculos biliares 96
calorías 12, 202, 258
cáncer 6, 7, 96-99, 140, 177
  de colon 7
candidiasis 99, 141
cansancio 113-114, 175
«caprichos» 50-51, 198
cardo mariano 151
caries 100, 166
carne 71-72, 77, 80, 292-297
carotenoides 34
caza 296-299
cebollinos 155
cenas 48-49, 55, 56, 64
cerdo
  broquetas de cerdo, cebolla y pimiento 233
  solomillo de cerdo con salsa china 233
cereales 302-303
  desayuno 264-267
chiles
  *rouille* 214
chocolate 306-307
cinc 30-31, 108
circulación, problemas 100
cistitis 100
*citrus granita* 249
cocinar 207-209
coenzima Q10 151
colesterol 16, 17, 19, 259
coliflor, ñoquis de patatas con queso y 238
colitis 101
colmenas 137
combinación de alimentos 202
comedores compulsivos 101, 135
comer fuera y con amigos en casa 64-67
comida 46-47, 55-56, 64, 162, 198-199
  «basura» 164, 165-166
  china 59, 66
  de preparación rápida 57
  francesa 64-65
  india 59, 66
  italiana 65
  para llevar 58-59
  tailandesa 59, 66
compota de frutas de verano 249
comprar 76-77
condimentos 272-275
conservación de alimentos 74
conservas 74, 80
cordero 294-295
  guisado a la turca 234
cortes y rasguños 117
crema de melocotón y plátano 249

## D

decocciones 255
depresión 102, 179
depuración 156-157
desayuno 42-44, 55, 166, 195
descongelar alimentos 80
destete 161
diabetes 6, 102-104, 177
diarrea 101-105
diente de león 155
  té de diente de león y bardana 255
dieta 187-203
  baja en grasas 203
  diurética 145
  Hay 202
  ovolactovegetariana 60-63, 166-168
  vegetariana estricta 63
diverticulosis 105
dolor
  abdominal 105
  de cabeza 122
  muscular y reumatismo 106

## E

eccema 106
edad adulta 176-181
edulcorantes 304-307
embarazo 172-175
encefalomielitis miálgica 107-108
encías, problemas 106
energía 12
enfermedad celíaca 108
enfermedades cardíacas 6-7, 109-112, 142, 177
ensaladas 210, 220-224, 306-314
envejecimiento 182-185, 189
equinácea 151
espinacas
  espinacas y brécoles salteados con nueces 244
  solomillo salteado con espinacas 235
  sopa de espinacas, perejil y ajo 219
esterilidad 112
estreñimiento 112
estrés 113, 138
etiquetas 77-79

## F

falta de peso 204-205
fatiga 113-114, 175
fechas de consumo y caducidad 79
féculas 12
feta y pimientos, pasta de 212
fibra 14-15, 78, 202-203, 259
fideos
  langostinos tigre con fideos de arroz 225
fiebre 114
  del heno (rinitis alérgica estacional) 114
  ganglionar (mononucleosis infecciosa) 122
filetes de arenque con jengibre y cilantro 229
fitatos 132
fitoestrógenos 35
fitoquímicos 34-35
flatulencia 115
folato (ácido fólico) 28
fosfatos 132
fósforo 32
fresas
  batido de fresas 253
  cóctel de plátano y fresas 253
fruta
  almacenamiento 80
  «cinco al día» 40-41
  compota de frutas veraniegas 249
  comprar 77
  ensalada de frutas salteadas 250
  ensalada tropical de frutas 224
  información sobre nutrición 286-292

frutos secos 298-301
fumar 132

**G**
galletas 262-263
  de avena 251
garbanzos
  con hortalizas 241
  ensalada de garbanzos con pimientos y tomates 220
  *hummus* 212
  *pilaf* de garbanzos almendras y pasas 240
gases 115
genética y peso 188
gestión integral de las cosechas 70
*ginkgo biloba* 151
*ginseng* 151
glucosinolatos 35
gota 115
grasas 15-19, 39, 78, 203, 258, 280-283
  hidrogenadas 17-18
  monoinsaturadas 18-19
  poliinsaturadas 16-17
  saturadas 16
gratinadas, frambuesas 249
gripe 131
guisantes
  con lechuga 243
  sopa de guisantes a la campesina 219

**H**
halitosis 116
hambre 190, 194
hamburguesas 58
  vegetales 316-317
helado de mora 248
hemorragia nasal 116
hemorroides 116-117
heridas 117
herpes simplex 117-118
hidratos de carbono 12-13, 39, 202-203, 259
hierbas 154-155
hierro 30, 60, 166-167
hiperactividad 118
hipérico 152
hipertensión 127
hipoglucemia 118
*hummus* 212
huevos 73, 77, 272-273

**I**
impotencia 118
índice
  de masa corporal (IMC) 188
  glucémico 195
indigestión 86
infecciones 119-120
infusiones 45, 255, 278-279
  té de diente de león y bardana 255
  té de melisa 255
ingeniería genética 71, 74, 82-83
insomnio 120, 179
intoxicación alimentaria 120, 175

**J**
jalea real 152
jengibre 310
judías 314-317
  arroz con legumbres 240
  ensalada de atún, aguacate y tomate 223
  horneadas a la casera 245
  judías blancas con vinagreta tibia de tomate 245
  pasta de judías blancas y albahaca 213
  salsa de tomate y legumbres 247

**K**
*kava kava* 152
*kelp* 153
kilocalorías 158
kilojulios 158
*kombucha* 152

**L**
lactancia materna 160, 162, 173
langostinos
  ensalada tropical de frutas y langostinos 224
  langostinos, arroz y aguacate 224
  langostinos tigre con fideos de arroz 225
leche 45, 52, 73, 266-267
  batido de manzana y albaricoque 254
legumbres 314-316
lengua, úlceras 121
lentejas
  a las hierbas 244
  calabaza de invierno con lentejas al jengibre 239
  especiadas con verduras 221
  sopa de lentejas y cilantro 218
ligústico 155
limón
  granizado de limón (*citrus granita*) 249
  pollo al 230

**M**
magnesio 32, 130
mango
  cóctel de mango y melocotón 253
  salsa de mango 246
  tartas de mango con pasta *filo* 250
mareos
  del viajero 122
  matutinos 175
marisco 72, 284-287
  ensalada tropical de frutas y langostinos 224
  *risotto* de cangrejo con jengibre 223
masa 264-265
mayonesa 272-273
  de tofú 246
mejillones
  de labios verdes 152
  vieiras y mejillones con cuscús 225
melisa 155
  té de 255
melocotón
  cóctel de mango y melocotón 253
  crema de melocotón y plátano 249
memoria, falta de 121
menopausia 178-181
  masculina 177-178
menta 155
menús
  comer fuera y con los amigos en casa 66
  control de peso 200-201
  dieta para la menopausia 181
  dieta sana básica 53
  dieta vegetariana 63
  ganar peso 205
  para situaciones específicas 138-145
  personas ancianas 185
migraña 122
minerales 28-33, 78, 146-148, 259

**N**
naranjas
  granizado de limón (*citrus granita*) 249
  refresco de naranja y piña 254
nata 266-269
náuseas 122, 175
neuralgia 123
niños 160-166
números E 75

**Ñ**
ñoquis
  de patatas con queso y coliflor 238

**O**
ortigas 155
osteoartritis 93
osteoporosis 123-126, 144, 177, 178, 184
oxalatos 132

**P**
*pak-choi* (*bok choi*)
  salteado con almendras 242
palpitaciones 126
pan 260-261
  de avena 251
  *panzanella* 222
papillotes de pescado, tomate y aceitunas 228
pasionaria 152
pasta 302-303
  con aceitunas y sardinas 236
  con albahaca y *Ricotta* 237
  con brécoles y anchoas 236
  con higadillos 235
  con salsa milanesa 237
pastas para untar (mojos) 212-215, 304-305
pasteles 262-263
patatas 312-313
  asadas 59
  fritas 59
  hortalizas y patatas asadas a la mediterránea 238
  ñoquis de patatas con queso y coliflor 238
patés 304-305
  paté de caballa ahumada sobre ensalada 210
pavo 298-299
  tortillas de pavo y aguacate 232
pérdida
  de cabello 95
  de memoria 121
perejil 155
  salsa verde 247
personas ancianas 182-185
pescado 72, 77, 282-285
  y patatas fritas 59
peso
  adolescentes 166-168
  al nacer 174
  control 187-203
  después de la menopausia 179
  embarazo 166-168
  ganar 170-171, 204-205
  niños 163
pesticidas 69-70
pez espada rápido a las hierbas 226
piedras en el riñón 126
piel seca 126
*pilaf* de garbanzos, almendras y pasas 240
pimientos
  broquetas de champiñones y pimientos rojos 211
  ensalada de garbanzos con pimiento y tomate 220
  ensalada tibia de brécoles, pimiento rojo y sésamo 220
  pasta de feta y pimientos 212
piña
  bebida de naranja y piña 254
  pintada a la tailandesa con piña y anacardos 232
  ponche de verano 254
pizzas 58-59, 264-265
plátanos
  cóctel de plátano y fresas 253
  crema de melocotón y plátano 249
polisacáridos no feculentos 14
pollo 197, 296-297
  al limón 230
  *cacciatore* (a la cazadora) 230
  ensalada de cítricos y arroz integral 221
  especiado con verduras 231
  frito 59
ponche de verano 254
postres 45, 248-250, 300-301
potasio 32
prebióticos 152
preparar los alimentos 80
presión sanguínea 127-128
probióticos 153
problemas
  de la alimentación, niños 164-165
  menstruales 128-129, 145
  oculares 129-130
producción de alimentos 69-75
productos
  de soja 166, 179
  horneados 260-265
  lácteos 73, 265-271
propóleos 153
proteínas 20-21, 39, 62, 77, 190, 202, 258

**Q**
quemaduras solares 130
queso 80, 268-271
fresco 268-269
ñoquis de patatas con queso y coliflor 238
pasta con albahaca y Ricotta 237
pasta de feta y pimientos 212
*Quorn* 316-317

**R**
recalentar comida 81
refresco de sandía 253
remedios depurativos 153
resaca 130-131
resfriados 131
restaurantes 64-67
restricción de calorías 177, 204
retención de líquidos 131, 145, 179
retinol 22
reumatismo 106
ritmo metabólico 189
romero 155
*rouille* 214

**S**
sal 32-33, 78, 195, 196
salmón
ensalada de salmón tailandesa 222
*risotto* de salmón y brécoles 229
salsas 246-247, 272-275
salvia 155
sangría 254
sardinas
pasta con aceitunas y sardinas 236
sardinas glaseadas con grosella 226
sargazo vejigoso (*kelp*) 153
seguridad alimentaria 69-70, 81
selenio 31, 60
semillas 300-301
setas
broquetas de champiñones y pimientos rojos 211
pasta con salsa milanesa 237
setas chinas *shiitake* adobadas 210
SIDA 132
síndrome
de colon irritable 132-133
premenstrual (SPM) 145
sistema inmunológico 143
*skordalia* 215
sobras 81
sobrepeso 6, 187-203
sodio 32-33
sofocos 179
sopa 56, 216-219
de guisantes a la campesina 219
de habas 218
de pepino y menta 216
de zanahorias y naranja 216
*tzatziki* 214
superalimentos 258
suplementos 146-153
sustitutivos de comidas, dieta 203

**T**
tabulé 244
tamaño, raciones 40-41, 258
tartas de mango con pasta *filo* 250
tentempiés 39, 50-51, 193, 204, 300-301
terapia de sustitución hormonal (TSH) 131, 178
ternera 197, 292-293
solomillo salteado con espinacas 235
tofú 316-317
mayonesa de tofú 246
tomates
judías blancas con vinagreta tibia de tomate 245
salsa de tomate 247
salsa de tomate y legumbres 247
sopa de tomates asados, ajo y pimiento 217
tomates mini horneados con albahaca 210
tomillo 155
tortillas de pavo y aguacate 232
tos 95
toxinas 156-157
trastorno afectivo estacional 102
trastornos alimentarios 133, 168-169
triglicéridos 120
trigo verde 153
trucha a la española horneada con acelgas 227
*tzatziki* 214

**U**
úlcera péptica 136
uña de gato 153
urticaria 136

**V**
valeriana 153
vegetariana, dieta 60-63, 166-168
venas varicosas 137
verduras
arroz con 241
«cinco al día» 40-41
comprar 77
conservación 80
contenido de proteínas 21
fibra 14-15
garbanzos con hortalizas 241
hidratos de carbono 12-13
hortalizas de verano a la menta 242
hortalizas y patatas asadas a la mediterránea 238
información sobre nutrición 306-317
pollo especiado con verduras 231
vieiras y mejillones con cuscús 225
VIH 132
vino 276-277
sangría 254
vitaminas 22-28, 78, 146-148, 259

**Y**
yodo 33
yogur 268-269

**Z**
zumos
de frutas 45, 278-279
de verduras 278-279

# Apéndice

La autora desea agradecer a Lewis Esson su gran tarea editorial, llevada a cabo con su habitual estilo imperturbable y profesional; a Mary Evans, Vanessa Courtier y todo el equipo de Quadrille; a Jane Turnbull y Tony Allen. Gracias también a las siguientes organizaciones por su información sobre muy diversos temas: British Heart Foundation, *British Medical Journal*, Child Growth Foundation, Department of Health, Dunn Clinical Nutrition Centre, The Food Commission, *The Lancet*, MAFF, The National Food Alliance, Rowett Research Institute, The Soil Association, US National Cancer Research Institute, World Cancer Research Fund.

Todas las fotografías son de Gus Filgate, excepto: págs. 8, 10, 38, 54, 68, 70, 73, 76, 80, 84, 158, 186 y 206, de Martin Brigdale; págs. 161, 164-165, 168-169, 171, 173-175, 179-181, 183, 185, 188, 193, 195-197, 199, 201-203 y 205, de Patrick McLeavey. El editor desea dar las gracias a las siguientes entidades por su permiso para reproducir las siguientes imágenes: pág. 160 The Image Bank/Steve Niedorf; pág. 167 The Image Bank/Nicolas Russell; pág. 170 Getty Images/Ken Fisher; pág. 172 The Stock Market/N. Schafer; pág. 176 Getty Images/Christopher Bissell; pág. 182 Getty Images/Peter Correz; pág. 200 Getty Images/Dale Durfee.